U0308401

古中医道

关于中医学术史的几点思考

路辉｜著

中国中医药出版社
·北京·

图书在版编目（CIP）数据

古中医道：关于中医学术史的几点思考 / 路辉著 . —北京：中国中医药出版社，2020.10（2021.2重印）

（古中医书）

ISBN 978-7-5132-6212-5

Ⅰ. ①古… Ⅱ. ①路… Ⅲ. ①中医学—中国—古代

Ⅳ. ① R2

中国版本图书馆 CIP 数据核字（2020）第 069579 号

中国中医药出版社出版

北京经济技术开发区科创十三街 31 号院二区 8 号楼

邮政编码　100176

传真　010-64405721

山东临沂新华印刷物流集团有限责任公司印刷

各地新华书店经销

开本 710×1000　1/16　印张 35　彩插 1　字数 538 千字

2020 年 10 月第 1 版　2021 年 2 月第 2 次印刷

书号　ISBN 978 - 7 - 5132 - 6212 - 5

定价　136.00 元

网址　www.cptcm.com

社 长 热 线　010-64405720

购 书 热 线　010-89535836

维 权 打 假　010-64405753

微信服务号　zgzyycbs

微商城网址　https://kdt.im/LIdUGr

官 方 微 博　http://e.weibo.com/cptcm

天猫旗舰店网址　https://zgzyycbs.tmall.com

路　辉

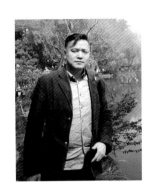

重光大渊献之岁，围壮之月，丙辰之人。先天华盖绣太极，后天灵根显天罡。生于八五之地，长于山林之间。总角懵稚，垂髫发蒙，束发闻道，及笄志学，加冠而悟。性喜静思神游，不谙世上无聊事，只欲读尽人间书。尺牍三尺，一席陋室，凿壁偷光，秉烛夜读。虽朔望交替于鲁壁，常暗室生清辉虚白，吾信古书。庚午读于中医药高等学府，学兼中西医，浑浑噩噩五年，转瞬即出。硕士毕业之时对于中医竟一片茫然，不知所学之术。为谋生路，遂遁迹于三甲西医院，执业西医术，履及副主任医师，兼及北京市中医药文化研究会理事。为晋级加薪，积年以来，发表朽文数篇，获奖若干，竟无一正经门路。偶然之间，目睹现代中医一百年学术史之怪现状，不由嗔怒。自俞越、章太炎、余云岫之流，自诩通晓西学物理之精华，掌握国学古典之奇葩，遂以一己之见，自造文字体系以中医现代化。赵钱孙李之辈、周吴郑王之流，浩浩汤汤、混混沌沌，至今一路中西医结合而来，南辕北辙路，终入不归途。终使岐黄掩面、卢扁痛哭，还自以为是，知乎？岂不知，中医之学本为象数之法，象数之法即为科学之法。至今现代中医仅拾得中医之象，发挥至滥，于数仅知一二，还半疑半惑。置古中医医算史于不顾，或视而不见，或见而不悟，或"悟"入歧途，不一而论。或以西医之数以定中医之法，或心中无数，现代中医岂止一个乱字说清？余遂奋笔，而立落拓捉刀，不惑付梓成书。总《古中医天文学·无极之镜》《古中医运气学·天地之机》《古中医藏象学·不朽之身》《古中医内算学·伤寒方术》《古中医学术史·天罡之门》五部纲目，目前已出三版《古中医天文学·无极之镜》，《现代中医一百年学术史之现状调查·中医难》（原为《古中医学术史·天罡之门》的最后一章），《古中医医算史·伤寒方术·前传》。本书《古中医道》乃与同好交流，兴之所至，汇集而成，羽翼主纲，别有妙处，以馈问道诸君。

中医论道

无极之镜

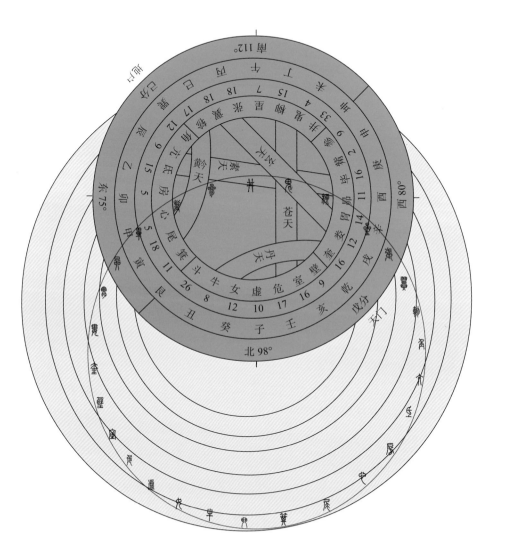

彩图 1：七曜九星二十八宿七衡六间青黄图

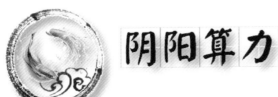

AI、含光 800、平头哥
深度学习平台、神经卷积平台
……
万物互联

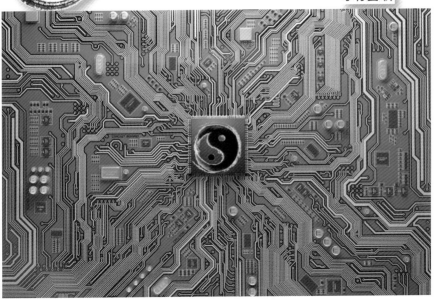

彩图 2：阴阳算力

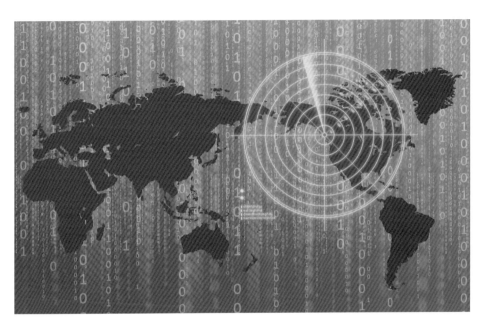

彩图 3：万物代码——阴阳 0、1

阴阳算力

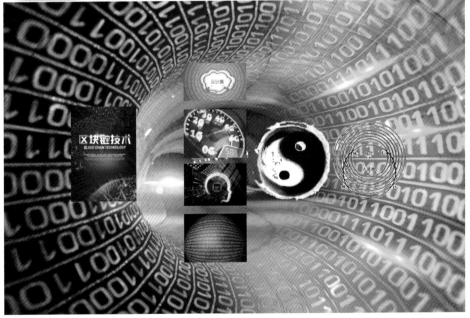

彩图 4：阴阳 0、1 与大数据、区块链

五行算力 天人互联

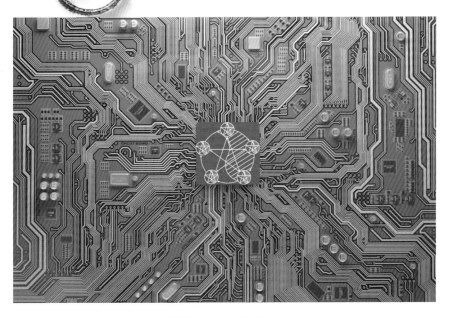

彩图 5：五行算力

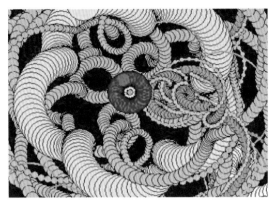

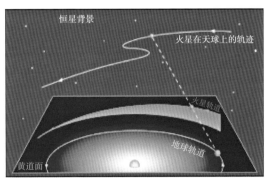

恒星背景

火星在天球上的轨迹

火星轨道

地球轨道

黄道面

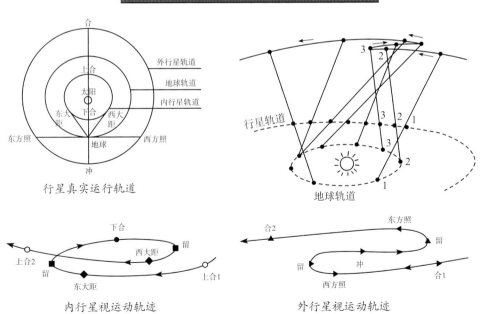

合

上合

外行星轨道

地球轨道

内行星轨道

太阳

东大距

下合

西大距

东方照

西方照

地球

冲

行星真实运行轨道

行星轨道

地球轨道

下合

西大距

留

上合2

留

东大距

上合1

内行星视运动轨迹

合2

东方照

留

留

冲

合1

西方照

外行星视运动轨迹

彩图 6：五星与地球视运动轨迹

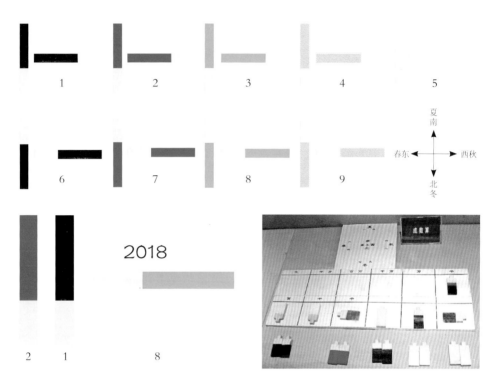

彩图 7: 成数算

目录

第八讲 天子失官，
学在四夷

453

中华上古文明曾有一个光芒万丈的巅峰期，中医也肇基于此。但月盈则缺，随后的战乱让文明蒙尘，衣冠四散。不过，塞翁失马焉知非福，令人扼腕。随风四散的『种子』增强了文明的生命力，很多珍贵的资料得以保存。一路行来，中西各族的历史中都摇曳着医算的影子……

第九讲 关于古中医医算研究与探索

475

关于古中医的著作已经有好几本了。《中医难·现代中医学术史现状调查》《古中医天文学·无极之镜》《古中医医算史·伤寒方术·前传》都已陆续出版，各有侧重，羽翼真旨，这一讲简单介绍一下这几本书，望大家各凭志趣，入宝山满载而归。

各位老师，大家下午好。

我今天跟大家交流的题目是"问道中医——关于中医学术史的几点思考"。我入道不深，交流的内容有一些观点值得商榷，欢迎大家批评指正。

中医学术史应该怎么认识呢？

从1900年以后，甚至是从明末清初的时候开始，中医界、文化界人士就开始孜孜不倦地探讨中国传统文化如何与西方科学共通、中西医如何通约的学术问题，以及中医学术的理论与实践如何规范化的问题。清·乾隆皇帝于1772年敕令纪晓岚设馆编修的《四库全书》中就有24部关于传统经学与西方科学互通互译的古籍。中医学术史应该怎么认识？怎么继承？怎么发扬？这也是100多年来，中医学术界一直在探讨的重要课题，各种说法也很多，但是各话各说，众说纷纭。

而且中医药的地位这几年在国家政策上也有提高，但是在中医界内部很多人对中医还有很多悲观的声音。例如对于中西医结合、中医规范化研究等多方面的观点，还颇有微辞，大家都是各有各的说法。中医自身发展规律到底怎样？"守正"怎么守？"正"是什么"正"？甚至还有人悲观地说，"救一救中医"。还有一些西医名义上研究中医，实质上把中医分化支离，等等，每个人都有不同的看法。

尤其是2019年11月6日，联合国教科文组织下属的世界医学教育联合会（Word Federation for Medical Education，WFME）将中国的8所中医药大学从世界医学院校名录（The Word Directory of

Medical Schools，WDMS）中删除，这 8 所中医药大学分别是北京中医药大学、贵州中医药大学、黑龙江中医药大学、辽宁中医药大学、上海中医药大学、山西中医药大学、天津中医药大学、云南中医药大学。虽然后来 WFME 解释并不是因为教学质量而删除这 8 所中医药大学，是因为他们没有临床医学院云云。但 WDMS 终究是由权威医学机构发布的正规文件，并非什么"野鸡榜单"，一定程度上这就是世界医学界主流观点的体现，即对于中医理论与临床的不认同、不认可。有人说，还有其他的中医药教育机构没有被除名，但被删除的这 8 所中医药大学在中医界都是非常有特色的重点中医药高等学府，WDMS 拿这 8 所中医药大学开刀，杀鸡儆猴，足以说明中医问题的严重性。

这次的"11·6"删除事件对中医的发展是一次不小的打击，也从一个侧面说明了中医不能只依靠一招半式、几个经验方和秘方的治病把式，或西医都不能理解的中医式西医名词，或一堆不知所云的自造名词来近亲繁殖、自嗨。一定要与主流的科学概念相互通约，以中医逻辑为主，以现代科学概念和手段为辅，这样才能守得住"正"，才有可能从客观角度上创新中医学术问题，而不是以经解经、也不是西化中医。事实也证明了过去的那种中西医结合、中医现代化的研究方法是行不通的，是走错了路的。

当然，中医科学化的研究一直在做，中医规范化的工作也一直在做，但是为什么就几乎没有出现任何有意义的成果？有人可能不赞同我这个观点，建议大家看看我写的《中医难·现代中医百年学术史现状调查》，原名《中医乱》，在这里，我就不详细引述了。其中原因，确实是值得我们去深入思考。屠呦呦的青蒿素获得诺贝尔医学奖，这一事件至少说明了两件事：一是必须有中医传统医学的 GPS 定位，二是必须有现代科学的技术支撑。没有哪一样，青蒿素都不能获奖。当然，中医的 GPS 定位功能更重要，这是医道、医理层面指导下的植物药的应用技术。如果没有中医药基础理论的指引，在所有自然界植物药中，大海捞针式地去研究，可能永远也不会找到青蒿素。

关于传统中医出现的这些问题，我个人觉得还是中医的基础理论不规范、不明确，没有达成学术共识，所以造成现在的这种中医乱象。我在《中医难·现代中医学术史现状调查》一书中总结了现代中医的十八个乱象，逐一毙其命门。对于现代中医的研究，有很多逻辑性和技术性的东西模棱两可，或雾里看花，或盲人骑瞎马、夜半临深池，或管中窥豹、盲人摸象，或偷梁换柱、模糊概念，尤其是中医现在的语言说起来天花乱坠、云山雾罩，有时是满纸西医概念与逻辑，没有丝毫中医逻辑；有时候又是之乎者也，或者玄化、神秘化和不可知化，主观性太强，还美其名曰"医者意也"。很多学术观点难以取得一些基本共识，中医圈里，谁都不服谁，帮派横行，自话自说，中医学术主管机构也没有这方面的学术统筹和学术规划。

100多年了，连一个基本的、实用的、不脱离中医基础理论的学术指南都没有。例如仲景《伤寒论》的版本问题，到现在中医药院校还守着赵开美版（所谓宋本）的残本不放，抱残守缺，不思进取，滥竽充数，叶公好龙，刻舟求剑，买椟还珠，而比赵开美本更好的全本版本（如桂本、白云阁本等）只在民间和研究机构中广泛流传，中医药学术管理机构和中医教育机构对此视而不见，听而不闻，这已经不是学术问题，而是认识到不到位的问题。这些问题都给我们提出了一个重要启示，中医的基础理论确实需要中医式规范化、中医式科学化，需要取得中医界内部与外部的共同的一个学术共识和学术指南。

虽然这100多年来，中医界仁人志士很多，中医大师很多，中医临证高手很多，一剂知、二剂已的案例很多，起死回生的案例也很多，但是为什么始终就没有建立起一个像西医现在这么有高度认同的学术体系？为什么中医一定要依赖于师带徒，一定要依赖于流派传承，一定要依赖于临证经验总结？为什么中医的学术指南、学术共识始终不能建立起来，始终是各围一派，陈陈相因，还沾沾自喜，自以为是？为什么那么多的大师级中医人物、国际级科研成果和临证神效，中医还是免不了被 WDMS 除名？

听说，中国中医研究院大学要成立了，已经开筹备会议了，表示衷心祝贺。我不知道他们是一个什么办学路子，是一个什么研究方式，但愿希望不要再重复已经被证伪了的研究老路，不要再重复那些不知所云的以经解经和真假难辨的实验室指标。但愿不是金玉其外，败絮其中。

中医基础理论不统一，中医江湖终是乱象，中医流派终是阻碍。

中医基础理论研究，任重道远。

今天呢，我们在此提供一种从科学的客观角度认识中医的一个思路，不搞那些"医者意也"的意淫式自嗨，而我今天跟大家交流的主题也只是一个抛砖引玉的过程，有不对的地方请大家多多包涵。

路　辉 | 己亥乙亥丁巳丁未

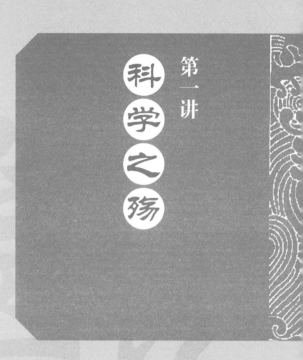

第一讲

科学之殇

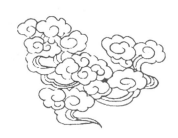

　　科学之殇，有两层意思。当今之世，科学昌明，能造万物，但却难解中医之理。而中医虽然临床之际常有奇效，但缺乏清晰严谨的逻辑体系，难以重复和传承。二者相互不服，但又说服不了对方，无以解郁，唯留神伤（殇）……

科学之殇，这里有两层意思。

自 19 世纪以来，西方现代科学发展到几乎无所不能，有人说这叫科学昌明，但至今为止科学这么"昌明"，也没有解释清楚中医的问题，也没有把中医科学化、规范化。而中医对自己的科学性或者正当性也觉得没有问题，虽然好用、有效，但是并不能用我们现在的科学语言证实自己的科学性，解释不清自己的基础逻辑。这对于二者来说，相互不服，但是又都说服不了对方。

伤啊！

以李约瑟为例。

为什么我讲他呢？我个人认为李约瑟不论对现代的西方科学还是对中国的传统文化，他是评价最客观、最深入的一个学者，而且他对东西方文明与文化研究的深度、广度、厚度、长度，迄今为止，在东西方都是第一权威，没有人能超过他的研究成果和研究范围，你看过他的《中国科学技术史》，你就知道这个人对于中国传统文化涉猎都有多深、多广了。贯穿整套《中国科学技术史》的主线就是著名的李约瑟难题，李约瑟试图通过对中国古代科学技术史的细致考察以及比较的方法来找出曾大大领先于欧洲的中国文明没有产生"近代"科学的原因。

关于这个人，不论是西方人还是中国从明末清初一直到现在，包括我们现在所有社科专家、中医药大学研究人员都比不了他的客观评价，几乎没有什么传统中医式的主观臆断。而且他对中国传统文化看法，尤其对中医研究、中医理论的看法是非常严苛的。

李约瑟是一个生物化学家出身，他接触了中国传统文化以后，他觉得中国传统文化比西方文化高明很多。李约瑟曾提出过一个著名的李约瑟难题，他说这也是中国历史上最大的谜题。"如果我的中国朋友们在智力上和我完全一样，那为什么像伽利略、托里拆利、斯蒂文、牛顿这样的伟大人物都是欧洲人，而不是中国人或印度人呢？为什么近代科学和科学革命只产生在欧洲呢？……为什么直到中世纪中国还比欧洲先进，后来却让欧洲人超越了呢？怎么会产生这样的转变呢？"

这是李约瑟在他的《中国科学技术史》里写的，这是他自己的疑问，这一疑问不但是李约瑟深入研究了中国传统文化后的基本认识，同时也是李约瑟终其一生心血研究中国传统文化的根本动力所在。他从研究中国传统文化为止一直到去世，也没有解决这个问题。

李约瑟 1900 年生于伦敦，14 岁在北安普顿郡昂德尔公学住校学习；24 岁就获得了剑桥的博士，他是生化学家、胚胎学家、实验形态学家，在这几门学科里他是作为创始人之一，做了很多的开创性的基础研究。他在西方的科学史观上，他对于西方科学观、生命观、价值观认识很深入，而且很权威；24 岁与达菲结婚，达菲是他的同学；31 岁出版了《化学胚胎学》，这是生物化学中的奠基之作；32 岁出版了《胚胎学史》，创建了剑桥大学科学哲学史系；41 岁出版了《生物化学与形态发生》，李约瑟提出"形态发生"这个概念的时候，因为没有抓到李约瑟这个观点的精髓，所以我们国内很多人当时对这个东西表达了一些不解的想法。实际上，他提到的"形态发生"的生化概念，对中医现代化研究非常有帮助。

他出版《生物化学与形态发生》被誉为"达尔文以来生物学上一部真正划时代的明珠"，这时的李约瑟已经是剑桥、斯坦福、耶鲁、康奈尔等著名大学的教授。同时是英国皇家学会会员、英国文学院的院士。由于李约瑟对西方科学技术史研究的深度与广度，使他当时坚定地认为西方文明是人类文明的中心。

这种情况，从 1937 年开始发生变化了，他自己说"他们给我的影响比剑桥大学给他们的要大"，"我发生了信仰上的皈依，我深思熟虑地用了这个词。因为颇有点像圣保罗在大马士革的路上发生的皈依那样"。

这里面有一个典故，圣保罗是西方基督教很有名的一个大神级人物，其历史地位不亚于耶和华麾下的摩西。

据西方考古学家的考证，圣保罗大约出生于公元纪元后 6 年，出生于土耳其东南的地中海沿岸的一个叫塔尔索的地方。圣保罗的父亲是罗马公民，所以圣保罗一方面是罗马帝国的公民，一方面又追随当时犹太教名师学习严谨的犹太教释经与律法，而跻身于当时被称为"法利赛"的犹太教核心阶层，学习注解律法和希伯来《圣经》。所以圣保罗既精通希伯来语、阿拉伯语，又精通希腊语。

在基督教发轫初期，圣保罗主张以强硬、残暴的手段来消灭当时被视为犹太教异端的基督教徒。他凭借自己的罗马出身，带着可以自由通行罗马帝国各处的通行证，以及犹太教当局所授予的搜捕令，往来各处拘捕、处死当时宣传、散布拿撒勒人耶稣死而复活的消息的人。随后，在圣保罗去叙利亚大马士革屠杀基督徒的路上，与耶稣神秘、超自然的遭遇后，圣保罗彻底放弃了自己原先的反基督立场，代之以基督教传教者自居了。

皈依基督教的圣保罗，开启了基督教的新发展。保罗神学的中心并非一般所谓的人类或教会的历史，甚至不是拯救的历史，而是被钉在十字架上并复活的耶稣基督。保罗的宣教是集中在耶稣十字架事件带来上帝恩典的讯息上。圣保罗成功地将原本作为犹太单一民族的犹太教与耶稣这个人的位格、身份以及十字架紧紧联系在一起，而塑造了一个具有世界性宗教规模的基督教。最后基督教的发展更使罗马帝国臣服在基督教脚下，更是成为进入文化、政治、社会而塑造欧洲文明的重要来源之一。

基督教最基本的经典就是《圣经》，《圣经》里有《旧约》和《新约》。《旧约》里讲耶和华的事，《新约》讲的是耶稣的事。在《新约》的二十七卷书里，至少有十四卷书是圣保罗给公元后第一世纪的各地基督教会与个人的信件，占了《新约》的一半以上。如《罗马书》《加拉太书》《以弗所书》里的"因信称义"的思想，就直接影响了马丁路德，从而引发了十六世纪的宗教改革运动。可见，圣保罗这个人从反基督到坚定的耶稣基督徒，这是他发生的彻底的身心俱变的皈依。

李约瑟的这种"圣保罗式"皈依不啻于道家所说的顿悟、开悟。而自以为西方文明才是人类文明中心的李约瑟，到底经历了什么，使得他彻底地从西方文明中心论转化到东方文明中心论？使得他必须用了圣保罗皈依的典故，才能说清楚自己确实是身上每一个细胞都变成了充满中国文化的细胞？

1937年从中国来了三位学习生物化学的研究生，沈诗章是李约瑟的学生，南京大药商鲁仕明的女儿鲁桂珍做达菲的学生，王应睐是基林的学生。这三个中国同学是当年作为国外强迫我们签订不平等条约赔款，后来又返款，然后送出去学习的，是当年比较上进和思想开放的学生。尤其是鲁桂珍和沈诗章这两个人，他们给李约瑟带来了中国传统文化的精髓之一，最关键的是四大发明，像指南针、造纸术、印刷术、火药这些东西，是让李约瑟发生从西方文明中心论转化到东方文明中心论的一个契机。

培根（1561—1626）是英国著名的思想家、唯物主义哲学家和科学家，做过英国皇家首席检察官、大法官并被封为男爵，1617年更是成为英国皇家内阁的掌玺大臣，1620年被封为子爵。他在文艺复兴时期的西方巨匠中被尊称为哲学史和科学史上划时代的人物。马克思称他是英国唯物主义和整个现代实验科学的真正始祖，是第一个提出"*知识就是力量*"的人。培根认为印刷术、火药、磁力，这三项发明改变了整个世界的面貌和事物状态，这是西方大哲学家自己切身的认识。李约瑟也同样认为如果没有火药、印刷术、指南针，欧洲封建主义的消失是一件不可能的事情。

由于受到中国传统文化的冲击，李约瑟发现了一个学术新领域，就是中国传统文化领域。他发生的皈依不仅仅是单纯转变了学术研究方向，而且是将自己的人生方向进行了一个根本性的调整。38岁他就开始学习中文，而且是从最难的中国古籍《管子》入手。学习中国传统文化也好，学习中文也好，不同的人，不同悟性的人入手的方法不一样，有的悟性低的人学习中国传统文化从《三字经》《百家姓》《龙文鞭影》等等开始，从汉字开始，有的悟性高的人直接从最难的古籍开始学。

经常有人问我中医怎么学，有的人从学校的中医教材开始学，从《汤头歌》开始学，但是有的人直接从《黄帝内经》下手，有的人直接从《伤寒论》下手。所以这样的人下手以后，从高到低，他回过头再看，领悟的东西完全不一样。

李约瑟学习中文是从《管子》入手的，如果现在《管子》这本书放在这里，我不知道大家有几个人能看得进去的。他一上来，直接就接触到了稷下学宫的道家文化，对老子《道德经》佩服得五体投地，因为老子姓李，叫李耳，也就是老聃，他就把自己改成老子的姓氏，叫李约瑟（原名叫约瑟夫·尼达姆），以示他对中国传统文化、老子《道德经》、稷下学宫道家文化的崇敬之心。

他还给自己起了一个字和号，中国古人有字、号，他给自己起了一个号叫"十宿真人"，十宿的意思就是甲、乙、丙、丁、戊、己、庚、辛、壬、癸等十个天干。字"丹耀",就是与我们中国道家里炼丹的"丹药"谐音。道家炼丹是为了长生不老,为了修仙羽化之类的,但是这个东西在李约瑟眼里马上变成西方现代化学的鼻祖。还有一个号是"胜冗子",什么意思呢?胜是超越的意思,冗是冗长繁杂的意思,超越一切复杂,回归简单,这就是"胜冗子"的意思,即回归太极乃至无极,万法归宗,万法归一。可见,李约瑟对于中国传统文化的理解是很深的。

李约瑟39岁的时候与鲁桂珍合作撰写了《中国营养学史上的一个贡献》,介绍了中国古代对营养缺乏病的认识,如脚气病。所以我为什么用李约瑟作为开篇呢?因为李约瑟对中国传统文化、西方文化,他认识是最客观的,他几乎不存在主观的东西,不像我们中国中医研究自己的东西主观思维逻辑太多了,所谓"医者意也"嘛,只要治好病,怎么说都有理,这就是意淫式,没有可重复性,所以对于传统中医来说,经验最重要。

42岁时李约瑟做为英中科学合作馆馆长来中国考察,43~46岁结识了一大批中国科学家,有竺可桢、李四光、华罗庚,等等,竺可桢还代表浙江大学赠送了一套《古今图书集成》给李约瑟。54岁的时候,李约瑟的《中国科学技术史》第一卷出版。英国著名的历史学家汤因比(1889—1975)评价李约瑟这本书是"欧洲人学术研究(中国传统文明)最高成就","李约瑟著作的实际重要性,和他的知识力量一样巨大,这是比外交承认(中国)还要高出一筹的西方人的'承认'举动"。

实际上不只是欧洲人研究,就是所有中国人研究中国传统文化和西方现代科学文化的互译对比的过程中,到目前为止,也没有一部书能够超过这本书的学术意义和历史地位。

最初,李约瑟认为只需要写一本薄薄的书。1948年5月15日李约瑟致函剑桥大学出版社编辑罗伯特(S.C.Roberts),提交自己写作并出版《中国科学技术史》的计划。因为出版社强调这种书不能超过一卷,所以李约瑟原计划此书的篇幅在600至800页之间。同时,李约瑟介绍并说明自己在科研工作经验、科学思想史知识背景、中文阅读水平和中国生活经历等多方面都具备这一撰写工作所需要的能力。5月22日,出版社复函李约瑟,接受了他研究和撰写《中国科学技术史》的计划。

然而,一旦开展工作,他们便发现这一工作与其初衷大不相同,因为一本薄薄的小书根本无法涵盖中国科学技术史的全部内容。因此，李约瑟后来将《中国科学技术史》从最初计划的 1 卷扩展为 7 卷，每一卷视具体情况再分几部分，用比较方法讨论中国对世界科学技术发展的贡献。第一卷人体为概论，以便让读者熟悉由科学、技术和医学所构成的一个完整文化体系；第二卷至第五卷主要涉及中国哲学、数学、天文学、气象学、地球科学、物理学、化学和生物科学等诸多科学领域；第七卷主要从东西方的社会和经济结构出发尝试回答两个主要问题：一个是为什么现代科学只在西方所谓科学革命中才彗星般起飞？一个是 1 到 5 世纪间，在取得有关自然的知识并在多方面用之以造福人群这一点上，为什么东亚文化比欧洲更为有效？（李约瑟，1999：419-421）这两个问题，世称"李约瑟命题"。

自 1954 年到 2008 年，《中国科学技术史》共 7 卷大部分已出版。李约瑟《中国科学技术史》原定计划出版 7 卷共 28 分册，目前除《军事技术：射击武器和骑兵》（第 5 卷第 8 分册）、《纺织技术：织布和织机》（第 5 卷第 10 分册）、《盐业、墨、漆、颜料、染料和胶粘剂》（第 5 卷 14 分册）以及《园艺和植物技术（植物学续编）》（第 6 卷第 4 分册）未出版外，其他著作均已出版。

据李约瑟《中国科学技术史》统计，我国古代所涌现出的世界一流的百项发明中，仅 20% 左右是对自然规律的归纳和应用，而且是"朴素"的萌芽；50% 是纯技术，而且又不重视其相应原理明晰化。中国人把技术拿来玩了，中国古人重视的是道，以指导更广泛的生产。其余 30% 的成果属民间的技巧和小发明，而且一直处于玩物的阶段。

《中国科学技术史》的完成首先仰赖于资料的穷尽式收集。如果没有翔实而可靠的资料，这一著作的重要性就会大打折扣。李约瑟收集的资料既有直接资料，也有间接资料。直接资料主要来自中国的原始资料，由于中国印刷术的出现远远早于欧洲，所以极大一部分是已经印成书的，但偶尔也有抄件，例如在敦煌发现的道教和医学的残卷、在长沙马王堆汉墓中发现的汉代书籍、在福建发现的造船手册等。间接资料则指那些已写成的某一门科学的发展史的书籍，这些几乎都是用汉语写的，而且涵盖的学科不多，只有数学、天文学、昆虫学和医学等的发展史著作，而几乎没有机械工程、植物学、动物学或药物学之类的发展史著作（李约瑟，1999：423）。鲁桂珍曾赞扬李约瑟似醉似痴地力求完全，不遗余力地到处搜寻资料和线索，例如在生物学方面，往往最冷门的刊物中会刊有很有价值的论文，须予注意；在科学史方面，又常常能从最想不到的书籍、论文，甚至诗歌、民谣中得到启发（鲁桂珍，2012：20）。

李约瑟也指出，典籍远非唯一的资料来源。另一个很大的来源是图像、图片，或是刻在坟墓或庙宇的石碑上，或描绘在画梁上，或作为书中的木刻插图，或其他翻刻的图片，等等。还有一个来源，就是保留下来的传统，这些传统必须是现在仍然通行的，否则，单凭书上的记载，有不少在今天已无法了解。此外，与非中国典籍平行的，还有人种学这一无限广阔的天地，包括旅行家的游记，等等（李约瑟，1999：423-424）。

当《中国的科学与技术》一卷卷编下去的时候，李约瑟发现孤立地研究中国的科学技术显然是行不通的，必须在每一阶段都同所有其他民族文化中所发现的东西进行比较，包括更早的、较晚的（一般是较晚的）和差不多同时的。例如当考虑计时器中的擒纵器的发明时，只知道它由僧一行和梁令瓒于 720 年左右创制，并由苏颂和韩公廉于 1085 年左右完善还不够，还应该知道欧洲到 1320 年左右但丁时代才开始用机械来计时（鲁桂珍，2012：20）。李约瑟后来明显感到，写作的内容十分繁复，以致这个小组不堪负担，因此吸收了更多的合作撰稿人，并分工负责剩余各卷的工作。据统计，全世界共有 29 位国际知名且学有专长的合作者参加了这一帙浩繁而任务繁重的写作计划。

《中国科学技术史》的编撰出版具有非常巨大的现实意义。第一，这套著作成功地向世界证明，在西方的近代科学技术兴起之前，中国早有了自成体系的科学技术，对其他国家尤其是周边国家的影响巨大；第二，这套著作通过详尽的比较分析，非常全面地向世界尤其是西方人展示了中国古代科学技术的辉煌成就，也详细阐明了它对世界文明的重大贡献，促进了东西方文明的互相理解，从而推动了国际范围内的中国科学技术史研究；第三，李约瑟通过史料的挖掘、整理、研究与利用，创造性地把中国科学技术史与中国思想发展史、社会经济发展史等有机结合起来，从而将中国科学技术史提到了认识论的高度来阐发。

《中国科学技术史》的第 1 卷《导论》出版后，毛泽东主席曾说："我们中国人应感到惭愧。我国古代科学技术知识那么丰富，包括对世界有巨大影响的三大发明，我们中国人自己不写，让英国人来写，而且写得那么好！"（汪德耀 1993：25）《中国科学技术史》这套著作之所以在全球具有巨大的影响，跟这部书立足创新、视野宽广、沟通古今中西的特点是分不开的。李约瑟的《中国科学技术史》在世界上首次以令人信服的海量史料和证据对五千年来中国科学思想和科学技术的发展做出了全面的历史总结。到目前为止，我国学者对于中国科学技术史的研究视野还没有人能超越李约瑟，因为李约瑟的著作以比较方法向世人展现出了东西方文明的广阔历史背景（何丙郁，2001：63）。

李约瑟发现，"现代世界"赖以建立的种种基本发明和发现，可能有一半以上来源于中国。他在书中用令人信服的材料说明近代农业、近代航运、近代石油工业、近代天文台、近代音乐，还有十进制数学、纸币、火柴、独轮车、多级火箭、枪炮、水下鱼雷、毒气、火焰喷射器、降落伞、热气球、载人飞行、白兰地、威士忌、印刷术，甚至蒸汽机的基本结构，全部来源于中国。人体血液循环不是威廉·哈维发现的，而是中国人首先发现的，"第一运动定律"也不是伊萨克·牛顿首次提出的，而是中国人早就发现了的。如果没有从中国引进尾舵、罗盘、多重桅杆等改进航海及导航技术，欧洲绝不会有导致地理大发现的航行，也就不可能建立那些殖民帝国。如果没有从中国引进马镫，使骑手能安然地坐在马背上，欧洲就不会有骑士时代。

如果没有从中国引进枪炮和火药，也就不可能用子弹击穿骑士的盔甲，从而结束骑士时代。如果没有从中国引进造纸术和印刷术，欧洲可能要更长期地停留在手抄书本的状况，书面文献不可能如此广泛流传。

如天然漆我国比西方早 3200 年，二进制、十进制、行栽和细作、铁犁领先 2200 年，扬谷风车、认识太阳黑子、从铁中炼钢、声学实验早 2000 年。这都不是一个代沟、两个代沟的问题了，是整整几十个世纪的问题。

20 世纪 70 年代，我国陕西的秦始皇陵兵马俑坑中出土了大量兵器。那些兵马俑所配的兵器很多都保存完好，被擦去表面泥土后，就显露出闪亮的锋利兵刃。研究人员通过现代科学方法检测分析后发现，一些闪着寒光的青铜剑表面，竟有一层厚约 10 微米的氧化膜，其中含铬约 2%，这很像近代才掌握的铬盐氧化处理防锈工艺，该工艺需要在比较复杂的设备和工艺流程下实现。德国、美国分别在 20 世纪 30 年代和 50 年代才发明这种先进工艺，并申请专利。生活在 2000 多年前的秦代工匠怎么就掌握了这种工艺？还能防锈 2000 多年？秦俑坑出土的铜制弩机，制作规整，规格基本一致，经测定，其关键零部件如悬刀、望山、牛的平均误差在 1.76 ~ 1.91 毫米间，可互换通用，实现同类器物的通用化和模块化。

合金配比标准化。《周礼·考工记》中根据器物性能的不同，有"六齐"的铜锡配比标准。秦兵马俑坑中出土的青铜剑铜锡之比为 3.4 ：1；基本符合《考工记》中大刃之齐"三分其金而锡居一"的配比；矛的铜锡之比为 4：1，与《考工记》中戈戟之齐"四分其金而锡居一"的规定相符。通过对秦俑坑出土青铜兵器实物进行检测，可知秦兵器制造已经趋向产品规格化、生产系列化、零部件通用化，实现了加工工艺的标准化，尽管较之现代标准化所具备的"系列化、通用化、组合化"特点而言，仍不完善，但已具备了标准化的基本特征，实现了产品的标准化和模块化。

合金"六齐"铜锡配比表

合金名称	铜锡之比	含铜量（%）	含锡量（%）
钟鼎之齐	6：1	85.7	14.3
斧斤之齐	5：1	83.3	16.7
戈戟之齐	4：1	80	20
大刃之齐	3：1	75	25
削杀矢之齐	5：2	71.4	28.6
鉴燧之齐	2：1	66.7	33.3

如现在西方的计时钟表是最发达的，但真正的计时器我们比西方早 600 多年。僧一行（683—727）的世界第一张正切函数表，比西方的发现早了 250 多年；一行计算太阳运行的近日点与远日点，比西方早 1000 年；一行在《大衍历》中发明了二次不等间距插值和三次插值法，就是今天常用的牛顿插值公式。这些东西当年西方完全没有，而一行又是胎藏界和金刚界两种藏密法的祖师级人物，就是关于天人感应、天人合一的修行问题，但是在天人

合一里面也有天人分离的研究成果，完全是我们现在科学体系里的东西，我们把现代的科学定义为天人分离的科学状态。

但是我们古人从天人合一、天人感应的角度做出这些，让现代科学都解释不了或者很惊叹的东西，这足以说明了我们中国传统文化的科学属性和科学原理。如我们的种痘术比西方早了800多年，后来英国乡村医生在中国人痘术基础上改良为牛痘术，再传回来，然后我们觉得西方人好像多厉害，其实这就是我们中国人发明的。

又如，李约瑟对中国古代法医学的发展脉络进行了梳理。他认为"世界上第一本系统的法医学论著——《洗冤集录》"是"科学革命前最伟大的法医学论著"，但是中国法医学的历史却可以追溯到秦朝。从睡虎地出土的秦简（《封诊式》）表明当时已经存在一套完整的验伤及验尸的法律程序。他尤其提到了竹简中关于麻风病的记载："这是世界上关于麻风病的最早记载"，而"中国之外，第一位提到麻风病人鼻中隔损伤的作者是阿拉伯的哲人及医生——伊本·西那（Ibn Sina）［阿维森纳（Avicenna），1037］。直到Villanava的阿诺德（1312）时代，西方才出现了测试麻风病人麻木程度的记载。我们可以推断至少在公元前3世纪，麻风病就已经在中国出现了，而地中海地区则在几百年之后才出现了有关此病的记载"。

目前，国内学者也有很多这方面的权威研究和著述，如卢嘉锡主持的国家"九五"重点图书出版项目的29卷本《中国科学技术史》丛书、杜石然等编著的2卷本《中国科学技术史稿》、江晓原主持的5卷本《中国科学技术通史》以及郭金彬和徐梦秋主持的20卷本《中国科学思想研究文库》；同时也有类似的著作在海外知名出版社出版，例如德国斯普林格出版社出版的由路甬祥担任主编的《中国科学技术史》。这些著作的出版说明了中国科学技术史的研究方兴未艾。但是，我们必须清醒认识到一点，那就是，尽管李约瑟主持的《中国科学技术史》丛书始于20世纪中期，而且有着其自身的不足，但是全世界依然还没有哪一套著作能够超越并取代李约瑟的《中国科学技术史》丛书，因为他是最客观、最理性、最逻辑化、最全面的研究，其中一个最重要的因素就是该套著作的全球性视野和比较研究方法在涵盖古今中外的撰写中的应用。

而这一切的一切，都是在中国古代科学基础理论体系之下的格物致知、薄物致知的技术性应用，这个基础理论体系就是在外算、缀术、内算指导下的阴阳五行、干支河洛、子学九式的天人感应系统。

李约瑟 68 岁捐献了个人全部财产，建立了东亚科技史研究会；86 岁建立了李约瑟研究所——中国庙，它的图标就是我们中国传统文化里的八卦图案；89 岁与鲁桂珍结婚，这时他的第一任妻子达菲已经去世；90 岁中国紫金山天文台命名"李约瑟星"（国际编号 2790）；94 岁当选为中国科学院首批外籍院士；1995 年 3 月 24 日仙逝。

毛泽东、周恩来都曾亲切接见过李约瑟。按照国外科学史专家、科学家、哲学家的评论，以及中国伟人对他的接见，包括中国学术界对他的客观评价和褒奖，足以说明这个人无论在西方也好，在东方传统文化界也好，就他涉猎中国传统文化范围的深度、广度而言，绝对是权威。

李约瑟一生当中有两个重要的女人，第一个就是达菲，另一个女人就是达菲的学生鲁桂珍，达菲去世以后她的学生嫁给了他。鲁桂珍在做李约瑟学生的时候送给他的一本书，这里面写的字，"恭祝约兄，新年进步，为（中华）民族争光，鲁桂珍赠"。鲁桂珍对中西方传统文化的翻译或者相互了解，起了重要的桥梁作用。

李约瑟说："尽管中国古代对人类科技发展做出了很多重要贡献，但为什么科学和工业革命没有在近代中国发生呢？"他涉猎这么深、这么广，他还是发出了这样的疑问。而且这个疑问并不只是李约瑟问过，后来包括钱学森老先生去世前也在反复问这个问题。

汤因比是英国著名的历史学家，日本著名记者池田曾问他："如果你再生为人的话，博士愿意生在哪个国家？做什么工作？"他毫不迟疑地回答："我愿意生在中国。因为我觉得，中国今后对于全人类的未来将起到非常重要的作用。要是生为中国人的话，我想自己可以做到某种有价值的工作。如果生在中国的话，要是在未来的时代世界还没有融合起来的话，我就可以致力于使它融合。假如世界已经融合的话，那我就努力把世界从以物质为中心转向以精神为中心。"他有这种观点或者论述也好，他不仅是受到了西方科学的影响，更重要的是受到了中国传统文化的影响。

汤因比是 20 世纪最伟大的历史学家，一直认为人类的希望在东方，而中国文明是未来世界转型和为 21 世纪人类社会提供无尽的文化宝藏和思想资源的希望。汤因比也直言不讳地预言，未来最有资格和最有可能为人类社会开创新文明的就是中国。

汤因比认为，中国在漫长的 21 个世纪里，虽然屡次经历了紊乱和崩溃，但是从大历史角度看，中国人完好保护了一个超等文化，长时间生活在一个文化帝国的波动次序中。这个世界上几乎所有的文化，包括所谓的四大文明古国也好，只有中国的传统文化从五千年来一直传到现在，绵延不断。道家思维对于宇宙和人类之间奥义的看法，还有对人类社会试图主宰宇宙的不觉为然，恰好是中国道家为人类文化提供控制性与公道性开展的哲学根底。实际上，我们的中医就是道家的产物。

玻尔（1885—1962）是获得诺贝尔物理学奖的著名的丹麦科学家。他于 1913 年创立了原子结构模型，1927 年创立了互补理论。这个族徽图案是玻尔自己设计的，族徽对于欧洲人来说是神圣的，玻尔设计的族徽中间是一个中国的太极图。他在接受丹麦王室授予勋章的时候，说道："我不是理论的创立者，我只是个道家的得道者。"我们现在的粒子物理里最基础的东西，就是玻尔从道家太极图受到启示而创立的。

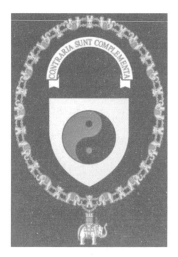

玻尔家族族徽

德国哲学家、数学家、逻辑学家莱布尼茨（1646—1716）与牛顿（1643—1727）同为微积分创始人，他生于南明隆武 2 年，也就是清顺治 3 年，死于清康熙 55 年。11 月 14 日，莱布尼茨辞世，11 月 29 日我们的《古今图书集成》定稿出版。莱布尼茨发现了《易经》的太极图，写了一本书叫《二进制与伏羲八卦图考》，还有一篇论文是"关于仅用 0 与 1 两个符号的二进制算法说明，并附其应用以及据此解释古代中国伏羲图的探讨"。1705 年的时候他的导师给他的论文批语是，"中国人失去了六爻的真正意义，一位欧洲天才为他们重新发现了这一知识"。

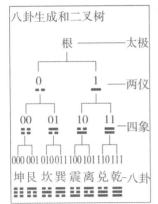
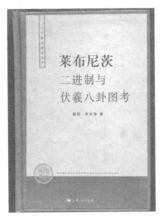
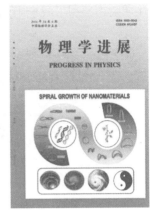

当我们中国人看到这个太极图的时候，脑子里闪现的第一印象本能的就是大街上那些戴着眼镜，穿着八卦衣，留着胡子，嘴里念念有词掐着手指头给人算命的人，认为这些就是唯心和迷信。但是我们看看同样一幅太极图，在西方的科学家和哲学家眼里马上就变成了另外一种科学逻辑，这个逻辑就是阴阳，就是 0 与 1，我们天天在用，但是日用而不知，我们从来没有深入思考一下。我们中国人用阴阳用了四五千年，但没有一个人考虑过二进制的问题，虽然当年中国也有很多留洋回来的科学家。

荣格（1875—1961）是瑞士著名的哲学家和心理学家，他 1920 年开始对中国《易经》潜心研究。他曾说："几年以前，当时的不列颠人类学会的会长问我，为什么像中国这样一个如此聪慧的民族却没有能发展出科学。我说，这肯定是一个错觉，因为中国的确有一种'科学'，其标准著作就是《易经》，只不过这种科学的原理就如许许多多的中国其他东西一样，与我们的科学原理完全不同。"荣格通过研究，发现了"共时性规律"，即在特定环境下，找到巧合与外应，他解释了大量的睡梦心理现象，在《易经》中找到了"同声相应，同气相求"的答案。荣格高度肯定了《易经》的伟大之处，他说："谈到世界人类唯一的智慧宝典，首推中国的《易经》。在科学方面我们所得出的定律常常是短命的，或被后来的事实所推翻。唯独中国的《易经》亘古常新，相距六千年之久，依然具有价值。"

《德国应用化学》（ANGEW）是国际化学领域里的顶级期刊之一，甚至其影响因子（SCI）分值在 2018 年达到 12.25 分。2012、2013、2014 年的这几期杂志都用了我们中国的太极，表达了化学里的技术原理。

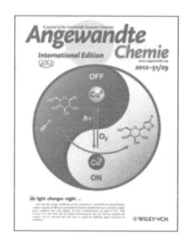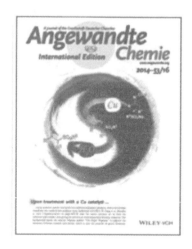

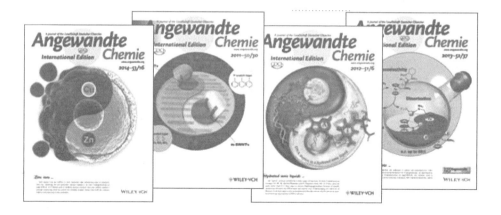

美国物理学家马丁·卡普拉尊称《易经》为圣书。他在其《物理学之道——近代物理学与东方神秘主义》一书中指出："东方神秘主义提供了一个协调一致和尽善尽美的哲学框架，它能容纳物理学领域最先进的理论。"这个评价对中国传统文化来说已经很高了。

《道德经》传入德国已经有三四百年的历史，德文的译本多达 80 多种，研究老子的思想专著有 700 多部。近代，《道德经》流行最普遍的一个德文译本出自存在主义哲学创始人海德格尔（1889—1976）之手，这是他与中国学者萧师毅合作，把《道德经》翻译成最好的德文版。美籍华裔数学大师陈省身 1943 年在美国认识爱因斯坦时，亲眼所见爱因斯坦的书架上书不多，但是有一本德文译本的《道德经》。陈省身说："西方有思想的科学家，大多喜欢老庄哲学，崇尚道法自然。"

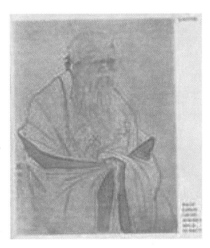

老子像

从上述李约瑟、莱布尼茨、海德格尔、荣格等近现代西方的科学家、哲学家、科学史学家们的学术生涯中，可以看出，他们对中国传统文化的认识完全从客观、科学、尽量摒弃主观性的角度来看中国传统文化。但中国传统文化毕竟是我们华夏种族自己延绵不断 5000 年传承下来的人类文明史上唯一的文化基因精华与民族心理沉淀，实际上我们自己看也是客观的，如传统中医就是按照阴阳五行的基本逻辑来治病救人，而且临证效果很好，但是为什么现在阴阳五行却变成迷信和唯心了呢？

我们连篇累牍地说了这么多西方大科学家、大哲学家对于中国传统文明与文化的认识，无非就是一个基本结论：

中国传统文明与文化是科学的，不是唯心，不是迷信，不是过时，不是经验。如果你想要否定一个东西，一定要先深入了解他，然后再去证实或证伪。显然，对于中国传统文明与文化，西方现代科学正在不断地证实，却没有证伪。因为后来人，尤其是我们自己的某些人，不懂或者有一些误解，所以就造成了同样一个事物却出现了两种截然不同的看法和逻辑。

如下图所示，正所谓"横看成岭侧成峰，远近高低各不同"，所以《素问·阴阳应象大论》里讲"智者察同，愚者察异"，还是一个悟性与学养的境界问题。

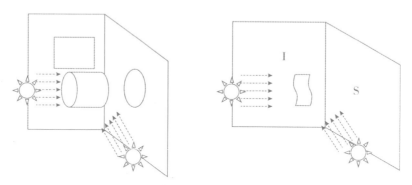

三体中医与二体西医的时空辨识图示

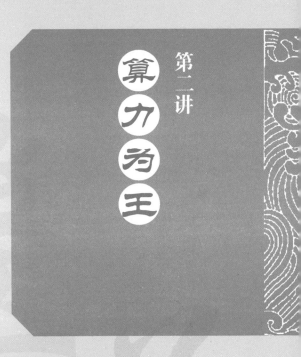

第二讲

算力为王

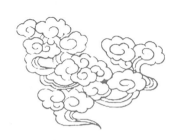

　　西方科学的发展史就是一部算力的进化史,越积越多的各种公式、定理,是人类智慧的结晶、进化的阶梯。中华文明的核心同样建立在超卓的算力之上,阴阳五行、河洛八卦就是传统文化的 DNA。西方科学能创造万物,东方内算可把握天地,两条文明之路坎坷各异,但殊途同归……

我们上高中的时候老师经常跟我们讲，"学好数理化，走遍天下都不怕"，说的就是数理化的重要性。其实过去如此，现在如此，未来更是如此。现代科学有数理化，那我们的中国传统文化里有没有数理化呢？其实也有，只是我们的认识不同而已，认识的角度不一样。

数理化是什么？是物质世界运动规律的定量描述系统，是将自然界以及实验室的各种物质运动现象，加以总结，归纳，再总结，再归纳……，无限总结与归纳的统计学经验公式，就形成了我们现在所学习的数理化知识体系。这是历代人类文明不断积累的结晶，是人类脑力进化的量变与质变的总和之一，是数字化、量化的经验公式，是人类逻辑力的数字表达方式之一。用现在 IT 界流行的词汇，就是算力。

算力是什么？算力就是智商，就是逻辑化的脑力。顶级算力就是智慧。

脑力的逻辑化、规范化、系统化，你的聪明、智慧就出来了。你的悟性就取决于你的算力。我经常将一个人的智商和智慧比作 CPU，将一个人的悟性和心性容量比作硬盘。386 的 CPU 算力与量子计算的 CPU 算力就是云泥之分，3G 的 U 盘与 2T 的固态硬盘的数据容量就是霄壤之别。现代中医总拿386 的智商去研究昆仑、鸿蒙、河图的 CPU 算力逻辑，怎么能想得通呢！轴心时代的那些圣人们，他们的脑力算力的 CPU 与硬盘容量是我们现代人都无法企及的境界，那些都是量子算力级别的大神们，他们都是可以随时随地随心随意玩量子纠缠和量子隐态传输的人物！

IT 界专家对算力的定义，算力是人类通往更高级文明的有效手段，也是与熵增对抗的最有效的方式。从这个意义来讲，人类天生就是"逆天而行"。根据热力学第二定律，宇宙天然熵增，它俯瞰众生，侵蚀万物，纵使伟大如爱因斯坦，坚韧如霍金，也无能为力。

放眼世界，喧嚣过后，繁华终归于寂，热寂才是归宿。因为宇宙有了人类的存在，人类文明进化的标志就是人类碳基算力与硅基算力的结合，人（碳水化合物）的智慧就是碳基，硅基（二氧化硅晶体）就是我们用的电脑、手机，机器做出的算法。算力之美，是人类文明不断升华的基础保证，人类觉醒是宇宙热寂的 BUG。

算力现在是科技界很流行的词，在我们现在人类文明时代进化进程中占主流地位的那些算力科学家们，他们认为算力就是人类文明进化的中流砥柱与核心逻辑链。

那么，西方科学体系中的算力系统具体是什么？

如纯物理学的六个分支分别是经典力学、热力学和统计力学、电磁学、相对论、量子粒子力学。多学科物理学的分支分别是化学物理学、地球物理学、经济物理学、大气物理学、生物物理学、医学物理学、天文物理学，等等。如数学，至少纯数学，是研究抽象结构的理论。结构，就是以初始概念和公理出发的演绎系统。数学有三种基本的母结构：代数结构（群，环，域，格……）、序结构（偏序，全序……）、拓扑结构（邻域，极限，连通性，维数……）。又可分为高等数学、微积分、逻辑数学、分维数学、分形数学、模糊数学，等等。如化学可分为无机化学、有机化学、物理化学、分析化学、高分子化学、核化学、生物化学，等等。这些数理化的庞大系统中的各种公式和推理，都是现代科学体系中的定量系统与定量逻辑链。所以西方科学之所以现在的所谓"昌明"，完全取决于这些算力系统，就是我刚才说的这些公式的公理、定理、推论。

西方的现代科学有这么庞杂烦琐的算力系统，那么我们中国的传统文化里有没有算力系统呢？实际上是完全存在的，只不过我们没有正确认识到，没有发掘出来。我们中国传统文明将类似于西方现代科学的这个东西叫子学，这个子学如果让李约瑟来看的话，这就是对应于西方的数理化。我前些年写了一本书叫《古中医天文学·无极之镜》，把这些东西从根上、理论上、逻辑上大概按照我自己的思路理了一下，我觉得是客观把这个东西描述出来了。

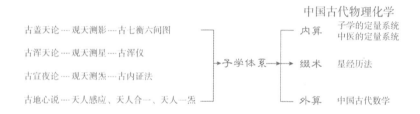

比较具有代表性的中国古文明与文化符号的标志性典籍之一是《永乐大典》。

《永乐大典》编纂于永乐（1403—1424）年间，保存了 14 世纪以前中国历史地理、文学艺术、哲学宗教、科学技术等百科文献。共计 22937 卷、目录 60 卷，分装成 11095 册，全书约 3 亿 7 千万字。是由姚广孝（1335—1418）以及内阁首辅解缙（1369—1415）总编的一部中国古典集大成的旷世大典，初名《文献大成》，是中国百科全书式的文献集，历时六年（1403—1408）编修完成，是中国最著名的一部古代典籍，也是迄今为止世界最大的百科全书。它的规模远远超过了前代编纂的所有类书，为后世留下了中华古文明与古文化的血脉根柢。

其主编者姚广孝，幼名天僖，法名道衍，字斯道，又字独暗，号独庵老人、逃虚子。明朝政治家、佛学家、道学家、文学家，靖难之役的主要策划者，中国历史上最著名的黑衣宰相。

姚广孝是长洲（今江苏苏州）人，家族世代行医。1348 年（至正八年），年仅十四岁的姚广孝在苏州妙智庵剃度出家，法名道衍。精通三教，与明初儒释道各家学术领袖都有不错的关系。后来，姚广孝拜道士席应真为师，学习道家阴阳数术。洪武 15 年，被明太祖挑选，主持庆寿寺，成为朱棣的主要谋士。朱棣靖难第三年，姚广孝留守北平，掐指一算，建议朱棣轻骑挺进，径取南京，使得朱棣顺利夺取南京，登基称帝。以区区燕地一方土地敌全国兵马，且最终获胜，历史上绝无仅有。道家打天下，儒家坐天下，此话不假。

成祖继位后，姚广孝担任僧录司左善世，又加太子少师，被称为"黑衣宰相"。负责迁都事宜，一手规划今日北京城龙脉堪舆布局。而后在解缙编书失败后又担任了《永乐大典》和《明太祖实录》的最高编撰官，尤其是《永乐大典》，这是他在中国文化历史上的最大贡献。少师晚年，在明初期佛教渐成颓势之际，又担起护教（佛教）之责，整理了反排佛的《道余录》，为佛教史上一件大事。

顾炎武说："少师之才，不下于文成（王阳明），而不能行其说者，少师当道德一，风俗同之日，而文成在世衰道微，邪说之作之时也。"李贽说："我国家二百余年以来，休养生息，遂至于今。士安于饱暖，人忘其战争，皆我成祖文皇帝与姚少师之力也。"永乐十六年（1418），病逝庆寿寺，追赠荣国公，谥号恭靖。皇帝亲自撰写神道碑铭，并以文臣身份入明祖庙，是明代第一人，也是唯一一人。

由姚广孝统筹主编的《永乐大典》，全面保存了 14 世纪以前中国历史地理、文学艺术、哲学宗教、科学技术和其他百科文献，与法国狄德罗编纂的百科全书和英国的《大英百科全书》相比，要早 300 多年，堪称世界文化遗产的珍品。

据粗略统计，《永乐大典》采择和保存的古代典籍有七八千种之多，显示了中国古代科学文化的光辉成就，数量是前代《艺文类聚》《太平御览》《册府元龟》等书的五六倍，就是清代编纂的大型丛书《四库全书》，收书也不过 3000 多种。但《永乐大典》除了正本尚未确定是否存在长陵外，永乐副本却惨遭浩劫，大多亡于战火兵燹，今仅存 800 余卷且散落于世界。《不列颠百科全书》在"百科全书"条目中称中国明代类书《永乐大典》为"**世界有史以来最大的百科全书**"。《永乐大典》已经成为了中国传统文化的一个标志性符号。

当年竺可桢（1890—1974）代表浙江大学送给李约瑟一套《古今图书集成》，基本上总结了中国传统文明与文化精华的应用技术部分。这部《古今图书集成》原名《文献汇编》或称《古今图书汇编》，原系康熙皇三子胤祉（1677—1732）奉康熙（1654—1722）之命与侍读陈梦雷（1651—1723）等编纂的一部大型类书，康熙皇帝钦赐书名，雍正皇帝（678—1735）写序，《古今图书集成》为此冠名"钦定"，开始于康熙四十年（1701），印制完成于雍正六年（1728），历时两朝二十八年，采集广博，内容丰富，正文 10000 卷，目录 40 卷，共分为 5020 册，520 函，42 万余筒子页，1 亿 6 千万字，内容分为 6 汇编、32 典、6117 部。

全书按天、地、人、物、事次序展开，规模宏大、分类细密、纵横交错，举凡天文地理、人伦规范、文史哲学、自然艺术、经济政治、教育科举、农桑渔牧、医药良方、百家考工等无所不包，图文并茂，因而成为查找古代资料文献的十分重要的百科全书。由于之后的《四库全书》受清文字狱影响，大量书籍被列为禁书，遭到销毁删改，因此收书不全，错漏甚多，而成书时间较早的《古今图书集成》则收录了《四库全书》不收或未曾收录的典籍，还包括康熙晚年所出的律令、方志等。

相比于《古今图书集成》，成书于明朝的《永乐大典》属于类书，但因毁于清朝八国联军的战乱，现存不足 4%；成书于清乾隆年间的《四库全书》属于现存最大的丛书；成书于清雍正年间的《古今图书集成》由于有国家图书馆至今保存完好的雍正版内府铜活字本，成为现存规模最大、保存最完整的类书。作为"类书之最"，该书也是中国铜活字印刷上卷帙最浩繁、印制最精美的一部旷世奇作。同时也是中国古代文明与文化的最权威记录者。

成书于清乾隆（1711—1799）年间的《四库全书》，也基本上总结了中国传统文明与文化精华的应用技术部分。《四库全书》全称《钦定四库全书》，是在乾隆皇帝的主持下，由纪晓岚等 360 多位高官、学者编撰，3800 多人抄写，耗时十三年编成的丛书，分经、史、子、集四部，故名四库。共有 3500多册书，7.9 万卷，3.6 万册，约 8 亿字。当年，乾隆皇帝命人手抄了 7 部《四库全书》，下令分别藏于全国各地。先抄好的四部分贮于紫禁城文渊阁、辽宁沈阳文溯阁、圆明园文源阁、河北承德文津阁珍藏，这就是所谓的"北四阁"。后抄好的三部分贮扬州文汇阁、镇江文宗阁和杭州文澜阁珍藏，这就是所谓的"南三阁"。

《四库全书》的内容是十分丰富的。按照内容分类分经、史、子、集四部分，部下有类，类下有属。全书共 4 部 44 类 66 属。《古今图书集成》与《永乐大典》《四库全书》并列为中国古代三部皇家巨作，记载了中华古文明与古文化的脑力智慧大乘。

经部收录儒家"十三经"及相关著作，包括易类、书类、诗类、礼类、春秋类、孝经类、五经总义类、四书类、乐类、小学类等 10 个大类，其中礼类又分周礼、仪礼、礼记、三礼总义、通礼、杂礼书 6 属，小学类又分训诂、字书、韵书 3 属。这部分相当于西方的哲学史部分。

史部收录史书，包括正史类、编年类、纪事本末类、杂史类、别史类、诏令奏议类、传记类、史钞类、载记类、时令类、地理类、职官类、政书类、目录类、史评类等 15 个大类，其中诏令奏议类又分诏令、奏议 2 属，传记类又分圣贤、名人、总录、杂录、别录 5 属，地理类又分宫殿疏、总志、都会郡县、河渠、边防、山川、古迹、杂记、游记、外记 10 属，职官类又分官制、官箴 2 属，政书类又分通制、典礼、邦计、军政、法令、考工 6 属，目录类又分经籍、金石 2 属。这部分相当于西方的社会科学及历史学部分。

子部收录诸子百家著作和类书，包括儒家类、兵家类、法家类、农家类、医家类、天文算法类、术数类、艺术类、谱录类、杂家类、类书类、小说家类、释家类、道家类等 14 大类，其中天文算法类又分推步、算书 2 属，术数类又分数学、占侯、相宅相墓、占卜、命书相书、阴阳五行、杂技术 7 属，艺术类又分书画、琴谱、篆刻、杂技 4 属，谱录类又分器物、食谱、草木鸟兽虫鱼 3 属，杂家类又分杂学、杂考、杂说、杂品、杂纂、杂编 6 属，小说家类又分杂事、异闻、琐语 3 属。这部分基本上相当于西方的数学、物理、化学、天文、生物、艺术、文学、农学、兵法、地理、法律等科学部分。

集部收录诗文词总集和专集等，包括楚辞、别集、总集、诗文评、词曲等 5 个大类，其中词曲类又分词集、词选、词话、词谱词韵、南北曲 5 属。除了章回小说、戏剧著作之外，以上门类基本上包括了社会上流布的各种图书。就著者而言，包括妇女、僧人、道家、宦官、军人、帝王、外国人等在内的各类人物的著作。这部分相当于西方的文学史部分。

但中华古文明与古文化的最核心科学原理部分不是在《永乐大典》《古今图书集成》里，也不在《四库全书》里，而是在《道藏》中。

因为中国古文明讲究的是天人合一，对于人来说，讲究的是内视、内景、内证、内经；对于天来说，讲究外景、外经。但这种天人感应、天人合一的学问与功夫在《四库全书》和《古今图书集成》中是看不到的，而且在《道藏》中也是三口不说、六耳不传，都是用隐喻的暗语或代指文字和概念秘传。这部分相当于量子算力部分，内证的都是量子纠缠与量子隐形传态的内容，已经完全不同于《永乐大典》《古今图书集成》《四库全书》里的 i7、昆仑、鸿蒙、河图、平头哥、含光 800、飞天等等的算力了。李约瑟如果看到这部《道藏》，不知道他又能做出什么惊人论断。

道藏是道家经籍的总集，是按照一定的编纂意图、收集范围和组织结构，将许多经典编排起来的大型道家丛书，包括周秦以下道家子书及六朝以来道家经典。

从六朝开始汇集，魏晋以后，道书日增，东晋葛洪《抱朴子内篇·遐览》已著录道书 600 多卷。南朝刘宋时，陆修静按"三洞"分类，编《三洞经书目录》，共 1228 卷，是为道家史上第一部经书目录。后孟法师按三洞四辅分类法编纂《玉纬七部经书目》。此后陶弘景又撰《经目》和《太上众经目》。唐代开元（713—741）中汇辑成"藏"，并编有《三洞琼纲》目录。宋初有《大宋天宫宝藏》和《崇宁重校道藏》。其刊印始于宋徽宗政和（1111—1117）中的《政和万寿道藏》。金朝章宗时，编刻《大金玄都宝藏》，共 6455卷。元朝初年，全真道士宋德方主持编刻《大元玄都宝藏》共计 7800 余卷。这些《道藏》历经兵火和元代的焚经，早已不存。明代的《正统道藏》包括1476 种书，为现今通行本。内容十分广泛，除道家核心经书外，还涉及医学、化学、生物、体育、保健以及天文、地理等其他论著。明正统《道藏》收道书 1426 种，合 5305 卷，按三洞、四辅、十二类分门。万历《续道藏》补收道书 50 种，合 180 卷，不再标明门类。正、万两部《道藏》共收道书1476 种，合 5485 卷。

三洞，即洞真、洞玄、洞神三部，系承袭陆修静《三洞经书目录》题名。道经来源不一，其初各有传授系统。《道教三洞宗元》《三洞并序》皆称：洞真系天宝君所说经，为大乘；洞玄系灵宝君所说经，为中乘；洞神系神宝君所说经，为小乘。"此三君各为教主"，即天宝君为洞真教主，灵宝君为洞玄教主，神宝君为洞神教主。另据《道藏经目录·凡例》：凡托名元始天尊所造作的经典，均收于洞真部，"上清经"属之；托名太上道君造作的经典，均收于洞玄部，"灵宝经"属之；托名太上老君造作的经典，均收于洞神部，"三皇经"属之。道家认为，"三洞经符，道之纲纪，太虚之玄宗，上圣之首经"，故三洞为道经中最重要的三个部类。

四辅，太清、太平、太玄、正一的总称，是对三洞的解说和补充。据《道教义枢》及《云笈七笺》的记载，太玄为洞真经之辅；太平为洞玄经之辅；太清为洞神经之辅；正一部通贯三洞和三太（即太清、太玄、太平），遍陈三乘，为以上六部之补充。《正统道藏》虽仍分为三洞、四辅，实际上，部分已经混淆。如上清经当入洞真部，今大多误入正一部；度人经诸家注当入洞玄部，今误入洞真部；道家诸子注疏当入太玄部，今亦误入洞真部。

十二类，三洞之下各分十二类，总为三十六类经，亦称三十六部。据《云笈七笺》《道教义枢》称，十二部即本文类：经教的原本真文；神符类：龙章凤篆之文，灵迹符书之字；玉诀类：对道经的注解和疏义；灵图类：对本文的图解或以图像为主的著作；谱录类：记录高真上圣的应化事迹和功德名位的道书；戒律类：戒规、科律的经书及功过格；威仪类：斋法、醮仪及道教科仪制度的著作；方法类：论述修真养性和设坛祭炼等各种方法之书；众术类：外丹炉火、五行变化和一切术数等方术书；记传类：众仙传记、碑铭及山渎道观的志书；赞颂类：歌颂赞倡的著作，如步虚词、赞颂灵章、诸真宝诰等；章表类：建斋设醮时上呈天帝的章奏、青词等。

道藏的三洞四辅十二类的分类法，是一种既反映道经传授系统，又反映道书实际内容的双重标准分类体系。可见，道藏的内容十分庞杂。其中有大批道家经典、论集、科戒、符图、法术、斋仪、赞颂、宫观山志、神仙谱录和道家人物传记等。此外还收入诸子百家著作，其中有些是道藏之外已经失传的古籍。还有许多有关中国古代科学技术的基础理论著作，如有关医药养生之书，内外丹著作，天文历法方面的著作等等。它是道家文献的大集成，同时更是中国传统文明与文化的源头活水与渊薮。

运气九篇中的"本神论"与"刺法论"两篇就是刘温舒取自《道藏》，《黄帝内经》《天元玉册》《六气玄珠密语》《元和纪用经》《伤寒钤法》等都藏于《道藏》。历代中医中凡有大成就者，几乎皆为道医辈。由于历代兵燹战火、朝代更迭，《道藏》的版本与内容也在不断更替显隐缺补，一直在变化中，所以也失去了许多有价值的中医典籍。

其实，不用看内容，不用体会博大精深的中华古文明与古文化衍生之下的中华民族文化圈，及其在世界文明史上唯一连绵不断 5000 年的辉煌文明印记，仅仅是看到这些庞大的科目分类与文字量，就已经叹为观止。如果真的将这些古籍读完，你会被吓到，因为你的 CPU 和硬盘根本就装不下这些东西，早已死机崩盘了。好在我们已经从中华古文明的最核心处，抽丝剥茧，炼山成铜，煮海为盐，将其 DNA- 蛋白 - 代谢组的数字矩阵提炼出来，直接入手天心处。正如李约瑟所说的胜冗子，由博返约，回归无极之处，再看来处，"会当凌绝顶，一览众山小"的通透感是如此清晰。

《古中医天文学·无极之镜》已经将中华古文明的核心算力来源处一一列出。像我们古文明中的盖天论、浑天论、宣夜论、地心说这些大家都是不能否认的，这些东西在我们的《二十四史》里详详细细地介绍了，而且还有很多详细、复杂的，现在很多人还算不出来的算法。盖天论观天测影、浑天论观天测星、宣夜论观天测炁，等等。

测影的话就是七衡六间图，两条线，一条是直接衍化出太极两仪八卦，即《周易·系辞上》说的"无极而太极，太极生两仪，两仪生四象，四象生八卦，八卦定吉凶，吉凶生大业"，先天黄道八卦与后天赤道八卦，六十四卦历法系统；一条线是通过十月太阳历法衍化出河图与十天干。测星的话就是古浑仪，也是两条线，一条线是通过黄道赤道观天测星（二十八宿及太微垣、紫微垣、天市垣等斗历系统），以定五星五行之气之场，如同《素问·气交变大论》中的五星顺逆远近停留等运行视运动轨迹；一条线是通过月行九道以测定洛书九宫飞星之气。测炁的话也有两条线，一条就是我们现在正在用的农学上的二十四气、七十二候及十二地支，还有就是中国传统文化里的天人感应、天人合一，即内景的内证路。

还有古地心说，中国古人一直认为人类存在的星球是宇宙中心，西方科学不承认。现代天文学认为，人类生活在太阳系中，最典型的天体运行模型就是日心说，以太阳为中心，我们都围绕太阳转。实际上我觉得中国的地心说更有道理，中国古文明是以人为本，人站在这里，不管是地心说还是日心说，一定要有一个参考坐标系的，西方科学有笛卡尔坐标系，我们也有黄道坐标系、赤道坐标系、极星坐标系和地平坐标系，我们的坐标就是以人站的位置为原点。

西方的日心说是对的，我说地心说也是对的，把太阳系放在银河系里，太阳系中心论就不是正确的了。银河系中心论也不是正确的，如果放在更大的宇宙天体尺度中，银河系也不是中心，西方的宇宙天体论不如我们中国的天体理论聪明。包括我们的古盖天论、古浑天论、古宣夜论等三论，推算出的一些东西共同构成了我们中国传统文化里的子学体系。中国古文明的基础理论就是20%左右，前面的基础论占我们中国传统文化的20%，剩下的70%~80%就是技术和玩物。技术里内算、外算、缀术，这些东西决定了中国五千年历史文化璀璨的核心内核。

我们的内算如果按照李约瑟的观点就是中国古代的物理、化学，缀术就是天文学，外算就是中国古代的数学，包括勾股定理、二次插值法、三次插值法、杨辉三角等等。我们中国古圣人推算出来的时候，西方人完全不知道这个东西，我们完全领先了西方700~1000年的时间过程，我们的阴阳二进制领先了西方5000年，所以我们中国传统文化是有我们自己独特的算力系统。后面会有关于内算、缀术、外算的详细介绍。

我们把这套阴阳五行的算力系统拿出来以后，现在的中医学院、中医药大学有多少人能认同它？有多少人懂它？这些东西拿出来以后大家马上想到大街上算命的，然后想到迷信，想到唯心，这些词肯定是第一个出现的。这就是现实。

那么，这两套算力系统，西方数理化和中国传统文化的数理化，我们这两套算力系统能够通约吗？

其实，通约的过程在明末清初的时候就已经开始了。

西方医学传入中国自明末清初至清庭覆灭大致历经了300余年。明清之际（16世纪末至18世纪初），基督教哲学、亚里士多德哲学等西方哲学在中国开始传播。众多西方传教士也来到中国，到乾隆二十二年（1757），来华传教士已有500名左右，且70人以上为知名传教士。代表人物有利玛窦、南怀仁、罗雅谷、汤若望等。同时，当时来华的传教士一般都有译著，共翻译成书400多种，130多种为科学类，而利玛窦、南怀仁、罗雅谷、汤若望四人翻译有75部译著。主要以天文学为主，同时涉及军事科学、地理、医学、数学、生物、地质等科学。如利玛窦与徐光启合译了《测量法义》《几何原本》，与李之藻合译了《圜容较义》《同文算指》，且自己还撰写了《西琴八曲》《西字奇迹》《乾坤体义》等。

鸦片战争与洋务运动时期（19世纪初至90年代初），中国对西学的选择，是依据"中体西用"原则，基本停留在物器层面上，西方哲学东渐处在曲折之中。清末时期，西方的哲学、物理、天文、生物、政治学、社会学等诸多新知识大量传入我国，对我国的学术、思想、社会和政治产生了重大影响。1895年至1915年西方哲学重新全面东渐；"五四"运动前后西方哲学东渐开始初步繁荣（1915—1927），该时期新文化运动背景中康德哲学、黑格尔伦理学、尼采哲学、博格森生命哲学、杜威实用主义哲学、罗素分析哲学、杜里舒生机哲学等，包括一些科学、医学、艺术类书籍在中国开始传播。

《四库全书》是我们中国搜罗古籍已经很全的一部书了，这部书里就有24部书讨论中西方科学相互理解的问题。在不同层次、角度做着中西医文化沟通和研究互译的工作，但是我们都是在技术层面做的，在现象层面沟通和理解，真正从算力系统上研究的很少。

《四库全书》中收录西方传教士的著述有 24 种，其中列入"著录书"的有 11 种，列入"存目书"的有 13 种。它们分别是：

《西儒耳目资》无卷数，金尼阁（P. Nicolaus T rigault，法国人）撰，经部，小学类存目。

《职方外纪》五卷，艾儒略（P. Julius Aleni，意大利人）撰，史部，地理类。

《坤舆图说》二卷，南怀仁（P. Fer dinandus Ver biest，比利时人）撰，史部，地理类。

《西方要纪》一卷，利类思（P. Ludov icus Buglio，意大利人）、安文思（P. Gabriel de Mag alhaens，葡萄牙人）、南怀仁等撰。

史部地理类存目：

《泰西水法》六卷，熊三拔（P. Sabbathinus de U rsis，意大利人）撰，子部，农家类。

《乾坤体义》二卷，利玛窦（P. Mattho eus Ricci，意大利人）撰，子部，天文算法类。

《表度说》一卷，熊三拔撰，子部，天文算法类。

《简平仪说》一卷，熊三拔撰，子部，天文算法类。

《天问略》一卷，阳玛诺（P. Em manuel Diaz，葡萄牙人）撰，子部，天文算法类。

《新法算书》一百卷，徐光启、李之藻、李天经、龙华民（P. Nicolaus Longo bardi，意大利人）、邓玉函（P. Joannes Terrenz，瑞士人）、罗雅谷（P. Jaco bus Rho，意大利人）、汤若望（P. J. Adam Scha ll v on Bell，日尔曼人）等修，子部，天。

天算法类：

《天步真原》一卷，穆尼阁（P. Nico las Smo go lenski，波兰人）讲，薛凤祚译，子部，天文算法类。

《几何原本》六卷，欧几里得撰，利玛窦译，徐光启笔受，子部，天文算法类。

《奇器图说》三卷，邓玉函撰，子部，谱录类。

杂家类存目：

《辨学遗牍》一卷，利玛窦撰，子部，杂家类存目。

《二十五言》一卷，利玛窦撰，子部，杂家类存目。

《天主实义》二卷，利玛窦撰，子部，杂家类存目。

《畸人十篇》二卷，附《西琴曲意》一卷，利玛窦撰，子部，杂家类存目。

《交友论》一卷，利玛窦撰，子部，杂家类存目。

《七克》七卷，庞迪我（P. Did, de Panto ja，西班牙人）撰，子部，杂家类存目。

《西学》凡一卷，附录《唐大秦寺碑》一篇，艾儒略撰，子部，杂家类存目。

《灵言蠡勺》二卷，毕方济（P. Fr anciscus Sambiasi，意大利人）撰，子部，杂家类。

《空际格致》二卷，高一志（P.Alpho nsus Vagno ni，意大利人）撰，子部，杂家类存目。

《寰有铨》六卷，溥汎际（P. Fr anciscus Fur tado，葡萄牙人）撰，子部杂家类存目。

梁启超在其《中国近三百年学术史》的附表《明清之际耶稣教士在中国者及其著述》中，著录西士共 65 人，著译华文书籍 300 余种，其中最迟到达中国的教士是在清康熙三十九年（1700），除 5 人卒年不详外，最晚去世的为清乾隆十三年（1748）。另有清末费赖之（Louis Pfister）编纂的《耶稣会士之传记》一书，所辑录的教士传记约有 500 人，其中有华籍者 70 人。与梁任公辑录的有中文著述的西士人数大致相当。据此可以说，在始纂《四库全书》时，这 300 余种西书早已问世，而《四库全书》仅收录了其中一小部分。《四库全书》中除收录了以上西士译述外，也收录了部分中国学者介绍"西术"、推演"西学"，及受"西学"影响的著述。如徐光启所撰的《测量法义》《测量异同》《句股义》，李之藻所撰的《浑盖通宪图说》《圜容较义》《同文算指》，以及薛凤祚的《天学会通》、梅文鼎的《历算全书》和《御定数理精蕴》等。这些著述都体现了"西学东渐"对中国学界的影响，及其在《四库全书》中的反映。

李约瑟有一个定律叫"世界科学演进律",一门科学研究的对象有机程度越高,它所涉及的现象综合性越强。那么在欧洲文明与亚洲文明之间,它的超越点与融合点之间的时间间隔越长。这是什么意思呢?超越点就是在应用上西方技术超越了中国传统文化的技术,融合点就是不只是在技术应用上超过我们,在理论上把我们的东西解释通了,在理论上超过我们了这叫融合点。

世界科学演进律

学科	超越点(年份)	融合点(年份)	时间间隔(年数)
数学、天文、物理学	1610	1640	30
化学	1780	1880	100
植物学	1700 或 1780	1880	180 或 100
医学	1800、1870、1900	未知	×

我们看看数学、天文学和物理学,西方文明超越东方文明是1610年,融合点是1640年,1640年的时候中国的数学、天文、物理学对西方来说已经完全破解了,他们已经完全超越我们了。数学是30年,化学是100年,植物学180年或者100年。医学没有融合点,时间间隔是X。中医理论是西方科学的一个千年之谜,迄今为止,中医完全没有被破解,其实西方科学自以为对中国天文学、物理学、化学、植物学的破解也不是它们的本来面目,距离我们的东方科学本质还差得远呢。

关于中西方两套算力系统的沟通研究和互译工作一直有人在做。

刘子华(1899—1992)是四川简阳人,1919年赴法勤工俭学。1920年11月11日周恩来赴法国勤工俭学。从1919年到1920年底,赴法勤工俭学者共17批约1700多人。其中就有周恩来、蔡和森、王若飞、邓小平、陈毅、聂荣臻、向警予、蔡畅、李维汉、李立三、徐特立、何长工、萧三、傅钟、刘伯坚、熊雄、萧朴生、李卓然等人。

刘子华运用中国传统文化的先天八卦体系推出了

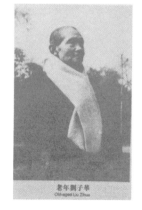

老年刘子华
Old-aged Liu Zhua

太阳系存在第十大行星，1939 年，刘子华把自己的预测写成了题为《八卦宇宙论与现代天文———颗新行星的预测——日月之胎时地位》的论文，交给了法国巴黎大学。1940 年巴黎大学博士评审委员会确认该论文有资格获取博士学位，1943 年刘子华正式取得巴黎大学博士学位。

虽然现在冥王星都已经被清除出了太阳系的行星范畴，但是这个当年被定义为第十颗行星的星体是客观存在的，这颗行星于 2003 年被发现，被命名为 2003UB313 星体。这个星体的周期是 560 年，远日点 97 个天文单位，是冥王星的 3 倍，近日点 38 个天文单位，与黄道大致呈 45.75° 角，其他行星是 17° 角左右，直径是冥王星的 1.5 倍，大概就是 2100 英里。

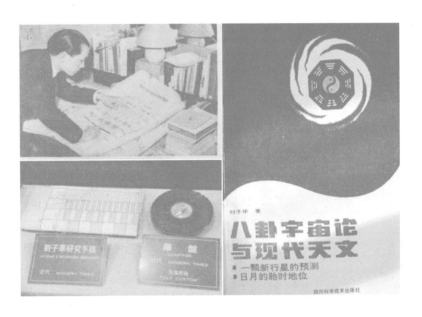

他在那个盲目崇拜德先生、赛先生的年代、西方那个社会里，通过那么一个东方科学的所谓"迷信"的东西推出这么一个符合现代科学的结论，这个东西拿到现在来看，尤其对我们研究中医的人来说，第一感觉简直是不可思议。很多人第二个想法就是这是假的。但是他是真人，下图是他家乡给他立的碑，著名易学天文学家，1899—1992 年。还有他在巴黎大学博士答辩的现场图片，以及他研究时用的工具和他家乡为刘子华建的博物馆。他做的事情是真实存在的，都是客观的。

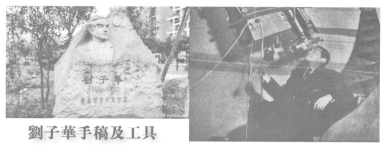

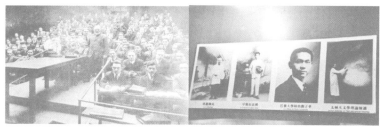

刘子华手稿及工具

翁文波（1912—1998）是我国著名地球物理学家，是中国科学院院士，他发现了大庆油田，是国家自然科学奖获得者。1982～1992年预测国内外5级以上地震85次，准确率高达80%。他准确预测了1966年3月8日邢台地震，完成了周总理交给他和李四光的任务。他预测了美国洛杉矶、旧金山的7.4级地震，提前通知了美国有关方面。美国表示感谢的同时，对这位中国的科学院院士感到吃惊。

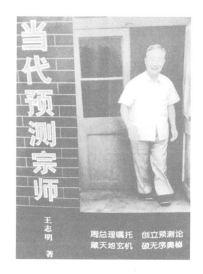

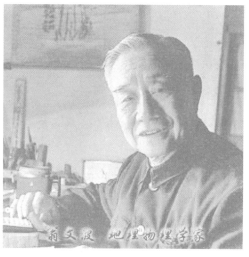

　　他预测的方法不完全是中国传统文化，但他的预测是从中国传统文化里受到的启迪，而且把很多核心东西拿出来以后，用现代的统计学的公式推理，他创造的"可公度性"，是受到中国传统文化里的干支循环——六十花甲子的启示。2006年陕西师范大学的研究生龙小霞再次运用可公度法，在《灾害学》国家级杂志上发表了《基于可公度法的川滇地区地震趋势研究》一文，指出川滇地区可能发生≥6.17级地震的年份应该在2008年，而2008年发生了举世震惊的汶川大地震。

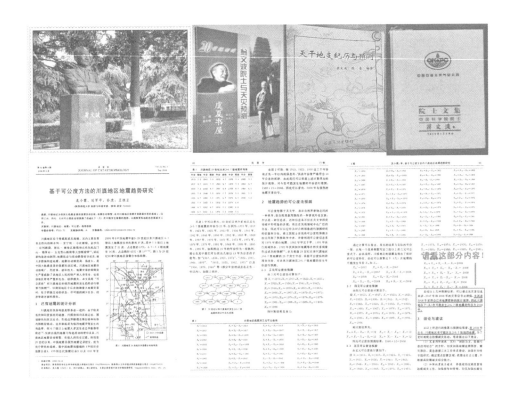

　　翁文波院士先后做了252次各类天灾预测，实际发生有211次，占总次数的87.73%，被地震界誉为天灾预测的"一代宗师"。这是真人真事，上图是他的工作照和中国科学院的雕像，这篇文章就是龙小霞用古老的预测技术预测的2008年汶川大地震。

　　现代科学家由于受到《易经》传统文化的启示而获得诺贝尔奖的有4人，像法国的海森堡，丹麦玻尔互补原理，包括杨振宁、李政道等人，几乎获得诺贝尔奖或者西方科学对中国传统文化的认识，基本上都源于阴阳、两仪，西方科学家们则称之为"二进制的 0 和 1"。

从西方科学认识我们东方的传统文化，把阴阳翻译成 0 和 1，阴阳在我们中国传统文化里到底是处于什么地位？阴阳和五行是中国传统文化里的核心，传统中医也是以阴阳和五行为根本的东西。不管承认不承认，不管会不会用，但是说阴阳、五行是古代中医的核心，基本上这是没有人会反对的事。这是有物质基础的，有历史传承的，有自己的天文原理的。

我们中国的传统文化，包括干支、天人感应，实际上无论是"感应"还是"反应"，就是对一件事物或者对一个物理效应的不同描述而已。如可用声波共振解释所谓"弹宫而宫应，弹角而角动"，等等。就像一杯水，我们中国人叫水，现代物理叫液体，化学又叫 H_2O，如果拿到别的地方叫饮料，等等都可以，都是一种能喝的东西。感应也是这样，中国古人叫感应，西方人叫反应，但是叫物理感应和化学感应就不理解了，就觉得这个东西是迷信了。中国科学院潘建伟院士研究的量子纠缠和可以在 400km 内的量子隐形传态同中国古代文化中的人体特殊现象非常相似，没有潘院士的研究，这些不可思议的现象就不能科学地理解，但是现在大家都可以接受了。

所以符号只是符号，并不代表事物的本质，我们一定要突破符号的壳，认识到符号背后的概念本质和基本物质规律。天人感应就是物理反应或者化学反应，例如电磁感应、万有引力、相对论力学、量子力学、粒子间的四种相互作用、化学键之间的离子键和共价键，等等，这些都是天人感应，也就是天人反应，物质场之间的物理反应和化学反应。没有认识到的东西不一定是不存在的东西。

这世界，只有迷信之人，没有迷信之理。

通过天人感应、天人反应的作用，就可以认识推导出一系列子学和科学的基础理论的东西，然后推出 70% 中国传统文化里应用的技术，以及现代科学技术的应用。对于中国传统文化，还有民俗和中国传统文化的文化现象，例如古盖天论观天测影的七衡六间图，古浑天论的观天测星，古宣夜论的观天测气，这就是阴阳在中国传统文化里的核心地位。

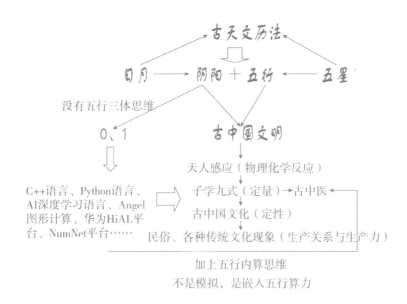

莱布尼茨将中国的阴阳翻译成 0 和 1，也就是阴阳的另一种说法，类似于刘子华博士运用先天八卦算出第十颗行星、翁文波院士利用六十甲子的可公度的周期性预测地震那样，我们看看莱布尼茨的认识到底正确不正确？他的这种翻译及运用，究竟产没产生社会的生产力？究竟带没带来经济效益或者社会效益？如果我们客观地，不带任何偏见看阴阳的另一种说法——0 和 1，我们会发现那是另外一个新天地、新世界、新宇宙、新时空，我们千万不要被符号论蒙蔽了双眼。中国人叫阴阳，拿到西方不叫阴阳，西方叫 0 和 1，这就很数字化了。

明末清初的时候，莱布尼茨和牛顿是同时代的人，莱布尼茨是 1646 年出生，1716 年去世，牛顿是 1643 年出生，1727 年去世。他们那时候就知道阴阳可以翻译成 0 和 1 了，现在 0 和 1 发展成什么了？发展成 C++ 语言、P 语言、AI 深入学习语言、Python 语言、图形计算能力、物联网、云计算、大数据、量子计算，等等，我们发现，从 0 和 1 的基本阴阳逻辑已经发展到现在这么庞大的数字文明。

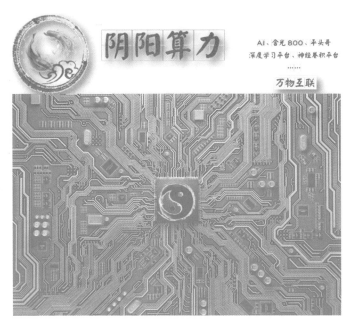

阴阳算力（见文前彩图 2）

2018 年国家统计局发布的数字，整个 2018 年中国国内的数字经济总产值是 31.3 万亿，占当年整个中国国民生产总值 90.31 万亿的 34.8%，数字经济已经成为中国经济增长的新引擎。2018 年，中国数字经济领域就业岗位达到 1.91 亿个，占全年总就业人数的 24.6%。2019 年"双十一"的天猫 69 秒破百亿，24 小时 2684 亿，京东 24 小时 2044 亿，整个"双十一"当天中国境内的电子商务经济是 8700 亿。所有的算力基于我们的网络、平台和数字程序矩阵，这是我们认识到的。再深入追究的话，到根上就是 0 和 1，0 和 1 就是换了一个说法，就是阴阳。2019 年 11 月，阿里巴巴的阿里云"飞天"的 CEO 王坚当选为中国工程院院士，是我国第一个民营企业的工程院院士。双十一期间，阿里巴巴的核心系统全部都搬上云，顶住了每秒 54.4 万次的洪峰流量冲击。现在一线城市的政务核心都已经基本上云，杭州的城市大脑时时刻刻计算着城市的公共服务与交通，等等。

这都是 0 和 1 的功劳，或者说，这都是阴和阳的功劳。

我们不要被符号所蒙蔽，这个东西很简单。我刚才说的很多东西和概念都不是我个人主观的东西，都是客观的东西，都是社会、学术界通过各种客观事实和专业机构发布的数据、资料、成果，我们把它拿过来，所谓的客观是真的客观，不是假的客观。

阴阳算力完全可以表述成 0 和 1 的算力，但是我为了让大家对中国传统文化的阴阳有一个坚定的信心，所以我仍然用"阴阳"两个字。我们现在的人工智能、AI、含光 800、平头哥、学习语言、卷积平台等阴阳计算程序，这些东西对我们现在的社会造成了巨大的影响，IT 界人士自己设置的目标叫万物互联，用西方数字程序语言翻译一下就是 0 和 1 构成的互联世界，没有什么神秘的东西，完全不是留着八字胡，穿着八卦衣，掐指一算的故作神秘样。

自从莱布尼茨打开了阴阳世界的数理逻辑之门以后，历经布尔、哥德尔、图灵、诺伊曼等人的加持，对于拥有更强算力的渴望，就成了现代科技一种本能的追求。他们都是著名的数学家、逻辑学家，他们都是搞逻辑的，数学的，都是当时的领域里顶尖的。

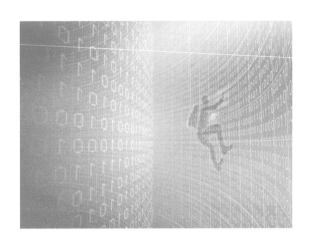

继莱布尼茨之后，在阴阳之 0 和 1 的数字矩阵进化历程中，最重要的人物之一，绝对不能没有图灵。阿兰·麦席森·图灵（Alan Mathison Turing，1912—1954），英国著名的数学家和逻辑学家，被称为计算机科学之父、人工智能之父，是计算机逻辑的奠基者，提出了"图灵机"和"图灵测试"等重要概念。1931 年图灵进入剑桥大学国王学院，毕业后到美国普林斯顿大学攻读博士学位，二战爆发后回到剑桥，曾协助英国军方破解德国的著名密码系统"谜"（Enigma），帮助盟军取得了二战的胜利，为此而设计了数字程序语言，发明了图灵机（原始破译密码机），这就是我们现在计算机的原始雏形计算机器。人们为纪念其在计算机领域的卓越贡献而设立"图灵奖"。图灵对生物也十分感兴趣，他希望了解生物的各个器官为什么是这个样子而不是那个样子，他不相信达尔文的进化论，他觉得生物的发展与进化没什么关系。对于生物学，他也用它钟爱的数学进行研究，它的研究对他进行计算机的研究有促进作用。它把生物的变化也看作一种程序，也就是图灵机的基本概念，按程序进行。最后，这位伟大的计算机先驱于 1954 年 6 月 7 日去世，他终生未娶。

《骇客帝国》讲了 Martrix 宇宙的 6.0 版的故事，机器之主在宇宙之外造了第一版的世界，然后造第二版一直不圆满，到了第六版以后很多的漏洞出现了。然后表现积极方面有一个效应，消极方面有一个效应。积极方面效应的人给拟人化了，就是尼奥，反面人物就是史密斯。尼奥发现他就是生活在数字虚拟的矩阵世界里，完全由数字和片段组成的，然后他一直不断打怪通关，一直打到 6.0 版以后发现他们生活的数字世界以外，还有一个专门设计数字矩阵的机器之主，包括其他的设计师、管理人员都是机器之主设计的程序片段，这个程序就是 0 和 1 的数字片段形成的事件。

如果用西方文化来看，0 和 1 拿过来就是阴阳，0 和 1 用 C++ 语言编成的各种程序，如果用我们中国传统文化对等看待的话，就是我们那些奇门遁甲、太乙、六壬、六爻、四柱、五运六气、斗数、择日这些东西安排的一个又一个的局，我们叫气数、运数，说的是不是一件事？我们说的是在逻辑上，在使用效应上是不一样的。因为毕竟是同出一源的两种逻辑。我们换一个客观的角度看看传统文化里的东西是迷信的吗？我们换一个客观的角度看看，都是数字游戏而已，一个叫 APP 程序，一个叫局、式，或数术。

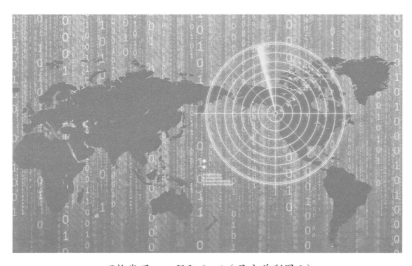

万物代码——阴阳 0、1（见文前彩图 3）

中国传统文化里的神话与科幻有什么分别？科幻的东西要往后推10年或者20年，你会发现，很多科幻的预测都成真了。所以有时候科幻并不一定是科幻，神话也是有原型的，不管神话还是科幻，如果通过我们前面跟大家交流的逻辑和概念，我们发现都是0和1的游戏，0和1是什么？神话和科幻都是阴阳的游戏，都是0和1的游戏。

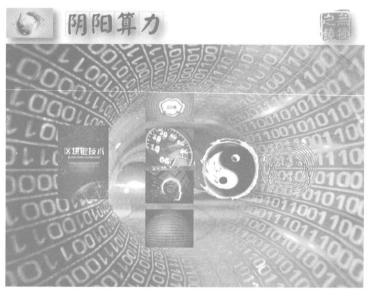

阴阳0、1与大数据、区块链（见文前彩图4）

这个世界、这个空间是由0和1构成的时间流，如果我说用0和1构成这个世界大家一定不会反对，但是我说用阴阳，大家一定会有一些存疑。莱布尼茨的二进制0和1源于阴阳，阴阳源于古盖天论的七衡六间图，它通过一年四季365天的二十四节气的不同变化就可以画出太极图，这不需要任何主观的因素。通过阴阳两仪，0和1衍化出我们的大数据、云计算、人工智能，等等。

现在，中国国家官方已经把6G通过官方和民间联合研究提上日程了，所以华为5G可以卖给美国人。我们的量子计算、区块链也出来了，2019年10月24日中央政治局第十八次集体学习就学习这个区块链，习总亲自讲这个东西。所以咱们把这个东西放在这里，这不是给大家洗脑，区块链已经成为了国家的经济战略。

阴阳和 0、1 是二进制的东西，关于阴阳还有三进制，就是杨雄写的《太玄经》，到后来没有人研究了，也没有人应用了，有人会应用，但是比二进制的东西复杂一些。像华为手机用自己的鸿蒙系统以后，之所以能用但是不想用，为什么？因为没有生态系统和应用技术、APP 软件。杨雄这个三进制也是一样，拿出来以后没有它的生态系统，像我们二进制出来以后，太乙、奇门遁甲、五运六气等子学九式，是有一系列的应用程序，但是杨雄这个太玄拿出来以后没有 APP 程序可以应用，所以在历史长河中悄无声息就隐没了，但是太玄的三进制和五行的五进制一样绝对是数字生产力潜在的奇点和太极点。

区块链是什么？很多人只知道比特币等各种数字币，但是那只是产品而已。说白了，**区块链就是全息数据块链**。怎么讲呢？IT 人士定义为"**去中心化分布式记账本**"，就是 A 点和 B 点之间一件事发生以后，正常情况是 A 点、B 点的 P to P。但如果是区块链的话，这一个区块链里假如有很多块，这一件事在 A 点和 B 点发生的时候，瞬间这 100 个块同时都有一个客观记录了。全息的话就是你从区块里的任意一块可以调出所有的信息，这就是全息。

因为如果是 P to P 的话就涉及造假，还可以改，所以金融、安全信息各个方面都存在一系列不稳定的因素，人为财死，鸟为食亡，如果管不了的时候还会有侥幸。区块链在中国社会的部署已经提上日程，区块链当时在 CCTV 播出的时候，先播了一个新闻，是习总亲自签署的《中国国家密码法》，区块链讲的就是用密码来保证全息数据链的绝对安全性与绝对可溯源性。

区块链如果真正在社会上应用以后，一元钱从造币厂造出来以后，一直到银行一直到每一个人手里以后，最后再回到银行，整个过程每一点从区块链里都可以查出来，定位每一个交易的时间、空间、人物、交易手段，等等，这就意味着你不能造假和做坏事，你必须以合法手段把这一元挣到手，然后花出去。

如果达到这种数字治理程度的话，那么现在社会上经济犯罪或者其他违反法律法规的东西，以及信用的问题就会很少，或者不可能再发生了。如果

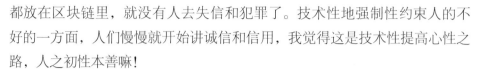

都放在区块链里，就没有人去失信和犯罪了。技术性地强制性约束人的不好的一方面，人们慢慢就开始讲诚信和信用，我觉得这是技术性提高心性之路，人之初性本善嘛！

区块链在 IT 界人士眼里，绝对是世界人类文明进步的希望。

加密者：通往至暗之地的"海盗船"。

中本聪：这是前往理想圣地的"独木舟"。区块链的技术就是中本聪发明的，但是他到底是谁没有人知道。

极客者：穿梭于 0、1 海洋之中的冲锋艇。

科幻者：拯救人类的"蓝色空间"。

自由主义者：重建世界的"五月花号"。

哲学家：拷问灵魂的"忒休斯之船"。

经济学家：颠覆传统金融秩序的"泰坦尼克号"。

大家的共识：诺亚方舟，拯救人类之船。

拯救人类最根本的东西。实际上，就是心性的物化与显化。

量子计算也是应用 0 和 1 的数字程序的超级算力系统。

为什么说到量子计算，是为了给大家进一步扩展**阴阳算力**的内涵与外延。从基础的 0 和 1 开始，直至 C++ 语言、P 语言、图形语言、APP、大数据、物联网、云计算、AI、区块链、量子计算，等等，这就是阴阳二进制由简单到复杂的数字进化史。

量子计算也是从 0、1 出来的，阴阳真的是极度客观的东西。普通计算机在 0 和 1 之间进行二进制运行，称作比特（bit），量子计算机在量子位上运算，可以计算 0 和 1 之间的数值，这就是量子比特。量子计算机是对经典计算机的极大扩充，而经典计算机只是单一电子层创时空的一种特殊形态的量子计算。量子计算机的最本质特征就是量子叠加性与量子相干性，就是多层层创粒子时空的同步运算。所有这些经典计算同时完成，并按照一定概率振幅叠加起来，给出量子计算机的计算结果，这就是量子并行计算。

量子计算到底有什么威力呢？能同时运算 50 个量子比特的量子计算机在 1 秒内的数据运算量是 3000 台"天河 2 号"超级计算机一年的数据运算量，而我国的天河 2 号超算在世界超算领域排名前三，有时还是第一名。

这么说，好像不是很好理解，我曾在《无极之镜》里提到"**层创时空理论**"，这个世界是由不同粒子构成的，不同范围的星体也是粒子的一种，我们现在看到的是分子构成的，再往下肯定会分原子、质子、电子，一直到量子，每一层肯定不是一个粒子构成。包括人也绝对不是一个粒子构成的，是一层粒子构成的，我们为什么看不到？我们需要通过物理技术手段才能看到，通过粒子对撞可以测到。所有粒子层创时空是浸泡式相互融合在一起，量子力学将这种浸泡式叫作量子叠加性和量子相干性，也叫量子纠缠，再进一步，就是量子隐形传态了。你的共振能量到哪一能级，你就进入哪一能级的层创时空中，而这种层创时空从庞大天体一直到夸克、超弦世界，无所不在，无所不生，无所不成。

我们人就是由分子构成的，我们人类大分子不能直接进入到量子物质空间里去，那是能级高的时空，电子的轨道跃迁需要吸收能量，人的身体也是如此，如果这么直接进去就是毁灭，为什么碘 131 放射性治疗容易引起甲状腺炎，为什么对育龄妇女不建议频繁做 X 射线检查，为什么 γ 刀、粒子刀可以对肿瘤进行放射性治疗，为什么 1989 年切尔诺贝利核电站泄漏和 2011 年日本福岛核电站泄漏事件以后，泄漏区成了无人区，就是这个道理。如果把人类身体物质的组成变成不同粒子层次上的成分，你就在那层量子空间里。这就是现在科幻小说里说的平行宇宙，也就是《无极之镜》里的层创时空或量子时空。

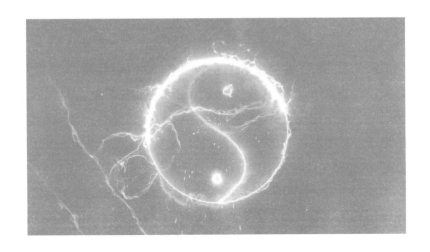

实际上量子计算就是用平行宇宙、层创宇宙的不同时空量子计算，在每层都有量子化的不同运动状态的粒子运算，一层量子时空就是一个量子比特，几个量子比特就是几个量子时空。通过量子纠缠，在平行宇宙中可以瞬间实现数据的"乾坤大挪移"。不论你在三维空间里距离多远，这边发生的事那边马上就出来了。就像小说里讲，一个人在这个地方瞬间烟雾化了，然后在另外很远的地方又烟雾化出现了，大家觉得这就是小说开玩笑的，但是这种量子态隐形传态的空间转移，就是空间的突破，在合肥的中国科技大学潘建伟的实验室里已经实现了，400公里两个量子瞬间空间转移，这就是不可思议的东西。这中间传递的信息就是 0 和 1，0 和 1 就是阴阳，阴阳就是数字。

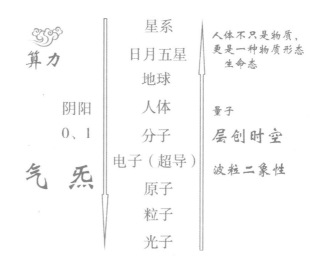

不同层级物质的粒子性与波动性的量子化，即不同层级的阴阳算力。

科学家已经将量子计算的空间层数扩大了许多倍，目前美国 Google 公司研究人员已经将电子超导的量子计算做到了 53 个量子比特，我国潘建伟院士在粒子的量子计算中做到了 20 个电子比特，还有我国的科学家在光子的量子计算中做到 18 个量子比特。多少个量子比特就是多少层空间，这与一般认识的空间的维度、维数是完全不一样的物理概念。这是真正的空间跃迁突破与时间顺逆快慢转化，看看《盗梦空间》《超体》，可以体会一下那种穿越时空的感觉。

我们人认识的阴阳就是 0 和 1，人体以上的空间尺度就是地球、日月五星、星系，这是在中国传统文化里反复说的。人体以下的空间尺度，是各种微观粒子，但是从分子、电子、原子、粒子、光子，再往下好像中国传统文化里没有说。因为我们的文化跟西方文化的逻辑不一样，我们是天人合一的文化，他们是天人分离的文化。

我们将人体以下的物质粒子起了一个名词叫"气"，中国还有一个字叫无水之气，就是"炁"。这个"炁"老子在《道德经》里已经说了，"其中有精，其中有信。吾不知其名，名之曰道"。我们的"炁"包括了微观和渺观的粒子等物质，中国古人不会用现代西方语言解释这些东西，但是我们有我们的格物概念，因为中国古人是用内证感应的方式，所以实证体验和感应的时空是完整的一层，而不是显微镜看到的几个粒子。管中窥豹、盲人摸象说的就是西方科学显微镜中那几个物质粒子。所以我一直强调不要被符号的东西局限我们的思维，就像阴阳和 0、1。"炁"和粒子之间可以在完全核心的逻辑问题上对等，不是气就是气，粒子就是粒子。

西医认为人是固体、液态、气体物质状态构成的东西，而中国古人一直把人体当作一种物质状态，相当于液态、气态一样的概念，我们叫"生命态"，不能把人体视为气态、液态、固态等简单组合，而是一种不可分的物质形态——生命态。中医界说中西医区别的时候，都认为中医把人当作一个活的整体，而西方把人作为一个机器的部分之合，合起来变成一个整体。但活人和死人都是那点气体、那点物质，但是死人和活人却有天壤之别，活人有神，死人没有神，这就是中医生命态与西医蛋白质的区别。

我们一直在讲阴阳，讲 0、1，讲算力，我就是想给大家强化一下，阴阳不是迷信的，不是虚幻飘渺的，阴阳是实实在在的客观物质和客观主体。

阴阳是一种逻辑，阴阳是一种理论，阴阳是一种信息，阴阳也是一种物质。

阴阳可以用在不同物质层面和物质状态中。往大了说，阴阳可以用在宇观乃至胀观的日月五星乃至更大的天体运行中；眼前，阴阳可以用在宏观的人体上；往小了说，往微观了说，阴阳可以以 0、1 的方式用在电子等各种微观粒子的运动规律中，这就是老子所说的"其中有精，其中有信"。

阴阳的这种应用的广泛性和有效性，说明阴阳是一种贯穿通用胀观、宇观、宏观、微观、渺观的物质及其运动规律。在我们中国的传统文明中，是以子学九式、炁、内证等方式存在的天人感应合一的算力系统。而在现代科学体系中，最明显的是以 0 和 1 的天人分离的算力方式在改变着世界，共同决定着人类文明进化的核心动力。

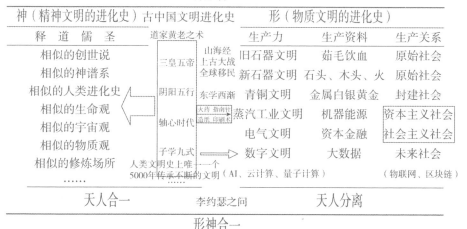

我们再从人类文明进化史的角度看看。

中国古代文明与传统文化是人类历史上四大文明古国中唯一一个连绵不断延续 5000 年以上的国度，这一点，不论是从文明与文化形式上，还是在文物考古上，都有坚实的证据予以证实。中国古代文明进化史始于上古的三皇五帝，其理论逻辑核心是源于古天象的阴阳五行。其他的所谓的古老文明都是断代的，而且现在学术界很多人对西方古罗马和希腊的文明提出了很多的质疑。一些学者他们写了很多书，完全揭露西方文明造假的过程。

古中国文明对世界的影响，我在这里大概梳理一下。

我们中国有一本古书叫《山海经》，介绍了史前时期整个地球的大陆架及海洋的物产、矿产、人文，等等。当时西汉著名的学者刘歆（BC50—AD23）是史上第一个完整系统地制定天文历法《三统历谱》的学者，他都不敢把《山海经》这个东西定性，他都不明白这里面说了什么，而现在的人通过研究《山海经》里的地理或者海洋，还有矿产资源，发现这是一个世界地理。

首先，《山海经》是一部内容丰富的全球史前时期社会百科全书，内容涉及历史、地理、民族、神话、宗教、动物、植物、矿产、医学等。《山海经》包罗之广，内容之奇诡，历代书籍罕有匹敌，堪称"天下奇书"。《山海经》全书共约31000字，分为十八卷，从卷一"南山经"到卷五"中山经"称为《五藏山经》，从卷六"海外南经"到卷十八"海内经"称为《海经》。两部分合起来，总称《山海经》。《山经》以五方山川为纲，记述的内容包括古史、草木、鸟兽、神话、宗教等。《山海经》除著录地理方位外，还记载远国异人的风貌。全书记载了100余个国家、近3000地名、447座山、300余条水道、204个神话人物、300多种怪兽、400多种植物、100余种金属和矿物。

其次，关于这部书的作者，西汉刘歆（后改名为刘秀）认为《山海经》的作者是大禹、伯益。大禹、伯益是距今4000余年，即公元前2100多年前的史前人物。刘歆在《上山海经表》中说："已定《山海经》者，出于唐虞之际……禹别九州，任土作贡，而益等类物善恶，著《山海经》。"接着《列子》中记载说："大禹行而见之，伯益知而名之，夷坚闻而志之。"东汉王充在《论衡·别通篇》中说："禹主行水，益主记异物，海外山表，无所不至，以所记闻作《山海经》。"《隋书·经籍志》云："萧何得秦图书，……后又得《山海经》，相传以为夏禹所记。"记述虽有差异，但认为《山海经》系夏禹或与之同时的伯益所作，却成为历来的普遍看法。

再次，刘歆在《上山海经表》中把《山海经》看作是地理书。东汉班固（32—92）在《汉书·艺文志》中，把《山海经》归入数术略形法家之类，看作是巫卜星相性质的书。西晋堪舆大师郭璞（276—324）认为它是一部可信的地理文献。后来的《隋书·经籍志》《旧唐书·艺文志》《新唐书·艺文志》等史书都把《山海经》列入史部地理类。南朝后梁张僧鹞绘制了《山海经》图，北朝后魏郦道元（470—527）在注《水经》时对《山海经》一书征引阐发。此外，这一时期的地记、志怪书籍大量征引并使用《山海经》的材料。唐宋时，《山海经》也被视为地理书，北宋《崇文书目》将《山海经》列入史部地理类。清历史地理学大家吴承志（1844—1917）所著《山海经地理今释》认为,《山海经》范围超出当时国界,涉及朝鲜、日本、俄罗斯、阿富汗等邻国。

我们知道,《山海经》是由《山经》和《海经》两部分组成的,这两部分尽管记事各异,但却无不具有清晰、严明的记述体例。

先看《山经》。《山经》由《南山经》《西山经》《北山经》《东山经》《中山经》五篇组成,按方位分别叙述东、南、西、北、中五方的山川地理及其动物、植物和矿物资源,五篇的体例如出一辙,皆按照山脉川流的走向,依次载列山峰,每述一座山,都是首先记载这座山相对于上一座山的距离和方位以及此山的名称,然后概述此山植被和矿藏的基本情况,接着具体描述此山特有的某种鸟、兽、草、木,对动物的名称、形态、习性、功用,尤其是药用等都详加记载,最后还要记述发源此山的河流,详载这一河流的流向、鱼鳖之类的水族动物、河床中的矿物资源,等等。当然,并非《山经》中的每一座山都对上述内容面面俱到,但纵观《山经》,可以发现其记事基本上是按照上述体例组织的。

《山海经》涉及的地理范围应是以中国为中心,东至美洲西南岸,南达印度洋诸岛,西抵巴尔干半岛南部,北到西伯利亚的广大区域。如学者王红旗通过对《五藏山经》文字的解读,表明其所记述的 26 条山脉 500 余座山彼此存在相应的分布、衔接关系,其间距里数亦存在可比性,表明它们是建立在实测基础之上的。而且《五藏山经》对那个时代地形地貌的记述,符合我国四千多年前的地理景观,例如《东次三经》准确描述了山东半岛胶莱平原被海水分割的事实,又如《北山经》里部分描述的是辽河流域的山水之经。西欧的一些学者把《山海经》记载的内容与古希腊神话加以比较,发现书中的许多怪人怪物与古希腊很相似,因而断定《山海经》描述的地理范围应在巴尔干半岛南部、爱琴海诸岛小亚细亚西部沿海一带。

美国学者亨利埃特·默茨不畏艰险,跋山涉水沿着《山海经》描写的路线考察了北美洲、中美洲以及墨西哥湾地区,结果发现,书中所记与实际地形完全吻合。如《海外东经》《大荒经》描绘的“光华之谷”与美国西南部的科罗拉多大峡谷极为相似。在《东山经》里,生动而细致地描写了美国内华达州的黑色石金块,旧金山湾海豹和会装死的美洲鼠等。因此认为《山海经》是描述美洲大陆的地理著作,并进一步推测说,远在几千年前,中国人最先发现了美洲大陆，等等。

再次，《山海经》被誉为上古神话之源。茅盾在《中国神话ABC》一书中指出："《山海经》是一部包含神话最多的书"。鲁迅也在《中国小说史略》中称《山海经》为"古之巫书也"。神话学家袁珂一言蔽之，曰"神话之渊府"，刘城淮先生的《神话经典》将《山海经》中的史前历史厘为斗疫神话、治病神话、药物神话、延年神话、复活神话、复合医药神话6种。上古神话都是有原型的，就如同我们现在玩的那些大型网络游戏，及数字文明制造出来的各种生产力系统，都是同上古神话原型一样由心而化，随心而化。

再次，《山海经》中记录了大量与古中医起源有关的证据。古中医理论的起源，一直以岐黄为始，但在《山海经》中巫瞽们似乎更是史前。如《山海经》所载众巫的活动，几乎都与医药相伴而行。《海内西经》"开明东有巫彭、巫抵、巫阳、巫履、巫凡、巫相，夹窫窳之尸，皆操不死之药以距之"，郭璞注曰："皆神医也。"窫窳为贰负臣危所杀，巫师们控制着"不死之药"，以之医治，并救活窫窳。"皆神巫也……至于采药疗死，特其余技耳"。书中论述群巫者，再如《大荒西经》："有灵山，巫咸、巫即、巫盼、巫彭、巫姑、巫真、巫礼、巫抵、巫谢、巫罗十巫，从此升降，百药爰在。"郭璞注云："群巫上下此山采之也。"可见，灵山上及天庭，下至凡间，群巫得以下宣神旨，上达民情。同时，数以百计的药物生长在灵山，成为不死之药的来源，为巫觋所掌握，操控。又如《海外西经》："巫咸国在女丑北，右手操青蛇，左手操赤蛇，在登葆山，群巫所从上下也。"郭璞注曰："采药往来。"采药已然成为群巫的重要工作。双手分操青、赤两蛇的巫咸国民，反倒更接近巫祝的形象。先秦古籍中巫医的记载颇多，而《山海经》医药神话展现出的巫医活动及其形象无疑更为生动而鲜活。

而且《山海经》记载药物132种，包括矿物类5种、植物类（指草本植物）28种、木类23种、兽类16种、鸟类25种、水族30种、其他5种。给药方式，内服者有服、食之别，外治者存佩、浴、涂之异。《山海经》对药物形态描述颇为细致，植物药的根、莲、叶、花、实，动物药的喙、足、翼、尾、音（音），逐一记述。较《神农本草经》也更为史前。《山海经》不少药物为后世沿袭，梁·陶弘景、唐·陈藏器、宋·苏颂等本草学家先后援引，明·李时珍《本草纲目》所汲取《山海经》药物史料更多达72处。《山海经》讲述到的芎䓖（现称川芎）、藷藇（薯蓣，现称山药）、虋冬（现分为麦门冬与天门冬 2 种）、芍药（现分为白芍与赤芍 2 种）、桔梗、藁本等，2000 多年来一直为临床广泛使用，药效明确可靠。

最后，《山海经》记录了一部古盖天论天文历法和阴阳五行的原始证据。《山海经·大荒西经》云："女娲功烈，非仅造人，又兼补天。"女娲除了"抟黄土作人"的神话，还有"炼石补天"的神话，《淮南子·览冥训》云："往古之时，四极废，九州裂。天不兼覆，地不周载。火爁炎而不灭，水浩洋而不息。猛兽食颛民，鸷鸟攫老弱。于是女娲炼五色石以补苍天，断鳌足以立四极，杀黑龙以济冀州，积芦灰以止淫水。"这一时期也正是洪水泛滥之际，而女娲补天的神话原型就是女娲制定历法，正时节的经过。

在先秦文献中，记录西王母形象最丰富、最系统的是《山海经》，该书中有四处谈到了西王母，其中《西山经·西次三经》和《大荒西经》中对西王母的形象有直接描述，比如"西王母其状如人，豹尾虎齿而善啸，蓬发戴胜，是司天之厉及五残""有人戴胜，虎齿，有豹尾，穴处，名曰西王母，此山万物尽有"，《海内北经》和《大荒西经》另一条记录则主要说明西王母所处昆仑山的环境和西王母身边的动物。从权限神力上来说，西王母乃"司天之厉及五残"，"厉"即灾祸，"五残"为五星，郭璞注曰："主知灾厉五刑残杀之气也。"五刑指的就是五星的五行，这里也是中医史上第一次引用的五运六气的原始"司天"概念。

《海外经》四篇每一篇的末尾，都提到当方之神，"东方勾芒，鸟身人面，乘两龙。"（《海外东经》）"南方祝融，兽身人面，乘两龙。"（《海外南经》）"西方蓐收，左耳有蛇，乘两龙。"（《海外西经》）"北方禺疆，人面鸟身，饵两青蛇，践两青蛇。"（《海外北经》）在《海外经》中，这被称为四方之神，但在其他古籍中，它们原本是四时之神，勾芒是春天之神，祝融是夏天之神，蓐收是秋天之神，玄冥（亦即禺疆）是冬天之神，古代时令之书。《月令》中就记载了这四个四时之神，《海外经》古图的四方分别描绘着这四时之神，就足以表明，这幅图画的四方实为表示四时，东为春，南为夏，西为秋，北为冬，《海外经》古图四方所呈现的不是空间结构，而是时间结构。

再看《大荒经》。《大荒经》介绍了几十座山，乍看是地理书，但它更是一本天文历法之书。《大荒经》的东方有7座日月所出之山，分别叫大言、合虚、明星、鞠陵于天、孽摇𬱖羝、猗天苏门、壑明俊疾，西方有7座日月所入之山，分别叫丰沮玉门、龙山、日月山、鏖鏖钜、常阳之山、大荒之山，为什么偏偏是7座？我们知道，季节的变化、时序的推移是由于地球围绕太阳公转所致，而这种运动在地球上的人看来，就好像太阳在南北回归线之间来回运动，暑来寒往。在北半球的人看来，太阳夏天最北，因此夏天热，冬天最南，因此冬天冷，根据太阳每天早晨在东方升起时所在的方位，或者每天黄昏在西方降落的方位，就可以判断当时的季节和月份，就可以了解时令和农时。

《大荒经》中东、西方的这七对日月出入之山，就是古人用来据以判断季节和月份的，七对山划分了六段间隔，对应于六个时段，也就是古盖天论中的古七衡六间图。可以说，这七对山就是一部历书，就是一部展现在大地上、逶迤于群山间的天然历书。南北也各有7座山，四方28山就是二十八宿的地平坐标系，所以二十八宿之间的星度宽窄不一，就是这个原因。《易传》称"仰观天象，俯察地理"，天文和地理相提并论，仰观离不开俯察，《大荒经》就是最好的证明。

对于"仰观天象"来说，最重要的前提是要端正四方的方位基准，建立准确的方位坐标，《大荒经》古图中明确地标明作为这样一个四方基准的四极之山，东极之山为鞠陵于天，西极之山为日月山，南极之山为去痓山，北极之山为天柜山，四极之山和七对日月出入之山共同构成一个完善的二十八宿斗历观象授时体系，可以说，《大荒经》图就是一个坐落于群山之间的原始的天文坐标系。

"黄帝"在《山海经》中也出现多次，据郭璞注释可知举凡涉及"轩辕"的均亦实指"黄帝"。《山海经》中仅有一处文本明言黄帝的生活习惯，《西次三经·峚山》所谓"丹水出焉西流注于稷泽，其中多白玉。是有玉膏，其原沸沸汤汤，黄帝是食是飨"。对"黄帝是食是飨"，郭璞注曰"所以得登龙于鼎湖而龙蜕也"。而"有轩辕之国，江山之南栖为吉，不寿者乃八百岁"（《大荒西经》）、"轩辕之国在此穷山之际，其不寿者八百岁"（《海外西经》）文本则交代了黄帝长寿的身体特征，这是因为黄帝服食"玉膏"的仙人之道。

中国的上古史那么悠久，史前的《山海经》已经是全球地理范畴，那么中国人种在考古上有没有这些证据呢？

我查了一下，像北方的红山文化、小河沿文化，距今大概 6000～7000 年。像西边包括距今 7000～8000 年间的秦安大地湾文化、距今 5000～6000 年的马家窑彩陶文化、半山文化、马厂文化；还有中原地带黄河流域距今 5000～7000 年的仰韶文化，7000 年的半坡、大汶口文化，距今 14000 年的于家沟文化，5000 年的龙山文化，距今 11000 年的东胡林文化，5000 年的石家河文化；南方距今 5000 年的巴蜀文化、三星堆文化、宝墩文化、营盘山文化；东面的距今 7000 年的河姆渡文化、距今 6000 年的良渚文化，等等。东方古文化以玉石为主，彩陶为辅；南方古文化以玉石和青铜为主；西北方古文化以彩陶为主，玉石、青铜为辅；中原古文化以玉石、青铜为主，彩陶为辅。中国人的上古历史有 5000 年到 14000 年之久，而且遍布中华大地东南西北中。说明中华上古史的全球地理观是非常可能的。那么中华古文明与古文化就极有可能是西方欧洲古文明的重要影响因素。

我说了这么多，就是想证明在史前时期中国大地遍布都是古文明分布。

上古大战的时候，如黄帝与蚩尤、共工、刑天等蛮族大战，古代打仗败者所有的军队、子民是需要发配的，发配到荒山野岭，遥远边疆。而且战败方逃难，也会向东南西北方向逃窜的，所以就出现了上古时期向美洲、太平洋岛屿、大洋洲的三次大移民。我们现在考古界在北美洲，包括玛雅文化、奥尔梅克文化里都发现了中国上古时期传统的文化符号。现在很多学者在考古过程中都有一定客观的认识，因为他们用考古文物来说话的。

学术界能定下来的两条途径，一条是中国到西伯利亚，然后到白令海峡，10000 年前史前时候白令海峡还是陆桥，还没有水，那时是一个小冰期。然后到北美、墨西哥、南美，所以美洲的土著是印第安人，是从亚洲中原地带移民过去的。大概是 1749 年哥伦布发现美洲，以为是自己发现的，实际上我们的祖先早就在那里了。还有一个分支在经过北极圈的时候移民到北极，就是现在北极圈里的爱斯基摩人。学者们通过基因测序、语种分析，等等，直接得出结论，大部分都是蒙古人种，跟我们中国的汉人是一样的。

人是文明与文化的载体，人口的流动必然伴随着文明与文化的流动与移植。

公元前 1065 年牧野大战、武王伐纣的时候，商纣王不得民心，当时商纣王已派出 10 万大军出去打仗，等周武王讨伐过来时，没有军队可派，于是商纣王就临时把奴隶组织起来打仗，但是奴隶平时就受压迫，然后临阵直接起义。但是商纣王派出去打仗的这 10 万人的踪迹就没有历史记载了，后来经过考古学家考证，通过沿海地区、太平洋直接逃到太平洋上的各个岛屿上去了。2008 年的时候，还有岛国的居民顺着太平洋洋流的方向，用最原始的划船的方式到福建漳州沿海等地朝拜大陆祖先。

骊靬村，是遗落甘肃的"古罗马军团"。在我国甘肃省永昌县焦家庄乡楼庄子村六队有个叫作者来寨的地方，这里的村民个头高大，头发卷曲，有着鹰钩鼻，他们声称自己是罗马人的后裔。这些身处西北地区却长了一副"外国人"嘴脸，由于本身的与众不同再加上我国考古专家为其佐证，这里的村民可能是罗马人的后裔。"骊靬"一词最早出现于司马迁所著《史记》，中国《辞海》以及现代学者提出，骊靬县为西域骊靬人内迁而置。从金昌官方对外公布的资料显示，2000 多年来，骊靬在史书记载中一脉相承，有据可考。《三国志》记载：数万卢水胡生活在番和、骊靬、显美三县，他们就是骊靬人。2003 年夏天，在永昌县西水泉堡附近的焉支山下发现了西汉墓群，共计 99 座。考古人员发现这些骸骨都具有西方人的特征：体格高大，男性骨架一般长达 1.80 米，女性约 1.60 米，甚至在残留物上还发现了黄色的毛发，除此之外每具骸骨都是头朝西。有关专家就推测这个集体墓葬之地可能在西汉时期为西方人聚居的地方。

可见东西方文化在各个朝代的历史时期，都是有密切联系和互相交流的。

还有就是在哥伦布发现新大陆之前，欧洲在文艺复兴以前叫"黑暗的中世纪"，实际上有两层意思，一层意思是落后甚至蛮荒的文化，还有就是受宗教残酷统治。但是经过文艺复兴以后，西方科学才逐渐发展。实际上文艺复兴的根本原因是我们中国传统文化一直在不停向西方通过各种渠道传播，像上古移民那样会带去自己的文化。

首先，汉唐时期我们是世界上强大的国家和民族，世界各国都到我们中国朝贡，当时唐朝的长安是个世界级的城市，当时，1 万人就是不错的城市了，但是长安的人口是 100 万。长安不仅通行我们的中医中药，罗马的医术也进来了，而且吃的是阿拉伯的面食，也可以通用拜占庭的金币和波斯的银币，流行波斯的服装。所有的宗教在长安都有道场，70 多个外国使团，3 万多个外国留学生。外国留学生可以参加科举、做官，我们派到外国的使节很可能就是他们本国人，派给外国的大使很可能就是外国人。人类历史上的文化中心有三个，一个是 7 世纪的长安，一个是 19 世纪的巴黎，还有一个是现在的纽约。虽然现在纽约比较牛，但是有一点可以肯定，就是跟 7 世纪的长安相比，他们太缺乏诗意。而且现在的文化中心正在逐渐向中国回流。

那么在我们唐代如此轰轰烈烈的时候，其他地方在干什么？比如欧洲在干什么？当时世界上有两大帝国，一个是中华帝国，一个是罗马帝国。罗马帝国在公元 476 年灭亡了。被谁灭亡的呢？就是被汉武帝赶走的匈奴，这些匈奴折腾了几辈子之后，和欧洲当时还是蛮族的日耳曼，联合西方的海盗，一起把罗马帝国灭亡了。罗马帝国灭亡以后，欧洲就进入了黑暗的中世纪，在黑暗中沉睡，时间长达一千年。所以，李白、杜甫在大声歌唱、大篇写诗的时候，中国不断改朝换代的时候，西方正在黑暗的中世纪，黑暗的宗教裁判所，到处在杀人，把异教徒烧死，整个欧洲是一片黑暗。直到明代郑和七下西洋，去传播中华文明以后，西方开始文艺复兴，资本主义萌芽开始生长。由于功利主义的驱使，西方人是强盗出身，所以他们逐渐在物质层面发展起来。而我们中国古人讲究诗意、仁义礼智信、儒家文化，所以我们在精神文明层面会更深入一些。

古丝绸之路链接了世界文化与商贸，张骞出使西域，等等，他们带着香料、草药、宝石等来到我们国家朝贡，又从我们这里带走一些东西，如先进文化和商品、丝绸、陶瓷、铜器，等等。其次，宋朝的 GDP 占当时全球 GDP 总和的 70%，宋朝时已开始向外输送四大发明和其他文化。最后，到明朝的时候，郑和 28 年七次下西洋，我们不像欧美强盗用武力征服，我们用文化征服他们，给他们传播文明，开化蛮族。在 1479 年的时候，哥伦布发现新大陆以后，通过我们之前从上古到郑和下西洋以前，我们中国传统文化一直不停向西方荒蛮之地在传播文化。欧洲的资本主义实际上就源于明后期的资本主义萌芽。

到了西方工业文明的时候，西方科学家说，中国的四大发明火药、指南针、印刷术、造纸术，是这些启迪了西方文明的发展，如果没有这些，西方文明还不可想象，这是他们自己人说的，不是我们说的。

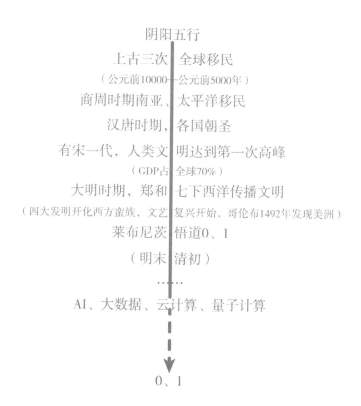

阴阳翻译过来就是 0 和 1 的问题，这个数字文化已经是人类文明进步的主脉搏了。从上古到汉唐到宋朝，南宋北宋加起来总 GDP 占世界 GDP 总产值的 70%，可见我们中国传统文化在当年的世界是多么强大。从上古一直到太极阴阳，一直到现在整个世界文明的进展发展都离不开中国的传统文化，我们中国传统文化是客观的，是真实的，是可以创造价值的。

一个社会的基本形态取决于三个主要因素，即生产力、生产资料和生产关系。不同形态的生产力、生产资料和生产关系就构造了不同的社会形态。下图展示了不同社会形态的不同三要素，可以看出，作为生产力的 AI、生产资料的大数据和生产关系的区块链，构成了未来物质社会的主流发展模式。似乎整个社会模式的所有形态进化史中，都有整个中国古文明与古文化的重要启示和决定性的参与。

人类文明进化史
⇩
神形合一

神（精神文明的进化史）古中国文明进化史		形（物质文明的进化史）		
释 道 儒 圣	道家黄老之术	生产力	生产资料	生产关系
相似的创世说	三皇五帝（山海经 上古大战 全球移民）	旧石器文明	茹毛饮血	原始社会
相似的神谱系		新石器文明	石头、木头、火	原始社会
相似的人类进化史	阴阳五行 东学西渐	青铜文明	金属白银黄金	封建社会
相似的生命观	轴心时代（火药 指南针 造纸 印刷）	蒸汽工业文明	机器能源	资本主义社会
相似的宇宙观		电气文明	资本金融	社会主义社会
相似的物质观	子学九式	数字文明	大数据	未来社会
相似的修炼场所	人类文明史上唯一一个5000年传承不断的文明	（AI、云计算、量子计算）		（物联网、区块链）
……				

天人合一　　　　李约瑟之问　　　　天人分离
形神合一

上述内容主要是物质文明进化史，而从精神文明进化史上看，我们中医就是源于道家，释、儒、道、圣就是整个地球文明精神进化史。他们有相似的创世说、神谱系、进化史、生命观、宇宙观、物质观以及修炼场所。如佛家就是庙，道家就是观，儒家就是祠堂，基督教有修道院、教堂，伊斯兰教有清真寺。

我们纵观整个人类文明的进化史，在进化当中有一个很关键的主线，那就是古中国传统文化的阴阳五行。最后从宗教里所谓的"神形合一"发展到现在，我们现在发展到数字时代，我们的生产力就是数字文明，我们的生产资料就是大数据，生产关系就是未来社会的物联网和区块链。如果真的实现了以后，我们发现会实现"形神合一"，什么是"形神合一"呢？

现在的手机很常见，我们如果拿到2000年前，古人看我们，我们就是"神仙"。

手机就是我们的"千里眼""顺风耳"；汽车、飞机用古代的传统文化讲就是"神足通"，两三千里路两个小时就到了，我们的彩超、DR、CT、PET就是"肉眼通"。传说当年扁鹊跟长桑君学医的时候喝了一碗药，就是他喝了药一个月以后，透过墙可以看到人了，就是有透视能力了。如果X光、CT这些东西没有出来的话，大家觉得你隔着墙能透视是不可能的，我们现在通过这些东西就可以看到人，那你通过其他的方式能不能存在呢？你不能证实和证伪，这些东西是可以存在的。

我们的射电望远镜、雷达可以看到很远，都按光年算。我们的南京理工大学的大学生团队发明了显微镜，叫作无透镜全息显微镜，不需要透镜看，而且达到的像素是1亿像素，还有长时间的动态观察，超广角。正常显微镜只有那一块，管中窥豹而已，看完了以后不论怎样必须要把那个东西蜡染切片，然后再观看，实际上已经不是真的细胞了。但是他们发明的东西已经不需要染色，直接把活的细胞拿过来，在显微镜下看细胞的正常生长分化过程，而且看到的是一层细胞。而且是通过数字编程技术，就是用0和1编了一个全息程序，这是程序算出来的，我们刚才说的射电望远镜、雷达可以看到很远的星系。如果用这个超广角的全息显微镜，我们可以从微观去看，而且是长时间、动态、大广角的，戴上眼镜我们就可以看到整个一层细胞空间了。这就是古代文化中的"天眼通"。

量子计算机、量子纠缠，按中国古人来说就是"慧眼通"，就是刚才说潘建伟实验室做出来的，已经传400公里了，一个地方这个东西一下子就没有了，我自己也觉得不可思议，但是实验室出来了，中央电视台也报道了，我们就要承认。这些东西都是用来传输0和1信息的。

阴阳五行到0和1，中间几乎所有人类文明成果和进化基本上都受到我们中国传统文化的关键影响。

我们上面啰啰嗦嗦地说了那么多，其实说的都是关于中国古代科学的二进制0和1的阴阳算力，在不同历史时期、不同朝代，都在开化着南蛮北狄东夷西羌。同时，一个阴阳逻辑在不同的粒子层面上，都可以创造出不同的威力无比的社会进化力和文明力。可见，阴阳算力及其进化史对于人类文明何其重要。

但这仅仅是阴阳算力而已，对于西方现代科学来说，还没有涉及五进制五行算力的开化。

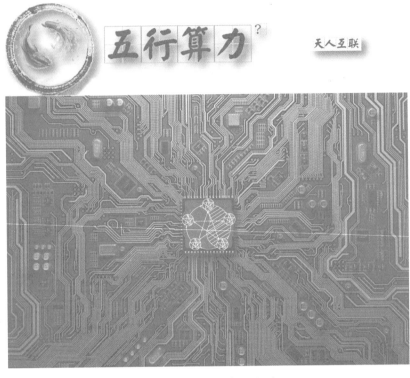

五行算力（见文前彩图5）

如果阴阳算力和五行算力合在一起，又会是一种什么情况呢？

阴阳算力＋五行算力
＝？

阴阳算力＝AI（生产力）＋大数据（生产资料）＋区块链（生产关系）＝未来世界 ⇒ 神仙世界

五行算力＝AI（生产力）＋大数据（生产资料）＋区块链（生产关系）＝未来世界 ⇒ 大同世界

整个"算力为王"这一篇，我做了一个核心逻辑图表，一图以概之。如何理解，就看读者的CPU转速和硬盘容量了。

呵呵。

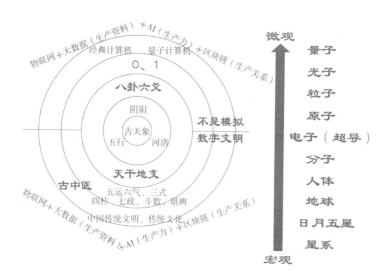

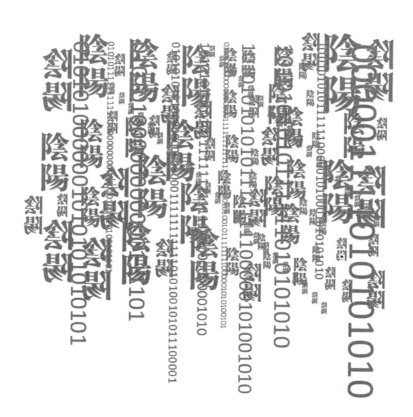

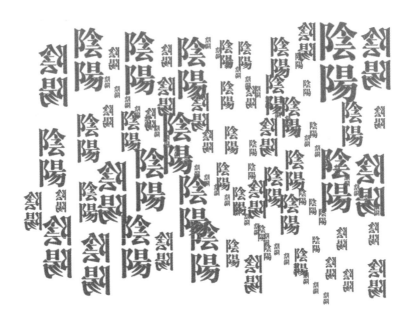

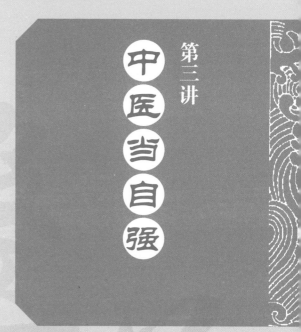

第三讲

中医当自强

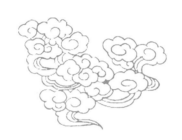

近代以来，中医衰落，其因不外三条：辨"症"论治、流派纷呈、理法混淆。究其源，还是本源不够清晰，格局不够深广。思浅则见症不见机，视窄则见隅不见全，不明天时地气人为之变，徒执一时一地临证之验，书越写越多，后人越学越迷，大医越来越少。孰能救之？唯己自强……

经常听到中医界有人说"救一救中医"，落水的中医如果自己会游泳，还需要别人救吗？政策也好，平台也罢，终是外因，内因不行，就是扶不上墙的烂泥、阿斗。

坦率地说，目前的中医界面对的最大危机不是外来的，而是内在的。正如杜牧在《阿房宫赋》中所说，"灭六国者，六国也，非秦也"。中医落到今天这个地步，被各种揶揄嘲讽，被各种除名，一定程度上可谓是咎由自取。这一百多年来，中医一直在为自己的生存问题进行一种更多地具有社会学意义上的抗争。但如果到了今天，中医界仍然不能反躬自省，不从理论体系本身反省，而只是从生存环境上想出路，恐怕最终仍不能摆脱灭亡之因果。实际上，中医的衰退并不自近代始。自从宋以来，外行所谓"金元四大家"的帮派林立开端，即是中医内部危机的开始。

医道衰落的一个主要标志就是"现代中医"所谓的辨证论治。

现代中医界有一种思路：把临床的症状加以筛选和归纳，根据主要症状，运用八纲、脏腑经络辨证而处以方药。这种方法与近代的医学思路实已极为相似。但是这一看似正确的方法其实存在很大问题。我们知道，首先，同样的症状往往是不同病因的表现，针对症状下药，而不从病因入手，极有可能误诊。其次，很多慢性病在一般情况下是没有症状表现的，有些症状只是慢性病的急性发作。因此，解决了症状不等于治好了慢性病。《鹖冠子·世贤》载魏文侯问扁鹊兄弟三人谁医技最高，扁鹊回答说："长兄于病视神，未有形而除之，故名不出于家；中兄治病，其在毫毛，故名不出于闾；若扁鹊者，镵血脉，投毒药，副肌肤间，而名出闻于诸侯。"长兄治无形之疴，人皆不晓，故名不出于家门；中兄愈初起之疾，人皆为常，故名不出于乡里；扁鹊疗深危之病，人皆称奇，故名闻于诸侯。声名传播之远近，与医疗水平之高下适成反比。

实际上，除了少数杰出的医家，多数中医所针对的都只是症状。中医多有以症状列为病名者，如头痛、腹痛、胃脘痛、自汗、盗汗、失眠等，便证明了这一点。这说明传统中医对病的认识是非常模糊的，意味着它存在着很大的漏洞。许多中医的革新派想把中医的症状学判断和西医的疾病诊断结合起来，如把糖尿病归为消渴。孰不知这种结合非常可笑，因为糖尿病初期并不一定有症状，而消渴也并非都是糖尿病。

近代以来，随着西学的知识准则，尤其是思维方式传入中国，这种症状学的思路不但没有得到反思，反而进一步被强化了。近代以来国人爱讲"科学"，又常把科学归结为归纳和演绎二法，其中归纳法尤其受到重视。这一思想氛围有利于此前中医固有的症状学解决方式而不是真正医道的遗存。更重要的是，在西医的步步紧逼下，中医为了自身的生存与发展，不得不采用西式的思考方式。很多业中医者，初入门觉博大精深，但一到临床，却又或多或少地否定中医，自觉不自觉地使用西医理论指导临床用药，直至行医数十年后，当年届四五十岁时才猛然发觉西医认识之偏、用药之弊，然后再回过头来重新认识中医，研习中医和肯定中医，这成为中医界有趣的四十岁现象和五十岁现象。

在模式化和分科细密化的"现代"思维标准的大前提下展开的"中西医结合运动"，从开始就注定了它绝非中医的福音。目前的中西医结合的实质是以西医化解中医，确切地说，是以西医的思维方式改造中医。现在我们到中医院去，有不少医生不把脉，而是和西医院一样，开一张检查单，等各种各样的检查、化验结果出来以后，再据此开中药处方。似乎中医即等于中药。可是，中西医最大的差异不在药物，而在于对疾病的理解方式。因此，坦率地说，今日的中西医结合更多的是以西医为主、中医为辅的所谓结合。

医道衰落的另一个标志是中医的帮派化。

实际上，真正的医学是不应该分派的。所谓的"派"起初是医生对某一点认识的深刻化，而后进一步将此认识发扬光大，就对某种诱因产生的疾病形成了认识。但如上所述，各种帮派的理论其实均只是对一时之症的认识，如果脱离具体的时空条件，一味地强调运用某一派别的理论解决问题，便很有可能导致天人观的丧失。

在医道层次上，在科学的基础理论层次上，中医没有流派之分，也不需要流派。在医理、医术层次上，中医流派是经验中医的产物，是传统中医不成熟的标志。而例如黄帝学派、扁鹊学派之分则完全是后人不懂装懂，人为划分的主观逻辑，与历史客观事实不符。

中医体系，无非两点，一是理论，一是临床实践。中医理论具有发生学特性，后世的中医发展无不以"经曰"为荣，但由于在中医理论上理解的差异和高下不同，故在临床实践上就显现出医术的不同，这就是医疗经验的差异，从而形成不同的中医流派与学派。中医流派与学派的形成的根本原因，就是传统中医体系的不成熟，所以导致一千个人有一千种中医的理解。就目前的中医理论继承与研究现状来看，传统中医体系是经验式的医学，这一点是毋庸置疑的。因为以医术之异而形成的医派，是离不开经验的结合和承传的。民间医学的师带徒传播方式，也离不开"经验"二字，所以历史上出现了那么多的《经验方》《集验方》等各种方书。

中医流派的产生，说明了对中医基础理论的理解出现分歧与蒙昧；中医流派的泛滥，说明了对中医基础理论的应用出现了混乱。金元以后，纪晓岚所谓的四大家为流派之始，亦实为中医堕乱之滥觞。现代中医西化理论的出现，标志着中医流派的灭尽，这从反面论证了中医本不应分帮分派，同时也说明了中医基础理论的烟消云散。其实完备的中医科学理论体系就在上古的文明史中，但囿于术业专攻，在医言医，不敢越七衡盖天雷池一步，遂医道渐隐，医理渐乱，医术渐成流派，流派一成，中医大乱。时人不识此乱，更沾沾自喜，以为天下我为第一，舍我其谁？殊不知，因为没有统一的中医理论体系，才出现类似于春秋战国时期的所谓"百家争鸣"的中医乱象。当然这也不完全是医者的本意，更是中医史学者的无知与无畏，标新立异，哗众取宠，满篇意淫。中医史学者的智慧与学养不够，终成现在我们所看到的中医江湖史、中医派系史。

先秦时代的地方医学派别，大概只能在医术的高下上彼此竞技，结果却出现了扁鹊在秦国为秦医有势力者所暗杀的残暴事件。从那以后，身处民间的医人们的竞技，事实上成了他们医术的互相保密，秘相授受，自生自灭。《伤寒论·序》中说："观今之医，不念思求经旨，以演其所知，各承家技，终始顺旧，……"这其中的"各承家技"指的就是中医流派的经验式传承，"不念思求经旨，以演其所知"是中医流派的痼疾。张仲景的伤寒学说一出，到了东晋、南北朝时期的医人那里，竟藏于秘囊之中，占为私有，大家彼此防范，中医流派的最大特点就是择人、秘传、传男不传女，最后失传。试想，如果有一套规范的中医体系在那里，还需要秘传、单传吗？可见，传统中医传的不是中医科学理论，而是中医经验。

纪晓岚在《四库全书·总目提要》中提到："医之门户始于金元。"谢观在《中国医学源流论》中亦说："北宋以后，新说渐兴，至金元而大盛，张刘朱李各创一说，竞排古方，犹儒家之有程朱陆王。"当然，宋代私人书院讲学风气所带来的门户之分，势必也影响到医之门户。所谓"儒之门户分于宋，医之门户分于金元"的说法，实际上就是讲的这种影响。另外还由于印刷术的发展，带来了书籍的广泛流通，使知识传播变得容易，这也有利于医学理论的交流。但实际上，中医流派的形成并不是从金元以后开始，而是从诸子百家大混乱时代就开始了。中医流派的产生有天时、地理、人为三种因素。天时，我们在大司天流派、小司天流派中已经详细论述了中医流派产生的天象机制。地理，在不同经纬度的坐标系中、不同高下南北西东的地理位置中，九宫九州岛分野不同，地气的九宫飞星之气是不同的，这就导致了人体先天体质的不同，或称谓禀赋不同，同样会产生不同辨病治疗方法的学术流派。人为，其实中医理论基本上还是以内难伤寒为主线，根据不同天时、不同地理而有不同的领悟与实践。天时、地理、人为等都是中医理论体系中某一章节，这才是全璧。"传统"中医只是在断章取义，以偏概全，导致一病、一方、一药、一论、一地、一时都可以成为一流一派，不计其余。这本身已不是理论范畴内的事了，完全是江湖上的那些九流之论。

刘河间的火、李东垣的土、朱丹溪的阴、张景岳的阳，等等，都是相互迥异的学术观点。张景岳一出来就既反对刘河间又反对李东垣，兼带着连朱丹溪都攻击到了，因为朱丹溪的那一套也是从刘河间演变而来的。南派医学内部发生争执的，是清代康、乾时期的叶天士与薛生白，他们都同时是吴中负有盛名的医人，都以温病立论而修改了张景岳的观点，但不知为什么两人攻讦得非常厉害。两人之间颇有"既生瑜何生亮"的遗憾。据《吴中名医录·薛生白传》中记，叶、薛同名于时，常互相抨击，但薛氏每见到叶氏处方之善，未尝不击节称叹。他们在医学观点上倒似乎相当宽容，反过来也见得两人的争论十有八九是互相较艺不服气的意思。由此观之，尽管叶、薛两氏都是吴门医学的顶尖人物，但对于医学的竞争，在学术上已没有多大意义，这是中国医学流派走向末流的征兆，中医医学到了这一时期已不可避免地走向衰败。

吴鞠通也反对门户之见，曾鲜明地阐述了为医而立门户之见，褒己贬人，轻视同行，或明知有错，也隐忍不说，导致杀人的不道德行径。他批判唐以后名医之法，可采而不可宗，正是因为各家的门户偏见。批评东垣、丹溪、河间等人，各以一偏之见，各立门户，以成一家之名，指出他们往往谬于一家之言，入者主之，出者奴之，严重阻碍了中医学的发展。更有甚者，多为门户起见，盖欲天下之病人就其学术，并非以我之学术救天下之病。生命非儿戏，试问，岂可执一家之书以医病哉！

随着中医学术之乱的加重，一味药都可以成立一个所谓的医派，最后在中医江湖之中，哀鸿遍野、一地鸡毛。民国以后学术思想的混乱慢慢开始沉寂，趋于灭尽。今天，现代中医学术多偏重于方法论的共性，而缺少理论的共性。现代中医被笼罩在"辨证论治"一个声音之中，这种所谓的学术共性，不是中医理论的回归，反而是中医方法论的变异。这种变异正是中医流派经验式的自身繁衍，最终导致中医理论的失传，从而出现方法论上的虚假繁荣。现代中医理论界在理论上找不到方向，于是只能寄希望于中医流派曾经的热闹景象。甚至出来一个"火神派"，很多现代中医都趋之若鹜，以为又找到明灯了，谁知又是一个泡沫幻影。

医道衰落的第三个标志就是将中医理论与中医方法论等同混淆。

"现代中医"的一个特点，就是将中医理论与中医方法论等同混淆。经常看到"现代中医"说辨证论治、整体观念、同病异治、异病同治、方证对应、治未病等是中医理论云云的类似说辞。其实稍微动一下脑子，想一下，就会知道，首先，这些"理论"不是理论，只是方法论。方法论是认识事物的方式、方法、途径，与事物本身没有直接关系。条条大道通北京，看你是从东南西北哪条道上来了，而北京只有一个北京，不会因为来的路不同而不同。其次，这些现代中医的"理论"，西医也同样都有。西医也有辨证论治（对因治疗）、整体观念（四大组织、五大器官、八大系统）、同病异治（如肿瘤可以有支持疗法、化疗、放疗、热疗、基因疗法、生物疗法）、异病同治（激素、免疫抑制剂、抗生素可以治疗各种相关疾病）、方证对应（对症治疗）、治未病（例如高脂血症、糖尿病、腔隙性脑梗死、肾功能不全、贫血、肿瘤等初期经过体检发现但没有临床症状的治疗，与西医补充善存、微量元素等类似的养生）。可见，中医的高大上"理论"，西医同样也有。

究其根本原因，是对中医史的不清楚，对中医体系的不明白，对中医法术的一知半解，对中医基础理论的懵懂，对中医物理机制的一片茫然。中国传统文化讲究道、术之分。道是形而上者，术为形而下者；道是总的原理，术是具体运用，不知道则无以知术。中医亦然。对于中医而言，必须理解真正的医道，而不能只在医术上找着落。否则必死，不是死于古人，死于权威，便是死于"科学"，死于西医。

真正的中医现代化，有两个方面的含义，一是走出症状学的思考方式，回到"医道"传统，实现中医界的反思、反省与救赎。从这个意义上说，它不乏"清理门户"的意味。二是站在一个平等的地位上和西医对话，矫正今日这种以西代中、废医存药的中西医结合运动，实现二者的真正结合。这不但有利于中医的发展，对西医也不无益处。实际上，所谓中医和西医不过是限于我们今日认知水平的一种表述。在"治病救人"的意义上讲，医学只有方式、方法的不同。中、西医乃至其他一些医学，如藏医、蒙医等，都是基于对自然和人体的认识而建立的。当我们对疾病的认识更为深入的时候，这些医学均可找到结合点，互为所用，而不应有什么对立。在上述两个方面中，对医道的认识是最为基本也是最为迫切之事。而摒弃中医派系之分，回归中医基础理论的全方位系统构建，是中医界的当务之急。经曰"智者察同，愚者察异"，说起来容易，做起来确实不易。

中医的自强，需要中医自觉、自立、自信，能正确认识自身的不足和缺陷，有刮骨疗伤的勇气，有沉下心来浸淫中医的意志，有不为名利所惑的超然，还要有一套正确认识中医的逻辑体系。如此，中医自强才有尊严。那些靠政策、靠对骂、靠施舍、靠坐吃山空、靠祥林嫂式的回忆辉煌而得来的所谓"尊严"，不要也罢。总有人说中医这不行、那不行，其实不是中医不行，而是中医人不行。同一个中医体系，有的人就成了开宗立派的大师、徒子徒孙众拥的专家、患者点赞的医匠，有的人却成了庸医、蠢医，甚至骗子，这说明了什么？还是人不行嘛，与中医何干？

我们社会现在有一种严重的错误倾向，一提到阴阳五行，马上就想到大街上算卦的那些阴阳先生、算命先生、神婆巫汉，等等。但是在阴阳五行体系里也照样出现了那么多的圣人大师啊，老子、孔子、董仲舒、程朱陆王、邵雍、刘伯温，等等。在熠熠生辉的阴阳五行朋友圈里出现几只苍蝇，也算是正常的。就像同样是现代科学的数理化教材，同一个学校、同一批老师教授，为什么一个班里有的同学可以上清华、北大，有的同学却只能回家啃老？你不能因为这个科学体系中教出了啃老的，就说这套科学体系是错误的吧？！同样道理，中医也一样。毛主席说过，有人群的地方，就有左中右。所以说，中医当自强，更主要还是中医人要自强！

我的《中医乱》，说的是中医之乱。那些以发展中医、研究中医、继承中医之名来行走中医江湖、中医学术界的乱中医之人，那就是必然要受到批判的。中医乱的根源就是西学中，不论是以前还是现在，西医思维掌控中医研究一直都在赤裸裸地，肆无忌惮地进行着。我们不是说西医不好，也不是说中西医结合不好，也不是说现代中医不好，它们都有各自的医理、医术，在各自的领域里都没有问题。但医学有层次之分，中医属于医道层次，体现的是天人之理；而西医、中西医结合、现代中医都是自然科学范畴内的医理、医术层次，体现的是格物之理。所以，一旦这些格物医学要以研究中医、发展中医之名来说中医的事，用小学的知识去解释大学的知识，则必然是错误的、不适宜的，是不可能成功的。各自在各自领域里发展，没有问题，没有对错好坏之分，但不要越界，不要干涉内政，尤其不要以中医之名。

曹操读陈琳之檄而头风自愈，范进遭丈人之掴而痰出窍通。现代中医们也应该学会把有毒的药材配制成有逻辑有疗效的方剂，也来一剂承气、四逆、白虎之类的汤液。大毒治大病，小毒治小病。

有破有立才有信，有破无立则生疑。

习主席在不同场合、不同时间段反复强调对中国古代科学、中国传统文化的保护，中医药是中国古代科学的瑰宝，打开中华文明宝库的钥匙。

2010年6月20日，习主席在澳大利亚出席皇家墨尔本理工大学中医孔子学院授牌仪式时指出："中医药学凝聚着深邃的哲学思想和中华民族几千年的健康养生理念及其实践阶段，是中国古代科学的瑰宝，也是打开中华文明宝库的钥匙。"

习主席2013年在全国宣传工作会议上说："讲清楚中华文化积淀着中华民族最深沉的精神追求""讲清楚中华优秀文化是中华民族的突出优势，是我们最深厚的文化软实力"。

2015 年 12 月 18 日，习主席在"致中国中医科学院成立 60 周年贺信"中再次强调："中医药学是中国古代科学的瑰宝，也是打开中华文明宝库的钥匙。"

2016 年 4 月 18 日，中国科技部和中宣部公布了《中国公民科学素质基准》，这里有一条，"中国人需要知道阴阳五行、天人合一、格物致知等中国传统哲学的思想观念，是中国古代朴素的唯物论和整体的系统方法论，并具有现实意义"。这句话一出来以后很多人都觉得不可理解。可见，社会对中医的核心理论有着多么深的误解。

2019 年 10 月 20 日，国家又发表了《关于促进中医药传承创新发展的意见》，这个《意见》是中共中央和国务院两个部门联合发表的第一个中医药文件。习近平总书记、李克强总理、孙春兰副总理三个人同时批示这些意见。强调：遵循中医药发展规律，坚定文化自信；传承精华，守正创新；人心向学，传承创新；加强中医药典籍研究；加强中医药重大科学问题的研究；深化基础理论研究，等等。处处都提到中医基础理论的研究，中医自身发展规律的研究，可是真正落到实处的研究有多少水分？中医的守正在哪里？中医药典籍的全面继承在哪里？都是亟待解决的迫切问题。

中华文明源远流长，震烁古今。三皇五帝，轴心时代；五霸七雄，儒道传诵；秦汉兵马，世间风云；唐宋风骨，文明高峰；元明疆土，欧亚称雄；康乾盛世，天下大同。5000 年以来，中华民族从来不知道什么叫自卑！但鸦片战争后，随着列强文化强势涌入，在汹涌的西方文化浪潮面前，某些知识精英对于中国固有文化的信心轰然崩塌。李鸿章称之为"三千年未有之大变局"，在"师夷长技以制夷"的急于应对中，中国人逐渐患上了民族文化自卑症……

19 世纪末 20 世纪初，正是西方文化如日中天的时代，西方人依靠着他们的"国力"和"国威"，对世界经济和政治市场进行着大规模的侵略、霸占和组织化。同时，在宗教信仰、礼仪习惯、语言等方面，也朝着形成一个巨大的"西方式世界图景"的方向前进。面临这般突如其来的欧风美雨的袭击，东方世界一方面遭遇着"三千年未有之变局"，惶惶不安，无所适从；随之，一方面又不得不追随着西方的脚步，被动或主动地进行近代性启蒙和文明替代。在此过程中，悠久的东方文化特别是中国文化，经历了文化心理上的巨大落差，从"天朝上国"一下子跌落到对民族固有文化自卑、自责甚至自暴自弃的低谷。钱穆先生对这种现象就有过犀利的批评："近五十年来的中国人，无论在政治、学术、军事、工业，一切人生的各方面与各部门，实在够不上说有雄心、有热情……他们似乎用的自我批评的理智的成分太多了，而自我尊重的情感的成分则太嫌稀薄了。他们并不想做第一等的人与第一等的事。至少在世界的场围里面，他们是谦谦不遑的。救亡与谋生，是这一时代最高的想望。模仿与抄袭，是这一时代最高的理论。"

主张铲除中国本位文化，代表人物就是胡适。胡适在美国留了几年学，回国后就以西方文化代表自居。他直言不讳地说，如果把中国文化比作是一棵树，那么他要做的就是把这棵树连根刨掉。他在《介绍我自己的思想》中说："我们如果还想把这个国家整顿起来，如果还希望这个民族在世界上占一个地位，只有一条生路，就是我们自己要认错。我们必须承认我们自己百事不如人，不但物质机械上不如人，不但政治制度不如人，并且道德不如人，知识不如人，文学不如人，音乐不如人，艺术不如人，身体不如人。"在《信心与反省》一文中，胡适更是对中国文化做了全面抨击，把中国文化说得漆黑一团，一无是处。胡适说的最经典的一句话就是"月亮都是美国的圆"。当时，崇洋媚外成了潮流，有些名流给教育部写信，要求取消汉字教育，所有学校不许写汉字，不许看汉字书，一律改用英文或者法文。语言文字是民族文化的核心，取消汉字，无异于斩断中国文化的血脉。其后的所谓新文化运动急先锋们，甚至包括当时的一些所谓的"国学大师"们，都在极力鼓吹着取缔中华文明的鸹噪。

王阳明说过，"抛却自家无尽藏，沿门持钵效贫儿"，把自己家里无尽的宝藏给扔了，却效法那些讨饭的孩子，这不挺可怜吗？一个民族如果没有了自己的文化，这个民族是名存实亡的。据了解，从近代到 1949 年的 100 多年间，基督教在中国传了 70 万信徒，一些早期来华传教士，信徒寥寥，本人反倒钻研和翻译儒释道经典，成为很有造诣的汉学家。如著名的德国传教士卫礼贤，甚至成了虔诚的孔教徒。

形而上者渐行渐远，形而下者愈来愈实。西学东进的一百多年里，中国人在"中体西用"与"西体中用"的空洞争论中，在未能厘清科学、哲学、国学等概念内涵的前提之下，对东西方文化与科学在当代中国的组合与重构这一历史性重大课题，至今没有交出一份满意的答卷。而且在此期间，中国人普遍患上了民族文化自卑症，尤其在近代哲学贫困与迷信近代科学主义思潮困扰下，对自己的优秀传统文化进行了长达百年的自残与自虐。这场文明交锋的结果，大家有目共睹，从洋务运动、戊戌变法、辛亥革命、五四运动等等历史进程，从打倒一切孔家店、改白话文、取消中医等等一系列的数典忘祖的行为中，泱泱中华的5000年古文明逐渐消失殆尽。直至现代中国还都是"**西方的月亮圆**"的世界观、价值观，这是中国人的不自信，这是中国人的自卑。

由民族文化自卑派生的哲学误读与对科学的迷信，是近代中医学术发展的两大障碍。近一百多年来，国人固执地相信用西医的方法可以发掘和提高中医，这样做的结果，使中医受到的是教条式的轻视和文化摧残。许多中国人表现出不可理喻的民族虚无主义，中医界人士也是如此，不承认自己民族医学的科学性，不认真评价并确定中医的价值，一味追求时髦，用西医的标准和术语改造中医，扼杀中医。可悲的是，当前这种状况还在继续恶性循环。我们长期以近代物理学、化学的观念与方法，作为评价中医学术是非的至上信条和唯一标准。在中医事业发展上，游谈无根的口号天天在喊，中医西化的路子天天在走。辩论中医是否科学的调调，就是中医西化背景下哲学误读与对科学的迷信的一种变调。这种言论必将使混乱的思维更混乱，不堪的中医更不堪。从根本上说，西医学还只是一种典型的生物医学或动物医学，还远没有发展到真正意义上的人类医学。它将针对老鼠的实验结果应用于人类。须知，人类与老鼠毕竟有天壤之别，老鼠以巴豆为食，人却以巴豆为剧毒。彼之饴糖，此之毒药。西医说的人是形而下之机器人，中医说的人是形而上之天人，两者有云泥之分、霄壤之别，不可同日而语。

须知，科学是科学，但科学不是唯一的科学。

世界各民族的传说中都有自己的医学之神，寄托着人类对守护生命健康的永恒向往、对苍生大医的虔诚礼赞。中医的医神有岐黄、神农、孙思邈，等等，西医的医神是最为著名的希腊神话中的太阳神阿波罗之子阿斯克勒庇俄斯：半人半马，蓄着胡须，手持蛇杖（后来成为西方医学的标志），善治伤残痼疾，且能起死回生。然而西医医神的这柄蛇杖最后竟然成为很多中医学院的校徽标志，不知他们是否缺了一些对本民族文化的自信？

　　半个多世纪以来，中医被西化的歧途，将中医逼到了即将消亡的边沿。与此同时，学术造假，不讲真话的现象，已经到了空前绝后的地步。明明是在中医西化的误区里造成了中医基础科学与临床技术体系的不断扭曲与解体，偏偏把扭曲与解体美化为中医科学化、现代化、标准化、规范化的"**重要途径**"。明明知道中西医结合名义下的中医西化是一条走不通的路，偏偏要将它说成是硕果累累，而且至今仍在误导后人向中医西化的无底洞里不断地交着学费。中医在原生态文化氛围里按照自身内在的科学原理自主发展，至今依然是中医界学子梦寐难求的一种奢望。

　　百年来，传统文化与传统学术所承受的打压和破坏，不仅是源于西学的冲击，而且更源于文化自卑的心理基因与急功近利的历史短见，那种过于自卑、谦卑的作法不仅全面打破了中医学术自身发展的规律，而且人为地毁坏掉了一种千年铸就的学术风格及学术方法。之所以今天人们难以企及传统的文化，恐怕不仅仅是文化背景的转换，通往文化深层的文明核心的门径如果因为开启的钥匙出了差错，那么门外说禅的事情是常有的，怕就怕在那些"**野狐禅**"居然被历史虚无主义者、中华文化自卑者当作是文明修行的不二法门。

　　当然，极度的文化自卑就会出现自负，物极必反。近现代的中国学术界，到处都充斥着各种"**大师**"，国学大师、史学大师、中医大师、儒学大师、养生大师，等等。或问，何谓大师？大者，传道也；师者，授业解惑也，此为大师矣。传道者，传天人之道，传释儒道之道，传古浑盖宣之道，此为天人终极之道，古中医道为天人道之一端耳。授业解惑者，道之流衍也，世间各种分业的理术之流，医术为百业之一技耳。通天人之道，晓百业之术，悟人天之感应，此方为大师矣。反观世间，动辄以各种"**大师**"相称，这些"**大师**"们，有多少人才德可配称此名？

　　中医当自强。

　　须博学之，审问之，慎思之，明辨之，笃行之。

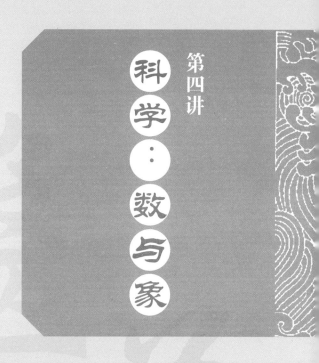

第四讲

科学：数与象

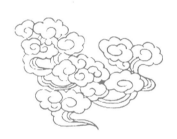

　　凡诸文明，不离数象，象为定性，数为定量，唯有数象结合，才能赋予人类理解自然、改造自然的能力。西方科学文明数百年积累的定理就是象，公式就是数，易于理解，便于操作，可以重复，善于积累，所以才有西方近代领先之事。中华数术之学古盛今衰，象失规矩，众臆纷纭，不免流于玄谈空论，此近代落后之关键，亦他日复兴之根源……

科学，是中医跨不过去的一道坎，但是未来必须跨过去的一道坎。

前些年，大概是在 2008 年前后，当年余云岫辈的残余又滋生泛起，在学术界，甚至舆论场上，由于某些人的井底之蛙见，又开启了一波疯狂吐槽中医的流量，甚至提出"取缔中医"，"五年之内让中医退出国家医疗体系"，"自生自灭"，云云。最有杀伤力的口实就是因为"中医不科学"。

虽然最后权威部门出来定性，平息了一场风波，现代中医保住了脸面，但是这次风波也令中医元气大伤，口碑大跌。然后现代中医界又是一波口诛笔伐挑衅者，虽然连篇累牍，但是最后也是众说纷纭，最终也没有说清楚到底中医是不是科学。

近年来，现代中医研究成果取得了一些进步，如青蒿素获诺贝尔医学奖，又有几个"中医大师"进入了中国科学院和中国工程院，但是中医是不是科学这件事还是没有人能说清楚。其实关键就在科学的内涵和外延没有弄清楚，没有一个共同的语境标准，所以自话自说。

按照西方哲学和科学哲学的基本概念，任何一个成熟的科学体系都由三部分组成，即本体论、认识论、方法论。这三部分实际上是一体的，彼此不能分割，是一个事物的三个方面。西方科学是这样走过来的，其实中国古文明也是按照这个逻辑走过来的，因为这个逻辑链真实地体现了成熟科学体系的本来面目。只是二者视野的角度、宽度、深度、长度不同而已。

科学技术本身就是一个方法论工具，这一点是最基本的认识。

宇宙本体天生天然存在，不管你认不认识得到，他都寂然而存，就像宇宙黑洞和暗物质一样。人类认识与否不重要，你不认识宇宙本体，他也存在，你认识本体，他还原样存在。人类的认识论取决于人的认知能力，现代科学叫智商，叫开窍；中国古代科学叫智慧，叫开悟。现代科学通过各种物质仪器去秀智商，中国古代科学通过天人感应、天人合一的程度去秀自己的智慧，这就是认识论。

所以，人类认知宇宙本源及其物质运动规律，这句话里，"人类"是认识论的主体，即认识论；"认知"是认识论的途径和方法，即方法论；"宇宙本源及其物质运动规律"是认识论的客体,即本体论。换句话说,认识论通过方法论去认识本体论,也就是说,人类通过科学去认识宇宙物质运动规律。

这就是科学的最基本定义。

$$\text{科学}\begin{cases}\text{方法论：象数之法}\\\text{本体论：时空之法}\\\text{认识论：天地人之法}\end{cases}$$

从方法论上说

我们不说什么分析论,也不说什么还原论,也不说什么整体论,也不说什么动态论,我们只从现代科学基本的方法论上来看"科学"这个东西是怎么产生的。

我们知道,现代科学最开始是从自然界的各种现象开始研究的。如牛顿被苹果砸到脑袋,开始研究万有引力,麦克斯韦通过实验现象发现电磁感应,等等。由现象经过总结、归纳,在实验室里做实验也可以统计出一些实验数据,逐渐归纳出一些简单的模型化公式、经验公式,不断归纳,总结,再归纳,再总结……,由简单到复杂,最后归纳出一些公理、定理、定律、推论等数理公式,形成了数字逻辑体系,然后再通过定理公式去推导和预测一些实验现象,再验证,这就是现代科学的主要套路。

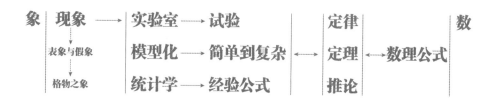

我们发现,作为科学的基本方法论,必须有两大因素,即自然界或实验室现象与数理逻辑公式,这两大因素缺一不可。西方科学从"象"到"数"

的过程，就是科学成熟和规范的过程。对于现代科学来说，没有实验室的实验现象数据，就一定没有数理公式。所以现代科学有一句顺口溜，"百闻不如一见，一见不如实验"，说的就是这个实验现象与经验公式的关系。

中国古人在秦汉之际就发现了摩擦起电、磁石吸铁、地磁等现象。由此发明了指南车、司南（指南针），后来又将司南用在罗盘上。对于中国古人来说，罗盘有两种功能，一是海航定向，一是堪舆定地磁。关于电磁场的古中国理论，在中国古文化中取得巨大成就，而且与中国古文明体系是相生相容，圆融无碍，不再细说。

1600 年，英国物理学家吉尔伯特（W.Gilbert，1540—1603）通过观察磁场现象而写了一篇《论磁》以后，西方人才对电和磁开始系统的研究。18 世纪，人们知道了导体和绝缘体的区别，并知道存在两种性质的电（正电和负电），它们同性相斥异性相吸。富兰克林（B.Franklin，1706—1790）通过放风筝研究了雷电现象并发明了避雷针，1780 年伽伐尼（A.Galvani，1737—1798）发现了动物电，1785 年库仑（C.A.Coulomb，1736—1806）建立了电荷间作用力的平方反比规律——库仑定律，1800 年伏打（A.Volta，1745—1827）发明了伏打电堆（电池）。在 19 世纪以前，人们对电和磁的研究总的来说还仅限于静电学和静磁学，而且普遍认为电和磁是完全不同、没有任何联系的两种现象。

1820 年丹麦物理学家奥斯特（H.C.Oersted，1777—1851）通过实验现象发现了电流的磁效应，打破了电学和磁学相互隔绝的局面，开创了电磁学的研究阶段。法国物理学家安培（A.M.Ampere，1775—1836）在重复奥斯特的实验过程中，总结出反映电流方向和磁针转向之间关系的右手定则。在这些实验的基础上，安培于 1821 年 1 月提出了分子电流假说，以此对物体为何具有磁性进行解释。1827 年，安培确定了电流磁效应的定量规律——安培定律，即两根通电导线之间的力的大小与导线的长度和两根导线的电流强度的乘积成正比，与导线之间距离的平方成反比。安培这期间对电磁学的贡献是很大的，他提出的理论被称为电动力学，他也被人誉为"电学中的牛顿"。

1831 年英国物理学家法拉第（M.Faraday，1791—1867）发现了电磁感应现象，进一步揭示了电现象和磁现象的统一性。法拉第虽然用磁力线的概念解释了电磁感应现象，但缺乏严谨的数学表述。这一任务最终是由另一位英国物理学家麦克斯韦（J.C.Maxwell，1831—1879）完成的。1861～1862年麦克斯韦发表论文《论物理力线》，他提出了分子涡旋模型和位移电流假说，对法拉第磁力线的应力性质进行了说明，并建立了主要电磁现象之间的联系。1865年麦克斯韦又发表论文《电磁场的动力学理论》，他放弃了分子涡旋的假设，用场论的观点对自己以前关于电磁理论的研究进行了重建，给出了描述电磁现象的20个方程——麦克斯韦电磁场方程组。并从这个方程组出发，预言了电磁波的存在，电磁波的传播速度是光速，而光是电磁波的一种形式。

1873年麦克斯韦出版了著作《电磁通论》（Treatise on Electricity & Magnetism），他应用拉格朗日（J.L.Lagrange，1736—1813）方程的动力学理论，系统和全面地论述了电磁场理论。这部著作被认为是牛顿的《自然哲学的数学原理》问世以后又一部在物理学发展史上具有重要意义的巨著，麦克斯韦也被誉为"自牛顿以后世界上最伟大的数学物理学家"。

1886～1888年，德国物理学家赫兹（H.Hertz，1857—1894）用实验证明了电磁波的存在，并证明电磁波与光一样能发生反射、折射、衍射和偏振现象，它的传播速度等于光速，至此麦克斯韦的电磁场理论取得了决定性的胜利。

而这些知识现在已经变成我们高中课本的基础知识了。

通过实验现象建立的电磁场理论，是现代物理学发展史上的一个重要的里程碑，它把电和磁的规律统一了起来，继牛顿通过苹果落地现象统一天上物体和地上物体运动规律并实现现代物理学的第一次大综合之后，完成了现代物理学的第二次大综合。20世纪伟大的科学家爱因斯坦（A.Einstein，1879—1955）在纪念麦克斯韦诞生一百周年时曾写到："自从牛顿奠定理论物理学的基础以来，物理学的公理基础的最伟大的变革，是由法拉第和麦克斯韦在电磁现象方面的工作所引起的。……这样一次伟大的变革，是同法拉第、麦克斯韦和赫兹的名字永远连在一起的。这次革命的最大部分出自麦克斯韦。"

我们看到，这种自然界或实验室现象与数理逻辑公式之间的关系，是西方现代物理的基本研究方法，现代化学、数学、生物等等学科也都是这种套路。这是现代科学的象（实验现象）与数（数理公式）的基本事实。

在中国传统文化中有一个相对应的叫法，叫象数。所以现代科学是象数之法，而中国传统文明也是象数之法，从方法论上看，二者的概念是同一的。中国的象数学与现代科学实质上是一个概念，都属于科学范畴里的逻辑系统。

那么，对于中国古代科学来说，有各种数，如历数、卦数、气数、数术，等等，那么他的象数又意味着什么呢？

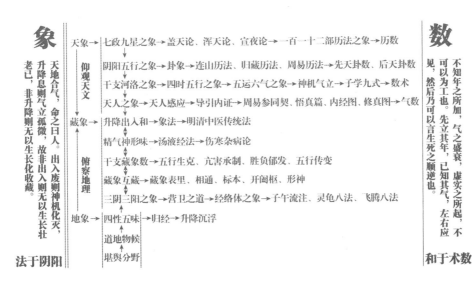

《素问·上古天真论》曰："上古之人，其知道者，法于阴阳，和于数术。"《素问·举痛论》曰："善言天者，必有验于人；善言古者，必有合于今；善言人者，必有验于己。如此，则道不惑而要数极，所谓明也。"东汉著名天文学家张衡也说"数术穷天地"。

何谓"数术"？《汉书·艺文志》有一个解释："数术者，皆明堂羲和史卜之职也。史官之废久矣，其书既不能具，虽有其书而无其人。《易》曰：'苟非其人，道不虚行。'春秋时鲁有梓慎，郑有裨灶，晋有卜偃，宋有子韦。六国时楚有甘公，魏有石申夫。汉有唐都，庶得麤觕。"从这段文字看，中国古代科学的"数术"实际就是天文历算、干支河洛、阴阳五行、子学内算之术。

《黄帝内经》中有大量的直接称谓"数"的用法，如"变数""常数""天数""气数""度数""胜数""真数""要数""逆数""禁数""阔数""至数""当数"，等等，这些与"数"结合形成的词汇在《黄帝内经》中均有其特定的含义。显示了这些含义是由"数"规定的，更重要的是显示出《黄帝内经》对运数、气数的重视。

《汉书·艺文志》将数术分为天文家、历谱家、五行家、蓍龟家、杂占家、形法家六大派。其中，《系辞上》指出："参伍以变，错综其数。通其变，遂成天下之文；极其数，遂定天下之象。"天文家，"序二十八宿，步五星日月，以纪吉凶之象"。历谱家，"序四时之位，正分至之节，会日月五星之辰，以考寒暑杀生之实"。"天文""历谱"是以阐述天象和历数为主，也包括占星术、占候术等。另外，"五行家""言进用五事以顺五行也"，"其法亦起五德终始，推其极则无不至"，可知，"五行"是时日选择术，类似于现代门类繁多的择吉术。余下，"蓍龟"是筮占之术；"杂占"是指占梦、驱邪之术；"形法"则是属于相术，包括相人、相地形（堪舆）、相宅墓、相畜物等。总之，此六家数术者，以各种技术取象、应象预测吉凶灾祥。

李零指出："所谓'数术'，也叫'术数'。"并在《中国方术正考》中考证其义："'数术'一词大概与'象数'的概念有关，'象'是形于外者，指表象或象征；'数'是涵于内者，指数理关系和逻辑关系。它既包括研究实际天象历数的天文历算之学，也包括用各种神秘方法因象求义、见数推理的占卜之术。"

李零认为"数术"是研究天道的学问，"方术"是研究生命的学问，"后者是被视作前者的复制，而前者的创生据说又是根据了某种自然而然、无以名之也无法探索的终极原理，这就是所谓'人法地，地法天，天法道，道法自然'"。随着近年考古的发展，大批战国秦汉文献出土，其中存有大量数术类书籍，涉及数术略中的所有门类，为我们重新认识秦汉之际数术之学提供了许多宝贵资料。

考察这些出土数术书籍，其中不少内容涉及医疗疾病。如《日书》为古代关于择日之术的实用类书籍，含有预测发病和预后的内容。《帝王世纪》说："伏羲画八卦，所以六气六府，五藏五行，阴阳四时，水火升降，得以有象，百病之理，得以有类。"八卦历法是中国古人最早的一种天人合一思想，是先民天人科学思维的产物。《帝王世纪》把盖天论之八卦历法与古中医学紧密地联系在一起，反映了医易同源的天人背景。这种天人感应系统不是哪一个人的经验所传，而是智慧之人的开化和教诲。由于伏羲曾制九针，建人伦，创八卦，因而中华文明的初基从此奠定。已故名中医黄竹斋在《医学源流歌》中就说："医之始，本伏羲，画卦发明阴阳理。治嫁娶，别男女，中华文明由此基。"

在《周易》中，象、数、理、占这四者是统一的，数有奇偶，故象有阴阳，而"一阴一阳之谓道"（《系辞上》），则正是从数的奇偶性中抽象出来的哲学思想，故《周易》提出了"倚数－极数－逆数"的思维模式，《说卦传》言："昔者圣人之作易也，幽赞于神明而生蓍，参天两地而倚数，观变于阴阳而立卦，发挥于刚柔而生爻，和顺于道德而理于义，穷理尽性以至于命。"其中"参天两地而倚数"，即凭借着"数（理论）"去考察天地，度量天地之"象（结构）"，此作易的重要原则之一。

"倚数"，即凭借数学方法去认识世界。《系辞上》说："极其数，遂定天下之象。"即要测定天下万物之形象，认识天下万物之性质，就必须穷尽数的变化规律。《说卦传》又言："数往者顺，知来者逆。是故易逆数也。"这就是说，整个易道可以用"逆数"二字概括，而这"逆数"便是"知来"之数，也就是一套能预知未来、先卜吉凶的数术。

总之，"倚数"为易数的基本原则，"极数"是它的实际应用，而"逆数"则是它的最终目的，一切"象"以"数"为中心展开。《周易》正是运用这种象数思维模式模拟或概括天地万物存在和运动变化的方式和过程。《黄帝内经》的阴阳五行、干支河洛、五运六气、藏象经络象数思维模式的建构与《周易》的象数思维模式相同，都是在象数理占之间推来算去，在天地人之间升降出入。对于《黄帝内经》来说，其占就是中医诊断，包括望、闻、问、切的象法和算的数法等占验手段。著名史学家吕思勉先生在《先秦学术概论》中将阴阳数术看成一家——阴阳数术家，"盖数术家陈其数，而阴阳家明其义耳"，实为一家矣。

《象传》说"无往不复，天地之际（象）也"。《周易》认为地球万物的运动变化，是循着日月和五大行星轨道，一反一复，周而复始地循环运动，这种循环运动又具有相对的特性，即"无平不陂，无往不复"（《易经·泰卦》）。《易传》对复卦的理解表明了其对循环往复的重视，认为复卦洞悉了支配地球万物的最根本的规律，即天象周流、天道循环。如《象传》所言"《复》，其见天地之心乎！"即把天体的往复循环看作地球万物遵循的客观规律坐标系。

周流观念体现在《易经》所有六十四卦中，构成六十四卦的阴阳二爻可以相互循环转化，除八经卦自身重叠以外的五十六别卦，又各自做循环运动，而转换成自己的对卦，六十四卦的排序以乾、坤二卦开端，以既济、未济二卦终结，这些循环与往复都有着内在的天体运行的因果联系，构成日地关系六十四卦的整体大循环（详见《古中医天文学·无极之镜》）。故变易的本质就是天道循环反复，"变化者，进退之象也"（《系辞上》），表现于以地球为中心的天体运行系统中则为"日往则月来，月往则日来，日月相推而明生焉。寒往则暑来，暑往则寒来，寒暑相推而岁成焉。往者屈也，来者信（伸）也，屈信相感而利生焉"（《系辞下》）。

可见，《易经》的象数是天地间最大的象数，即天象与天数。

秦汉时期的"数术"运用《汉志》中数术类书籍所言的诸种方法来记录、预测自然与天地人事变化，其内容庞杂，涉及天文、历法、算术、地理学、气象学，等等。秦汉之际，数术之学已经在指导诸子学说了，如《墨子·迎敌祠》《韩非子》都含有数术的内容。

《黄帝内经》中更是有大量数术的内容，《灵枢·官针》《素问·六节藏象论》两篇都将"不知年之所加，气之盛衰，虚实之所起，不可以为工也"作为从医行业门槛的准入条件。在治疗上强调"必先岁气，毋伐天和"。《灵枢·岁露论》记载了正月旦占八方来风以观来年病疫情况的内容，属于数术中的风角之术。《灵枢·九宫八风》记载了用太一九宫式盘式占的方法，亦属数术内容。而《素问》中的藏气法时论、六节藏象论、四时五行、运气九篇等等都是数术之学。由此看来，"数术"在秦汉时期是一门很基础、很核心的学问，尤其在中医理论体系中更是如此。

然而，由于汉代数术之书的大量亡佚以及相关学问的发展分化，数术之学所含的内容随着时代变迁而产生了一些变化。如比较《四库全书总目》与《汉志》中的数术类书目，就会发现二者存在较大的差异。但却说明了一个问题，即从古至今，子学的数术之学无论是在官方还是在民间，都在以一种成熟的具有科学属性特征的逻辑体系，在生生不息地传承着，而且这种数术的传承是以实证为检验基础的传承与发展。但其从天象到天机，再到人的气数，到万事万物的命数，都是在以实践中获得的物质运动规律为基本出发点，如中医的五运六气、阴阳五行、子午流注、灵龟飞腾等等即是实证。

《素问·阴阳应象大论》说"法于阴阳，和于数术"。"法于阴阳"，何谓阴阳？阴阳即天地四时五行大象、七曜九星之象，日地之象、月地之象、星地之象，即《汉书·艺文志》所云："天文者，序二十八宿，步五星日月，以纪吉凶之象，圣王所以参政也。"《晋书·律历志中》所云："拟宸极以运璇玑，揆天行而序景耀，分辰野，敬农时，兴物利，皆以系顺两仪，纪纲万物者也。"《汉书·艺文志》另言："阴阳家者流，盖出于羲和之宫，敬顺昊天，历象日月星辰，敬授民时，此其所长也。"此阴阳家为上古唐尧时掌天文、历数和禨祥的官吏，相当于"数术略"中天文、历谱。

《易·系辞下》也说："古者包牺氏之王天下也，仰则观象于天，俯则观法于地，观鸟兽之文，与地之宜，近取诸身，远取诸物，于是始作八卦，以通神明之德，以类万物之情。"而《易·系辞上》又说："法象莫大乎天地，变通莫大乎四时。"这些形成了我国古人认识事物的一个重要的思维方法——"法象"。

正如清人王夫之所说："乃盈天下而皆象矣：《诗》之比兴，《书》之政事，《春秋》之名分，《礼》之仪，《乐》之律，莫非象也，而《易》统会其理。"易则为阴阳，法象之法，法于阴阳，而古天文历法的功能则如《素问·八正神明论》曰："法天则地，合以天光。"《尚书·尧典》所说的"历象日月星辰，敬授人时"，"观象授时"，然后才是藏象、脉象等望闻问切之象，如《素问·五脏生成论》提出"五脏之象，可以类推"，等等。

这样看来，现代科学所观察到的自然界的现象与中国古代科学所观察到的自然界现象是一致的，即相同的"象"，但是两种逻辑体系却用了不同的概念语境和逻辑符号体系，也就是出现了不同的"数"，这是因为什么呢？因为二者有不同的参照系和坐标系，中国古代科学以"天人"为坐标系原点，现代科学以"物"为坐标系原点，所以就出现了不同的定量系统。

定量系统对于现代科学来说，就是那些定理公式，如牛顿三定律、开普勒定律、电磁感应定律、万有引力定律、相对论、量子力学及其表达公式，等等。定量系统对于中国古代科学来说，就是阴阳五行、天干地支、河图洛书、五运六气、六十四卦、九宫八风、子学九式，等等。现代中医只会辨证论治，就是各种"象"，中医现在很多人不会用"数"，但并不代表没有

"数"，"九篇大论"具体的"气数"已经失去了中医的官方主导地位。

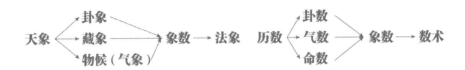

综上所述，从方法论角度，我们给科学下一个定义，而且科学本身就是方法论工具。

科学就是由对于客观物质世界规律性和共性描述的定性系统与定量系统共同构成的理论实践逻辑体系，及其有效指导下所创造的生产力与生产关系的总和。

定性系统对于现代科学来说，就是现象，如砸到牛顿头上的苹果，望远镜里看到的行星运动轨迹，电磁感应现象，等等。定性系统对于中国古代科学来说，就是天地人之象，"仰观天文，俯察地理，观鸟兽之文"，等等，一切皆是天地自然之象。无论是现代科学，还是中国古代科学，定性系统都是属于象的概念和范畴，以及象的范畴内的经验体系。定量系统则是西方科学与中国古代科学关于各自"数"的定理、公式的不同逻辑范式。

也就是说，科学包括定性和定量两个逻辑系统。定性就是自然现象及实验现象，我们中国传统文化叫天象、物候、卦象、藏象、舌象、脉象，等等；定量在西方国家叫数理化生，在中国传统文化就是天学、子学、历数、内算、缀术、外算、医算这些东西。

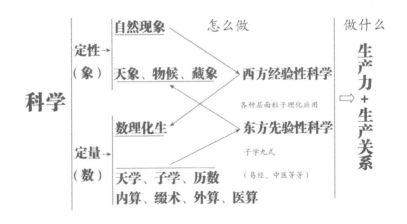

如上图所示，如果把科学用"象"和"数"两个重要的因素定义的话，自然现象（包括实验现象）和数理化生把这个定量和定性合一起，我们发现它就是我们的西方经验科学。归纳总结通过统计数据出来的东西就叫经验性的东西，就是所谓的分析论、还原论。而把天象、物象和中国的内算这些东西，把"象"和"数"合在一起，就是中国古代的先验性科学。

古代中国的先验性科学内核之所以不被现代科学界和学术界普遍认同，就是因为我们的"数"是缺失的，而且现代科学不懂我们的"数"是最重要的原因之一。传统中医拿出来以后一直被诟病为"经验医学"，根本原因就是现代中医不懂古中医的"数"，所以也就不知道古中医的先进性和先验性。

这个"象"和"数"合在一起构成的生产力和生产关系，形成的生产现象整个体系就是科学技术。所有科学的定性、定量、生产力、生产关系，中国传统文化都有，那么大家说中医是不是科学？

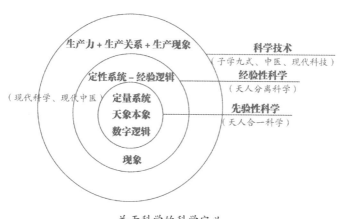

关于科学的科学定义

什么叫定量，定量就是可重复性，定性是可操作性，拿出来能用。像西方科学讲究的可重复性，中医里一个方我能用，但是你用就不好使了，这就不叫可重复。定性，就是用了以后有效果；生产力就是有效性，生产力创造经济效益和社会效益，对病人来讲最大的效益就是治好病；然后生产关系就是基于生产力，通过定性、定量而形成，这四大要素才能构成完整的科学技术体系。如果从这个定义来看，中医是有定量的，我们有自己的"数"，中医能治病，中医有效，而且中医还能养活很多人，我们这四大因素都有，那你说中医是不是科学？中医绝对是科学，中医是先验性科学，我们再专业一点就叫"象数学""子学"。

《素问·举痛论》："善言天者，必有验于人；善言古者，必有合于今；善言人者，必有验于己。如此则道不惑而要数极，所谓明也。"

从本体论上说

认识论是基于本体论的方法论，方法论又是基于本体论的认识论，一切以本体论为基准。那么，对于本体论不同的认知，就决定了不同的方法论与认识论。这就是中国古代科学与现代科学的区别所在。

因为中国古代科学是天人合一，而现代科学是天人分离，虽然两种科学体系都是通过天人感应、天人反应（物理反应和化学反应）的方式沟通象与数，但二者看到的宇宙本体是不一样的，其实质上一样，只是角度不同而已。

中医是基于宏观的微观医学，中医是可以改变微观物质粒子的医学，西医只是微观医学。中医是时间医学，西医是空间医学。中医是以时间为本，时间是什么，时间就是数啊。象是空间，就是术和证啊。

中医讲的是层创医学，西医是局限于微观的医学。西医的象数之学是微观医学，所以西医看病要看各种微观数值，肝肾功、血糖血脂、淀粉酶、心肌酶、免疫指标、内分泌指标、肿瘤标志物、感染指标、基因测定，等等；中医的象数之学是层创医学，所以中医看病要看运气、节气、藏象、脉象、舌象、证象等，以达到改变微观时空。实际上，微观融于宏观之中，只是层次不同而已，虽然中医是宏观医学，但中医却是可以同时改变宏观与微观的时间与空间的医学。

中医将微观之气称之为精气，就是老子说的"其中有精，其中有信"。下图很好地显示了中医的物质观与本体论。

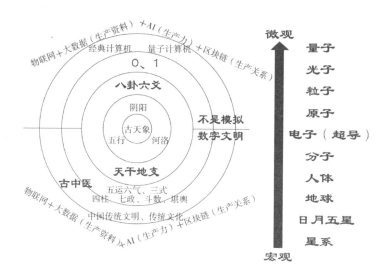

同样一个现象，东西方科学概念却是如此不同。如现代科学称之为自然界，中国科学称之为天地人；现代科学称之为电磁场，中国古代科学称之为气（炁）；现代科学称之为天体，中国科学称之为七曜九星二十八宿；现代科学称之为粒子，中国科学称之为精微，等等。

其根本原因是因为西方科学与中国科学观察物质世界的参照系和坐标系不一样：西方科学是从空间入手，中国科学是从时间入手；西方科学从泛中心论入手，中国古代科学是以地球人为中心论入手；西方科学以点带面、以物化物地看世界，中国古代科学以道衍术、以人化物地看世界。关键是西方科学以物为中心，中国古代科学以人为中心，所以二者观察到的物质运动规律的表达描述方式就完全不同了。

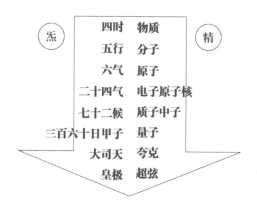

可见，从这个科学的概念出发，无论是现代科学，还是中国古代科学，都可以找到自己的位置，换句话说，二者都属于科学，二者是科学的不同表现模式。现代科学属于经验性科学，是关于时间基础上的物质空间的科学体系。中国古代科学属于先验性科学，是关于空间基础上的天人时间的科学体系。

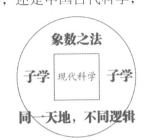

空间的物理属性是静止的，空间的象也是静止的，空间的数就是静止的，所以现代科学总是以静止的角度、机械的规律去研究人与宇宙，将人隔离于宇宙之外，物我分离，格物致知。空间的运动过程构成时间，时间的物理属性是运动的，时间的象就是运动的，时间的数就是运动的（王相休囚死），所以中国古代科学总是以运动的角度、天人感应的规律去研究人与宇宙，将人与宇宙"冲气以为和""天人合一"。

而选择空间还是时间为宇宙的起源原点，这取决于这套实证逻辑体系是不是以人为中心，因为在这个宇宙大穹之下，只有人是最有意义的宇宙之子，没有人的意识和认识，整个宇宙对于人来说没有任何意义。而西方科学恰恰忽略了人在宇宙中的重要位置，即使是研究人，也是将人做为机器来研究。

时间和空间是万物的两种最基本的性质。天地万物都有自己的时间和空间，时空统一不可分割。但是时间和空间又是两个相互分别、各有自己的独立意义的方面。当人们面对世界的时候，必定有所选择：或以空间为本位，从空间的角度看待时间和万物的存在；或以时间为本位，从时间的角度看待空间和万物的存在。所以时间和空间也有所不同，虽然为同一物质规律，但却有不同的物质运动概念，即时间下的时空与空间下的时空，二者的规律逻辑描述是完全不同的，但又可以互通。如中医的时间空间与西医的时间空间就是不同的逻辑体系，但又是同一事物的不同表述。

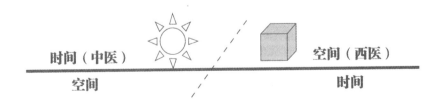

人类文化正是这样被分成了两大帮派。

中华传统文化的主流偏向于在空间基础上研究时间规律，而西方文化的主流则偏向于在时间基础上研究空间规律，经过几千年的积淀与发展，就形成了中西两种性质不同却优美对称的文化形态。

中西文化的不同时空选择，可以用这两种文化主流的全部表现来说明。

中国古代科学的本体论如何体现？老子在内证中看到的《道德经·十八章》所言"道之为物，惟恍惟惚；惚兮恍兮，其中有象；恍兮惚兮，其中有物；窈兮冥兮，其中有精；其精甚真，其中有信"的精气神，现

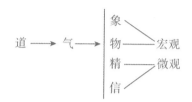

代科技利用科学仪器可以观测到微观物质粒子，他们之间到底有什么关系？

在中国古代传统认知中，世界是以气为本体的，气为万物的本源，或者说世界本身就是一气。《庄子·知北游》中说"通天下一气耳"，《素问·五常政大论》云："气始而生化，气散而有形，气布而蕃育，气终而象变"。一气运行而有天地，天地合气而后万物化生。从其分言则有三才天地人，从其合言则三才和合，终归一气。气成为了世间一切存在和关系的最终承载者，一切因之而始，因之而生，因之而化，因之而成，因之而终。

古代先哲在认知世界的内证过程中，因于象却从不止于象，总要由象而得气，由象而入道，由宏观而入微观。

如《周易·系辞上》言"仰则观象于天，俯则取法于地，观鸟兽之文，与地之宜，近取诸身，远取诸物，于是始做八卦"，此为第一步，宏观时空；而"以通神明之德，以类万物之情"，"易无思也，无为也，寂然不动，感而遂通天下之故"，此则臻于至善，此为第二步，微观时空。

而其要总在于，通过天人感应、天人合一，以生命态为对象，以生命态为整体，以生命态为作用，以生命态为终极。周遍乎万物而无不包，真人、至人、圣人、贤人借之以明体达用，谓之曰"象"，谓之曰"物"，谓之曰"精"，谓之曰"信"。故《庄子·天下》言："至大无外，谓之大一；至小无内，谓之小一。"《灵枢·禁服》曰："大则无外，小则无内。"

中国古代科学既是宏观科学，也是微观科学，宏观显于天地星辰，微观秘于人身精微。内外分别，内为内经，外为外经。外经为天地宏观之经，故

《黄帝外经》《扁鹊外经》《时轮外经》等以说七曜九星十八宿顺逆之道，以说天地阴阳五行之太过不及，以说身外五运六气之胜复郁发升降出入和。内经为人身微观之经，故《黄帝内经》《扁鹊内经》《时轮内经》等以说人身众神精微之正邪虚实之德。密经以天人感应、天人合一、宏观与微观共振为经，外则外丹，内则内丹，故以《素问·上古天真论》《时轮密经》、"扁鹊饮上池水"以"视垣一方人"、李时珍内视的功夫，以说炼精化气、炼气化神、炼神还虚、炼虚合道之化境。内外合一，曰之《道德经》三清，曰之《炁经》阴阳五行，此之谓也。

宏观之气

阴阳五行为气之根本。

宏观乃至胀观，大尺度宇宙的视野，并将其理论化，系统化，逻辑化，此所谓天象、天机也。如：

《素问·天元纪大论》曰："太虚寥廓，肇基化元，万物资始，五运终天，布气真灵，揔统坤元，九星悬朗，七曜周旋，曰阴曰阳，曰柔曰刚，幽显既位，寒暑弛张，生生化化，品物咸章。"

《素问·五运行大论》又曰："天垂象，地成形，七曜纬虚，五行丽地。地者，所以载生成之形类也。虚者，所以列应天之精气也。形精之动，犹根本之与枝叶也，仰观其象，虽远可知也。"

《素问·五运行大论》言："丹天之气经于牛女戊分，黅天之气经于心尾己分，苍天之气经于危室柳鬼，素天之气经于亢氐昴毕，玄天之气经于张翼娄胃。所谓戊己分者，奎壁角轸，则天地之门户也。"

《素问·气交变大论》言："帝曰：夫子之言岁候，不及其太过，而上应五星。今夫德化政令，灾眚变易，非常而有也，卒然而动，其亦为之变乎？岐伯曰：承天而行之，故无妄动，无不应也。卒然而动者，气之交变也，其不应焉。故曰：应常不应卒，此之谓也。帝曰：其应奈何？岐伯曰：各从其气化也。帝曰：其行之徐疾逆顺何如？岐伯曰：以道留久，逆守而小，是谓省下；以道而去，去而速来，曲而过之，是谓省遗过也；久留而环，或离或附，是谓议灾与其德也；应近则小，应远则大。芒而大倍常之一，其化甚；大常之二，其眚即也；小常之一，其化减；小常之二，是谓临视，省下之过与其德也。德者福之，过者伐之。是以象之见也，高而远则小，下而近则大，故大则喜怒迩，小则祸福远。岁运太过，则运星北越，运气相得，则各行以道。故岁运太过，畏星失色而兼其母，不及则色兼其所不胜。肖者瞿瞿，莫知其妙，闵闵之当，孰者为良，妄行无徵，是畏候王。帝曰：其灾应何如？岐伯曰：亦各从其化也。故时至有盛衰，凌犯有逆顺，留守有多少，形见有善恶，宿属有胜负，徵应有吉凶矣。"

《素问·六节藏象论》曰："天度者，所以制日月之行也；气数者，所以纪化生之用也。"

《素问·六微旨大论》曰："天气始于甲，地气始于子，子甲相合，命曰岁立，谨候其时，岁可与期。"

《素问·天元纪大论》曰："天以六为节，地以五为制。周天气者，六期为一备；终地纪者，五岁为一周……五六相合而七百二十气，为一纪，凡三十岁；千四百四十气，凡六十岁，而为一周，不及太过，斯皆见矣。"

《素问·六微旨大论》曰："高下相召，升降相因，而变作矣。……故非出入则无以生长壮老已，非升降则无以生长化收藏，是以升降出入，无器不有。"

《素问·六元正纪大论》言："先立其年以明其气，金木水火土运行之数，寒暑燥湿风火临御之化，则天道可见，民气可调，阴阳卷舒，近而无惑。"

《素问·三部九候论》亦称："上应天光星辰历纪，下副四时五行，贵贱更立，冬阴夏阳，以人应之。"

《素问·阴阳离合论》言："天为阳，地为阴，日为阳，月为阴，大小月三百六十日成一岁，人亦应之。"

《素问·六节藏象论》言："天以六六之节，以成一岁，人以九九制会，计人亦有三百六十五节，以为天地。"

《素问·六节藏象论》说："故大小月三百六十五日而成岁，积气余而盈闰矣。"

《素问·六微旨大论》言："愿闻天道六六之节，盛衰何也？岐伯曰：上下有位，左右有纪。故少阳之右，阳明治之；阳明之右，太阳治之；太阳之右，厥阴治之；厥阴之右，少阴治之；少阴之右，太阴治之；太阴之右，少阳治之。此所谓气之标，盖南面而待也。故曰因天之序，盛衰之时，移光定位，正立而待也。"

《素问·六微旨大论》说："帝曰：其有至而至，有至而不至，有至而太过，何也？岐伯曰：至而至者和；至而不至，来气不及也；未至而至，来气有余也。帝曰：至而不至，未至而至如何？岐伯曰：应则顺，否则逆，逆则变生，变则病。"

《素问·阴阳应象大论》曰："阴阳者，天地之道也，万物之纲纪，变化之父母，生杀之本始，神明之府也，治病必求于本。"

《素问·天元纪大论》言："夫五运阴阳者，天地之道也，万物之纲纪，变化之父母，生杀之本始，神明之府也。"

《灵枢·卫气行》曰："岁有十二月，日有十二辰，子午为经，卯酉为纬。天周二十八宿，而一面七星，四七二十八星。房昴为纬，虚张为经。是故房至毕为阳，昴至心为阴。阳主昼，阴主夜。故卫气之行，一日一夜五十周于身，昼日行于阳二十五周，夜行于阴二十五周，周于五藏。"

《素问·六微旨大论》言："日行一周，天气始于一刻，日行再周，天气始于二十六刻，日行三周，天气始于五十一刻，日行四周，天气始于七十六刻，日行五周，天气复始于一刻，所谓一纪也。是故寅午戌岁气会同，卯未亥岁气会同，辰申子岁气会同，巳酉丑岁气会同，终而复始。"

《灵枢·玉版》曰："经脉二十八会，尽有周纪。"

《灵枢·痈疽》曰："血脉营卫，周流不休，上应星宿，下应经数。"

《灵枢·经别》言："余闻人之合于天道也，内有五脏，以应五音、五色、五时、五味、五位也；外有六腑，以应六律，六律建阴阳诸经而合十二月、十二辰、十二节、十二经水、十二时、十二经脉者，此五脏六腑之所以应天道。"

《素问·气穴论》言："余闻气穴三百六十五日，以应一岁"，分为"脏腧五十穴，腑腧五十穴，热腧五十九穴，水腧五十七穴，头上五行行五，五五二十五穴……凡三百六十五穴。"

《素问·金匮真言论》言："东方青色……其应四时，上为岁星"，"南方赤色……其应四时，上为荧惑星"，"中央黄色……其应四时，上为镇星"，"西方白色……其应四时，上为太白""北方黑色……其应四时，上为辰星"。

《灵枢·本脏》说："五脏者，所以参天地，副阴阳，而运四时，化五节者也。"

《素问·三部九候论》描述针灸的要道："上应天光，星辰历纪，下副四时五行，贵贱更互。"

《素问·八正神明论》曰："凡刺之法，必候日月星辰，四时八正之气，气定乃刺之。"

《素问·气交变大论》曰："夫德化政令灾变，不能相加也。胜复盛衰，不能相多也。往来小大，不能相过也。用之升降，不能相无也。各从其动而复之耳。……德化者气之祥，政令者气之章，变易者复之纪，灾眚者伤之始，气相胜者和，不相胜者病，重感于邪则甚也。"

一阴一阳谓之天道顺逆，二阴二阳谓之地象虚实，三阴三阳谓之人气标本。

阴阳一气，象数相因，互藏互用，无限可分，以升降浮沉的形式相互作用，交感变化，以使气化流行，生生不息。故《圣济经·阴阳适平章》载："天地设位，妙功用于乾坤；日月著明，托精神于坎离。一降一升，相推而成寒暑；一显一晦，相荡而成昼夜。性有燥湿，材有刚柔，形有强弱，数有奇偶。肃肃出乎天，赫赫发乎地。两者交通，变化以兆。浮游于太虚之中，孰能遁其橐籥乎？"

微观之气

在老子《道德经》的内证笔记中，老子观察到了天地人之间的象、物、精、信。元气本体论经过老子提出以后，后人都以不同形式展开了中国道学的本体论研究。《庄子》提出"道"是"本根"之说，魏晋玄学的"无有""本末""原流""根支"之辨，特别是荀子、汉代的王充、南北朝的范缜、唐代柳宗元、刘禹锡、宋代张载，到明清的王夫之等都作了高水平的"内圣外王"式发挥，经历了道学、经学、玄学、子学、理学、心学等阶段，标志着古代科学的繁衍。

阴阳者，物质粒子之象也。《素问·五运行大论》曰："夫阴阳者数之可十，推之可百，数之可千，推之可万，天地阴阳者，不以数推，以象之谓也。"这说明阴阳之象从宏观天体到微观粒子，无所不包。我们在前面"算力为王"一讲中也详细描述了阴阳算力的微观内涵。

《道德经》云："吾所以有大患者，为吾有身，及吾无身，吾有何患？"人之生老病死皆由此形体而致，形体于人至关重要。天地之间万物皆由气化产生，《圣济经》认为气散而成形，经过一番蓄育，最终象变，量变到质变，而成人之形。形体之五脏六腑、四肢百骸能够正常运转，全赖于气之运行，气与形两者之间互相依存，《气形充符章》云："气兆芒芴，形分浑沌，物则具而冲和委者，无非天地之机缄橐籥也。气始而生化，散而有形，布而蓄育，终而象变。气以形载，形以气充。惟气与形，两者相待。"

在气一元论本体之上，如何认知万物？张载云："凡可状皆有也，凡有皆象也，凡象皆气也。"在气本体论中，一切现象皆为本体气之显用，本体之显即名为"象"。在现代科学架构下的物质实体、粒子、信息、能量，以至人的主观感知、情志、心理等皆可为"象"，因其皆在"本体之内"也，皆为本体之显用。凡象皆气，凡有皆象，直至无物不气，亦即无物不象，无粒子不象。

张载气本论认为，宇宙的本原是气。"太虚无形，气之本体，其聚其散，变化之客形尔"。一切现象都由气生成，宏观太虚和微观万物都是气不同运动变化的表现。气无处不在，无形太虚是气的扩散状态，有形万物是气的凝聚状态，宇宙万物皆为气聚气散的结果，太虚即气。张载云："太和所谓道，中涵浮沉、升降、动静相感之性，是生氤氲相荡、胜负、屈伸之始。"太和这一概念源于《易》，《易·乾》云："保合太和，乃利贞"。朱熹说："太和，阴阳会合冲和之气也。"

古希腊的原子论称得上是西方早期的一种宇宙本体论。倡导原子论的德谟克里特（BC 460—BC 371）认为，世界是由空虚的空间和无数不能再分的、看不见的微小原子组成的。万物的产生和消灭，甚至人的感觉和思想等，均可用原子的结合和分离来解释。

在两千多年的时间里，原子论作为一种自然哲学猜想，仅在少数人之间流传。笛卡尔、伽利略、牛顿均承认"原子"是物质坚不可摧的最小单元，而道尔顿在19世纪初则应用原子论相当成功地解释了化学反应中的倍比定律。1869年，门捷列夫发表的元素周期律认为，元素的物理化学性质，会随原子量大小的顺序表现出周期性重复。由于门捷列夫在周期表的空位上所预言的元素相继被发现，所以元素周期律及其原子论思想，才算得到重要的证实。

1897 年汤姆孙通过阴极射线实验发现，原子内部存在更小的负电荷粒子——电子，1911 年卢瑟福通过 α 粒子的散射实验发现，半径约为 10^{-8} 厘米的原子的正电荷必须集中在直径小于 10^{-12} 厘米的中心区域内，并于 1919 年发现，氢原子核就是一个带正电荷的质子。1932 年，恰德维克通过实验证明，一种穿透力很强而质量又与质子近似的不带电粒子就是中子。在除氢以外的所有原子中，原子核内的中子数与质子数也基本上近似相等。这样，具有原子、质子和中子内部结构的量子原子模型便应运而生。

诸如电子、质子、中子以及由于电子能级跃迁所产生的光子等基本粒子，作为物质实体都具有各自的量子性参量。例如，光子的最小能量与相应的电磁波频率之比，等于普朗克常数，电子、质子和中子的基本特征参量（电荷、质量等）的取值，也都是有效数字达八九位的物理常量。而基本粒子的相互作用规律，则可用有关的特征参量所满足的相对论或量子力学方程来表示。这对于研究宇宙本体的广义信息是很有意义的。

在已建立的粒子物理标准模型中，目前认为是质点粒子的同层次粒子共计 62 种。其中包括电子的反粒子——正电子，而质子、中子等核子则是由三个"价夸克"表示的。希格斯粒子也已经发现，实验上已肯定上述模型中的 61 种粒子。只有引力子尚未找到。

从现代科学的视野看来，原子虽然具有大小、形状、质量、电荷等诸多特性，但其中最重要的似乎是原子的电荷特性。因为电荷有正负之分，且电磁相互作用的强度远远大于引力作用，二者之比竟为 0.0487 ∶（3.93×10^{-38}）。所以单个原子只有在所带的正负电荷相等时才会稳定存在。如此类推到整个原子层次，整个分子层次乃至宇宙万物，似乎都有相似的稳定存在条件要求。

然而，由于每个物体粒子自身的运动及其与其他粒子的相互作用，各物的稳定存在条件总会有所破坏。这就要依靠带有匹配电荷的物质进行修复，以重新回到稳定和谐状态。在这里如果把电荷的正负作为划分阴阳的标志，并将广义意义上的阴阳理解为事物特征参量之间的对立统一、相辅相成关系，而电子是以多层多能级"电子云"的形式运动的，层创的电子云，通过道家的内证内视和"向外扫描"，那不就是一片茫茫红尘与过眼云烟嘛！

回过头来，我们再看看现代科学印证的许多物理粒子的事实，是不是与老子之"道气"一脉相承？是不是三清老子的"其中有象……其中有物……其中有精……其中有信"的内证外现？是不是很有画面感？

古中医，特别是药学有"神农尝百草"式的外在体验，但古中医更具特色的是内证式的体验。例如，经络的存在及其与气血运行的关系，通过外在的实验，至今仍难以证实，也难以证伪。而明·李时珍《奇经八脉考》就曾指出：经络乃"内景隧道，唯返观者能照察之"。

尤其中国道家擅长的内丹术、胎息术、内证术，都是天人感应与天人合一的上乘法门，《老子·十四章》对此有明确的论述，"视之不见名曰夷，听之不闻名曰希，传之不得名曰微。此三者不可致诘，故混而为一。其上不皦，其下不昧，绳绳不可名，复归于无物。是谓无状之状，无物之象，是为惚恍。迎之不见其首，随之不见其后，执古之道，以御今之有，以知古始，是谓道纪"。

历代也有无数舍身求道的人内证成功，这些都无疑说明了中国古文明里的气或炁不但具有宏观的形而下特性，同时也具有微观的形而上特性。

老子说："有物混成，先天地生。寂兮寥兮，独立而不改，周行而不殆，可以为天地母。吾不知其名，字之曰道，强为之名曰大。"可见，道是先天地生的一种真实存在。同时老子又认为，道是形而上者，"视之不见""听之不闻""搏之不得"，有超越人的感官经验的一面。老子还指出："道生一，一生二，二生三，三生万物。万物负阴而抱阳，冲气以为和。"可见，老子还认为万物由形而上之道生成，而万物是形而下者，有形有象。相对于道而言，气是一种有象之有；而相对于器物而言，气是一种无形之无。

有人会说，按照阴阳五行源于日月五星的天体运行论，既然源于宏观天体运动，那么就无法适用于微观物质运动啊。此乃不知变通之言，孰不知日月五星虽是宏观整体物质运动规律的再现，但日月五星的宏观运动也是取决于其微观物质粒子的电磁场与引力场啊，换句话说，阴阳五行是源于从微观到宏观的日月五星的运动规律再现，那么，阴阳五行就既适用于宏观，也适用于微观。

这是历史，也是事实。

从认识论上说

所谓哲学，是指自然界在人类头脑中的现实反映，这是西方哲学的基本概念。《尚书·皋陶谟》说"知人则哲"，哲的本义是指明智、明辨。所以哲学的本义，应是自然界在人头脑中的正确反映。但事实是，现代的哲学是自然界在人头脑中的歪曲反映。为什么这么说，因为人的明辨功夫和认知能力实在有限。所以，所谓哲学只是西方认识论的工具，古代中国没有哲学这个概念，古代中国只有道学、经学、玄学、子学、儒学、理学、心学、国学、朴学等阳春白雪般的天人之学，虽然发展到后来有点繁复迂腐，但终究没有脱离天人之境，可唯独就是没有哲学这种下里巴人的说法。因为所谓"哲学"的东西在古代中国只是类似于"两小儿辩日"的明辨之法和"白马非马论"等诡辩之术，与天人之学根本无法相提并论。

西方大哲学家们很多都是不同程度的精神病人。

如看球赛都能热死的泰勒斯、雇人杀死自己又反复雇人追杀凶手的佩里安德、宁死不横穿豆田而被追杀者砍头的毕达哥拉斯、愚昧地认为牛粪可以消除水肿而用牛粪覆盖全身结果窒息而死的赫拉克利特、咬住僭主耳朵被刺死的芝诺、认为火能让人永生而盛装跳入埃特纳火山的水土气火四根说提出者恩培多克勒、将面包塞入鼻孔窒息而死的原子论提出者德谟克利特、临死前精神错乱的苏格拉底、过量饮用未掺水的酒而死的中期希腊学院创办者阿凯西劳斯、生活在木桶里度日如狗的犬儒主义提出者自己憋气憋死的第欧根尼、说笑话把自己笑死了的斯多葛学派第三任领袖克里希波斯、服用春药后发现无法达到神赐的宁静而挥刀自戮的《物性论》作者卢克莱修、为了不拘束地向女教徒传教而阉割了自己的基督教哲学家奥利金〔他似乎忘记了《圣经·申命记》里写过："凡外肾（睾丸）受伤的，或被阉割的，不可入耶和华的会"〕、死于性交过度的阿拉伯哲学家阿维森纳、因和女学生发生关系而被阉割的法国神学家阿贝拉尔、被活埋而死的苏格兰哲学家圣约翰·邓司·司各脱、因为觉得节庆期间撒尿不好而憋尿导致膀胱爆裂而死的第谷（天文学家开普勒的老师）、为了验证肉类放在雪里能否长期保存而往鸡肚子里塞雪最后被冻死的英国哲学家弗朗西斯·培根、法国启蒙运动代表人物之一的同性恋患者伏尔泰、因为精神异常而吃杏子噎死的法国启蒙思想家狄德罗、要求死后将自己身体填满稻草制成木乃伊的英国功利主义哲学家边沁、没事就磨镜片最后吸入大量粉尘死于尘肺的西方哲学公认的三大理性主义者之一的斯宾诺莎、死于精神病引发的各种病症的《恐惧与战栗》的作者克尔凯郭尔、因为精神因素被女王折磨而死的笛卡尔、因梅毒和手淫过度而死于精神病的那个曾自诩为太阳的德国著名哲学家尼采、身患肿瘤注射吗啡致精神错乱而死的精神分析学创始人弗洛伊德、被誉为"欧洲最后一名知识分子"的在酒馆里服用吗啡药丸自杀的本雅明、为了学习偶像弗洛伊德注射吗啡而死的脑残粉拉康、抽烟抽死的少有的女性哲学家《精神生活》的作者阿伦特、因为殉道自杀时脸埋在笛卡尔一本书里的法国著名哲学家梅洛·庞帝、说"无法想象还有比死于车祸更无价值的死亡了"而死于车祸的法国荒诞哲学创始人加缪、从巴黎的公寓跳窗而死的法国后现代哲学作家德勒兹、死于艾滋病的法国哲学家《疯癫与文明》的作者福柯，等等。

而中国古代《神仙传》《道藏》《大藏》《四书五经》里的真人、至人、圣人、贤人基本上都是内证大师、道德大师和格物高手，传说老子西出函谷关不知所踪，陈抟一睡几十年不醒，董奉可以数十年不食人间烟火，鬼谷子教出了影响中国格局的一代奇人，还有那些寺庙道观里肉身不腐的金刚们，等等，如此之人虽是少数，但是如二程陆王等人历经凡夫俗子般的生死毕竟还是大部分。

像海子那样被西方精神病哲学洗脑的精神分裂患者毕竟是极少数。

所以现代学术界所热衷的那个所谓中国哲学、盗用西方哲学概念的新儒家等等，真不知道它们是个什么东西？

西方在哲学上，从古希腊至现代，西方有着重空间轻时间的传统。

前苏格拉底时期，哲学家们在创建学说时很少讨论时间问题，而花了好多气力争辩有没有虚空。毕达哥拉斯派以"数"为世界的本原，认为由数产生点、线、面、体，再由体生出水、火、土、空气四大元素和世界万物。这意味着，万物由空间产生，而空间连接本原。爱利亚派的巴门尼德根本否认变化的可能，因而指斥时间不属于真实的事物，不是事物本身的属性，而只属于人们感觉中的不合逻辑的世界。

原子论的创建人德谟克利特坚持主张，一切事物的始基为原子和虚空，而原子永恒不变，没有时间属性。对西方思想影响巨大的柏拉图，认为空间是神创造世界时所使用的永恒"质料"，存在于世界之先，像是一个母体。而神在创造世界时也就创造了时间，时间只是神创世界所用永恒模型的运动影像，当然在永恒之外。亚里士多德是古希腊哲学的集大成者，他的时空理论以动力学为基础。他肯定了时间的客观性、真实性和永恒性。但是他强调空间位移是最基本的运动形式，而时间本身不是运动，时间不过是空间位移的计量。亚氏的时空观一直影响至今，如爱因斯坦的相对论视时间为空间的第四维。

这里面都忽略了人的决定因素，使得空间和时间各自分离。因为，如果没有人的认知，时间与空间，一切都没有现实意义。当然，它只是先天寂然而存。

西方传统艺术以表现审美对象的空间美为主要目标。其传统绘画的基本技法是"光影"和"透视"，以造成强烈的空间效果，而以牺牲时间为代价。西方人喜欢的是静态美、空间美。中国传统艺术，以"气韵生动"为灵魂，力求展现生命韵律之美，即音乐流动之美，主张美产生于刚柔、进退、开合、动静、虚实、往来、消长等阴阳关系有节律的推移，故重传神而不重形似。中国人喜欢的是动态美、时间美。

在科学方面，欧几里德的《几何原本》被公认为西方科学思想的源头，其公理演绎式的逻辑思维形式一直影响着西方学术的发展。西方最发达的学科是物理学。牛顿力学、电动力学、相对论、量子场论等都主要研究空间属性。近现代西方科学的最大成就是对物质粒子结构的研究，物质结构系事物的空间本质。现代系统科学虽然将关注的重心转移至时间，但所采用的方法和立场仍然是以空间为本位的。西方的生命科学、进化论、各种史学理论几乎皆如是。

我们看一下西方哲学的逻辑悖论问题。

西方哲学的两个基本概念，即物质与精神，哪个第一性的问题决定了西方哲学派别的基本世界观、价值观、人生观的本体论、认识论和方法论。但实际上，**其物质概念即空间概念，精神概念即时间概念**。因为精神在中医理论体系中，是五脏神的综合表现，而中医的五脏神、后天知识体系的识神、先天潜意识的元神，等等，又是中医时空下独特的人体生命结构。

按照西方哲学的物质定义，物质是不以人的意志为转移的客观存在，那么以人的意志为转移的客观存在就是唯心的概念。而西方哲学的唯心主义分成了两个分类，即主观唯心主义和客观唯心主义，而其哲学的物质定义只针对主观唯心主义下了定义，却没有涉及客观唯心主义的"神秘力量"，而所谓的"神秘力量"又有其相对性，彼时为"神秘力量"，可能此时就是已知力量，如力学、电磁学、量子力学、相对论力学，等等，这种绝对概念化的"神秘力量"取决于人的认知能力和智商水平，所以人的智商变成了是否客观唯心主义的关键因素，此为逻辑陷阱一。

如果将哲学的物质概念改为，物质是不以"人"或"神秘力量"的意志为转移的客观存在，貌似哲学的物质概念的内涵与外延面面俱到，但其前提是必须承认"神秘力量"的客观存在，这又是客观唯心主义存在的前提，此为逻辑陷阱二。

西方哲学认为空间（物质）决定时间（精神），时间（精神）对空间（物质）具有能动作用，但这个能动作用到底多大，是一个未知数。人类可以支配自己四肢和思想活动，也可以在有限范围支配其他人，但这个有限的范围却不确定。因为每个人除了自己的自然人身份属性之外，还有社会身份属性，每个人的自然人身份生来平等，具有相同的身体构造和衣食住行、学习隐私等基本权利，但每个人的社会身份却不是平等的，三六九等不同社会分工的社会身份是客观事实。即**人是平等的，但人生是不平等的**。所以这种时间（精神）对空间（物质）的能动作用到底多大，没有界限，此为逻辑陷阱三。

哲学
人认识宇宙、自然界的不同角度、不同深度、不同广度、不同高度，产生了不同的方法论，认识论和本体论，但始终是人的知识，而神传天学、道学则是宇宙发生学与先验学

	空间哲学	朴素	
	唯物主义哲学	机械	物质是不以人的意志为转移的客观存在
	物质第一性 精神第二性	辩证	物质是不以人或神秘力量的意志为转移的客观存在
	唯心主义哲学	主观	吾心即宇宙 程朱陆王、理学、心学
	精神第一性 物质第二性	客观	神秘力量主宰宇宙 天学、玄学、子学 万有引力、电磁场、量子纠缠
	时间哲学		

从西方哲学关于时间与空间的论述中，我们可以看出其时空观念是存在缺陷的。这种逻辑缺陷也是现代科学不能解释中医基础理论及中国传统文明的根本原因所在。因为对于时间与空间不同的逻辑描述，决定了人眼中不同世界观、价值观、人生观的本体论、认识论和方法论。但在中国传统文明中，这种时间与空间的自洽却是与生俱来的圆融和谐。西方科学有的中国古代科学都有，只是侧重点不同；中国古代科学有的西方科学却不一定有，甚至根本就没有，更甚者还解释不了。

所以，哪有什么所谓的哲学，只有一群未开化的拄着文明棍的西方蛮夷们歇斯底里、不知所云的梦呓而已。西方人依靠极端思想洗脑，吸毒，催眠，吃镇静药以达到它们癫狂的天人合一状态，却不知道大药早已在身心深处。真正的人类关于宇宙和世界的认识论，一定不是将人类自己排除在参照系之外的认知，也不是通过药物和外在物理手段去实现，而是真正的天人合一、身心合一、物我圆融。

承认现象和实体界线的相对性，不可以将现象与实体、内在与外在、稳定与不稳定绝对地对立起来。其实这些界线都是以人为本位划定的。如果从无限宇宙的角度来看，则没有现象与实体、内在与外在、稳定与不稳定的区别。因此同样可以说，现象也有本体意义。当然，指出这一点，并不否认划定上述界线对于人类的认识和实践有积极作用。事实上，着眼于世界的空间特性，就会特别看重物质实体；着眼于世界的时间特性，就会特别看重现象，以现象为审视世界的视角。

我们再看看中国古代科学的象数之法，是怎么解决人类关于人与宇宙、自然界的认知的。

庄子在名篇《齐物论》中有一传世箴言，曰："天地与我并生，而万物与我为一。"这两句话合起来，堪称天人合一之经典表述。这样的主客关系决定中国人在认识过程中主要依靠感应思维、自然整体方法、静观和体悟的方法，认识的根本原则是"道法自然"。老子所谓"致虚极，守静笃"，《内经》所谓"夫唯顺而已矣"，正是要求认识主体通过内证、内视、修炼，彻底排除一切主观意念，不作预设，不干预，切割，控制客体，完全尊重对象本来的生存状态，然后观察其自然而然的变化，找出其自然变化的法则。感应思维，就是对事物进行概括，却不离开现象，其目的正是要揭示现象本身的规律。中医藏象经络、辨机施治、药性归经理论，其中许多的内容就是用这样的方法概括出来的。

刘完素在《素问玄机原病式》中云："可以筹算者，天地之数也，若得天地之数，则大道在其中矣。"所谓"数"就是"气数"，天数或自然界的规律及必然呈现的状态。故广义之数术，究天人之际，探索宇宙和人生必变化。精于"数术"者，能"上知天文，下知地理，中知人事"。前已述之。数术者，从何而来，生活实践中？抑或生产劳动中？非也。**内证以修，内视以行，内丹以成，内慧以通，内心以悟**。张介宾释曰"修身养性之法"，即"导引、按蹻、吐纳等调摄精神，锻炼身体的一些方法。"张志聪则说："数术者，调养精气神之法也。"可见，导引之术也属于"数术"之范畴。

导引不只是强身健体，导引还可以带来开慧开智，与宇宙更深入地感应和沟通。所以陶弘景在《辅行诀》中说"凡学道辈，欲求永年，先须祛疾"，学道是沟通天人的共振频率，祛疾是导引、草药、针灸等。

《素问·生气通天论》云："阴平阳秘，精神乃治。"抱朴子曰："以药物养生，以数术延命。"这里所言"数术"即为"法术"和"方术"，它是古代子学的代名词。《灵剑子·导引势》云："开舒筋骨，调理血脉，引气臻圆，使气存之。"《南华真经注疏》云："导气令和，导体令柔。"这两段文字提出了导引锻炼的两个方面，即外在的"体"和内在的"气"，也就是"外练筋骨皮，内练精气神"。内外兼炼，而以内为重。《抱朴子内篇·微旨》曰："知屈伸之法者，则曰导引，可以难老矣，明吐纳之道者，谓之行气，足以延寿矣。"《抱朴子·别旨》曰："夫导引疗未患之疾，通不和之气。"《玄鉴导引法》云："导引秘经，千有余条，或以逆却未生之众病，或以攻治已结之笃疾，行之有效，非空言也。"可见古人对导引和呼吸吐纳的重视。

中医古籍《诸病源候论》里，导引法的锻炼大多不离"气"，如"散气""行气""布气"等。导引法的存想、入静、行气、祝由、存想等内炼，重点在于调气、炼气、行气；而其肢体锻炼也不仅仅是锻炼筋骨皮，更重要的，是调理内在的精气神、经络。大部分导引法都来自道家著作如《真诰》《太清导引养生经》等。

内丹术在导引中占有一席之地。后世医家在著述中多提及以入静为特征的丹法，如杨继洲在《针灸大成》一书中详尽介绍了内丹修炼过程。

在《中国中医古籍总目》中收载 1911 年以前养生类中医古籍总共 364 种，其中养生通论 204 种，导引、气功 83 种，炼丹 77 种。1911 年到 1949 年著作 187 种，其中养生通论 105 种，导引、气功 74 种，炼丹 8 种。共计收录 551 种养生古籍。其中书名带有导引图像的古籍有：四气摄生图、心圣图说要言、三教圣人修身图诀、（增补）理气图说、纪慎斋易学求雨图说、黄庭内景五脏六腑补泻图并序、二十四气坐功导引治病图、五禽戏图、坐功图说、服气祛病图说二卷、调神圭臬图说、易筋经图说、导引图、八段锦坐立功法图诀、内功图说、服气图说、易筋经义服气图说、易筋经外经图说、八段锦图说、诸仙导引图说、欣赏修真（又名希夷坐功图）、五禽戏图说、调气炼外丹图经、易筋经十二式图说、易筋经二十四式图说、内外功图说辑要、先天罗汉拳十八手图势、增演易筋洗髓内功图说、导引坐功图、陈氏太极拳图说、元人导引治病图、炼丹图、延年益寿外丹图等 32 种。

现存最早有练功图像的应当是西汉长沙马王堆汉墓出土的《导引图》，帛画上绘 44 个男女分 4 行排列练功的各种姿势和动作。功法形式上分 4 种，一种属徒手运动，为大多数，二是借助于盘、棍、球、袋等器械的操练，三是行气吐纳，四是表现为凝神入静的意念活动。从术式的功能看分两种，一种模仿螳螂、熊经、鹞背等动物动作，是以养生保健为主要目的的养生功，另一种主要是以治病为目的或作为治病的辅助方法，大多标"引"治某种疾病的术式。这为后世功法之势提供了源头，而后世大部分导引练功之势几源于此。

如《诸病源候论》为隋·太医博士巢元方（550—630）所著，书中论述 1739 种证候，涉及内、外、妇、儿各科，同时辑录养生方导引法 287 条，可以说是在传统导引法发展史上起到承上启下重要作用的一部中医典籍。承上，是指它集隋以前导引法之大成，并最终奠定了导引法在传统医学中的重要地位；启下，是指它丰富而翔实的导引法内容，为后世医家在导引法的创新及应用方面提供了大量的有益启示。该典籍的问世，是导引法成熟的标志。这些养生导引法包括肢体动作，呼吸吐纳和存神观想。

这是修道之前的祛疾导引之法及入道之后的内丹之法。

《庄子·大宗师》中对真人呼吸做了记载，曰"古之真人，其息深深，真人之息以踵，众人之息以喉"。《庄子·刻意》言："吹呴呼吸，吐故纳新，熊经鸟申，为寿而已矣。"这说的是普通人用肺呼吸，而真人用肾呼吸，肾主封藏，甚至都藏到脚后跟了。

《素问·刺法论》认为"人神失守"是发病病机，"人神内守"是全神养真之要。"人神"是道家生命内证概念，概而言之，即认为天地之间、人体内外存在着各种各样的形态发生场（神灵），尤其是人体脏腑、五官、脉络和官窍之中有形形色色的神灵镇守，所渭"泥丸百节皆有神""凡人身中亦有三官六府，一百二十关节，三万六千神"，这些在道书中被称之为"身神"，它具有司掌所镇守的脏腑关窍生理功能的职能。《刺法论》认为"神失守位"是发病的重要原因。黄帝问曰："人虚即神游失守位，使鬼邪外干，以致天亡，何以全真？"岐伯答到："谓神游失守，虽在其体，然不致死，或有邪干，故令夭寿"；"十二藏之相使，神失位，使神彩之不圆，恐邪干犯，治之可刺"。《太平经》："夫人神乃生内，返游于外，游不以时，还为身害。即能追之以还，自治不败也。"

因为人神总外游而不守身，则需思之使其还。存思法内容广泛，或存思人形或思五脏之气出或思日月光彩等。人神是保持健康的根本，人神镇守体内，则人体各个部分生理机能正常，若"神失守位"，则神的保护能力就有缺陷，很容易招致外邪的侵犯，影响各部位生理功能，使人得病。《素问·刺法论》中给出了许多守神的方法，如存思法、服用金丹法、刺法，目的都为了全神养真，"是故刺法有全神养真之旨，亦法有修真之道"。存思是全神的重要方法，在道家内证修炼中被广泛应用。

中国古代道学家们大多围绕五脏炼养、守神修心这一核心原则。

三国方士灵宝派祖师葛玄（164—244）之侄孙、东晋著名道暨葛洪（284—364）《抱朴子》云："是故古之初为道者，莫不兼修医术，以救近祸焉。"上清派道士陶弘景（456—536）所整理辑录的《养性延命录》采辑了不少魏晋时期的道术。在服食养生上便较早地提出了以五脏为核心的服食法，认为药物饮食调和则五脏滋养，可养生延命。《养性延命录·教诫篇》引用已佚道书《雒书·宝予命》曰："古人治病之方，和以醴泉，润以元气，药不辛不苦，甘甜多味，常能服之，津流五脏，系在心肺，终身无患。"

陶弘景在敦煌卷子《辅行诀脏腑用药法要》的开篇中说："隐居曰：凡学道辈，欲求永年，先须祛疾。或有夙病，或患时恙，一依五脏补泻法例，服药数剂，必使藏气平和，乃可进修内视之道。不尔，五精不续，真一难守，不入真景也。服药祛疾，虽系微事，亦初学之要领也。"《黄庭经》中谈到的"内视""内视肠胃，得见五脏""自见五脏肠胃"等，皆是以此作为丹道家藏象经络学及脉学建立的基础，即丹道家根据"内视"的方法，从生命态的活人体上向内求得及建立其理论体系。古人所说的"借医弘道""援医入道"等主张，均是这一法术的体现。

道家以内境、内景、内象为同义，主要指人体脏腑，有时及于筋骨、血、肉、经络等内部组织结构。梁丘子《黄庭内景经》注释说"景者象也"，"内象谕即血肉、筋骨、脏腑之象也，心居身内，存观一体之象，故曰内景也"。道家炼功强调内视、内观、内照、反观、反照，都是要求反观脏腑。可见道家内景与内境是同一概念。医家一般均用"内景"。赵献可《医贯》说："脏腑内景，各有区别。"《医学入门》有《内景全图》，《循经考穴编》有《脏腑内景之图》，《类经图翼》有《内景图》，文字有《内景赋》，都明确指的是人体内脏，所绘之图均是一张用侧人图显示的内脏图。

这些关于天人之人的内景部分也是《黄帝内经》《扁鹊内经》存在的客观事实；与之对应的天人之天的外景部分，就是《黄帝外经》《扁鹊外经》部分。所以内经也是内景，外经也是外景。

上至岐黄、鬼臾、俞跗，中至华佗、皇甫谧、葛洪、陶弘景、孙思邈、金元八大家及其一众后学都是道毉衣钵，近代名医潘箬泉、恽铁樵、章次公、秦伯未、施今墨等人，也都曾向陈撄宁等丹道大师学习内丹术。

《道藏》收录的医家经典覆盖了古中医药学的各个方面，占《道藏》文献的70%以上，而且其中不乏孤本、秘本、善本，俨然一套医籍汇编。"运气九篇"、古本《伤寒杂病论》等都是在道家内部单传、秘传。

祝由包括符箓、神志、情志等不同层次的治疗方法。如吴昆曰："移异精神，变化藏气，如悲胜怒，恐胜喜，怒胜思，喜胜悲，思胜恐，导引营卫，皆其事也。"他的解释实际可用"以情胜情"来替换，通过变化情志，而使偏失的脏腑之气随之平调，也可称之为"移情变气"法。这一点同"移神变气""移气变气""移精变气"没有什么不同，只是不同层面上的道毉术法。包括道家六字诀、佛家各种佛号咒语、甚至近代的八卦象数默念法，等等，实际上都是符咒的一种。而符箓同文字都是符号的一种，上古时期仓颉造字时也是惊天地泣鬼神，不同的文字符号可以传达不同能量、不同信息，这一点也是事实，所以从本质上讲没有什么区别，只是由不同的人、不同时间、不同地点写出来应用一下，起到了不同的作用。本质上都是一样的。

有专立章节论述"符咒祝由禁法"的医书，如《五十二病方》《素问》《黄帝内经太素》《诸病源候论》《医心方》《圣济总录》《古今医统大全》《类经》《医灯续焰》《寿世青编》《神灸经纶》《千金翼方》《备急千金要方》《素问六气玄珠密语》《素问要旨论》《脉诀》《鲁府禁方》《类经图翼》《寓意草》《松峰说疫》《验方新编》《厘正按摩要术》《运气证治歌诀》《伤寒钤法》《喉科金钥全书》《普济方》《本草纲目》《外台秘要》《证治准绳》《儒门事亲》《医说》《续医说》《证类本草》《续名医类案》《幼科证治准绳》《古今医鉴》《本草品汇精要》《疡医大全》《医碥》《幼幼新书》《急救广生集》《养生导引秘籍》《喉科金钥全书》《祝由十三科》《孙文垣医案》，等等。

我之所以没有详述道家的认识论，而只是从古中医角度入手，主要是因为古中医本就是源于道家子学，而且古中医又是本次讲座的主题，古中医又是集中了中国古代象数之学中关于认识论的主要部分，如五脏神（即气血之神）、元神和识神部分（即梦的部分）。可以看到，关于认识论，中国古代的真人们不同于西方那些哲学家和科学家的认识方法，我们讲究天人合一，西方人追求的天人分离。所以就产生了两种不同的逻辑系统，如中国古代科学与西方现代科学，以及两种逻辑系统的哲学系统。

因为两种逻辑系统坐标系的原点不同，所以文明进化的目标也不同。

中国古代文明是四维坐标系（加上了人的时间维度），西方科学是三维坐标系；我们坐标系的原点是人，坐标系是天象，而西方坐标系原点是物，坐标系也是物；我们的研究方式是天人感应（物理反应和化学反应）和格物致知、薄物致知，西方科学的研究方式只是格物致知；我们的科学以天人合一、圆融共振为终极目标，西方科学以物我分离、时空割裂为基本框架。

虽然西方科学关于物质与宇宙的认知方式只是格物致知的所谓分析论和还原论，但毕竟也是一种法门。依前所述，我们看到，在天人合一、格物致知的认知体系之下的文明是曾经辉煌的、巨大的、领先的。西方科学只是在格物致知这条路上先行了一步而已，终究还是会天人合一，前面阴阳算力的阐述已经说明了问题核心逻辑所在。

但是不管如何发展，都是万法归宗、万法归一。因为不管认识主体是如何不同，认识的客体只有一个，那就是我们人类生存的这个宇宙。最终，格物大师与内证大师的珠连合璧，也必将是人类文明的新高度。

象数之学

现阶段，现代科学作为一种特殊形式的象数之学，已经是人类进化历史中的主流。但象数之学不只包括现代科学，还包括这个古代的科学——子学。现代科学属于经验性科学，天人分离的科学；中国古代科学属于先验性科学，天人合一的科学。现代科学的历史我们就不说了，这里简单介绍一下我们中国古代的子学的历史。

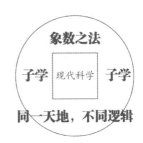

象数之学的第一次繁盛时代是先秦时代

数术文化是中国传统文化的重要组成部分，它历经几千年，已经渗入到中华民族传统文化的许多方面，中国古代哲学、思想、政治、科学、宗教、军事、文学、艺术、医学等几乎都或隐或显地受到数术的影响。从平民百姓到帝王将相，从婚丧嫁娶到祭祀用兵，几乎都有数术的参与，借以趋吉避凶。

数术有广义、狭义之分，广义的数术既包括天文、历法、数学、医学等客观的科学知识，又涵盖符咒、神仙、房中等道家秘术。狭义的数术则专指以阴阳五行、太极八卦等理论为指导，专事占验吉凶的知识体系。实际上，狭义数术是数术的基础理论内涵，基本完整成熟地出现于先秦时代，为中国古代数术文明的基础典籍时代，也决定了后世数术文明的走行及应用，从这个意义上来说，先秦时代的数术渊薮基础地位就是其第一次繁盛时代；而广义数术是数术的外延和技术应用，基本大化流行于魏晋唐宋及其后。数术在根上影响着中国文化进程和中国人的思维方式。不了解数术的内涵就不可能深刻地理解中国传统的思想文化。

中国古代学术从"观象授时"起始，很早就形成了"以天时为正"的观念。

中国古人视宇宙为生生不息的大化流行，而不是万物的并列杂陈。老子："道生一，一生二，二生三，三生万物。"孔子："天何言哉？四时行焉，百物生焉。"故中国人偏重从衍生的角度去理解各类具体事物。中华学术的源头是《周易》，六十四卦所揭示的正是自然与人事的时间历史规律，其核心思想可用"与时偕行"四个字来概括。《系辞上》指出："参伍以变，错综其数。通其变，遂成天下之文；极其数，遂定天下之象。"孔子："君子之中庸也，君子而时中。"（《中庸》）中道即时道。历代贤哲在时空预测，提高时效，把握时机等方面有精深论述。荀子："使欲必不穷乎物，物必不屈于欲，两者相持而长，是礼之所起也。"（《荀子·礼论》）这是对可持续发展的深刻思考。

数术一词早在先秦时期已见于文献记载，《墨子·节用上》说："此不今为政者，所以寡人之道数术而起与。"其中，数术是经国之术。《韩非子·奸劫弑臣》"夫奸臣得乘信幸之势以毁誉进退群臣者，人主非有数术以御之也"，此处，数术是法家政治权谋之术。汉代时，数术的概念基本定型，数术正式成为一种借助阴阳、五行、八卦理论，探索自然，预测国家兴亡，占验人事吉凶的知识体系。魏晋以后，天文、历法等与数术的源流关系逐渐在文献中明晰，至清代基本完成这一转变，《清史稿·艺文志》于子部下专列数术类与天文、历法、算术并行。

汉简及敦煌文书的出土，为汉唐数术文献提供了丰富的研究材料。专事先秦考古研究的学者李零就上世纪出土的数术文献进行了一些研究工作，著《中国方术考》及《中国方术续考》，此两部著作引证丰富，论述精详，是研究数术出土文献的佳作。数术之学在秦汉盛极一时。据《汉书·艺文志》载"凡数术百九十家，二千五百二十八卷"，可谓卷帙浩繁，对照区区《黄帝内经》十八卷"，则可以想见当时数术是怎样一种显学了！

数术的原则为秦汉各家所共用，它渗透到中国古代自然科学、社会科学、哲学等各个方面，自然，医学也无例外。《素问·三部九候论》曰："天地之至数，合于人形血气。"古人用数术原理架构中医理论，用以说明人体脏腑、经脉、气血的性状与天道的符合度，以及人体各种生理指标的内在联系，其体系是中医理论的一个重要组成部分。

自汉代时，专门的数术文献开始涌现，我国最早的综合目录《别录》和《七略》也是最早著录数术文献的书目。据存其目的《汉书·艺文志》所载，书目分六略，其中"数术略"著录书籍190家，几乎占全部书籍的三分之一，可惜多已亡佚。所幸，20世纪以来大量的出土文献在一定程度上弥补了这一缺憾。1972年出土于山东临沂银雀山一号汉墓的大量竹简文献中就有许多数术文献，像《占书》《天地八风五行客主五音之居》等均属此类。1973年，发现于湖南长沙马王堆3号汉墓的大量竹帛文献中也保存着不少数术典籍，如《式法》《五星占》《相马经》，等等，这些出土文献为我们研究汉代数术文献提供了丰富的资料。

《汉书·艺文志》单列数术部类，数术略下又分天文、历谱、五行、蓍龟、杂占、形法六小类。其中，天文类所赅文献与后世无别，直到清《四库总目》才明确将天文文献从数术中分离出来，而星占之书仍归数术类。历谱类收录历法、算术、年谱等文献，如《古来帝王年谱》《许商算术》等均归于历谱类。《汉志》五行类所著录文献，既包括阴阳五行理论及其运用之书，还包含与天文历算关系密切的式占典籍，与地理有关的堪舆之学，与用兵有关的五音之术，等等。

其中，阴阳五行理论在这一时期逐步走向成熟，式占、堪舆等数术小类在秦汉以后有了进一步的发展。蓍龟类包括龟卜和易占，凡15种，其中龟卜文献6种，易占文献8种。杂占之属主要包括占梦、厌劾等，此类有消有长。形法系统也得到了长足的发展，但数量上还不是很多，魏晋以后才日渐兴盛。总的来说，两汉时期，数术知识体系基本完备；数术活动仍侧重于国之大事，主要为统治阶级服务，且地位十分重要；数术文献日益增多。

而这时也正是仲景、华佗、董奉三神医的时代。

魏晋时期，儒学的统治地位松动，玄学兴起，佛教传入，文化走向多元，文献古籍也呈现增长趋势，各类书目也随之增多，目录学迅速发展。其中，《魏中经簿》沿袭《七略》的七分法，《晋中经簿》始创立四分法，自此数术从一级目录降为二级目录，后世书目少有例外。南北朝时期，官修目录多循前朝四分法。同时，私人藏书兴起，王俭的《七志》分书籍为九部，下列阴阳志，数术重回一级目录，阮孝绪的《七录》分图书为七部，列术伎录以赅数术和方技。由此可知，由于文化的多元化，数术也受到一定的冲击，数术地位相较前代有所下降，但仍稳中求进。这一时期，由于朝代更迭频繁，战乱频仍，大量古籍亡佚，书目文献也散佚不存，数术文献亦不例外。

魏晋以后，数术文献数量激增，《隋书·经籍志》正式确立经史子集四部分类法，数术文献多归于子部下设的五行类中。《汉志》数术略下设的六小类所辖文献数量大致相当，魏晋以后各小类发展不平衡，其文献数量也有消有长。自《隋志》始，天文、历法、算术、医术等客观的科学知识逐渐从数术母体中独立出来。《隋志》天文类仍涉及部分数术文献，但与《汉志》相比，《隋志》改历谱为历数，将年谱从历数中分离出来，归入史部。此外，《隋志》子部下所设二级目录中的兵类、儒家及医方类也杂有少数数术古籍。

《隋志》五行类收书达 490 种之多，从其所著录文献分析，这一时期，龟卜类文献仅有 4 种，与此相反，易占文献则呈上升之势，达 64 种之多。其中，太一、九宫及遁甲等式占文献发展迅速，达 60 余种。命相类较魏晋以前有所发展，以元辰算命颇为流行，命相文献凡 19 种，其中相书 4 种，以元辰为名的算命文献有 15 种。相宅及相墓类文献稳步发展，《隋志》著录 8 种。而杂占类文献数量有显著提升，尤以风角、鸟情及选择文献为最，用于军事的风角、鸟情等占候文献近 30 种，以婚书、坛经为多的选择文献亦有 32 种，为唐宋数术文献的繁盛蓄势。

唐代数术的发展也有了新的突破，出现了大量的数术名家，像袁天罡、李淳风、吕才、李虚中等。一些数术家还具有广博的学识，且注重吸收众家之长，在丰富数术理论的同时，增强数术的实用性及适用性。他们的事迹在正史、野史、笔记等均有流传，他们或著书立说丰富数术理论，或行走于江湖以数术谋生，其影响由帝王将相慢慢扩散到布衣平民，为宋代数术文化走向民间做了很好的铺垫。但数术文献在这一阶段无明显增加，《旧唐书·艺文志》体例上沿袭《隋书》，子部五行类著录书籍 113 种，《新唐书·经籍志》五行类收录数术文献 160 种。此外，20 世纪出土的敦煌文献中，发现数术文献 274 种。唐代数术文献在数量上虽无大的变化，但已经有了总结性著述出现，命理学发展显著，并且突出个人化的特点。数术文化的服务群体范围也渐渐扩大。

唐代设有太卜署，主掌占卜之事，数术在统治阶级群体中仍有较为重要的地位。《旧唐书·太宗本纪》记载"（武德九年）壬子，诏私家不得辄立妖神，妄设淫祀，非礼祠祷，一皆禁绝。其龟易五兆之外，诸杂占卜，亦皆停断"，这一诏令从侧面说明了当时在社会生活中，数术活动已较为普遍，数术的民间化已成为其发展的一大趋势；同时，唐代的数术有正术、杂术之别。卜筮、易占、五兆、式占等正术一般由朝廷把持。《唐六典》卷14《太常寺太卜署》中记有四种正术类别，一曰龟，二曰兆，三曰易，四曰式。唐代"杂占卜"主要包括阴阳、占梦、相宅、九宫、禄命、葬术、相术等。总之，唐代数术文化迅猛发展，并出现了一些总结性著作。唐代数术理论的完善、数术文献的发展为宋代数术文献的繁盛打下了良好的基础。

医学数术文献当以先秦时期的《黄帝内经》《黄帝外经》《扁鹊内经》《扁鹊外经》《太始天元玉册》等为重，这些古中医的基础框架一旦横空出世，就给5000年的古中医定性，从此再没有任何一人一术一派一病一方能出此雷池一步，皆在此圈中顺流逆流。

《内经》中涉及的时间节律有年节律、月节律、日节律等，这些节律的产生均是由天体自身有规律的变化形成的。中医学天人合一的整体观认为人体是自然的一部分，是要与自然相适应相协调的。

就日节律而言，《素问·金匮真言论》记载："平旦至日中，天之阳，阳中之阳也；日中至黄昏，天之阳，阳中之阴也；合夜至鸡鸣，天之阴，阴中之阴也；鸡鸣至平旦，天之阴，阴中之阳也。故人亦应之。"

就月节律而言，《素问·八正神明论》中记载："月始生，则血气始精，卫气始行；月郭满，则血气实，肌肉坚；月郭空，则肌肉减，经络虚，卫气去，形独居。"

就年节律而言，《素问·诊要经终论》中记载："正月二月，天气始方，地气始发，人气在肝。三月四月，天气正方，地气定发，人气在脾。五月六月，天气盛，地气高，人气在头。七月八月，阴气始杀，人气在肺。九月十月，阴气始冰，地气始闭，人气在心。十一月十二月，冰复，地气合，人气在肾。"以及《素问·四时刺逆从论》中记载："春气在经脉，夏气在孙络，长夏气在肌肉，秋气在皮肤，冬气在骨髓中。"而五运六气涉及的年月日时更是中医人人皆知的了。

人体与时间节律有着深刻的对应关系，也正因如此，人体在不同的季节，往往有不同的易感疾病，如《素问·金匮真言论篇》中记载："春善病衄，仲夏善病胸胁，长夏善病洞泄寒中，秋善病风疟，冬善病痹厥。"当时间节律和气候的变化失去一致，至而未至或未至而至时，人体也易产生疾病，如《灵枢·岁露论》中指出："二月丑不风，民多心腹病。三月戌不温，民多寒热；四月巳不暑，民多瘅病。十月申不寒，民多暴死。"《内经》中的因时制宜思想还体现在对疾病的治疗中。《素问·水热穴论篇》中有"春取络脉分肉""夏取盛经分腠""秋取经俞""冬取井荥"的记载。《灵枢·寒热病》记载："春取络脉，夏取分腠，秋取气口，冬取经输，凡此四时，各以时为齐。"

而包括年月日时所有时间因素，甚至超越年月日时之上的更大时间尺度的中医医算体系——五运六气理论，更是以成熟的理论逻辑体系完整地概括了一切中医基础理论与指导实践的科学性。可见《内经》中是十分强调空间基础上的时间因素的天人感应规律的。

象数之学的第二次繁盛时代是在北宋形成

宋代是数术文献发展的鼎盛时期，宋以前的数术体系一直是官学秘传，这一时期数术文化下移，深入民间，转入私学，广泛流行，数术文献大量涌现，宋书目著录的数术文献达千余种，由此创造了有宋一代的物质文明的辉煌盛世。陈寅恪先生说："华夏民族之文化，历数千载之演进，造极于赵宋之世。"

宋代学术思想自由，理学兴盛，流派纷呈，宋代的数术文化自然也染上了理学的色彩，同时也给数术理论注入新的血液。加之，宋代私学遍及四方，书院遍野，其文化呈现出平民化的态势，研究数术的群体逐渐扩大化，上至文豪巨擘，下到布衣百姓。苏轼、周敦颐、朱熹等名士都颇喜《易》学，且爱与术士交往，《朱子语类》中便记载了朱熹多次算命的经历。而据王安石《临川文集》卷七十记载，在汴京以占卜为业者数以万计，可见其盛。

宋代不乏精研数术之人，如陈抟、邵雍等擅长易占，并著书立说，对数术多有发明。徐子平精于三命，在前人的基础上完善了四柱算命法，人称"子平术"。《古今图书集成》中载有堪舆术士115人，仅宋代术士就有43人。他们不但发展了数术理论，而且完善了数术操作方法，使其更简便易行。

宋代数术文献主要有五大部类：第一，天文式占类；第二，易占卜筮类；第三，命相类；第四，堪舆类；第五，杂占类。此五部类，天文式占类为统治者所控制；易占类文献最受知识分子推崇；尤以命相类文献在此时期发展最为突出，在民间广为流行；堪舆类文献则上至统治阶级下到平民百姓皆不可缺少；杂占类文献也小而驳杂且多不成系统，以民间流传为主，占梦类文献趋于衰落，而选择类最为人所重，无论婚丧嫁娶，还是宦游远行，均以选择之书为准绳。宋代大量的民间术士在实践过程中，也多有著述呈现，从而促进数术文献的发展。

宋代的数术文献门类繁多，数量庞大。

与前朝史志目录相比，《旧唐志》与《新唐志》收录的数术文献总数不足三百部，而《宋志》数术古籍则达千余种。从二者所著录数术文献的种类分析，《宋志》中天文式占、易占、堪舆、命相、杂占等门类的文献在数量上都有了显著的增长；质量上则参差不齐，某些数术门类出现了系统性、理论性俱佳的总结性论著。

在天文式占方面，由于宋代统治者严令禁止民间私习天文，天文文献也仅限于官方机构收藏和编修，多有佳作出现，杨惟德的《景祐乾象新书》、李季的《乾象通鉴》等著作均是在前代的基础上对星占理论进行系统的汇总。在易占方面，北宋邵雍创立先天易学，著《皇极经世书》，与陈抟的龙图一起构成了独具特色的图书学派。在命相方面，唐宋时期相术颇为流行，尤其在宋代，《唐志》仅著录两部相书，《宋志》五行类收录相书近60种，流传较为广泛的像陈抟的《人伦风鉴》等。

《汉志》著录数术文献仅190种，《隋志》增至490余种，新旧《唐志》著录数术文献凡273种，加上敦煌出土的270余种数术文献，才540余种。到了宋代，由于数术文化的繁荣，数术文献在民间的需求量增加，印刷业的发达等原因，宋代数术文献数量急剧增长。宋代仅一部《宋志》就记载有千余种数术典籍，这还不包括《通志略》及一些私志中著录的《宋志》未收的文献。

不仅如此，宋代数术文献的种类也有所增加，郑樵《通志略》五行类下设30小类，仅相书就有相法、相字、相印、相笏等四种，宋代相法增加了揣骨听声的相书，如《杂相骨听声》《中定声气骨法》等。

由此可见，宋代数术文献数量之庞大，种类之繁多。宋代数术文献如此兴盛，主要是数术自身发展的结果，宋代子学术士辈出，他们继承宋以前数术成果，注意吸收理学思想进一步激活数术理论。一些民间术士在实践中完善数术方法使其更简便易行。宋人还创造了一些新的数术门类。一是卦影；二是星禽；三是扶乩。许多术士还积极著书立说，使其得以广泛流传。

做为古中医的象数之法，五运六气理论由隐学到显学始于唐代初期，由王冰公开。在唐代后期又陆续出现了几部有关运气学说的专著与专篇，据说也是王冰所传、所著，如《素问六气玄珠密语》《天元玉册》《昭明隐旨》和《元和纪用经》等书，对运气七篇中的一些概念和原理进行了阐述和发挥。运气学说在医学界的影响与地位自北宋中后期开始有了较大的改观。

宋代是五运六气学说在医学领域兴起的时代，《宋史·艺文志》记载宋代国家藏书中有赵从古《六甲天元气运钤》二卷、马昌运《黄帝素问入式秘宝》七卷和刘温舒《素问入式运气论奥》四卷，共 3 部 13 卷运气类著作，而《隋书·经籍志》和《新唐书·艺文志》均无记载。这种变化首先得益于宋代政府的重视。例如，运气学说的内容被列为基本考试科目之一，而且第一部官修方书《圣济总录》当中，也大量引用运气学说的内容。

不仅如此，自政和七年（1117 年）起，宋徽宗推行"天运政治"，诏令"公布次年运历，示民预防疾病"以及逐月公布各月"月令"等政策。这一举措，不仅在医学界，而且是在全民范围内运气知识的一次大普及，甚至流传有"不读五运六气，检遍方书何济"的说法。诞生了一批诸如刘完素、张元素、张子和、陈无择、李浩、程德斋等实用性运气医家，留下了一批重要的运气临证著作。

西方史学家称两宋时期为"中国的文艺复兴时期"，当然这并不十分准确，因为我们的三皇五帝、汉唐盛世的文明始终是领先西方的。纪晓岚也说"儒之门户分于宋，医之门户分于金元"，中医江湖从金元四大家以来，也是热闹纷繁，这些都与五运六气理论的显学传承、传播密切相关。刘完素在《素问玄机原病式·序》曰："易教体乎五行八卦，儒教存乎三纲五常，医教要乎五运六气。"将运气学说在医学中的地位提升至与易学的五行八卦、儒教的三纲五常相等的地位，可见宋代运气学说在医学领域的重视程度。从金元到明清，研究运气说遂成风气，其发端于宋代运气学说的兴起。

明清时期，虽西学东渐，但传统学术依然得以传承并在自身体系内有所发展。这时对运气学来说，续有王肯堂《医学穷源集》、吴谦《医宗金鉴·运气要诀》、喻嘉言《医门法律·运气格言》、陆九芝《世补斋医书·六气大司天》、陈在山《运气举要》、高思敬《高憩云外科全书·运气指掌》、陆儋辰《运气辩》、马印麟《五运六气瘟疫发源》、黄元御《医学摘萃·六气解》、朱永清《医理元枢·运气要略》、雷少逸《时病论·五运六气论》，等等，可谓洋洋大观。

运气学说得到了进一步应用发展。但随着西学东渐的深入，尤其日本明治维新对中医的冲击很大，再加上运气学说本身理论复杂，方法烦琐，使后学往往感到其神秘莫测，无从把握，因而开始由显学逐渐变为隐学，但在温病、瘟疫领域里，运气理论还是起到了理论框架作用。

可以说，**整个中医学术史的主线就是五运六气理论的象数显隐的学术史。**

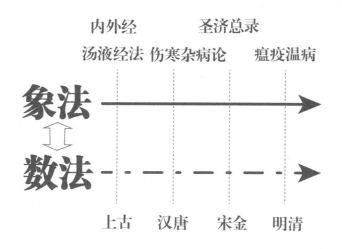

《素问·阴阳应象大论》所说的"法于阴阳，和于数术"已经再明白不过了，数法、象法缺一不可。故《素问·六元正纪大论》说："先立其年，以明其气……寒暑燥湿风火，临御之化，则天道可见，民气可调，阴阳卷舒，近而无惑。"《素问·五运行大论》说："先立其年，以知其气，左右应见，然后乃可以言死生之逆顺也。"《素问·六节藏象论》说："不知年之所加，气之盛衰，虚实之所起，不可以为工矣。"《素问·五常政大论》说："不知年之所

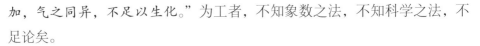

加，气之同异，不足以生化。"为工者，不知象数之法，不知科学之法，不足论矣。

可见，古中医中以藏象经络为核心的天人象法，以五运六气法为核心的数术之法，二者合和为全璧，即古中医的象数之法，也是古中医作为上古中华文明科学属性的核心体系。

我们的数术文明的先进性和科学性决定了我们的物质文明的科学性与先进性。

中国古代科学是从时间基础上发展起来的，但这不意味着空间科学就很差，恰恰相反，中国古代科学技术的发达，是中华文明昌盛的标志之一。中国古代的科学技术长期处于世界前列，有过令世人叹服的辉煌历史，一大批卓越的科学家和杰出的能工巧匠，在世界科技史上树立起了一座座丰碑，中国人"在许多重要方面有一些科学技术发明，走在那些创造出著名的'希腊奇迹'的传奇人物的前面——并在公元3世纪到13世纪之间保持一个西方所望尘莫及的科学知识水平""中国的这些发明和发现往往远远超过同时代的欧洲，特别是在15世纪之前更是如此"（李约瑟《中国科学技术史》）。

据李约瑟《中国科学技术史》统计，我国古代所涌现的世界第一流的百项发明与发现，仅20%左右是对自然规律的归纳和应用，而且是"朴素"的萌芽；50%是纯技术，而又不重视其相应原理明晰化，以指导更广泛的生产；其余30%的成果属民间的技巧和小发明，而又一直处于玩物的阶段。

中国冶金术大约始于炎帝、黄帝时期的青铜冶炼。至夏代，开始用青铜制作礼器和祭器。殷商时期，我国青铜器冶炼烧制技术已经很发达。河南安阳武官村1938年出土的司母戊大方鼎说明了殷代的冶铸水平，这是我国乃至世界古代青铜文化中所仅见的。西周时期，铸造青铜器的技术得到进一步发展，不仅在数量上大大超过商代，而且器物种类也更加多样化，这是中国青铜器最盛的时期。

中国古代丝织技术水平较高，马王堆汉墓所出土的丝织品，其高超的工艺技术令人赞叹。到唐宋时期，丝织工艺已经达到了非常娴熟精湛的程度。

两汉时期，随着社会生产力的不断提高，农业和手工业快速发展，各种发明创造层出不穷。在机械方面有指南针、指南车、水碓、翻车、渴乌、浑天仪、候风仪、地动仪及扇车等问世，这些发明对当时和后世的生产生活、科学技术及手工业发展等产生了重大的推动作用，具有深远的意义。

对于指南针的发明时间，现代人多以为是唐宋以后的事了。而实际上，在我国两汉时期，比较实用的指南针（即司南）就已经出现了。《吕氏春秋·精通篇》高诱注说："石，铁之母也。以有磁石，故能引其子；石之不磁者，亦不能引也。"此外，人们对天体的认识也逐步深入，这些对指南针的发明起到了关键作用。王充《论衡·是应篇》说："司南之杓，投之于地，其柢指南。"这表明汉代已有了用杓形指示方向的指南针，这也是历史上最早的关于指南针的可靠记载。

指南车是古代用来指示方向的车辆，它是利用齿轮传动系统和离合装置来指示方向的。据《宋书·礼志五》载："其制如鼓车，设木人于车上，举手指南。车虽回转，所指不移。"西汉经学家刘歆在《西京杂记》中记载道："汉朝御驾祠甘泉汾阴，备千乘万骑。太仆执辔，大将军陪乘，名为执驾。司南车，驾四，中道。"当代学者对这种"司南车"进行研究后，认为它是中国历史上有案可稽的、最早靠齿轮来传动的指南车。后来东汉科学家张衡在此基础上发明了结构更为复杂的指南车。自动离合装置指南车的出现，标志着两汉时期我国机械技术水平已经达到了较高的程度。

我国古代劳动人民很早就用水力推动鼓风机来铸铁，并进一步利用水力、杠杆和凸轮原理来加工粮食。我们把用水力将粮食皮壳去掉的机械叫水碓。水碓约发明于西汉时期，它的出现和使用，大大提高了生产效率。后汉的桓谭在《新论》中说："宓牺之制杵臼，万民以济；及后人加巧，因延力借身重以践碓，而利十倍杵臼。又复设机关，用驴骡、牛马及役水而舂，其利乃且百倍。"这里所说的"复设机关"，即指为践碓安装了轮轴一类的传动装置，通过畜力或水力推动水轮转动，使装在轮轴上的凸板不间断地代替人脚压动碓身工作。水碓出现以后，很快地在粮食加工方面得到广泛应用。

翻车、渴乌是两汉时期发明的提水灌溉工具，它们属于链式传动机械装置，通过人力或水力将井中或水库的水抽取上来。《后汉书·张让列传》记载：掖庭令毕岚"又作翻车、渴乌，施于桥西，用洒南北郊路，以省百姓洒道之费。"章怀太子注释曰："翻车，设机车以引水。渴乌为曲筒，以气引水上也。"由此可知，翻车属于机械传动装置，从后代的翻车形制，可知渴乌是置于不断转动的大轮上的数个竹筒，"机车"转动时，可将水不断提取上来。翻车、渴乌最先用于提水洒道，用于灌溉则是以后的事了。翻车的转动链在当时是一种竹木质的链状物，转动用的金属链至今未见。翻车这种链式转动机械的功能明显优于靠人力提水的桔槔，所以一经应用于农业生产中，就大大地提高了生产效率。在距今1800年前的那个时代，这是一项了不起的伟大发明。

东汉时期，我国科学家根据齿轮转动装置制造了浑天仪、地动仪、候风仪等天文观测仪器。张衡认为天地之体如鸟卵，周旋无端，其形浑浑然。他著有《灵宪》和《算罔论》，并由此制成浑天仪。浑天仪是利用水力推动的天体模型。《后汉书·张衡传》说："衡善机巧，尤致思于天文、阴阳历算。……遂乃研核阴阳，妙尽璇玑之正，作浑天仪。"《晋书·天文志》载有浑天仪的结构与形制："张平子（张衡，字平子）即作铜浑天仪，于秘室中以漏水转之，令伺之者闭户而唱之。其伺之者以告灵台之观天者，曰璇玑所加，某星始见，某星已中，某星已没，皆如合符也。"由此可知，浑天仪以漏水驱动浑象原理进行天文测量，并通过齿轮传动系统显示时辰日子；浑天仪上所记星宿，是以往中国天文家和张衡自己所观测到的天体。显然，这是世界上最早的以水力为动力的齿轮传动机械。

东汉阳嘉元年（132），张衡制造了世界上最早的测定地震的仪器——地动仪，其结构、形制、工作原理在《后汉书·张衡传》中记载如下："以精铜铸成，员径八尺，合盖隆起，形似酒尊，饰以篆文山龟鸟兽之形。中有都柱，旁行八道，施关发机。外有八龙，首衔铜丸，下有蟾蜍，张口承之。其牙机巧制，皆隐在尊中，覆盖周密无机。如有地动，尊则振龙机发吐丸，而蟾蜍衔之。振声激扬，伺者因此觉知。虽一龙发机，而七首不动，寻其方面，乃知震之所在。验之以事，合契若神。自书典所记，未之有也。"由记载可知，张衡所造的地动仪由精铜铸成，其内部结构精巧，从其精密性上推测，它应当是用铜或钢铁金属制成的精密齿轮传动装置。地动仪中为一"都柱"，相当于一倒立的震摆，周围按八个方向装置八组机械装置，上设口含铜珠的龙头，龙头下各有一只蛤蟆张口向上。一旦发生地震，"都柱"便会因震动失去平衡而触发地震方向的机关，该向的龙口即张开，使铜珠落入蛤蟆口中，而发出大的声响，观测者即可知何方发生地震。它的精密性与准确性，在当时的一次地震中就得到了检验。据《后汉书·张衡传》记载："尝一龙机发而地不觉动，京师学者咸怪其无征。后数日驿至，果地震陇西，于是皆服其妙。"这架地震仪的出现，比西方早了大约 1700 年，所以李约瑟将其称为"地震仪"的鼻祖。

据《三辅黄图》所载，在西汉长安灵台上安装有"向风乌"和"铜凤凰"。铜乌遇风即动，用来观测风向风速，或作为皇帝大驾出祀的装饰。该书还记载长安城建章宫南有玉堂，台高 30 丈，铸铜凤高 5 尺，外边装饰黄金，立于屋上，下有转枢，向着风就飞翔。可以说，金凤是我国最早的旋转型风向仪。

稍早于仲景的张衡还制造了测量风向风速的仪器——候风仪，又称相风铜乌，西方 12 世纪时制造出的候风仪，其结构与之十分相似。需要指出的是，范晔因为不知道候风仪与地动仪为两种仪器，故在《后汉书·张衡传》中将张衡的两项发明连写成了"候风地动仪"，以致后人误将张衡发明的地动仪称之为"候风地动仪"。《北史·艺术上·信都芳传》记载，北魏人信都芳"又聚浑天、敧器、地动、铜乌、漏刻、候风诸巧事，并图画为《器准》"。其中的"铜乌""候风"，即是候风仪一类的仪器。北魏离汉不远，时人能够读到汉代的著作，魏人明确地将地动仪与候风仪分开记录，可知范晔的记载有错误之处。

木人木鹊。无人机最早出现在中国，木鹊据说是一种以竹木为材的战事侦察工具。《墨子·鲁问》记载："公输子削竹木以为鹊，成而飞之，三日不下，公输子自以为至巧。"

李约瑟和鲁桂珍引用大量史实以表明，中国在公元 1500 年左右就已经有大量的文字资料记载了天花免疫法。然后它经由土耳其传入英格兰，从那时起到 1700 年左右，它又传遍了西方诸国。他们继续推测，免疫法其实在 1000 年时就形成了，但是道家的接种者们一直保守着这个秘密，所以在接下来的五个世纪中，都找不到有关它的记载。他们认为中国医生之所以想到接种人痘，是受了道家"以毒攻毒"及"养生"思想的影响。两位作者还详细地介绍了中国古代医生"选苗"接种的方法。最后举例证明，在欧洲，也有和中国相似的普遍做法，即让健康者穿上死于天花的人的衣服，就可以免得此病了。

乐钟始于先秦。原始社会晚期业已存在乐钟，散见于若干文献记载，据

《山海经·海内经》载："炎帝之孙伯陵，伯陵同吴权之妻阿女缘妇，缘妇孕三年，是生鼓延、殳。始为侯（指射侯），鼓、延是始为钟，为乐风。"《吕氏春秋·古乐篇》载："黄帝令乐工伶伦铸十二钟。"《世本》："垂作钟。"《礼记》："尧之共工"。这些记载表明编钟的起源很早，应该追溯史前文明某一时期。此时钟不是铜矿铸炼铜钟，而是最初始状态的钟——"陶钟"，其腔体横截面都呈现非正圆的形状共同特征，符合以后乐钟的主要特点。

偃师二里头文化（BC 1900—BC 1500）二期出土考古界所见最早的一件青铜铃，通高 8.2 厘米，在形制上已规范化呈现合瓦形体，具有青铜乐钟的基本特征。据考古发现，陕西长安普渡村长甶墓出土的三件一组的甬钟是目前公认年代最早的青铜乐钟。年代约为西周穆王（前 10 世纪中叶）时期。西周晚期，乐钟已由三枚（或五枚）发展为八枚一套组合，还出现了纽钟和镈钟。例如，陕西扶风齐家村窖藏出土的柞钟和中义钟即为八件一组的编钟。钟乐讲究宫商角徵羽五声十二律吕的，乐理理论体系那时已经比较完善。

《考工记》是先秦时期一部极为重要的科技专著，《周礼考工记凫氏》中"凫氏为钟"。唐朝王勃《七夕赋》载："凫氏鸣秋，鸡人唱晓。"前蜀韦庄《〈又玄集〉序》载："击凫氏之钟，霜清日观；淬雷公之剑，影动星津。"该文中对关于青铜乐钟的铸造技术作了详尽的描述。"凫氏"对钟的发声问题作了定性的分析，"薄厚之所震动，清浊之所由出，侈弇之所由兴。钟已厚则石，已薄则播，侈则柞，弇则郁，长甬则震。""凫氏"节："钟大而短，则其声疾而短闻；钟小而长，则其声舒而远闻。"在《周礼·考工记》中"凫氏为钟"节，详细记载了乐钟的各部位名称。这些从长期制作乐器的过程中总结出来的声学问题的定性描述，远远超出了为乐器规定某种尺寸等的技术规范的意义，它业已为人们能自觉地对钟鼓厚薄作适当调整，使之达到预想的要求，提供了理论上的依据。尽管在《考工记》"凫氏"节中未能发现双音钟现象和双音钟技术，却系统归纳了青铜乐钟技术的理论，打破了先秦时期铸工家族式日日相传的面授习俗。

《考工记》"凫氏为钟"对乐钟的规范音响和调音等问题作了总结的论述，论述了制钟规范、音响情形，简洁、周详，它比欧洲几乎同样内容的论述要早约 1500 年。《考工记》可以称得上是人们研究先秦制钟技术和音响学水平可资的珍贵史料。

我们的**造纸术**，早在公元前 2 世纪，中国就已发明了造纸术，但直到公元 105 年才由蔡伦完成了造纸术的革新，这项技术被束之高阁长达三百余年。造纸术在唐、宋时期开始有重大发展，制作工艺更加精湛，其生产的宣纸、蜀纸、苏纸、歙纸、池纸和嶙纸，成为誉满天下的名纸。清代宣纸巧妙应用石灰浸泡、阳光漂白、活水洗浆等方法，纸色洁白耐久，韧性高，有"纸寿千年"的美誉。造纸术 6 世纪传到朝鲜、越南和日本，8 世纪传到中亚，并经阿拉伯人传到非洲和欧洲。

我们的**印刷术**，晋人借鉴古代印玺和石刻的经验，发明了墨拓技术。隋人在此基础上发明了雕版印刷。公元 7 世纪下半叶唐代初期，雕版印刷术已经问世，直到三百多年后的五代时期才开始被官方所重视，但也仅用来印刷儒学经典、历法等书籍。隋唐已有雕版印刷的佛经、日历和诗，现存世界上最早的雕版印刷品是 868 年我国印制的《金刚经》卷子。五代有了雕版印刷的整部书籍。宋代出现了铜版印刷和更为复杂精密的彩色套印技术。毕昇在公元 1041 年发明了活字印刷术：用胶泥刻成单字烧硬，再拼版印刷。这是印刷史上又一次重要的技术革命，比欧洲早 400 年。活字印刷术发明后，向东传入朝鲜、日本，向西传入埃及和欧洲，改变了当时欧洲只有僧侣教皇等神职人员才能读书和受高等教育的状况。宋朝时雕版印刷业很发达，刻印的书，字体工整，装订精美。元人发明了锡活字和铜活字及转轮排字架，这是世界上最早的金属活字。随后，明人发明的铅活字把印刷术推向高峰。

我们的**指南针**，战国时期我们的先人就发现磁石有指南的特性，并发明了"司南"，后来衍化为地磁罗盘，用于堪舆地理之用。北宋时，人们把磁针装在罗盘上，制成指南针用于航海。南宋时指南针传到印度、阿拉伯、波斯等国，促进了各国航海事业的发展，并为新航路的开辟和实现环球航行提供了重要条件。

我们的**火药**，唐代《真元妙道要略》一书最早提到了火药，唐末火药开始用于军事。北宋时火药已广泛在军事上使用。南宋时发明了"突火枪"，管形火器的出现，开创了人类作战史的热兵器阶段。金属的火器制造业比较发达，所制的"震天雷""飞火枪"威力很大。火药在 13 世纪中期传入阿拉伯，后来又由阿拉伯传入欧洲。

中国古代天文学十分发达。

天是自然界的最高概念和总称，其直接的显现是空间，但中国人对天的感受是"时"，称"天时"。中国古天文学的主要目的是测算历数。截至太平天国，中国政府颁布的历法达 104 种之多。春秋时测定太阳的回归年为 365.25 日，只比实际多 11 分 14 秒，比西方早了 500 年。中国传统农学取得辉煌成就，注重农时、人时是其第一法宝。中医学以阴阳五行为基础，其实质系昼夜四时，而昼夜又是日月地之间的天体运行关系，这其中还有五大行星的参与，等等。这使中医学成为真正以天体运行时间为本位的医学。

中华民族的文明连绵不断，而西欧多次断层，古希腊科技随古罗马衰亡而衰亡，后传到小亚细亚，又传到阿拉伯，在中世纪，欧洲科技基本处于停滞状态，古希腊科技基本没继承下来。中国历史虽然也出现过分裂，但分裂并没有造成科学技术的停滞不前，甚至在某些领域还取得了较为突出的成就。

如魏晋南北朝分裂时期出于各自对科学技术的需要，三国时的数学家刘徽最早提出了圆周率的正确计算方法；南朝的数学家祖冲之把圆周率的数值精确地推算到小数点之后的第七位。统一更有利于科学技术的发展和进步，在我国大统一时期，国家往往从政策上采取措施推动科技的发展。宋元时期的科技发展达到了当时世界最高水平，理学领导下的各种学术发展对科技发展起了重大作用，张载本人是大理学家同时又是个大科学家，二程、王安石、朱熹、陆九渊等都是如此。

宋代的生产力迅速提高，经济高速发展。数据显示，宋代的经济总量曾达到世界经济总的七成甚至八成。强大的经济条件，推动了文化的发展繁荣。宋仁宗时代进一步确立了孔子"文圣"的地位，直接推动了儒学在宋代的大发展，以四书五经为主体的儒家文化格局全面形成，程颢、程颐、朱熹的理学、陆九渊的心学、张载的气学和邵雍的子学，代表了宋代儒释道深度融合的文化成果。宋代的禅宗对中国文化的发展，也起到了重要的助推作用。宋代儒学，在禅的心法风意影响下，形成了以儒家思想为平台的，全面融合儒释道文化精神的新文化形态。

宋仁宗一朝是中国古代少有的"太平盛世"，出现了中国文人的代表范仲淹，唱出了文人"先天下之忧而忧，后天下之乐而乐"的积极用世最高境界，出现了中国"青天代表"的包拯。仁宗时代，仁德天下，文化繁荣。中国古文唐宋八大家中，"三苏"、欧阳修、曾巩、王安石六家，都活跃在宋仁宗时代。仁宗倡导《论语》《孟子》《大学》《中庸》合在一起让学生学习，从这时起"四书"成为儒学的重要构成。中国对近代世界产生重大影响的三大发明——活字印刷术、火药、罗盘，也都出现于仁宗时代。

据 1975 年出版的《自然科学大事年表》记载，明代以前，世界上重要的创造发明和重大的科学成就大约 300 项，其中中国大约 175 项，占总数的 57% 以上，其他各国占 42% 左右。中国古代科学技术长期领先于世界，并先后向东传播到朝鲜和日本，向南传播到印度，更重要的是通过丝绸之路和海路，向西传播到波斯、阿拉伯，并且扩散到欧洲，对世界科学技术的发展做出了重要的贡献。

明代的郑和七下西洋，为世界各国送去了大量中国古代的先进文明与科学技术，直接开启了西方的文艺复兴时代和大航海时代。例如火药、指南针和印刷术，对于西方近代文明的发展有很重要的意义。马克思说过："火药、指南针、印刷术——这是预告资产阶级社会到来的三大发明。火药把骑士阶层炸得粉碎，指南针打开了世界市场并建立了殖民地，而印刷术则变成了新教的工具，总的来说变成了科学复兴的手段，变成对精神发展创造必要前提的最强大的杠杆。"

中国古代这些先进的科学理论与科学技术，都离不开中国古代道家子学逻辑体系，离不开先秦儒家的"薄物征知"和"格物致知"。

科学实际上就是象数之学，不同的象有不同的数，继而有不同的术。古代中国数术文明的先进性和科学性决定了古代中国物质文明的科学性与先进性。

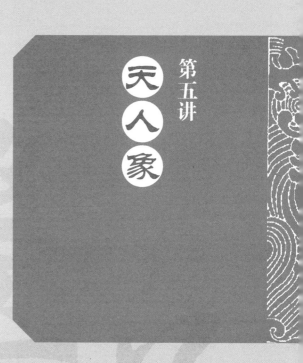

第五讲

天人象

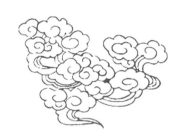

　　宇宙万物不可计数，但说到底无非天地人。中华先贤创盖天、浑天、宣夜之论以经天，立月行九道之说以纬地。天地合气，命之曰人，故而天地人不过一源三歧，此为"天人合一，天人相应"之机，中医之根本，正在于此……

既然中国古代的象数之学是科学的一种，我们就来看看中国古代科学的象与数是怎么来的？

自古以来，天地人的三才分法没有任何异议，而子学历史也是按照这个大的分类来发展和进化的。天象主要包括日地关系、星地关系，地象主要是指地月关系，人象是指天地合气的基本生命态。

我们大致来看一下。

天象

历史上，中国的宇宙结构理论主要有三家，即盖天说、浑天说和宣夜说。刘昭《续汉书·天文志注》引蔡邕《表志》云："言天体者有三家，一曰周髀，二曰宣夜，三曰浑天。"盖天派主要有周髀之数、《山海经》、刘歆、刘安的《淮南子》、王充平天、虞耸穹天、释氏俱舍之谭。浑天派主要有张衡铜仪、姚信昕天、王蕃、葛洪、何承天、祖暅、刘焯、李淳风。宣夜派主要有老子《道德经》、庄周《逍遥游》、列御寇《列子·天瑞》、《淮南子》、宣夜之学、五运六气理论、虞喜安天等。三者之间的关系，以盖天、宣夜为经，以浑天为纬。七衡六间图是盖天之学最重要的时空模型，气化论是宣夜说的主要宇宙模型，地心说是浑天论的主要宇宙模型。

但是有人说，盖天论已经过时，宣夜论已经失传，只剩下浑天论，还比较落后。事实真的如此吗？非也。

我在《古中医天文学·无极之镜》中基本上将盖天论、浑天论和宣夜论说清楚了。实际上盖天论相当于子学中的天人感应的内算部分，浑天论相当于七曜九星二十八宿的缀术部分，宣夜论相当于天人合一的气化部分。只有人的感应和合一，这些理论才有意义，没有人的主体，一切客体都会寂然存在，但这些理论就没有存在的意义了。

外算和缀术的结合就是历算，外算和人的结合就是现代数学，缀术和人的结合就是天人感应，外算、缀术和人的结合就是内算。

医算属于内算部分，内算还包括太乙、遁甲、六壬、四柱、五行、六爻、七政、九宫、斗数、堪舆、子午流注等等数术之法。而这其中，盖天论为日月阴阳之术，为核心；浑天论为日月五星之法，为盖天论之基础；宣夜论为天人感应、天人合一状态之下，盖天论与浑天论的参同契合之法。

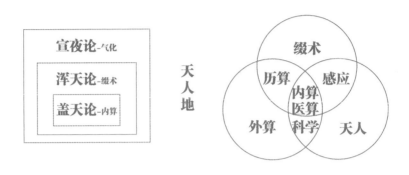

盖天论

提起盖天论，现代天文学者大约会一致认为其在中国古天文学历史上早已退出历史舞台，事实上明末前盖天说都一直未退出历史舞台。

在汉代之后，盖天说依然存在，并受到天文学家的重视。证据之一是详载盖天说的著作《周髀算经》成为历算家的经典。从汉代到明末西方天文学传入中国之时，约 1600 年的长时期里，《周髀算经》一直是人们研习古天文历法的重要参考书。在唐代，该书被列为《十部算经》之首，宋代又多次刊刻。传本之多，占中国古代天文著作之首位。可以说，中国历史上几乎所有的天文学家都学习过《周髀算经》。

赵君卿在《周髀算经·序》中说"浑天有《灵宪》之文，盖天有《周髀》之法，累代存之，官司是掌"，这说的是东汉的情况。他本人对盖天说给予较详细的注释，"天似盖笠，地法覆盘"，"笠亦如盖，其形下正圆，戴之所以象天；写犹象也。言笠之体象天之形。《诗》云：何蓑何笠，此之义也。""既象其形，又法其位，言相方类，不亦似乎？"其中没有反对盖天说之意。有些天文学家学习和研究《周髀算经》一事史书都有明确记载，如蔡邕、甄鸾、刘焯、楚衍、信都芳、李淳风、鲍瀚之、虞喜、赵友钦等。

刘焯对于《九章算术》《周髀》《七曜历书》等十余部，推步日月之经，度量山海之术，莫不赅其根本，穷其秘奥。可见《周髀算经》是刘焯特别精通的著作，并从这部书引出极重要的研究课题。如祖冲之、张遂、郭守敬等天文学家，如果说他们没有学习过《周髀算经》是不可想象的。祖冲之自己说："臣少锐愚尚，专攻数术。搜拣古今，博采沈奥。唐篇夏典，莫不揆量。周正汉朔，咸加核验。"可以毫无疑问地说，如此下功夫搜罗前人天文历法著作进行研究的祖冲之没见过《周髀算经》是绝不可能的。

元代司天监内对司天生的考试中有"假令问浑天、周髀、宣夜三家孰长之类"的"义题二道"，可见司天生对盖天说必须认真学习，否则不能从理论上回答这类"义题"。既然把盖天说列入学生考试的内容，那么司天监内的天文学家更要精通。至于唐宋时代，无须详谈了。可以说，《周髀算经》是中国历代天文学家必读必研之经典，也就成为传播盖天说的重要途径。盖天说始终没有退出中国天文学的舞台，一直保持到 17 世纪初。

那么，盖天论主要讲的是什么呢？

一般人的理解就是一个如斗笠或锅盖形状的天，扣在东南西北四四方方的大地之上，周围虚空一片，日月白天工作，晚上休息。这是一种外行的说法，充其量算是一种最基本的科普性质的定性说法，却不是盖天论真正的定量系统论述。但是，你们看看现代中医介绍盖天论时，基本上都是这种说法，再深入一步去定量理解，就没有人了。

我们知道，天人关系主要包括日地关系、月地关系和星地关系，其中日地、月地关系主要讲的就是盖天论的核心体系。星地关系主要讲的是浑天论的核心体系。而炁化论主要讲的是宣夜论的核心感应逻辑。

盖天论模型中运用了四种坐标系：黄道坐标系、赤道坐标系、地平坐标系、极坐标系。上古中国主要的测量天体方法有四种：

一是黄道坐标系——晷影术。此术是测量日月运行的视运动轨迹的方法。通过测量日中（中午）时表杆的影子长短变化，以推定回归年、朔望月长度及节气日期，以推测地面点间的距离、方向和物体的高度，以推算观测地点的纬度、黄道与赤道的交角。晷影法的实质是勾股测量原理，表杆与其影子构成一个直角三角形，影长为勾，杆长为股。根据观测数据，一年中晷影最长的日子是冬至，而最短的日子是夏至。《周髀算经》推算出的回归年长度是 365.25 日，朔望月的长度是 29.53085 日，洛阳地区的纬度 35.33°，黄赤交角 24.02°，这与现在所测的洛阳地区的北极出地度数和黄赤交角大体一致。

关于盖天论的计算，《素问·六微旨大论》的记录是根据圭表来测算的，"因天之序，盛衰之时，移光定位，正立而待之"，《素问·六节藏象论》认为"立端于始，表正于中，推余于终，而天度毕矣"，所以才有《素问·六节藏象论》："夫六六之节，九九制会者，所以正天度、气之数也。天度者，所以制日月之行也；气数者，所以纪化生之用也"。在古中医理论体系的古运气中，气数的单位是用周天度数来标度的。

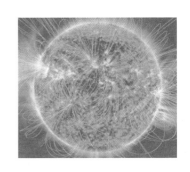

这里，我简单说一下太阳。一般人以为太阳就是一个红彤彤的大圆盘，阴天时就看不见了。因为人的肉眼可见光的频谱实在是太窄了，红外、远红外、紫外、极紫外、微波等等都看不见，所以看到的范围极其有限。右图是太阳的真实样子，这就是一个核聚变的大反应堆，挂在天上，《内经》叫"君火以明"，用来照明的，照天照地照人神，这哪是什么大灯泡，这就是一个能量之源。

二是赤道坐标系——浑仪术。此术是测量五星视运动轨迹的方法。通过模拟天球，借以表象和观测天体运行规律的一种方法，是中国古代天文观测的重要手段和方法之一，被称为"百世不易之道"，一直使用了上千年。使用浑天法测取的天体位置，主要用赤道坐标表示，即用入宿度（某天体与二十八宿距星的赤径差）和去极度（天体的北极距，即赤纬的余角）来表示。这些测量数值实际上是现代地理坐标（经度、纬度）的前身。浑天法与现代地理位置测量的方法在本质上是相通的，只是选择的参考系不同罢了。

这种测天方法在《周髀算经》中有明确记载，说明浑天法只是盖天法的一个空间尺度的延伸坐标系而已。清代科学家梅文鼎说："《周髀算经》虽未明言地圆，而其理其算已具其中矣。《周髀》言北极之下以春分至秋分为昼，秋分至春分为夜，盖惟地体浑圆，太阳绕地行，才能如此。"古圣人不仅知道太阳绕地是圆形轨道，而且还知道是椭圆形轨道，并且还计算出了他们的近地点和远地点距离，当然这个距离是以观测者为中心的太阳光经过地球磁场感应后、大气层折射后的综合能量几何背景辐射，不同于日心说的概念体系。

三是地平坐标系——**表绳术**。此方法是利用表杆并辅以测绳进行距离和方向测量的一种方法。其实质是勾股测量法，因为立杆引绳的目的是为了构造两个相似直角三角形。表绳法可以测量星座的宿度（即在二十八宿中的位置），其具体方法在《周髀算经》中有详细的记述，并被称为"*周天历度之法*"。同时可以测量当地真太阳时的长短变化，以及季节变迁的物候变化。结合璇玑术以定十二地支的坐标。

四是极星坐标系——**璇玑术**。此法是利用璇玑测定"*北极中星*"（小熊星座 β 星）绕极点转动的方法。璇玑是根据北极星空诸星座的相对位置而制成的测量工具。因为地球自转受外力影响，出现极移现象，其实就是岁差现象，由此北极星空的星座的视运动就出现"四游"的情况。璇玑法就是测量极星"四游"的范围大小及运动规律的方法，其实质是利用璇玑进行大尺度空间和时间范围的定向测量。同时也可以根据每天、每月、每季固定时间斗柄指向来确定年月日时的变化定位。而且一天 24 小时的斗柄方位变化也是一年内每天固定时间斗柄指向的全息再现，也就是日时与年月存在的全息关系。

关于日地关系，现代人都理解为日心说，但是中国古人却是将之定位为地心说，这是因为子学的坐标系是以天人为中心，而不是以天体为中心，所以，因为人在地球上，人是坐标系的原点，地球就是坐标系的原点。这种坐标系下的天人逻辑就是以人为中心的象数之学。下左图只是一个模型化的地心说模型。

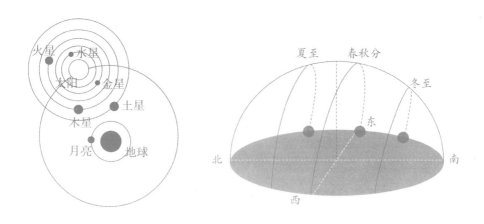

所以我们在一年之内，看到的太阳视运动轨迹就是类似于8字样的图形，这就是两个太极图的重叠，一个是上半年的阳气太极图，一个是下半年的阴气太极图。不同地点，也就是不同经纬度，这个太极图会有不同的曲率。对于北半球来说，最上端的点就是北回归线，是夏至的太阳线；最下端的点是南回归线，是冬至的太阳线；中间重合的点，是春分和秋分的点，是赤道的太阳线。这就是最基本的三衡二间图，古四分历中称之为分至启闭，分为春分秋分，至为夏至冬至，启为阳气之发，闭为阴气之闭。这八条线将阴阳二气均分，根据不同的阴阳之气，就出现了不同的衡间块，不同的组合就是不同的先天八卦符号。而这个原始的三衡二间图就是原始的黄道图，中衡就是赤道坐标系。对于南半球，也同样如此，将方向反过来就可以了。这样看来，八卦不仅是太阳历法，而且是适用于全球的太阳历法。

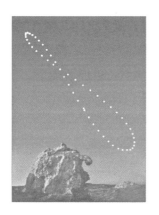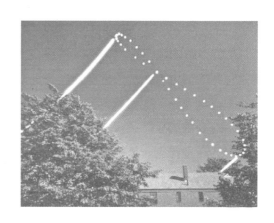

在中国古文明的几乎所有图式中，严格的说，都是圆形图示，正中间都是北斗九星，或者直接写上"招摇"二字。招摇是北斗九星的最后一颗星，大约是一万年前的天象，后来随着极移和岁差变化，玄戈、招摇两颗星就逐渐淡出恒显圈之外，就变成现在的北斗七星了。最内衡都是八卦，最外衡都是二十八宿，介于内外衡之间才是天干、地支、二十四节气、六十甲子、六十四卦、七十二候、五运六气、十二次、十二律吕，等等。这其实就是以二十八宿标度的赤道、黄道为面，以北极为点的立体坐标系，这个系统就是盖天系统，古七衡六间图系统。

古盖天论的基本特点就是天圆地方，"天圆"指的是日月五星的周期视运动，产生的五方五时、河图系统、天干系统、二十四节气、卦气系统、五运六气系统，等等。"地方"指的是天垂象、地成形、五行丽地，包括洛书飞星系统、二十四向、地支系统，等等。其实这个"地方"并不只是我们一般所理解的正方形，更是"方向"的意思，从最基本的东南西北四方到东南西北中五方，再到八卦的八方、地支的十二方、二十四山向的二十四方、六十四卦的六十四方，还可以无限分下去，128 方、256 方、512 方、1024 方、2048 方……其实这就是阴阳五行的无限可分了，只是无限分下去不是最简模式，而是越来越烦琐了。而测定方向的仪器就是司南，或者叫罗盘。

可见盖天系统是圆方一体的时空流系统，所有的七曜九星围绕着北极轴旋转，实际上就是围绕着地球旋转，并不存在杨雄所谓的"盖天八难"的迷惑。因为盖天系统不仅是一个观天系统，更是一个以人为中心的内算系统。对于观天模型来说，盖天模型是浑天模型中的地心说模型；对于内算系统来说，浑天模型是盖天模型的观测手段。即盖天论的观天测影，浑天论的观天测星，宣夜论的观天测炁。所以上古就有黄帝造盖天仪、颛顼造浑天仪的说法。关于这一点，祖冲之的儿子祖暅曾说："瞻星望月，盖不及浑，度景量天，浑不及盖。窃较卯之笃之，未尽天体之迹，而候之测之，才穷推出之妙。"就是说，用浑天无法穷尽宇宙之繁星，只有盖天的度景量天、候之测之，才能真正推算出天地人之间日月五星、七曜九星的运行轨度与天人感应规律。

中华古文明的历法结构与天文常数主要是古四分历系统，其中古六历最为古老，包括黄帝历、颛顼历、夏历、殷历、周历、鲁历等，这些上古历法的结构与《周髀》历法结构如出一辙，她们共同孕育了中华古文明的核心价值体系：阴阳五行大系统。

古六历的基本历法参数：

$$1\ 岁 =12\frac{7}{19}月 = \frac{235}{19}朔望月 =365\frac{1}{4}日 = \frac{1461}{4}日 =365.25\ 日$$

$$1\ 月 =29\frac{499}{940}日 = \frac{27759}{940}日$$

$$1\ 章 =19\ 年\ 7\ 闰月 =235\ 月 =6939.75\ 日$$

【1 章】冬至是岁首，就是每年的开始，朔旦是每月的开始，倘若今年冬

至是朔旦，则一年以后，冬至不能又在朔旦。古人经过测算之后，发现冬至19次的日数和月朔235次的日数相等，遂将冬至和朔旦同在一天的周期叫作章。在这个周期，朔旦冬至又复在同一天。

　　1 蔀 =4 章 =76 年 =940 月 =27759 日

　　【1 蔀】一章以后，冬至和朔旦虽然在同一天，但19年的日数仍有小余，所以不能仍在同时；就是倘若今年冬至朔旦在同一天的夜半，则下次冬至朔旦即使同在一天，但不能同在夜半。所以古人以 4 章为 1 蔀，凡 940 月，27759 日。在这周期日数没有小余，则冬至又在朔旦那一天的夜半。于是以月数除日数，得到一个月的长度为 $29\frac{499}{940}$ 日，这叫朔实，又叫朔策。在这个周期，朔旦冬至复在同一天的夜半。

　　1 纪 =20 蔀 =1520 年 =555180 日

　　1 元 =3 纪 =4560 年 =1665540 日

　　【1 纪】1 蔀以后，冬至又在朔旦夜半，但不一定在甲子那一天。因为 1 蔀的日数不是 60 的整数倍。古人将 20 蔀叫作 1 纪，凡 555180 日，这样则刚好在甲子那天夜半朔旦冬至。古人又以 3 纪为 1 元，凡 4560 年，这就叫作历元。这历元的年数是 60 甲子的倍数，倘若用干支纪年法，则岁名的干支就复原了。所以在这个周期，又复在甲子那天夜半朔旦冬至。

　　1 极 =7 元 =31920 年 =11658780 日

　　【太极上元】

　　生数皆终，万物复始，天以更元作纪历。实际上在章蔀纪元周期中，日月朔望冬至甲子等周期已经尽括，但在古六历及《周髀》中还有一个更大的周期——太极历元，这在四分历中是不曾有过的历元周期。但是在太乙积年周期中，还存在着更大的大尺度时空周期，而且太极周期与太乙积年相比之下也是属于小周期，可能是古人已经考虑到大四季时空的因素了，如太乙、邵雍的《皇极经世书》、三元九运、五运六气的大司天，等等。

　　可见，关于太极，有两种意义，一种是空间定位的太阳视运动太极图，一种是时间定位的历法历元周期。这在定性系统和定量系统上都作出了明确的定义，其一级定义之下还有先后天八卦、方圆六十四卦、太过不及阴阳五行、主客河图洛书、虚实天干地支等等基本二级概念，都是定量系统的天象逻辑化。根本不是那些"哲学家"们所说的那些之乎者也和不知所云，而完全是一种科学概念，一种象数之学的基本逻辑。

我们之所以重点讨论盖天模型，是因为太极、阴阳、八卦、六十四卦、天干、地支、河图、洛书、二十四节气（三十节气）等等内算系统的基本概念皆出于此。古六历、三统历、四分历等古历法也皆出于盖天模型。

可以说，盖天模型（黄道坐标系与赤道坐标系、极坐标系计算出来的地平坐标系）是中华古文明的源头渊薮，是内算系统的DNA。浑天模型（赤道坐标系）只是为了更精确地展现盖天模型的时空流而观测天体运行轨迹的模型。对于以人为中心的宇宙模型来说，往往地平坐标系比赤道坐标系或黄道坐标系更能准确表达人或生命态的时空流，这就是天地人三才的思维模式。

盖天模型是"仰观天象，俯察地理"的实际产物。仰观天象，模拟出七衡六间图、阴阳五行、河图天干；俯察地理，勘测出洛书飞星、地支山向、天地分野。"七衡六间"不仅模拟了太阳、月球的视运动轨迹，而且其与历法与回归年的测定，二分二至的划分定点，以及与四季气候的寒暑变化，二十四节气、干支河洛、八卦六十四卦气、万物的生长发育，无不息息相关，被古人视为万法之法，万源之源。

我们来看看盖天论是如何具体观天测影的。

盖天论体系中，除了有盖天仪之外，还有一些基本的观天工具，如璇玑、玉衡、圭表、规、矩、灵台，等等。

用玉衡来观测，主要是"揆正宿度"，即测量天体角度，如果用衡对准某天体获得一个方位角度，记录下来，就可以称之为"一衡"，七个不同的角度即为"七衡"，也就是指衡所处的七个不同位置。

对于北半球来说，运用"衡"测量太阳的视运动，太阳达到最高角度时所得为内衡，最低角度时所得为外衡，两者之中则为中衡。七衡六间中的"七衡"就是古人在天球坐标系中用衡测量天空中太阳的南北回归运动，日南至与日北至及其间的太阳高低变化中，根据气候、星象、年周期等所获得衡的七个不同位置的标志。七衡六间之"间"即指七条不同角度的射线中的六个夹角。七衡六间实际是一种太阳回归运动的观测模型。

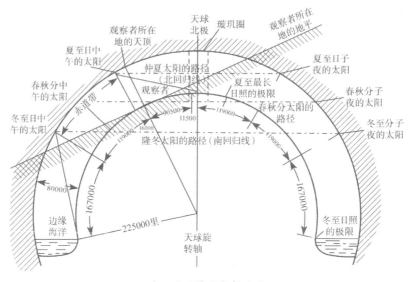

盖天说世界图式复原图

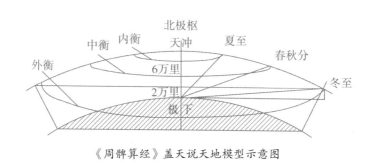

《周髀算经》盖天说天地模型示意图

从最简约的三衡二间图发展到五衡四间，最后完善到七衡六间图。即在外衡与内衡之间分别安插了一个、三个或五个衡圈。安插三个衡圈的年代，正是《夏小正》《月令》里记载的十月太阳历施行的年代，那时一年是三十个节气。安插五个衡圈的年代，正是《周髀算经》里记载的十二月阴阳合历，这时已经发展到二十四节气。

在七衡六间图中（见文前彩图1），内衡代表夏至，外衡代表冬至，其余五衡代表其他十个中气的日道，七衡六间代表了一个太阳历周期的日道系统或黄道系统。这个日道系统的中心为北极轴，每一衡半径自外向内逐级递减1.983万里，太阳在每两衡之间的运行是渐进式的。如从冬至到大寒，太阳运行的轨道半径日渐缩小，大寒时到达第六衡，依此便可以解释太阳一岁中地平高度的变化原理。

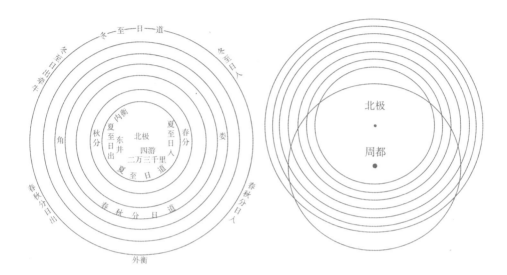

在《周髀》卷上之三，有一张七衡图，赵爽注曰："原有七衡图是由两幅图叠合而成，一张青色，一张黄色。青图者天地合际，人目所极者。日入青图，谓之日出；日出青图，谓之日入；青图中心为我之所在，也就是周地（南距北极十万三千里）。黄图为黄道，二十八宿列焉；日月星辰列焉，上有七衡六间图。"这就是一张以北极为中心的星图（盖天图）。赵爽说：使青图在上不动，贯其极而转之，就可以在青图画圆周内透视到天象的变化。在《隋书·天文志》中有一段关于盖天论的论述，"昔日圣者正历明时，作盖图，以图列宿，极在其中，回之以观天象，分三百六十五度四分度之一，以定日数。日行于星纪，回转右行，故圆规之以为日行道"。可以看出这是一个可以转动的盖天图，用它可以判定日缠星纪。

实际上，青图就是地平坐标系，黄图就是黄道坐标系和赤道坐标系。

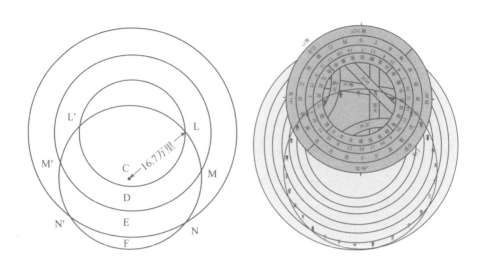

七衡六间图是盖天模型的核心，是中国古文明基因中的碱基对，一切阴阳五行、河洛干支、三式六爻等基本内算概念皆出于此，其说主要出自《周髀算经》上卷，内容如下：

"七衡图。……凡为日月运行之圆周，七衡周而六间，以当六月节。六月为百八十二日、八分日之五。故曰夏至在东井，极内衡，日冬至在牵牛，极外衡也。衡复更终冬至。故曰一岁三百六十五日、四分日之一，岁一内极，一外极。三十日十六分日之七，月一外极，一内极。是故一衡之间万九千八百三十三里，三分里之一，即为百步。欲知次衡径，倍而增内衡之径。二之以增内衡径得三衡径。次衡放次。"其下详列每衡之径、周长与一度之长。《周髀》下卷亦有涉及，如"外衡冬至，内衡夏至"，"春分、秋分，日在中衡，春分以往日益北，五万九千五百里而夏至；秋分以往日益南，五万九千五百里而冬至"。

最内的第一衡为"内衡"，为夏至日太阳的运行轨道，即"夏至日道"；最外的第七衡为"外衡"，是冬至日太阳运行的轨道，即"冬至日道"。内衡和外衡之间涂以黄色，称为"黄图画"，即所谓"黄道"，太阳只在黄道内运行。从《周髀》卷下所载二十四节气，可知太阳在七衡六间上的运行与二十四节气的关系：七衡相应于十二个月的中气，六间相应于十二个月的节气。

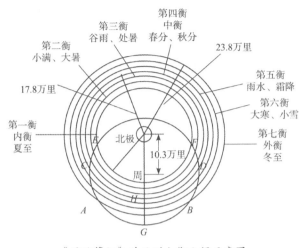

《周髀算经》盖天说七衡六间示意图

这样，太阳在 365 日内，极于内衡、外衡各一次，完成一个循环，即
"岁一内极，一外极"。由于内衡、外衡分别与地面上的北回归线、南回归线
上下相对应，所以内衡的半径为 11.9 万里，外衡的半径为 23.8 万里，其间
相距 11.9 万里，共六个间隔，因而相邻各衡之间相距 11.9 万里除以 6，即
19833 里。盖天说认为，日光可照到的距离为 16.7 万里，这是人的最大视力
范围，结合到实际中，其实人的视力还不及这个数量级。

第一衡（内衡）夏至，第一间芒种、小暑。

第二衡小满、大暑，第二间立夏、立秋。

第三衡谷雨、处暑，第三间清明、白露。

第四衡（中衡）春分、秋分，第四间惊蛰、寒露。

第五衡雨水、霜降，第五间立春、立冬。

第六衡大寒、小雪，第六间小寒、大雪。

第七衡（外衡）冬至。

由于是从这么远的光源射来的光，因此以周地为中心，以 16.7 万里为半
径所画出的圆，就是居住在周地的人所能看到的天体范围，这个部分被涂以
青色，称为"青图画"，即周地的地平坐标系，及当地的真太阳时。

综上所述，七衡图的结构，主要由璇玑、内衡、中衡、外衡及日照半
径，加上其宇宙直径 810 千里这 6 个数据确定。构成这一系列同心圆的基本

数据：北极璇玑半径 11.5 千里、内衡半径 119 千里、中衡半径 178 千里、外衡半径 238 千里、日照半径 167 千里等。

在"七衡图"上，环绕天极有九条同心圆，中间的七条是等间距的同心圆，描述了太阳在 12 个中气日的视运动轨道，其中夏至日太阳的轨道半径为 119 千里，称为"内衡"；春、秋分日太阳的轨道半径同为 178.5 千里，称为"中衡"，春分点在娄宿，秋分点在角宿；冬至日太阳的轨道半径为 238 千里，称为"外衡"。在内衡与外衡之间，除中衡外，还有四条同心圆，它们分别表示一年中除两分与两至外其他 8 个中气日太阳的运行轨道。

由于"七衡图"中表示太阳在 12 个中气日视运行的轨道是等间距的，因此，这些轨道的半径，可以根据内衡与外衡半径的大小推算出来。内衡之中，有一条半径为 11.5 千里的圆，是为北极璇玑的运行轨道。北极璇玑在 28 宿坐标中的位置，可通过《周髀》的如下文字确定："欲知北极枢璇周四极，常以夏至夜半时北极南游所极，冬至夜半时北游所极。"按"七衡图"来说，夏至夜半时，东井宿在最北方，对应的牵牛宿在最南方，此时北极璇玑运行到天极的正南方；冬至夜半时，正好相反，牵牛宿在最北方，东井宿在最南方，北极璇玑在天极的正北方。由此可知，在 28 宿坐标中，北极璇玑位于牵牛与东井的连线上，且介于牵牛与天极之间。

中衡半径与璇玑半径之差为 167 千里，此数是所谓"日照半径"。在《周髀》的盖天说中，日光可以照耀的范围是以 167 千里为半径的圆面。在外衡之外，是一条直径为 810 千里的同心圆。此圆给出了《周髀算经》之盖天说的宇宙尺度。由于这条圆的半径等于冬至日道半径加上日照半径，因此，这个范围也是盖天说模型中，阳光可以到达的最远距离。那么宇宙在这个范围之外是什么？《周髀算经》称："过此而往者，未之或知。"

天地直径

所涉古籍	南北	东西	备注
刘安《淮南子》	233500 里 75 步	233500 里 75 步	《广雅》同此，原数疑为 233575 里
《河图括地象》	231500 里	233000 里	赵爽称南北东西皆为 233500 里
张衡《灵宪》	231300 里	233300 里	八极之维为 232300 里
《晋书》	231300 里	231300 里	

在《周髀算经》的盖天模型中，北极璇玑位于冬至点与北天极之间，春秋分日照范围刚好抵达北极璇玑轨道的外侧边界，天体的去极度计算均以到北极璇玑的距离为准。这样，当我们重建盖天模型的时候，就会发现这些日地月系统盖天模型的数理结构是建立在"周天"与"去极度"等浑天说的基本概念基础之上。换句话说，关于阴阳五行的盖天模型中的诸多宇宙物理常数，都是在"周天"与"去极度"这两个概念基础之上推导出来的。没有它们，就不会有现在我们看到的七衡六间图、璇玑半径、日照范围、阴阳五行等物理常数与宇宙模型了。

研究中国古文明，首先必须研究日月地系统对人体的影响，研究日地系统的太阳运行规律的重要方法是立圭表测定日影，移光定位，而研究的成果之一就产生了太极图的阴阳系统。太极图虽是二维平面图，而实质上是古人立表测定日影所得的太阳视运动三维立体投影图的转化。其次是研究五星与日月地的相对时空关系，研究的成果就是五星五行系统。

《系辞》曰："生生之谓易。"又曰："易有太极，是生两仪，两仪生四象，四象生八卦，八卦定吉凶，吉凶生大业。"易是什么呢？易是日月地的时空运行系统。"一阴一阳之谓道""阴阳系日月"。古人观测天象的方法之一是立圭表测定日影。《素问·八正神明论》说："因天之序，盛虚之时，移光定位，正立而待之。"《素问·六节藏象论》说："立端于始，表正于中，推余于终，而天度毕矣。"《素问·生气通天论》说："天运当以日光明。"日月地的运行演化在理论上有两种方式，一种是日地系统，一种是日月地系统，前者演化出太极与阴阳（两仪）、四象、先后天八卦、河图、天干等，后者演化出洛书、地支、六十四卦等。象中有数，数中有象，象数一体。

太极图源于二十四节气、三十节气，天地节气源于七衡图，而七衡图源于圭表、璇玑玉衡的测天术。整个盖天系统的阴阳五行运行见下图：

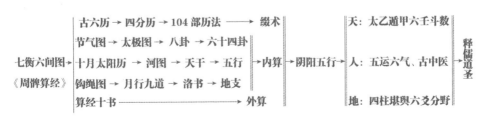

阴阳五行天机体系图式

我们反复在说七衡六间图，就是想从各个不同角度来强化这个七衡六间图的古盖天论模型，这是阴阳五行的天象天机。

以北极为圆心，所画的七个间隔基本相等、大小不同的同心圆。七个圆圈谓之"七衡"。七衡中的六个间隔带谓之"六间"，最里的一圈叫第一衡或"内衡"，依次是第二衡、第三衡、第四衡或称"中衡"、第五衡、第六衡、第七衡或叫"外衡"。这七衡即是太阳视运行的轨道。太阳只在黄道内运行。夏至日，太阳在内衡道上运行。从夏至日到大暑日，太阳在第一衡和第二衡的中间，即第一间运行。大暑日，太阳在第二衡上。

照此类推，处暑日太阳在第三衡，秋分日太阳在第四衡，即中衡上，霜降日太阳在第五衡，小雪日太阳在第六衡，冬至日太阳在第七衡，即外衡上。从冬至开始，太阳又往内衡方向运行，于大寒、雨水、春分、谷雨、小满，分别经过第六、五、四、三、二各衡，在夏至日，太阳又回到了内衡的轨道上。这即是太阳在七衡六间轨道上的运行情况以及与二十四节气的关系。

现将《周髀算经》记载的二十四节气所测定日影长度列出（损益率九寸九分六分分之一）：

小寒：丈二尺五寸小分五

大寒：丈一尺五寸一分小分四

立春：丈五寸二分小分三

雨水：九尺五寸三分小分二

惊蛰：八尺五寸四分小分一

春分：七尺五寸五分

清明：六尺五寸五分小分五

谷雨：五尺五寸六分小分四

立夏：四尺五寸七分小分三

小满：三尺五寸八分小分二

芒种：二尺五寸九分小分一

夏至：晷长一尺六寸

小暑：二尺五寸九分小分一

大暑：三尺五寸八分小分二

立秋：四尺五寸七分小分三

处暑：五尺五寸六分小分四

白露：六尺五寸五分小分五

秋分：七尺五寸五分

寒露：八尺五寸四分小分一

霜降：九尺五寸三分小分二

立冬：丈五寸二分小分三

小雪：丈一尺五寸一分小分四

大雪：丈二尺五寸小分五

冬至：丈三尺五寸

根据这些晷数长短制图，就可获得复原后的原始实测太极图。

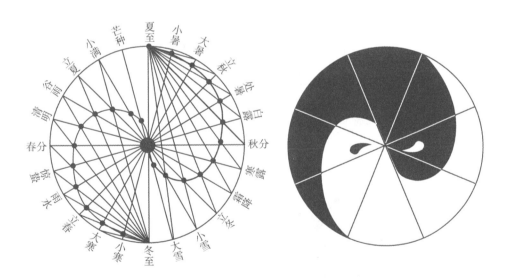

上图中大圆圈表示地球绕太阳公转的轨道，即太阳黄道视运动；太极S形曲线表示太阳周日视运动在一年中位移的轨迹，实质上是地球自转的轨道，称为赤道。黄道与赤道交角叫作黄赤交角，即两条阴阳鱼的鱼尾角，这个交角现为23°26′21″（随年代变化有微小变动）。太阳在南北回归线之间的视运动，使地球表面出现春夏秋冬四时的季节变化及二十四节气的交替，生化万物，所以太极曲线是生命线，太极图表示太阳回归年的阴阳节律周期。太极图中心点是北黄极点，阴阳鱼眼表示北赤极点，北赤极缓慢地围绕北黄极做圆周运动，这个圆周半径等于黄赤交角 23°26′21″ 角距离。太极图是中国古人研究日月地运动规律的成果，其中太阳由南往北移动的春夏二季节投影为阳仪，分为春、夏二象；太阳由北往南移动的秋冬二季节投影为阴仪，分为秋、冬二象。这样，太极生两仪，两仪生四象。

同时我们也可以看出，中国古代传统的**太极阴阳图体系实质上是日月地系统的运行演化原理图**，并且这个太极图是日月地立体三维三体运动在地球表面的一个二维平面投影。这个二维投影图有三种表现形式：一种是七衡六间图（日月，包括原始太极图，即阴阳五行图），一种是太极图（日，包括河图），一种是钩绳图（月球，其中包括洛书图）。所以《素问·五运行大论》说："夫阴阳者，数之可十，推之可百，数之可千，推之可万，天地阴阳者，不以数推，以象之谓也。"

天地四时八节的分法如下：

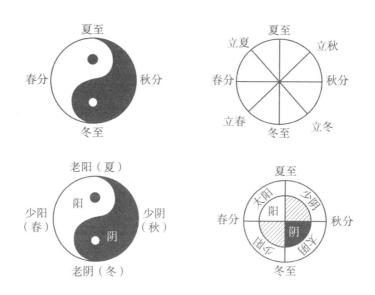

我们将三横二间图加上启至分闭八节图（天地之气），就形成了三横二间的八节图。每一气都由阴阳二气组成，这样就形成了基本的卦象，即乾（☰），兑（☱），离（☲），震（☳），巽（☴），坎（☵），艮（☶），坤（☷）。

将这些卦象的阴阳之气连接起来，就形成了一副太极图。

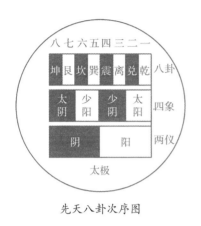

先天八卦次序图

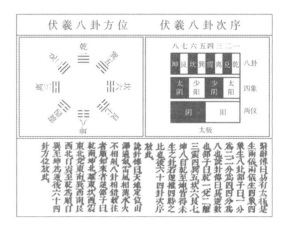

其实无论是三横二间图，还是五衡四间图或七衡六间图，根据晷影的长度都可以连成太极图。这幅太极图就是**先天太极图，它代表着地球围绕太阳公转的天体运行规律，即黄道八卦或盖天八卦，也就是先天八卦**（卦者，圭表＋人也）。所以先天卦数就为乾一、兑二、离三、震四、巽五、坎六、艮七、坤八。这个先天卦数是根据地球黄道阴阳的多少、时位来确定的。有人说八卦符号是生殖器崇拜，或其他什么之类的说法，其实都是不符合实际的臆测而已。

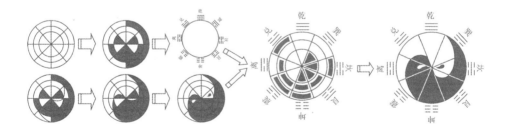

事实上，日地系统的天体运动，其间还有一个媒介天体在调和着这种天体运动的共振，那就是月球。所以说日地系统实际上是日地月系统，这个三体运动系统作为一个质能核心与五星五行的五体运动系统共同构成了阴阳五行大系统的力学效应。太阳每天 24 小时持续作用于地球，白天平均大约 12 小时是机会均等的能量辐射，而夜间的能量辐射却剂量不同，如果没有月球的夜晚，就没有月球反射的日光辐射地球表面，不同的月相反射到地球表面的日光辐射量也不同，这就造成实际上地球接受日光辐射量的实质不同，从而形成地球在1个太阳回归年周期内不同时段接受不同日光辐射量，即黄道日光能量辐射规律，其中回归年周期中又包涵了12个月周期，所以我们从一个月周期内即可看出黄道的日光能量辐射规律，排列出来就是先天八卦图。

其实白天的日光辐射量也是不同的，由于黄赤交角和近日点、远日点的存在，导致1个年周期内的日光辐射量在夏至与冬至之间周期循环。这种日月五星空间位置的变化，不仅是光辐射量的变化，而且也是天体相互之间引力与电磁力的周期变化。严格地说，先天八卦图反映的是黄道与白道的日光能量辐射规律及力学规律。反映的是年月周期宇宙背景能量辐射。邵雍在《皇极经世书》中的元会运世表计算了129600年的本次文明历史，本次人类文明起源于BC 45417年，存世97200年，于AD 51783年灭绝。书中算尽了人间的悲欢离合，算尽了六道轮回，正是运用了八卦的先天排序。

望时之月，月象全明，故以纯阳之卦乾卦配之。亏凸月，月象渐黑，故以阴气始凝之巽卦配之下弦月，半明半暗，阴阳相当，然其时月象虽亏而犹明，故以阴阳象搏之阳卦坎卦配之。残月，月象将全黑，故以阳气将尽之艮卦配之。晦时之月已不可见，故以阳气全尽之坤卦配之。眉月，月象将明，故以阳气始生之震卦配之。上弦月，半暗半明，阴阳相当，然其时月象虽明而犹亏，故以阴阳象搏之阴卦离卦配之。盈凸月，月象将全明，故以阳气将盛之兑卦配之。见下图：

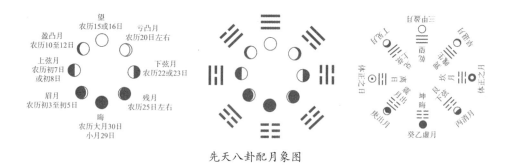

先天八卦配月象图

随着历史岁月的变迁，就演变成了《系辞》中所说："**易有太极，是生两仪，两仪生四象，四象生八卦。**"易即日月相推，这就是先天八卦及其次序产生的过程。这个过程随着黄道、白道的日月象时空的自然变化，自然形成了一个次序，即乾为一，兑为二，离为三，震为四，巽为五，坎为六，艮为七，坤为八。故先天八卦生，自得其数。实际上就是二衡一间图（冬至、夏至）、三横二间图（冬至、夏至、春分、秋分）、四衡三间图（冬至、夏至、春分、秋分、立春、立夏、立秋、立冬）与阴阳之气（天地之气）的融合，这样就完成了中国古天文历法的升华，由天文图上升到天象图，由天象图上升到太极图，由太极图演化成八卦图（六十四卦图），由节气说上升到卦气说，由外算与缀术系统上升到内算系统。最终由盖天论繁衍出了洋洋洒洒中华五千年大文明。

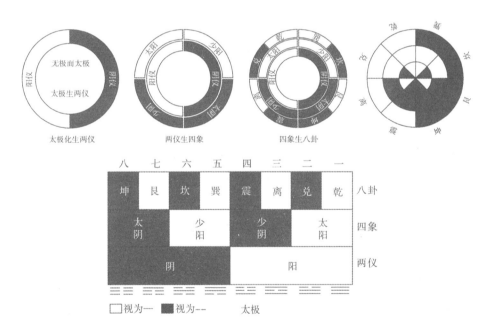

在先天八卦序列中，象成数生。乾卦居南方，卦数1；兑卦居东南，卦数2；离卦居东方，卦数3；震卦居东北，卦数4；巽卦居西南，卦数5；坎卦居西方，卦数6；艮卦居西北，卦数7；坤卦居北方，卦数8。古人以上为南，下为北，左东右西。即形成"伏羲八卦方位图"。《说卦》中有："天地定位，山泽通气，雷风相薄，水火不相射。"这是先天八卦方位的准确描述。

这段话用八种代表物分别代表八卦，说明了它们的方位。也就是天地（乾、坤二卦）、山泽（艮、兑二卦）、雷风（震、巽二卦）、水火（坎、离二卦）两两相对，形成先天八卦方位图，也称八卦对待图。

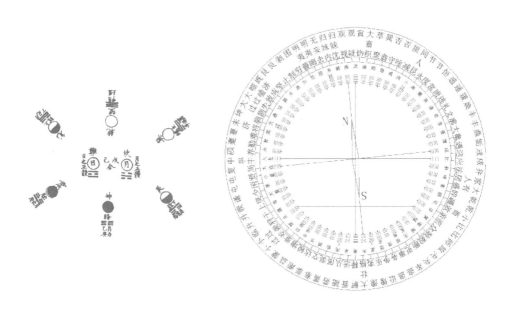

如此，先天八卦把日月地系统时空运行规律定性定量，而且把太阳系万物的气候、物候、证候等一切自然现象的运动规律用八种时空模型定量；故先天八卦图是天地自然之象的模拟图，反映的是以日心说为中心的本源的规律性，是先天存在的时空。即地球围绕太阳旋转的黄道盖天八卦。这个卦象实际上就是以太阳为中心的宇宙背景能量辐射的量化符号，主要的天体就是日月五星，其次是二十八宿北斗九星；能量辐射的形式包括光辐射及电磁辐射，同时也有引力场的作用。许多人不理解八卦（甚至阴阳五行、六十四卦）物理场背景辐射的意义，其实在堪舆飞星的实践过程中，必不可少的一项工具就是罗盘，这个罗盘的前身就是司南，那是什么？那就是指南针啊！就是标度不同空间地球磁场不同时间变化量的工具，这就是阴阳五行、太极八卦、河洛干支的物理本质。

在古代，士兵外出征战，粮草必须充足，否则这个仗是无法打下去的，但粮草好带，水却不好带，尤其在沙漠荒野地带，寻找一处安全可饮用的水源是一件很难的事。但是在中国古人那里，这却是一个简单的问题，他们在地上挖一个坑，然后点燃艾草，看周围哪里有烟冒出来，哪里就会有水源，顺着冒烟的地方挖下去，就有水喝了，这就是因为"山泽通气"的原理。而"天地定位、雷风相薄、水火不相射"都好理解了。故邵雍在《观物外篇》里描述先天八卦图时说："乾坤定上下之位，离坎列左右之门。天地之所以阖辟，日月之所出入，是以春夏秋冬（太阳四象），晦朔弦望（月球四象），昼夜长短，行度盈缩，莫不由乎此矣。"

传说后天八卦是周文王所制，故后天八卦又称文王八卦。后天八卦依据《说卦》所制。《说卦》认为："帝出乎震，齐乎巽，相见乎离，至役乎坤，说言乎兑，战乎乾，劳乎坎，成言乎艮。"这就是后天八卦的天象依据。

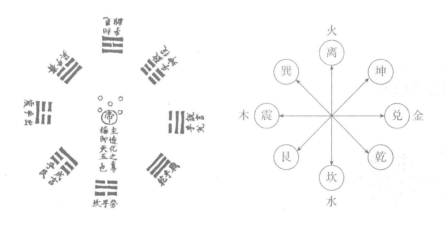

《周髀》这样描述太阳周年视运动："冬至……日出巽而入坤，见日光少。夏至……日出艮而入乾，见日光多。冬至昼极短，日出辰而入申，阳照三，不复九。夏至昼极长，日出寅而入戌，阳照九，不复三。"冬至日出辰而入申，说明辰申连线是南回归线；夏至日出寅而入戌，说明寅戌连线是北回归线；那么卯酉连线就是赤道。而按照这个顺序排列的八卦序列就是震、巽、离、坤、兑、乾、坎、艮。其中巽坤为南回归线，艮乾为北回归线，震兑为赤道，坎离为子午线。这说明后天八卦实际上就是太阳围绕地球旋转而形成的赤道八卦，而赤道概念是浑天说观天测星的主要天文概念，所以说后天八卦又是以地球为中心的浑天八卦。至于"……阳照三，不复九……阳照九，不复三……"，所说的实际上是盖天青图（地平坐标系）在冬至与夏至时分割内衡形成明暗的比例，冬至时光照三个地支，另外九个地支照不到，夏至时光照九个地支，另外三个地支照不到，即十二地支是地平坐标系的时空标度。

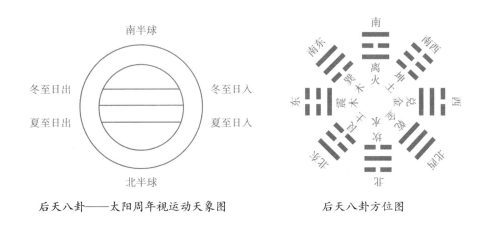

后天八卦——太阳周年视运动天象图　　　　后天八卦方位图

这个后天的赤道八卦或浑天八卦不同于那个先天黄道八卦或盖天八卦。黄道八卦是地球围绕太阳旋转而形成的阴阳之力，同时五星也围绕着太阳旋转而形成五行相克之力，木星为先天一气。而赤道八卦是太阳围绕地球旋转而形成的阴阳之力，同时五星也同样围绕地球旋转而形成五行相生之力，土星为后天一气。人类生存在地球上，所以人体的生命运动规律就要符合浑天八卦或赤道八卦的规律，那么事实是否如此呢？

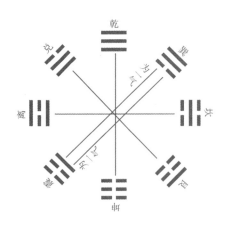

黄道八卦（盖天八卦）升降出入图

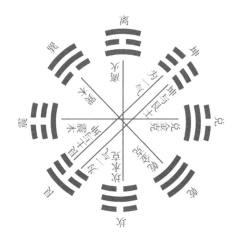

赤道八卦（浑天八卦）升降出入图

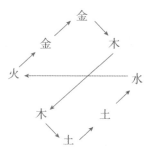

盖天黄道八卦五行相克图

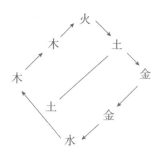

浑天赤道八卦五行相生图

《素问·六微旨大论》曰："升降出入，无器不有""无不出入，无不升降"。所谓升降是指系统结构内的升降，出入指系统内与系统外之间的气交运动。升降实质是阴阳五行的升降运动，还包括五运六气的司天在泉间气六步的迁正、退位等运气的升降规律。《素问·六微旨大论》曰："高下相召，升降相因，而变作矣"，"上下之位，气交之中，人之居也，……气交之分，人气从之，万物由之"，而气交变运动具体模式就是"寒湿相遘，燥热相临，风火相值"。五运六气理论认为，生命在于运动，运动产生气化，升降出入是气化形式的集中体现，故《素问·六微旨大论》曰"出入废则神机化灭，升降息则气立孤危，故非出入，则无以生长壮老已，非升降，则无以生长化收藏"，说明升降运动停止则一切生命活动都将停止，陷入"不生不化，静之期"的状态。

古中医藏象理论精髓在于五脏神机的升降出入和运动。心为离火，肾为坎水，肝为震木，巽为胆木，大肠为乾金，肺为兑金，胃为坤土，脾为艮土。以脾胃居中，心肾分居上下，肝肺各居左右的藏象模型，象天道而左升右降。心肾是升降的根本，肾是升降的源动力。坎阳发动，肾水上济心火，则脾转肝升；心火下温肾水，则胃转肺降，于是水升火降，坎离交泰，从而完成左阴升，右阳降，左温升，右凉降的气化过程。即在肾阳命火的发动下，中土枢轴转动，致使肝脾肾温升而心肺胃凉降。肾阳为坎中之阳，乃一阳陷于二阴之中，即三昧真火，左温升全赖此火种；心阴为离中之阴，乃一阴舍于二火，为人身真水，得坎水之济而下荫，右凉降全赖于此，心肾水火升降为人体先天一太极。

脾胃是升降之枢纽，升降化源在于脾胃，一为阴土本湿，一为阳土性燥，燥湿调停，中气得以化源；元阳发动，枢轴始运转，脾升肝才升，胃降肺始降，脾胃升降为人体后天一太极。肝肺是升降的翼佐，肝藏血，肺藏气，肝升肺降实为气血的升降，一左一右如两翼，肝主疏泄，以升为主，肺主宣降，以降为主，故温升赖肝木，凉降靠肺金。可见，人身藏象的升降平衡取决于心肾水火的既济、脾胃燥湿的调停及肝肺气血的协调。而经络、营卫之气也是阴阳相袭、首尾相贯的升降循环。五脏六腑的升降正是遵循了浑天八卦的卦序而转，内景、外景殊途同归，宇宙大人身，人身小宇宙，内外参同，天人一气耳。

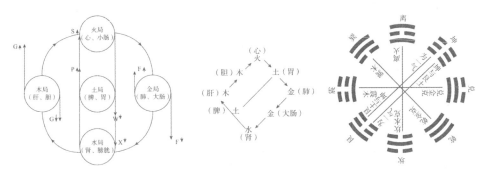

浑天八卦（赤道八卦）内景图　　古中医藏象升降内景图　　浑天八卦（赤道八卦）外景图

虽然藏象升降总的旋机是肝脾肾主升，心肺胃主降，但是每一藏象自身也包含着升降出入运动。如肺主宣发和肃降，即主升又主降，以降为主；肝主疏泄，即主升又主降，以升为主；心主血脉，心气驱动血液循环周身，心还主神明，具有升的一面，同时又下温肾水；肾主潜藏、纳气，又上济心火。五脏出入的通道是五脏本身及与其相表里的六腑吐故纳新的过程。可见，五脏中每一脏都同时具有五脏的升降出入和功能，这是五行互藏的全息理论所决定的。

对于赤道的浑天八卦方位，《易纬·乾坤凿度》说："立乾、坤、巽、艮四门""乾为天门""坤为人门""巽为风门，地户""艮为鬼门""庖牺氏画四象立四隅，以定群物发生门，而后立四正。四正者，定气一，日月出没二，阴阳交争三，天地德正四""立坎、离、震、兑四正""月，坎也，水魄""日，离，火宫，太阳顺四方之气""雷木，震，日月出入之门，日出震，月入于震""泽金水，兑，日月往来门，月出泽，日入于泽"。门者，往来出入之道，冬至日出巽而入坤，夏至日出艮而入乾，知四隅卦乾、坤、巽、艮为太阳往来之门户，故曰四门。"太阳顺四方之气"，故曰"四隅以定群物发生门"，这是阐述太阳周年视运动。四正者，坎北、离南、震东、兑西，西方为日落月升之处，东方为日出月落之处，这是阐述太阳周日视运动。南方热如日，北方寒如月，四正为夏至、冬至、春分、秋分，故能"定气"。二至阴阳极则争，二分阴阳平而交，四正立，四象四时成，故曰"天地德正"。

关于浑天八卦的后天数问题，与洛书九宫关系密切。离九、艮八、兑七、乾六、巽四、震三、坤二、坎一。洛书九宫数与月行九道有关。

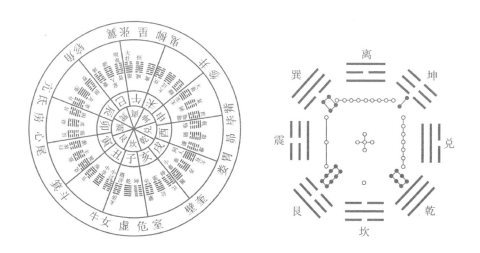

赤道的浑天八卦还蕴涵了五星围绕地球旋转的力学效应，即五星天象图，它以五行相生为序，把天下万事万物按五行分类，纳入浑天八卦之中，以四时的推移，显示出万物生长化收藏的时空运动规律。可见，**浑天八卦方位图描述的是日月五星围绕地球出入往来的视运动天象图，盖天八卦方位图描述的是地月五星围绕太阳循环往复的天象图，浑天八卦方位图侧重地球系的时空规律，盖天八卦方位图侧重于太阳系的时空运动规律。**

这就是古代中国的日心说与地心说理论体系。

我们看到，只要将二衡一间图（冬至、夏至）、三横二间图（冬至、夏至、春分、秋分）、五衡四间图（冬至、夏至、春分、秋分、立春、立夏、立秋、立冬）与阴阳之气（天地之气）融合，就会演绎出太极、两仪、四象、八卦之历法与卦气。同理，六衡五间图可以衍化出十月太阳历与十天干，七衡六间图可以衍化出六十四卦与十二地支。一切皆源于日月盖天论的衡间图。

可以看出，从七衡六间图中衍生的太极系统可化生为阴阳两仪系统，阴阳系统又可继续分化为四象、八卦、六十四卦系统，而上图就是六十四卦系统历法的根源，是卦气说的根源，是四时、八节、十二月、二十四节气、七十二候、三百六十五日的卦气历法系统根源。

我们已经知道，黄道八卦是地球围绕太阳旋转而形成的阴阳之力，同时五星也围绕着太阳旋转而形成五行相克之力，木星为先天一气。而赤道八卦是太阳围绕地球旋转而形成的阴阳之力，同时五星也同样围绕地球旋转而形成五行相生之力，土星为后天一气。那么，在七衡六间图的黄赤天象坐标系中，盖天黄道八卦与盖天黄道八卦的交错衍化就是我们现在所见的《周易》先天六十四卦，而盖天黄道八卦与浑天赤道八卦交错衍化的是《归藏》六十四卦，浑天赤道八卦与浑天赤道八卦交错衍化的是《连山》后天六十四卦。可见，虽然三种卦象历法符号相同，但是卦符的排列顺序不同，就代表了不同的天文历法意义。

《周易》代表的是黄道之气，《归藏》代表的是黄道与赤道之气，《连山》代表的是赤道之气。《周易》以地球围绕太阳运转为中心，《归藏》以日地系为中心，《连山》以太阳围绕地球运转为中心。这里的地球实质上是指地月系，而三种天象历法实际上是在一个日地月五星的大系统大坐标系中，分别以不同天体为中心的不同视角，横看成岭侧成峰，远近高低各不同而已，不过一个太阳系罢了，连个银河系都不是，更不要说河外星系和浩渺宇宙了。只是因为人类在地球上，所以就衍生出了那么多的是是非非、似是而非、自以为是、非而非非的人间万象，其实跳出三界五行之外再回首，一切都是虚幻，转瞬即逝，云烟散尽，只有真身才是真实的。

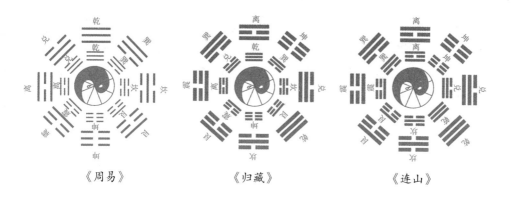

《周易》　　　　　　《归藏》　　　　　　《连山》

《周易》六十四卦。将上图《周易》交错图顺时针一旋转，先天六十四卦日月圆方图的排列就出来了。圆图代表的是黄道阴阳之气，方图代表的是卦序的排列，仅此而已。

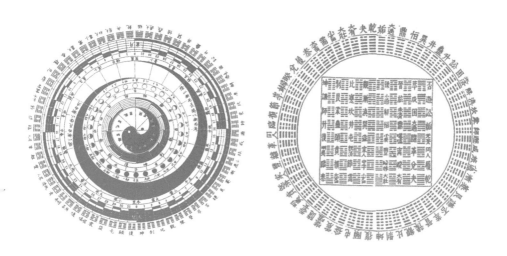

圆图从《乾》始逆时针排列一周而成圆形。金木水火土五星依次运行，而成春夏秋冬四季，配以十二地支和二十四节气，便是一幅完整的天体运行图。

"《坤》尽子中"，《坤》卦六爻皆阴，可谓阴极，物极则反，阳气由"子"而生。接下来是《复》卦，一阳在下始生，至《同人》共16个卦96爻，其中阳爻48个，阴爻也是48个，阴阳各半，表明昼和夜一样长，这就是"春分"。春分交在《离》《革》《同人》处，地支为"卯"，《离》尽卯中"，方位为东。

"《乾》尽午中"，从《临》卦始至《乾》卦，阳气渐长，至《乾》达到盛极，六爻皆阳，地支临"午"。此区间其16卦，阳爻64个，阴爻32个，阳多阴一倍，表明昼多于夜，是一年中最炎热时期，为"夏至"，交于《乾》，"阳生于子中，极于午中"。

《姤》一阴始于下，至《师》卦仅存一阳在下卦二爻，这区间共有16卦、96爻，其中阳爻48个，阴爻也是48个，阴阳各半，昼夜一样长，为"秋分"，交在《坎》《震》《师》，地支为"酉"，故说"《坎》在酉中"。

从《遁》卦始至《坤》卦，亦是16卦、96爻，阴爻在下浸阳，至《坤》阴达盛极。这区间有阴爻64个，阳爻32个，阴倍于阳，表明夜多昼少，为"冬至"，地支为"子"，"阴生于午中，极于子中"。至此，一岁循环，周而复始。这是一幅多么完美的天体阴阳运行图呵！

那么先天六十四卦对应太阳飞行的轨迹是如何定量描述呢？根据《周髀》的思路，这里不妨将太阳飞行的轨迹在七衡图上画出来，图中，两圆为凸出的两个球面，其中的正弦曲线，即是太阳光线直射线的变动线，亦即太阳光线的直射运动是如何在内、中、外衡之间波动的（实际上这里内衡即北回归线，中衡即赤道，外衡即南回归线）。也可以说，看上去的这条正弦曲线实际就是沿内衡、外衡切割地球后的割面椭圆，而这个七衡图就是地球围绕太阳运行的黄道图。一年有十二个朔望月约354天，闰年十三个朔望月为384天，一天用一爻，六爻为一卦，384天为六十四卦，这就是先天六十四卦的历法来源。冬至到夏至的时间，太阳由南回归线到北回归线，用复卦到乾卦的三十二卦表示；夏至到冬至的时间，太阳由北回归线到南回归线，用姤卦到坤卦的三十二卦表示；故其相对应的乾卦与姤卦阴阳爻相反，互为颠倒相覆。余卦皆如此。

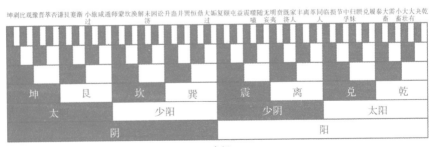

太极

由此可以看出，无论是七衡图横图，还是七衡图圆图，只要与阴阳之气结合，就必然会形成六十四卦的符号。因为七衡六间图就是盖天论四分历法的高度抽象，所以由七衡六间图衍化出的六十四卦符号也是盖天论历法的另一种表现形式，这种卦符的排列顺序与盖天论天象历法就必然有着密切关系，这种关系不是相关，而是源流的关系。

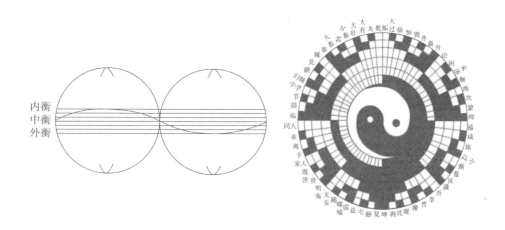

十二辟卦说，最早出自汉代之孟喜，详见下图。

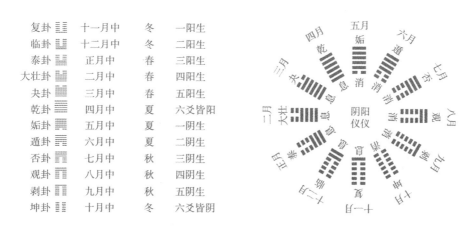

复卦 ䷗	十一月中	冬	一阳生
临卦 ䷒	十二月中	冬	二阳生
泰卦 ䷊	正月中	春	三阳生
大壮卦 ䷡	二月中	春	四阳生
夬卦 ䷪	三月中	春	五阳生
乾卦 ䷀	四月中	夏	六爻皆阳
姤卦 ䷫	五月中	夏	一阴生
遁卦 ䷠	六月中	夏	二阴生
否卦 ䷋	七月中	秋	三阴生
观卦 ䷓	八月中	秋	四阴生
剥卦 ䷖	九月中	秋	五阴生
坤卦 ䷁	十月中	冬	六爻皆阴

十二辟卦代表十二月，以卦象中之刚柔二爻的变化体现阴阳二气的消长过程。那么十二辟卦是如何反映二十四节气呢？我们将七衡六间图的横图与十二辟卦对应叠加，就会得到如下关系：

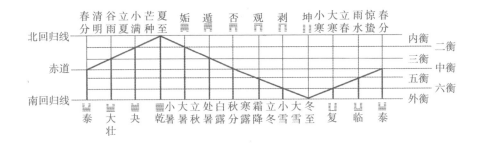

可以看出，十二辟卦同二十四节气以及七衡图都是统一的。如果将七衡图十二等分，以黑带表示阴爻，白带表示阳爻，分别置入十二辟卦，即可表达出太极线，反映太阳波动的轨道。二十四节气和十二辟卦反映的太极线，用虚线表示阴爻，用实线表示阳爻。可见，七衡图、十二辟卦以及太极线（太极图），三者是统一的。太极图之太极线，在其众多的内涵中还有反映太阳波动的含义。实际上就是效仿三横二间图衍化出八卦，在七衡六间图的坐标系中演化出六十四卦历法系统，代表着不同时间的空间变化，即随着时间的往复呈现阴阳之气的周期性变化，其历法内容就是《周髀》中的内容。

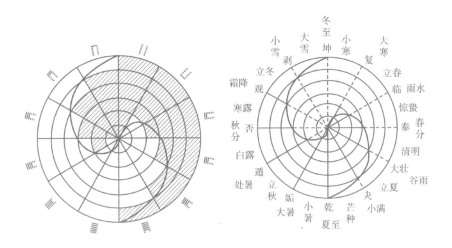

同理，夏朝《山海经》里的《连山》、商朝的《归藏》也是如此旋转而形成其各自的六十四卦体系。如：

崇山君（即乾）、君臣相、君民官、君物龙、君阴后、君阳师、君兵将、君象首。

伏山臣（即坤）、臣君侯、臣民士、臣物龟、臣阴子、臣阳父、臣兵卒、臣象股。

列山民（即艮）、民君食、民臣力、民物货、民阴妻、民阳父、民兵器、民象体。

兼山物（即兑）、物君金、物臣木、物民土、物阴水、物阳火、物兵执、物象春。

潜山阴（即坎）、阴君地、阴臣野、阴民鬼、阴物兽、阴阳乐、阴兵妖、阴象冬。

连山阳（即离）、阳君天、阳臣干、阳民神、阳物禽、阳阴礼、阳兵谴、阳象夏。

藏山兵（即震）、兵君帅、兵臣佐、兵民军、兵物材、兵阴谋、兵阳阵、兵象秋。

叠山象（即巽）、象君日、象臣月、象民星、象物云、象阴夜、象阳昼、象兵器。

根据《三坟书》记载，《连山》的每一宫都是以一座山为中心，这也正是《山海经·大荒经》中东西南北各七座山以候日月之出入的原始坐标系，这些山分别为不同的部落氏族赐名观测，其中连山、列山为部落姓氏，古史中有明确记载，炎帝神农就属于连山氏，其他六山也是部落的称号。他们分别是：崇山氏、伏山氏、列山氏、兼山氏、潜山氏、连山氏、藏山氏、叠山氏。

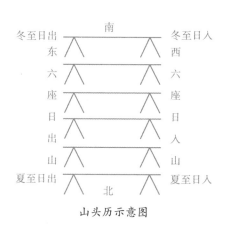

山头历示意图

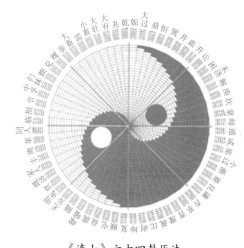

《连山》六十四卦历法

只不过夏朝的《连山》表现的完全是太阳围绕地球运转而形成的浑天赤道六十四卦历法，商朝的《归藏》表现的是日地系六十四卦历法，这些历法系统都不能完整全面地诠释盖天论七衡六间图系统，所以逐渐被历史所淘汰，最后剩下的就是我们目前能看见的表示地球围绕太阳运转的盖天黄道六十四卦历法了。

既然七衡六间图是太极图的根源，而且七衡六间图就是《周髀》所说的盖天图，那么盖天图是否就是最原始的日月天象图呢？我们在研读史料的过程中发现，事实并非如此。那么距今7000年前的伏羲、黄帝时代的盖天图又是什么样子的呢？

在《隋书》中，我们可以找到这样一段记载："昔者圣王正历明时，作圆盖以图列宿。极在其中，回之以观天象。分三百六十五度四分度之一，以定日数。日行于星纪，转回右行，故圆规之，以为日行道。欲明其四时所在，故于春也，则以青为道；于夏也，则以赤为道；于秋也，则以白为道；于冬也，则以黑为道。四季之末，各十八日，则以黄为道。盖图已定，仰观虽明，而未可正昏明、分昼夜，故作浑仪，以象天体。"

这段文字描述了上古的黄帝盖天图：以一个圆盘象征天盖，圆盘中心表示天极，四周刻画28宿等恒星。春、夏、秋、冬四季各72日内运行的轨道在盖图上图画成4个同心相间的圆环，次第颜色分别为青、赤、白、黑。而每季剩余的18日太阳运行的轨道，均图画成黄色的圆环，与青、赤、白、黑4道相间。

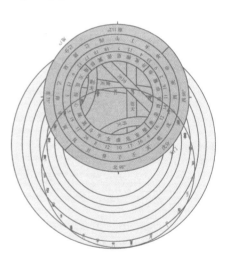

由于这个盖图中没有标志太阳周年视运动的轨迹（黄道），所以不能"正昏明，分昼夜"。这说明黄帝的盖天图与《周髀》的盖天图不同，可见比七衡图更原始的盖天图是古五行图，我将古五行图与三横图、七衡图、古太极图融合，即形成了下图我们所看见的古七衡图六间、古阴阳五行图，也就是原始太极图的演变。

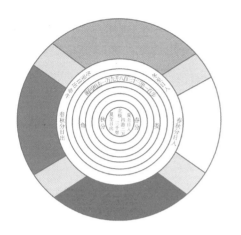 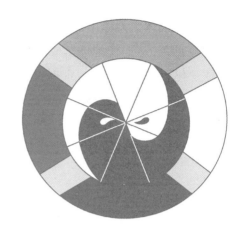

中华文明古国的阴阳五行大系统在上古时代曾经是混沌一体，随着岁月变迁而象数分离，后来彼此在更高层次上再次融合，如今我们还原了其初始真谛，厘清了源流，也算是古中医体系的一件功劳。

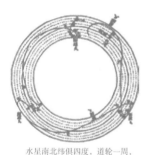

水星南北纬俱四度，道轮一周，轮心平行一百一十五度奇

表示水星逆行的环状黄道图（采自1726年的《图书集成》）。从635年的《晋书》所载定义来看，图中所用表示五星运行的术语是很古的

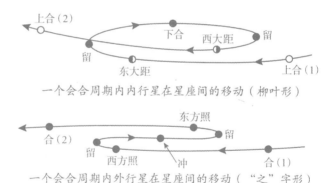

一个会合周期内内行星在星座间的移动（柳叶形）

一个会合周期内外行星在星座间的移动（"之"字形）

标度五星五行的盖天图

其实这个古太极图不仅是春夏秋冬等四时二十四节气太极，更是太阳系绕银心运行的古太极图，更是银河系绕河外星系运转的古太极图，是更大宇宙时空尺度上的古太极图，这正是全息四时的天文精髓所在，也是大司天、皇极经世的天文背景。

形成宇宙四时全息时空变化的原因是地球所在的天体系统层层连环套连环式的自转与公转周期运动。地球在不同时空尺度上全息周期系统运动所形成的综合天体引力作用下，使地球极轴处于 23.5° 倾斜与周期摆动（钱德勒极移周期），从而使地球形成以来不断经历着大小周期的四时变化。天文、地质、化石等各方面大量证据表明地球上确实存在和经历了许多不同时空尺度不同周期的四时变化规律，有一年及数年的小四时，也有 500 年、2000 年、数万年的中四时，还有长达 500 万年、2600 万年、2.5 亿年（太阳系绕银心的运动周期）等多种不同周期的大四时及周期和时空尺度更大、更长的特大四时。

地球自转一周 24 小时形成昼夜交替，这是地球有实际意义的周期最小的四时变化；地球围绕太阳运行一周为 365.2426 日，产生地球周期的四时变化；太阳系围绕本星系团运行一周为 12 万年，使地球产生周期性的冰期变化，这是地球在本星系团的太阳系周期的四时变化；本星系团带着太阳系的行星围绕银河系旋转一周为 2.5 亿年，期间太阳系两次穿越银道面附近的星云聚集区，由于星云对太阳光的吸收作用，会给地球带来 2.5 亿年内经历两次本星系团周期的银河系四时变化；银河系围绕着河外星系团旋转一周约 12 亿年。如果地球以 46 亿年的寿命计算，上述五种四时变化层层叠加作用于地球，使地球产生平均 4 亿年一时的星系团四时（已历 3.8 星系团年），产生 625 万年一时的银系四时（已历 18.4 银系年），产生 4 万年一时的本星系四时（已历 3833 万本星系年），它们同时作用于平均 365 天的地球太阳回归年时节变化。此外，地球自转轴的岁差运动周期为 2.6 万年，对地球气候影响最明显。

浑天论

关于浑天说，主要是说星地关系的。

有记载的，最早的有张衡《灵宪》和《浑天仪注》，后来还有些陆续问世。在隋代包括《灵宪》在内，就书名来理解共有 6 种。到唐代有记载的 3 种。在宋代，用"浑仪"或"浑天"命名或类似的著作有 10 余种。以上这些著作，大都已失传，只有北宋末苏颂的《新仪象法要》留存到现在。但是这 10 余种书，全是讲述浑仪这种天文仪器的。

在培养天文学人才方面，各个朝代都把用浑天仪观天测星列为必学内容。

唐代，在天文台工作的天文生、漏刻生、天文观生、历生、典鼓、典钟等人员，最多时达一千几百名，各类天文学研究者有品级的也有 50 多人，都规定必须掌握用浑天仪观天测星。宋代，算学"其业以《九章》《周髀》及假设疑数为算问，仍兼《海岛》《孙子》《五曹》《张建丘》《夏侯阳》算法并历算、三式（太乙、奇门遁甲、六壬）、天文书为本科。"后来把算学生归入太史局。南宋由于天文人才缺乏，曾多次向全国招考天文生，考试科目全是唐宋历法，都提到与观天测星有关的内容。元代，在考试中有关于浑天、周髀、宣夜三家之比较题目，考题中还有"浑仪总要星格"之类，主要是通过浑仪辨认星座、星及"七曜之行"等，也是研究浑天说的重要资料。

司马迁在《史记·历书》中说"盖黄帝考定星历，建立五行，起消息，正闰余"，明确说明五行是起源于五星的古天文历法。《黄帝外经》中关于五星（水星为辰星，金星为太白，火星为荧惑，木星为岁星，土星为镇星）的论述也比比皆是，中心思想就是"上应五星"，"天人感应"，天象变化决定人事兴衰、地理动静。如《五运行大论》说："夫变化之用，天垂象，地成形，七曜纬虚，五行丽地。地者，所以载生成之形类也。虚者，所以列应天之精气也。形精之动，犹根本之与枝叶也。仰观其象，虽远可知也。"《气交变大论》说："夫子之言岁候，其太过不及，而上应五星。五运更治，上应天期。"五运之化，岁木太过不及，上应岁星。岁火太过，上应荧惑星，等等。

《黄帝外经》中不但论述五星丽地，影响人事地理的天人感应概念，而且还明确说明五星的具体视运行轨迹对人事地理的五运六气影响。如《气交变大论》说："帝曰：其（五星）行之徐疾逆顺何如？岐伯曰：以道留久，逆守而小，是谓省下。以道而去，去而速来，曲而过之，是谓省遗过也。久留而环，或离或附，是谓议灾与其德也。应近则小，应远则大。芒而大倍常之一，其化甚大，常之二其眚即也。小常之一，其化减小，常之二，是谓临视，省下之过，与其德也。德者福之，过者伐之，是以象之见也，高而远则小，下而近则大，故大则喜怒迩，小则祸福远。岁运太过，则运星北越，运气相得，则各行其道。故岁运太过，畏星失色而兼其母，不及则色兼其所不胜。肖者瞿瞿，莫知其妙。闵闵之当，孰者为良。妄行无征，示畏侯王。帝曰：其灾应何如？岐伯曰：亦各从其化也。故时至有盛衰，凌犯有逆顺，留守有多少，形见有善恶，宿属有胜负，征应有吉凶矣。"

这篇经文中有一个非常重要的概念，"岁运太过，则运星北越，运气相得，则各行其道"。阳干属于岁运太过，意味着上应之星北越，即五星过赤道向北回归线运行，这就是阳干太过的天文机制，那么阴干不及的天文机制就是五星由北回归线越过赤道向南回归线运行。黄道与赤道有一个23°的黄赤交角，黄道与白道有一个5°08′的交角，所以月球的视赤纬在±28°08′之间运行。而五星的运行轨道面在黄赤道的±23°之间，即行星的视赤纬在±23°之间。不同的行星有不同的运转周期，同时五星具有不同的运行轨迹，如顺逆留行等。所以在同一时间，对于地球来说，就会有不同的顺逆运行的五星，这时就会对地球造成不同的力学效应。这在古中医的五星五行理论中，称为"气有余则制己所胜而侮所不胜，其不及则己所不胜侮而乘之，己所胜轻而侮之，侮反受邪，侮而受邪，寡于畏也"。

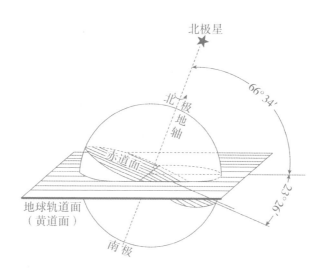

上古中国记录五星在天上运行的视运行轨迹是有一个参照坐标系的，这个坐标系就是二十八宿的赤道坐标系，而这个坐标系在我们夜间观测星空时，大约在仰头60°～70°仰角的这么一个角度的天球上，每天每年不停地周期运转。"岁运太过，则运星北越"，即指五星的视运动轨迹超过了赤道坐标系，向北运行，因为我国位于地球的北半球，所以五星距离我们的距离就近了，根据五星与五行、五运的对应关系，这就是"岁运太过"，对应五星的大、亮、快等。"畏星失色"，即五行中的"所胜"星因为太过星的克制而失去本来正常的颜色，颜色的变化预示着运行的速度、距离、方向的变化，这就涉及五星能量场的变化，也就是五行的力学效应的变化。相反，岁运不及，则运星南越就很好理解了。

所以黄帝问岐伯：五星在赤道坐标系的二十八宿南北运行所对应的福祸如何？岐伯曰："亦各从其化也，故时至有盛衰，凌犯有逆顺，留守有多少，形见有善恶，宿属有胜负，征应有吉凶矣。"即福祸随五星五行五运的变化而变化，取决于五星视运动的太过、不及、顺逆、留守的时间长短、光芒的善恶、二十八宿度的变化，等等。

五运六气学说非常重视浑天论的五大行星对地球气象物候及民病的影响。

如《素问·气交变大论》曰："夫子之言岁候，其不及太过，而上应五星"，"岁木太过，风气流行，脾土受邪。民病飧泄食减，体重烦冤，肠鸣腹支满，上应岁星（木星）。甚则忽忽善怒，眩冒巅疾，化气不政，生气独治。云物飞动，草木不宁，甚至摇落，反胁痛而吐甚，冲阳绝者死不治，上应太白星（金星）"，"岁火太过……上应荧惑星（火星）……应辰星（水星）"。《素问·六元正纪大论》曰："太阳司天之政……水土合德，上应辰星，镇星（土星）"，"少阴司天之政……金火同德，上应荧惑、太白"，明确指出气象、物候及民病的五运六气节律变化与五大行星有对应关系。

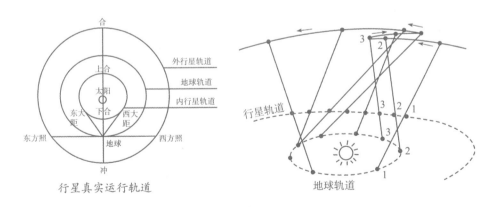

行星真实运行轨道

《黄帝外经》认为，五星向前（与太阳同向）的视运动称为"顺"，向后（与太阳逆向）的视运动称为"逆"，迟缓的视运动称为"徐"或"迟"，意外的快速视运动称为"疾"，停在某处视之不动称为"留"，停留超过20天称为"守"，逆行转为顺行，在轨道上画出一圈称为"环"。五星的亮度可分为常、常一倍、常二倍、小常一倍、小常二倍五个星等。这种亮度变化与五星距离地球的距离远近有关，因此，对气候、物候与人的影响也有"过"与"德"的不同影响，同时认为，五星运行距离地球的远近可以影响人类的情感与祸福，岁星主怒，荧惑星主喜，镇星主忧思，太白星主悲，辰星主恐惊，等等。

五星按照其与太阳的距离，以地球为界，分为地内行星（水星、金星）和地外行星（火星、木星、土星等）两类，这两类行星在黄道坐标系与极坐标系的标度下，视运行轨迹有着明显的不同。对于内行星来说，由于地球和内行星都绕太阳作同一方向公转，且地内行星比地球运转得快，因此从地球上观察，内行星相对于太阳的空间位置不断变化，如图所示的 4 个特殊位置：上合、下合、东大距、西大距。当行星和太阳黄经相等时，称为行星合日，简称"合"，从地球上看，内行星在太阳前面为"下合"，内行星在太阳后面为"上合"。合时，行星与太阳同升同落，我们看不到它。地内行星在上合后向东偏离太阳，于黄昏时出现在西方天空，成为昏星；下合后向西偏离太阳，于凌晨时出现在东方天空，成为晨星。

《诗经·大东》说"东有启明，西有长庚"，就是描绘地内行星之一——太白金星分别作为晨星出现于东方和作为昏星出现于西方时的情景。当内行星与太阳角距离达到最大值时，称为"大距"，在太阳之东称"东大距"，在太阳之西称"西大距"。内行星从第一次上合到第二次上合之间的时间间隔，就是一个会合周期。在行星的视运动中，行星在星座中移动的路径总是在黄道附近，有时向东方运行，即与太阳周年视运动的方向一致，称为"顺行"；有时向西运行，与太阳周年视运动的方向相反，称为"逆行"。顺行的时间长，逆行的时间短，由顺行转为逆行或由逆行转为顺行的转折点称为"留"。行星在"留"前后移动缓慢，处于相对静止状态。在"上合"时，内地行星与地球分别位于太阳两侧，在此前后最亮，对地球磁力及引力小，即对地球的影响最小；而"下合"时，内地行星位于地球和太阳之间，在此前后最暗，对地球引力大，即对地球的影响最大；在"留"的时候，地球与行星之间的空间位置相对固定不动，这时的力学最稳定。地内行星在视运动中表现为：从上合→顺行→东大距→留→逆行→下合→第二次留→顺行→西大距→第二次上合，形成一个地内行星的会合周期。其在背景天空中移动的路线表现为柳叶形的"巳"字。

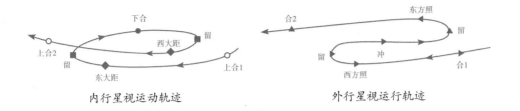

内行星视运动轨迹　　　　　　　外行星视运行轨迹

火星、木星、土星为地外行星，距离太阳比地球更远，与太阳的角度没有任何限制。地外行星的轨道在地球外面，所以不会有"下合"，而只有"上合"。地外行星的公转周期比地球长，当地球公转一周时，地外行星仅在轨道上走了一段弧形。地外行星与地球赤经差180°时，称为"冲"，由于地球轨道速度比地外行星轨道速度大，所以从地球上看去，冲前后地外行星逆行，而在合前后地外行星顺行，顺行与逆行之间转变经过"守"。在"上合"前后，地外行星最亮。五大行星在"留"时对地球的时空力场影响最大最长。其在天空背景中移动的路线表现为之字形的"己"字。

《素问·气交变大论》言："帝曰：夫子之言岁候，不及其太过，而上应五星。今夫德化政令，灾眚变易，非常而有也，卒然而动，其亦为之变乎？岐伯曰：承天而行之，故无妄动，无不应也。卒然而动者，气之交变也，其不应焉。故曰：应常不应卒，此之谓也。帝曰：其应奈何？岐伯曰：各从其气化也。帝曰：其行之徐疾逆顺何如？岐伯曰：以道留久，逆守而小，是谓省下；以道而去，去而速来，曲而过之，是谓省遗过也；久留而环，或离或附，是谓议灾与其德也；应近则小，应远则大。芒而大倍常之一，其化甚；大常之二，其眚即也；小常之一，其化减；小常之二，是谓临视，省下之过与其德也。德者福之，过者伐之。是以象之见也，高而远则小，下而近则大，故大则喜怒迩，小则祸福远。岁运太过，则运星北越，运气相得，则各行以道。故岁运太过，畏星失色而兼其母，不及则色兼其所不胜。肖者瞿瞿，莫知其妙，闵闵之当，孰者为良，妄行无徵，是畏侯王。帝曰：其灾应何如？岐伯曰：亦各从其化也。故时至有盛衰，凌犯有逆顺，留守有多少，形见有善恶，宿属有胜负，徵应有吉凶矣。"

《素问·六节藏象论》曰："天度者，所以制日月之行也；气数者，所以纪化生之用也。"

《素问·气交变大论》在四个方面详细论述了五星五行影响地球岁运、

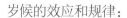

岁候的效应和规律：

首先，五星五行影响的主要效应是"各从其气化也"，即岁星（木星）之化，风应之；荧惑（火星）之化，热应之；镇星（土星）之化，湿应之；太白（金星）之化，燥应之；辰星（水星）之化，寒应之。

其次，五运太过不及之年，上应五星情况不同。岁运太过之年，主要受与五行相同的运星情况，其星光芒明盛，所属地平分野有运气太过之灾。

再其次，上应畏星（胜己之星），畏星逆守时，所属地平分野有复气为害。如木运太过，岁星光芒倍增，风气流行。太白金星逆守时，燥气来复，清燥之气肃杀风木之气。岁运不及之年，则运星减耀，畏星光芒明盛，岁候主要受畏星的影响，其所属地平分野有大运所不胜之气为灾。当运星复益光芒时，本运之气来复，其所属地平分野有复气为害。

再次，五星光芒可分为五等，一般亮度至平气，大于常度则主岁运太过，小于常度主岁运不及。岁运太过之年，则运星北越，畏星失其本气而兼母色；岁运不及之年，运星兼其所不胜之色。所谓运星北越，指主岁行星轨道向北偏离。运气相得的平气之年，五星各行中道。

最后，判断五星所引起的灾变情况，还应综合考虑有关它们运行的多种因素，如五星上临的时节，所在二十八宿恒星天空、运行的顺逆、留守时间的多少、距离地球的远近、星象的润泽与枯晦等。

其中对五大行星运行轨迹、大小、远近及亮度的描述，如"留"与"守"、"去"与"来"、"曲"与"环"、"离"与"附"、"大"与"小"、"近"与"远"及"芒"的大小，指出五大行星离地球远与近是导致地球出现灾害变化的重要因素之一。

既然天象的变化会产生地理、人事的变化，那么这种因果变化就会有一个力学场的传递。古中医称之为"天人感应"，现代科学无非电、磁、声、光、力（万有引力）等几个途径。

现代天文学、气象学研究表明，占太阳系质量99.8%的太阳只有1%的角动量，而质量不到0.2%的行星角动量约为99%，其中五大行星的质量约为地球的400多倍，因此五大行星对地球和太阳具有明显的时空力学效应与作用。《书经》上说"箕星好风，毕星好雨"，"月之从星，则以风雨"；《孙子兵法》说："发火有时，起火有日，时者天之燥也，日者月在箕、壁、翼、轸也，凡此四宿者，风起之日也。"这样的记载在古籍中比比皆是。其他古文明也有类似记载，如古巴比伦就有"轸宿为风星，昴宿为雨星"的记载。

其实，"月之从星，则以风雨"的星，不应是二十八宿中的箕星与毕星，二十八宿的星宿是与我们相距遥远的恒星，它们位于天赤道、黄道与白道之间，看起来日、月、五星从它们身边经过，但实际上它们并没有变化，而变化的却是日月五星的运行轨迹，所以只有日月五星的运行才与千变万化的气候变化相关。

可以说，天气变化周期与日月五星运行周期有密切关系，有相似的日月五星布局，就会出现相似的天气变化。而人体内70%以上是水分，从某种意义上来说，人体也是一个特殊的天气承载体，所以日月五星的布局同样调控着人体内的天气变化，即古中医所说的五运六气、五脏六腑，对人体有着息息相关的作用与影响。

周期性运动的物体的综合力学效应，必然有周期性和规律性。

五大行星的质量约为地球的400多倍，因此五大行星对地球和太阳具有明显的作用。行星的会合周期，如五大行星的相似周期：地月系10年，木星12年、火星17年、土星30年、金星8年、水星13年。五星的相似周期及其迭加值，五大行星不仅通过其摄动作用对地球的自转和公转产生影响，而且对太阳亦产生周期性的影响，太阳黑子周期性变化又反过来影响地球的气象地理及生态变化。

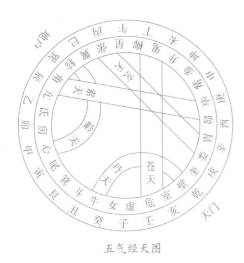

五气经天图

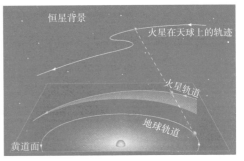

这就是五星与地球的天体运动关系的视运动轨迹，一会儿是顺行，一会儿是逆行，一会儿是停留，一会儿近，一会儿远，觉得不可思议。但是它们在天上怎么会来来回回地走呢？其实这就是视运动轨迹，真正的运动轨迹是不变的。因为地球和行星都是在运动，但是两者的运动速度不一样，所以会产生一个视觉差，就会形成了这个行星一会儿顺，一会儿逆，一会儿停，所以我们《内经》描述的东西非常正确。

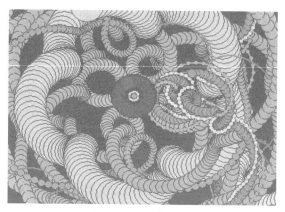

五星与地球视运动轨迹（见文前彩图6）

上图中，居于中心的原点是地球，其外一圈白色是月球视运动轨迹，蓝色轨迹是水星，黄色是土星的视运动轨迹，青色是木星的视运动轨迹，红色是火星的视运动轨迹，银色的是金星的视运动轨迹，其他较细的视运动轨迹是火星卫星。可以看到，地心说与日心说是完全不同的两种坐标系下的天体力学效应。而浑天论观测和运算的就是这种天人感应与天人合一。

无论是古盖天论，还是古浑天论，都认为"五星是五行之精"，这一观点在古籍中比比皆是，已经成为中国古文明中的基本概念。如同日月地运动形成基本的阴阳概念一样，已经变成古人在心底最深处沉淀的文明基因了。

五星在上古时期有许多名称，如木星叫岁星、摄提、重华、应星、纪星等，火星就叫荧惑，土星叫填星、镇星、地侯等，金星叫太白、殷星、太正、营星、观星、宫星、明星、大衰、大泽、终星、大相、天浩、序星、月纬等，水星叫辰星、小正、天挽、安周、西爽、能星、钩星等。在上古的《天元玉册》里，计算五运六气的司天、司地的高、下、迟、速的内算里，有许多天体行星的名称，现代人已经无法求证这些天体的真正出处及具体位置了，所以尽量多知道一些五星的曾用名，对于研究五运六气大有裨益。

五大行星还有另外的名字，有在天与应地之分，在天谓天柱、天蓬、天冲、天英、天芮；应地谓地晶、地玄、地苍、地彤、地阜。《黄帝内经》认为它们在天与应地的升降失常，可以导致天地气机、气候、物候的失常，如《素问·刺法论》说："升降不前，气交有变，即成暴郁……"又说："升之不前，即有期凶也。木欲升而天柱（金星）窒抑之……；火欲升而天蓬（水星）窒抑之……；土欲升而天冲（木星）窒抑之……；金欲升而天英（火星）窒抑之……；水欲升而天芮（土星）窒抑之……"；又说："既明其升。必达其降也，升降之道，皆可先治也。木欲降而地晶（金星）窒抑之……，火欲降而地玄（水星）窒抑之……，土欲降而地苍（木星）窒抑之……，金欲降而地彤（火星）窒抑……，水欲降而地阜（土星）窒抑之……"。《素问·本病论》说："辰戌之岁，木气升之，主逢天柱（金星），胜而不前……，巳亥之岁，君火升天，主窒天蓬（水星），胜之不前……，子午之岁，太阴升天，主窒天冲（木星），胜之不前……，丑未之年，少阳升天，主窒天蓬（水星），胜之不前……，寅申之年，阳明升天，主窒天英（火星），胜之不前……，卯酉之年，太阳升天，主窒天芮（土星），胜之不前……；丑未之岁，厥阴降地，主窒地晶（金星），胜而不前……，寅申之岁，少阴降地，主窒地玄（水星），胜之不入……，卯酉之岁，太阴降地，主窒地苍（木星），胜之不入……，辰戌之岁，少阳降地，主窒地玄（水星），胜之不入……，巳亥之岁，阳明降地，主窒地彤（火星），用而不入……，子午之年，太阳降地，主窒地阜（土星）胜之，降而不入……"

关于五星的在天应地之分，张景岳在《类经图翼》中也说："木星在天曰天冲，在地曰地苍；火星在天曰天英，在地曰地彤；土星在天曰天芮，在地曰地阜；金星在天曰天柱，在地曰地晶；水星在天曰天蓬，在地曰地玄"。又引《天元玉册九星》说："天蓬一，水正之宫也；天芮二，土神之应宫也；天冲三，木正之宫也；天辅四，木神之应宫也；天禽五，土正之宫也；天心六，金神之应宫也；天柱七，金正之宫也；天任八，土神之应宫也；天英九，火正宫也。九星有位，以应九州之分野。"

我们来看一看古人浑天论中五星的顺逆停留的具体视运动轨迹和时间。

【木星】

在一个周天中，木星共顺行 232 日，逆行 84 日，留守 49 日，伏行 33 日。见行共 365.25 日，行度 30.2273 度（1 次），加上伏行共 398.7 日，行度 33.4563 度。木星见 1 岁，行 1 次而后伏。从下图可见，在十月太阳历中，木星于三月、八月由远及近，然后逐渐进入下一循环周期。

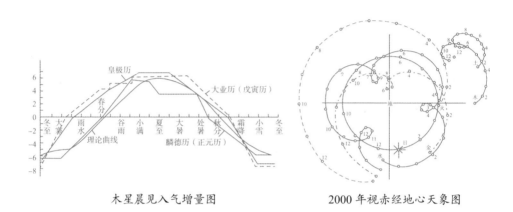

木星晨见入气增量图　　　　　　2000 年视赤经地心天象图

从木星入气量化图可以看出，从立春到寒露 16 个节气，是木气王相休阶段：

其中立春至立夏是木气上升的"相"时段。

立夏至处暑是木气最大值的"王"时段。

处暑至寒露是木气下降的"休"时段。

木气的"囚"时段是寒露至小雪，冬至至立春。

"死"时段是小雪至冬至时段。

由于木星的磁场是地球磁场的 20000 倍，所以木气（天气）与木运（地气）的转化需要的时间较短，小于 45 天，木气表现在地气方面最强是春分至处暑时段，最弱是小雪至冬至。

【火星】

火星共顺行 552 日，逆行 62 日，留守 20 日，伏行 146 日。见行共 634 日，行度 301 度，加上伏行共 780.5253 日，行度 415.2751 度。火星于二月、七月由远及近，然后逐渐进入下一循环周期。

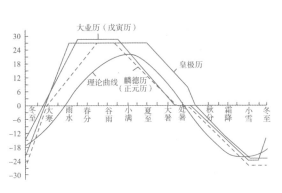

火星晨见入气增量图

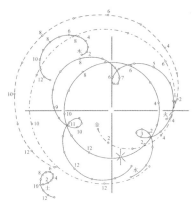

2013 年视赤经地心天象图

从火星入气量化图可以看出，从大寒到立秋 14 个节气，是火气王相休阶段：

其中大寒至雨水是火气上升的"相"时段。

雨水至立夏是火气最大值的"王"时段。

立夏至处暑是火气下降的"休"时段。

而处暑至小雪，冬至至大寒是火气的"囚"时段。

小雪至冬至是火气的"死"时段。

火星与地球比较，在体积与质量、磁场等方面并没有优势，天气与地气的转化大约符合 45 天的规律，火气表现在地气方面最强是立夏至处暑时段，最弱是小雪至大寒。

【土星】

土星顺行 172 日，逆行 101 日，留守 67 日，伏行 38 日。见行共 340.0447 日，行度 5.232 度，加上伏行共 377.9355 日，行度 12.6853 度。土星于五月、十月由远及近，然后逐渐进入下一循环周期。

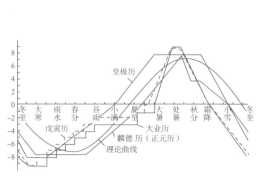

土星晨见入气增量图

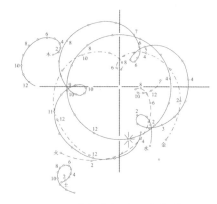

2016 年视赤经地心天象图

从土星入气量化图可以看出，从立秋到立冬 7 个节气，是土气王相休阶段：

其中立秋至处暑是土气上升的"相"时段。

处暑至秋分是土气最大值的"王"时段。

秋分至立冬是土气下降的"休"时段。

而立冬至小寒，雨水至立秋是土气的"囚"时段。

小寒至雨水是土气的"死"时段。

土星与木星情况类似，与地球比较，在体积与质量、磁场等方面远远胜于地球，天气与地气的转化小于 45 天，土气表现在地气方面最强是小暑至冬至时段，最弱是雨水至立夏。

将 1 年 $365\frac{385}{1539}$ 日分为木、火、土、金、水五星五行时段，平均每星为 $73\frac{77}{1539}$ 日，通常将春、夏、秋、冬四季分属木、火、金、水星，土无所属。

每季 3 月，合 $91\frac{481}{1539}$ 日，每星为 $73\frac{77}{1539}$ 日，差 $18\frac{404}{1539}$ 日不足 1 季，根据五星五行的运行规律，土星也为 $18\frac{404}{1539}\times4$（季）$=73\frac{77}{1539}$ 日。即春、夏、秋、冬四季，每季的前 $73\frac{77}{1539}$ 日，分属于木、火、金、水星，每季剩余的 $18\frac{404}{1539}$ 日归属于土星土行，此即土王四季的天文机制。这是 1 个地球年里五星运行

的天文规律，古圣人称为"五行"。此理论于 B·C7724 年，由伏羲大帝一世创造。

【金星】

金星晨夕共顺行 457 日，逆行 12 日，留守 15.5 日，伏行 83 日，伏逆行 16 日。见行共 485 日，行度 485 度。金星 1 复（晨夕见伏总数）：584.1298 日，行度 584.1298 度。金星日行 1 度。金星于四月、九月由远及近，然后逐渐进入下一循环周期。

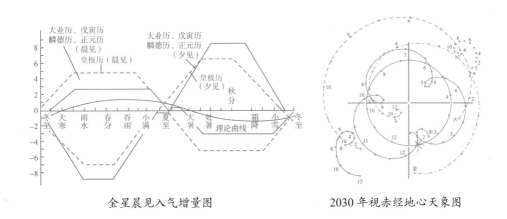

金星晨见入气增量图　　　　　　2030 年视赤经地心天象图

从金星入气量化图可以看出，从小寒到夏至为金星晨见入气增量，夏至至小雪是金星夕见的入气增量，振幅相比之下，夕见金气增量为主要的王相休阶段：

其中夏至至处暑是金气上升的"相"时段。

处暑至寒露是金气最大值的"王"时段。

寒露至大雪是金气下降的"休"时段。

而小寒至春分，清明至夏至是金气的"囚"时段。

春分至清明是金气的"死"时段。

金星与地球情况类似，与地球比较，在体积与质量、磁场等方面大抵相当，天气与地气的转化符合 45 天规律，金气表现在地气方面最强是立秋至寒露时段，最弱是立夏至芒种。

【水星】

水星晨夕共顺行 48 日，逆行 2 日，留守 3.5 日，伏行 38 日，伏逆行 24 日。见行共 54 日，行度 54 度。水星 1 复（晨夕见伏总数）：115.91 日，行度 115.91 度。水星日行 1 度。水星于一月、六月由远及近，然后逐渐进入下一循环周期。

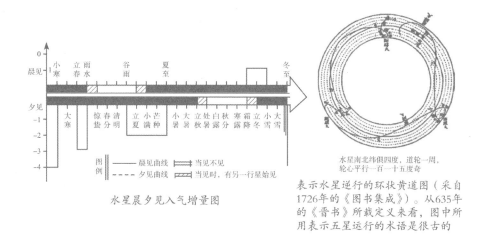

水星晨夕见入气增量图

水星南北纬俱四度，道轮一周，轮心平行一百一十五度奇。

表示水星逆行的环状黄道图（采自 1726 年的《图书集成》）。从 635 年的《晋书》所载定义来看，图中所用表示五星运行的术语是很古的

从水星入气量化图可以看出，从霜降到小雪为水星晨见入气增量，冬至至小寒、立春至雨水、谷雨至夏至是水星夕见的入气增量，夕见水气增量为主要的王相休阶段：

其中晨见的霜降至小雪是水气最大值的"王、相、休"时段。

夕见的立春至雨水、谷雨至夏至是水气下降的"囚"时段。

夕见的冬至至小寒是水气的"死"时段。

水星与地球比较，在体积与质量、磁场等方面都弱于地球，天气与地气的转化大于 30～45 天规律，水气表现在地气方面最强是小雪至大寒时段，最弱是立春至雨水。

五星气机起伏时段总结如下：

木气表现在地气方面最强是春分至处暑时段，最弱是小雪至冬至。

火气表现在地气方面最强是立夏至处暑时段，最弱是小雪至大寒。

土气表现在地气方面最强是小暑至冬至时段，最弱是雨水至立夏。

金气表现在地气方面最强是立秋至寒露时段，最弱是立夏至芒种。

水气表现在地气方面最强是小雪至大寒时段，最弱是立春至雨水。

从木火土金水最强气可以看出，是木生火、火生土、土生金、金生水、水生木。

从木火土金水最强最弱气可以看出，木克土、火克金、土克水、金克木、水克火。

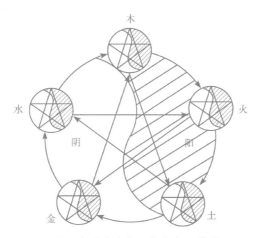

五星五行的生克与五行全息互藏图

由于地球存在自转，地球的一日相当于太阳围绕地球公转了一个太阳年，而地球围绕太阳公转一圈，相当于一个地球年。这里，一个地球年相当于年月周期，一个太阳年相当于地球的日时周期，二者在时间与空间上是一致的，是同一种天体相对运动的两个角度，一个是地球，一个是太阳，而观察的人是站在地球上，以地球为坐标系原点，即参照系原点。这样，就实际上构成了一个客观事实，地球的年月与日时的时间结构实质上是一致的。阴阳互藏与五行互藏，或者叫作全息，古人叫参同契。

关于五星五行的王相休囚死的天象，在《甘石星经》中就有记载。

石氏说："岁星之相也，从立冬至冬尽，其色精明，无芒角。"五行学说认为，冬季为水王之时，水生木，故岁星于冬季为相，此时色精明而无芒角。甘氏说："岁星之王也，立春至春尽，其色比左角大而苍，有精光而内实，仲春时有芒角。"五行学说认为，春季为木王之时，木色苍，而角宿两星左苍右黄为正色，若变色则有凶应。故岁星居于王时，其色应苍如左角李，且更大于左角之亮度，其苍更明显。岁星为王时精光内实。

在仲春木最王时有芒角出现，不为灾异之应。又说："岁星之休也，从立夏至仲夏，无光明而赤黄。"于五行而言，木生火，夏季为木之休，谓木已入养老阶段，岁星为木之精，此际光泽弱而色正。又说："岁星之囚也，从仲夏至夏之尽及四季王时，其色当青黑，止而不行。"由于此时为季夏土当令，于五行而言是木克土，岁星木精，制土为任，但逢土王时，木不能制土而为囚。其色青黑，反被土侮也。又说："岁星之死也，从立秋至秋之尽，其色黑而细小不明。"秋为太白金星当令，金克木，岁星处于被当王者克，即为死。木落归根，根之为水，水生木也，故色黑。

荧惑为火星，还有赤星、罚星、执法等名称，据《荆州占》记载，火星在东方称为悬息，在西方称为天理，在南方才称为荧惑。荧惑星的王相休囚死，也是按照五星五行的生克原理运行的。

《甘石星经》认为，从立春至春尽，为荧惑之相。这时荧惑的亮度和颜色是精明而无角芒。从立夏至夏尽为荧惑之王时，其色赤如心大星而精明，仲夏之时有芒角。从仲夏之后，镇星当王，五行属土，此时荧惑火行处于休阶段。但由于荧惑刚燥，仍不退位，还是表现出王的状态，只在四季之月才有休的状态。休时荧惑无精明，呈现黑黄之色。荧惑囚时是从立秋至秋尽，其色青白，运行迟缓。荧惑在立冬后进入死的状态，其色黄黑，亮度微弱，有时会不明，直到冬尽。

《荆州占》引《甘石星经》说："太白之相也，从季夏至夏尽及四季王时，其色黄白，精明无芒。太白之王也，从立秋至秋之尽，其色比狼星而光明，仲秋之时有芒角。太白之休也，从立冬至冬之尽也，其色不精明而无光。太白之囚也，从立春至春之尽也，其色青黄而无光明。太白之死也，从立夏至夏之尽也，其色赤黑细小而不明。"

《荆州占》引《甘石星经》说："从立夏至季夏前，为镇星之相时，其时亮度大，精明而无芒角、镇星土属，位在中央，但王于四季，亦说王于季夏，其时色当带赤，色比北极中央大星，赤黄而光明有芒角。镇星休在孟秋至仲秋，时色黑而细小，无精光。至季秋时，其色当比奎大星，黄白而光明有芒。镇星囚时是从立冬至仲冬，其色青而细小，赤黑止而不行（甘氏说此时小而不明）。但到季冬王时，色当比左角，青黄而光明有芒。镇星当死时，是从立春至仲春，其色白而细小不明。至季春时，色当比参左肩而黄白光明有芒。"

《荆州占》引《甘石星经》说："辰星之相，从立秋至秋之尽也，其色即当精明无芒角，不摇光。辰星之王，从立冬至冬之尽也，其色当比奎大星而青白有精光，冬至之时有芒角。辰星之休，从立春至春之尽，其色当无精光，微小而苍黄。辰星之囚，从立夏至夏之尽也，其色当赤黑而不明。辰星之死，从仲夏至夏之尽及四季，其色当赤，细小微不明。"

《甘石星经》不仅详细论述了五星五行的王相休囚死规律，而且还详细论述了五行占的天地人规律，可见中国古人的世界观一直是在日月五星的阴阳五行之中遨游着。

历来得天下有两条路：一是唐、虞式的禅让；二是商、周式征诛。由于得天下的路径不同，所以命名国号也分为两种情况：一种是用五行相生关系来命名国号，适用于唐、虞式上古禅让而来的帝国；另一种则是用五行相克关系来命名国号，适用于那些商、周式的征诛而来的帝国。在汉代以前，即使政权取之于刀光剑影或宫廷政变，但是在政权更替交接时，人们还是喜欢温情脉脉地玩弄唐虞式禅让，所以汉以前的帝国都是五行相生。

如：太昊伏羲帝国为木，炎帝帝国为火，黄帝帝国为土，少昊金天帝国为金，颛顼帝国为水，喾帝国为木，唐尧帝国为火，虞舜帝国为土，禹夏帝国为金，殷商帝国为水，周帝国为木，大秦帝国为闰水，大汉帝国为火，新莽为土，等等。到宋朝以后就不同了，宋朝为木，金国不断侵略大宋，金国后来被蒙古汗国取代，1271 年，忽必烈定国号为元，取义乾卦之"大哉乾元"，乾卦属金，金克木，1279 年元朝灭宋。1368 年，朱元璋建立大明政权，推翻元朝，大明属火，火克金。1616 年，努尔哈赤建立政权，定国号为"金"，史称"后金"，也许担心金被火克掉，1636 年，皇太极改国号为"清"，属水，取金生水，水克火之意，于是 1644 年，清兵入关，大清之水终于浇灭了大明之火。1911 年，辛亥革命，大清覆灭，次年中华民国成立，中华中原之土终克北方之水，中国取代大清。从宋朝的木，到元朝的金，到明朝的火，到清朝的水，再到中华民国的土，1000 年间，中国历史正好经历了五行相生的一个轮回。

距今5500～5200年，出现了中国境内第四次小洪峰。洪水始发地从山西黄河龙门壶口开始，受灾区域主要是共工氏地域和颛顼地域，所谓共工氏布水阵攻击颛顼氏，颛顼氏命祝融氏诛共工氏之战就是这一时期。受灾地域有山西、陕西、河南、河北，主要在黄河中游。这期间，全球气候由温热潮湿变为暖而干燥，海面下降约5米，原来的近岸海底裸露为陆地。在距今5000年以后，气温出现波动下降趋势，洪水在总体下降过程中，发生过距今4700～4000年、3800～3000年和2500～1100年等几次较小的波动和1～2米高海面的存在，直到今天，海平面再没有发生过大的起伏。在距今4700～4000年又一次洪水期发生，洪水最高峰期在距今4200～4100年，虽然没有前两次规模大，但此时人口较前两次洪水期密集，各氏族经济、文化有较大进步，所以这次洪水留给人们的印象也就较前两次深刻得多，此时正是尧舜禹治水时期。

当年大禹治水，也是按照五行相生的顺序，才取得了成功，而他的父亲鲧却不按照五行相生的天机治水，所以没有成功，最后被帝尧放逐羽山赐死。《尚书·洪范》说："箕子乃言曰：我闻在昔，鲧堙洪水，汩陈其五行，帝乃震怒，不畀洪范九畴，彝伦攸斁，鲧则殛死。禹乃嗣兴，天乃赐禹洪范九畴，彝伦攸叙。"上述这段话是箕子告诉武王，鲧治水不按照五行相生规律，所以失败了，他的儿子禹按照五行相生大法治水，所以取得了成功。现今河北省广宗、威县、临西、清河一带，还保留着一段百余里的鲧堤。河北省文物研究所竟然说"经过考古认为那是宋代黄河大堤"，而北宋司马光（1019—1086）于当时就作了一首"鲧堤"的诗：

> 东郡鲧堤古，向来烟火疏。
>
> 堤封百里远，生齿万家余。
>
> 贤守车才下，疲人意已纾。
>
> 行闻歌五绔，京廪满郊墟。

难道司马光不知道当代的治水大事吗？不可能。北宋建国于960年，仁宗继位于1023年，而司马光历任仁宗、英宗、神宗、哲宗四朝，即北宋建国仅仅63年仁宗继位，司马光不可能不知道这63年内的事情。儿戏！

帝尧命鲧治水是在BC2296年，于BC2285年因治水失败被帝尧赐死东海羽山，大禹治水是从BC2282年开始，于BC2271年治水成功，BC2224年帝舜禅让帝位给禹，禹夏帝国正式开始，禹帝在位 27 年，于 BC2198 年东巡至会稽就薨逝了，禹帝的儿子启篡权夺位，从此废除禅让制度，开始了家天下。

　　大禹治水，吸取了其父亲鲧失败的经验教训，严格按照五行相生规律来治理，先从冀州开始。冀州是古代九州之一，即现在陕西和山西之间、黄河以东，河南和山西之间、黄河以北，以及山东西北、河北东南一带地域，以周易卦位为坎卦之位，五行属水。古人认为天一生水，即开天辟地之后最先生出的物质是水，因此禹治水就先从冀州开始。其次是兖州、青州和徐州。按照五行相生，水生木，木为东方震卦，相当于兖州、青州和徐州，即今之山东大部、江苏北部和安徽北部一带。再次为扬州和荆州。木生火，火为南方离卦，对应于扬州和荆州，相当于今之江苏、安徽南部和湖南湖北一带。再次为豫州。豫州为中原一带，火生土，中原为戊己土。最后为梁州和雍州。土生金，金为西方兑卦之位，相当于梁州和雍州，即今之陕西、四川一带。历经 13 年，三过家门而不入，从而使黄河、渭水、洛水、弱水、黑水、济水、淮河、长江、汉水等九条大河疏浚利导，终于消除了水患，天下太平，帝尧禅让，大禹继承帝位。帝禹又按照五行原理将全国地理分为五服。

　　阴阳是盖天论，五行是浑天论，阴阳五行是宣夜论，这就是阴阳五行的天文机制，简称天机。

　　综上所述，可见，古盖天论的十月太阳历与五星五行历的完美体现，就是河图。它以十天干为量化标度，结合日月五星、二十八星宿，真实体现了以地球在北极星二十八宿这个天地之极坐标系中位置为观察点的日月五星之运行轨迹及规律。

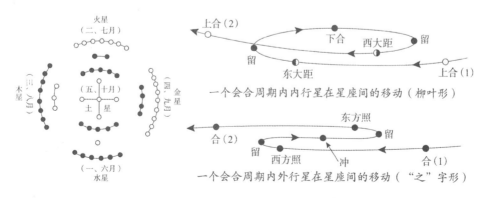

一个会合周期内内行星在星座间的移动（柳叶形）

一个会合周期内外行星在星座间的移动（"之"字形）

五星之中有阴阳，五星如同太阳一样，也是围绕地球运转的天体，太阳与地月系的日地关系表现为基本的阴阳关系，一根圭表立地，太阳由东向西运转，日升日落，形成了阳顺阴逆、阳进阴退的负阴抱阳的运动方式。同样，五星也是如此，也可以形成同样的阴阳关系，只是与太阳相比，更复杂一些罢了。日地是二星（日地）二行或三星（日月地）三行的天体运行关系，而五星是五星五行或九星（日月五星及天王星、海王星）九行的天体运行关系。

阴阳之中也具有五行的属性，一年四季，由于黄赤交角的存在，地球公转到不同的黄道位置，在地面上产生不同的光照辐射，而四季中五星也具有不同的旺衰轨迹，这个轨迹的量化与阴阳的量化是丝丝入扣地吻合着，二者共同的能量背景辐射场综合作用于地球万物，形成气象万千的物候地气、人气、天气变化。所以说，阴阳之中包涵五行，五行之中包涵阴阳，二者不仅是两个不同的理论体系，而且更是统一的天体能量辐射场，这就是古中医及国学中所一再提及的"气场"，佛教中所说的"六道"，道教中说的"三界"。

阴阳数：甲一乙二、丙三丁四、戊五己六、庚七辛八，壬九癸十。

五行数：甲三乙八木、丙二丁七火、戊五己十土、庚四辛九金，壬一癸六水；甲丙戊庚壬为阳，乙丁己辛癸为阴。

这就是阴阳五行历法的全部。

上述的一切证据均明显透露了这样一个事实：五行就是五星视运动的周天行度，这个行度是由四象之二十八宿来标度的。五行是五星的基本空间行度，五行是五运的空间结构，又称正五行，以盖天论为主；五运是五行的时间结构，又称化合五行，以宣夜论为主。二者源于五星的古天体运行论，也是古中医理论中独特的概念体系。根据五星五行与四象二十八星宿的对应关系，考虑天极运行的章动周期，可以推算出，五星五行理论体系产生的年代大约在 BC 12000—BC 9000 年，这时正是三皇的燧人时代，按照现代历史研究认为，那时的古人类都是茹毛饮血的原始人，怎么会有这么高级的智慧呢？其实，史前文明一直在我们地球上存在着，大智慧的古圣人也一直在创造着神奇的古文明，神授中医。

一切历史，皆在冥冥之中，暗由天象操控，又哪由得人事半点呢？

宣夜论

宣夜论，一直有人说已经失传了。

宣夜说最大的亮点在于认为气是构成宇宙的物质基础，天由无形之气而充，其中不但有七曜九星之精，还有七曜九星之信。这是将盖天论和浑天论完全放在天人感应、天人合一的角度之下来考察宇宙天人。

《庄子·逍遥游》说："天之苍苍，其正色邪？其远而无所至极邪？"《列子·天瑞》说："日月星宿，亦积气中之有光耀者。"即认为日月星辰是由发光的气所组成的。

《晋书·天文志》曰："宣夜之书云：惟汉秘书郎郗萌，记先师相传云，天了无质，仰而瞻之，高远无极，眼瞀精绝，故苍苍然也。譬之旁望远道之黄山而皆青，俯察千仞之深谷而窈黑。夫青非真色，而黑非有体也。日月众星，自然浮生虚空之中，其行其止皆须气焉。是以七曜或逝或往，或顺或逆，伏见无常，进退不同，由乎无所根系，故各异也。故辰极常居其所，而北斗不与众星西没也。摄提、填星皆东行，日行一度，月行十三度，迟疾任情，其无所系著可知矣。若缀附天体，不得尔也。"

《素问·天元纪大论》曰："太虚寥廓，肇基化元，万物资始，五运终天，布气真灵，揔统坤元，九星悬朗，七曜周旋，曰阴曰阳，曰柔曰刚，幽显既位，寒暑弛张，生生化化，品物咸章。"

《素问·五运行大论》云："帝曰：地之为下否乎？岐伯曰：地为人之下，太虚之中者也。帝曰：冯乎？岐伯曰：大气举之也。"《内经》认为人及大地都是位于太虚之中，并且由充满宇内的大气所托举；认为气是构成宇宙的物质基础，日月星辰都是由气的运动变化而产生，此后又依赖于气的作用，自然浮生于虚空之中。宇宙中的一切生化都是由宇内之气（或曰"大气"）的运动所导致。

《内经》这些论述，无疑就是"宣夜说"的再现，而且此气非彼气，此处气就是"炁"，就是粒子场一类的射线辐射物质，等等。

《素问·天元纪大论》云"天有五行，御五位，以生寒暑燥湿风"；《素问·五运行大论》曰："燥以干之，暑以蒸之，风以动之，湿以润之，寒以坚之，火以温之。故风寒在下，燥热在上，湿气在中，火游行其间，寒暑六入，故令虚而生化也。"从这两段文字我们可以看出，《素问》认为，天的运动带来的天地相对位置的变化及这种变化下天地之间的相互影响，是风、寒、暑、湿、燥、火等天之六气运动产生的原因。而在天之六气运动变化的作用下，大地才呈现出生生不息的万千气象。

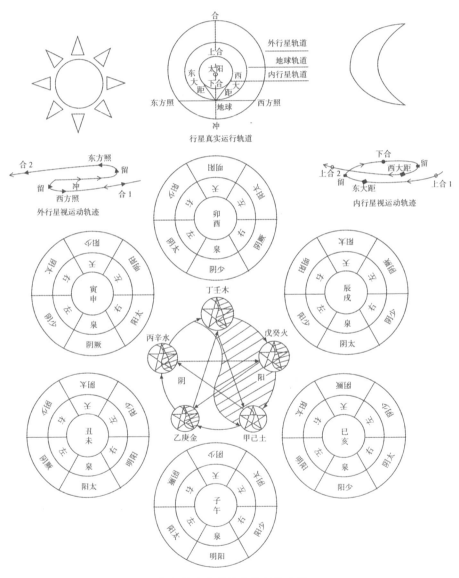

古中医时日年月之神机气立图

这种"地为人之下，太虚之中者"及"寒暑六入，故令虚而生化"的认识，是《内经》运气理论逻辑的基本出发点。而这种认识的产生，无疑是"宣夜说"的天地观直接影响的结果。这样看来，宣夜论的大气不只包括虚空大气，还包括五运六气、二十四节气、七十二候等天地之气，还有人体内的真炁。而且这里的气也不是我们通常所说的空气，虚空哪有空气，只有宇宙射线和粒子流。

《淮南子·天文训》说："道始于虚廓，虚廓生宇宙，宇宙生气，气有涯垠。清阳者薄靡而为天，重浊者凝滞而为地。清妙之合令易，重浊之凝竭难，故天先成而地后定。"《素问·宝命全形论》说："天覆地载，万物悉备，莫贵于人。人以天地之气生，四时之法成。"这里一直在强调气的作用，不但有盖天论和浑天论的成分，更是关于宣夜说的证明与论述。

半亩方塘一鉴开，天光云影共徘徊，问渠那得清如许，惟有源头活水来！

地象

地象主要是关于地月之间的关系。

地月关系是指日、地、月三个天体有规律地相对位移，在一个月之内，月亮由缺而圆，又由圆而缺变化，反复出现新月（朔）、上弦、满月（望）、下弦的四种不同月相的规律，即《内经》所谓"月廓空""月始生""月满""月始虚"四种月相，称之为朔望月。是中国太阴历（俗称农历）计月单位，它是以月亮的相位变化为一个周期的计月单位。

在古中国三皇五帝时代，阴阳五行历法已经对日月五星的运行规律了如指掌，那么就没有理由怀疑对月球运行规律的研究滞后，因为月球相对于五星更近更大更好观察。

月行九道说源于"天有九野""天有九道""日有九道"，即在盖天论黄道概念确立之后。实际上，在先秦时期明确提出日、月运行轨道问题的是盖天说的《周髀算经》。其中记载有："凡为日、月运行之圆周，七衡周而六间，以当六月节。""日夏至在东井，极内衡；日冬至在牵牛，极外衡。""春分、秋分，日至中衡。"而《汉书》中的"中道"概念无疑是从盖天说的七衡六间图的"中衡"发展出来的。

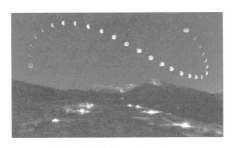

一月内月球的视运行轨迹

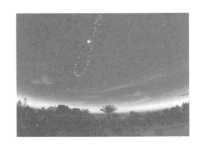

一年内月球的视运行轨迹

天有九道之说在西汉流行的一些书籍中记载颇多。《吕氏春秋·有始览》说："天有九野，地有九州……何谓天有九野，中央为钧天，其星角、亢、氐；东方曰苍天，其星房、心、尾；东北曰变天，……；北方曰玄天，……；西北曰幽天，……；西方曰颢天，……；西南曰朱天，……；南方曰赤天，……；东南曰阳天，其星张、翼、轸。"古人把天空分成了九个方位，已明显具有后来的"九道术"之原形。

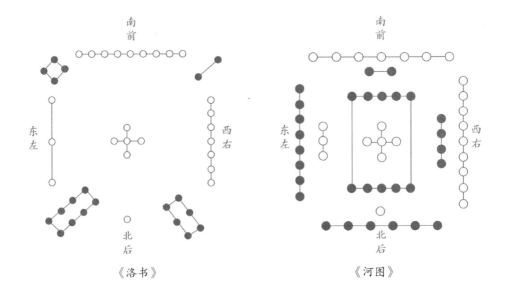

《洛书》　　　　　　　　　　《河图》

《管子·五行第四十一》说："天道以九制，地理以八制。"即九宫八风。

《河图括地象》说："天有九道，地有九州。"即九宫分野。

《乾坤凿度》说："制灵经曰：天有九道。"东汉郑玄对此解释说："天有九道，日、月恒经历之道也。"

《尚书·考灵曜》说："日万里不失九道谋。"

《河图帝览嬉》说："黄道一，青道二，出黄道东；赤道二，出黄道南；白道二，出黄道西，黑道二，出黄道北。日春东从青道，夏南从赤道，秋西从白道，冬北从黑道。"

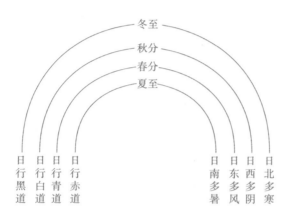

春秋末期的"古四分历"，对朔望月的长度（古称"朔策"）已经掌握得相当精密了，和真值相比较，大约三百多年差一日。隋代以前的历法，就一直以朔望月的长度来推算安排各月的历日。每月的第一天称"朔日"，意思是日月合朔将发生在初一这天。由于朔望月的长度比 29.5 日稍大，所以，通常以这样的办法来进行调整：大月 30 日，小月 29 日，大小月相间，相距大约 17 个月安排一个连大月。

由于太阳在天球上的位置也在移动，所以一个朔望月并不等于月球绕天一周。我国古代很早就能把这两种概念区分开来。《淮南子·天文训》就记有"日行一度，月行十三度又十九分之七"，月行一周天是 27.3219 日，已经有了"恒星月"的概念（月球从天球上某一固定位置运行一周又回到原来的位置所需的日数叫恒星月）。

月行迟疾说：九道术是我国早期对月球远地点变化的认识。地球在公转轨道上作椭圆运动，月球在自己的运行轨道上也是这样，所以月球的运动速度是作周期变化的。月球过近地点的时候运动最快，过远地点的时候最慢。月球从最快点运行一周又回到最快点所需的日数称作"近点月"。它和朔望月的长度是不等的，这就使得月球圆缺一次所需的时间实际是不等的。所以，朔望月只是月相变化一周所需的平均日数。以朔望月长度推得的合朔时刻称作"平朔"。

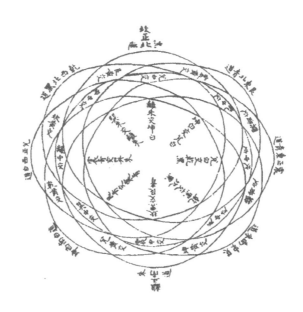

按九道术安排月历，会有三大月相连和二小月相连。九道术比不考虑月行有快慢的平朔法要精密得多。

有考古证据证明，战国时期的石申已经知道月球运动的速度是有变化的，可惜记载简略。西汉刘向（约前77—前6）在《洪范·五行传》中有关于月行九道的记载。东汉贾逵（30—101）也认识到月行有快慢。他认为月行快慢是由于月道有远近造成的，并且知道，经过一近点月，近地点向前推进3度。

以此推算，经9.18年近地点才能回到原处，那一近点月是27.55081日。张衡（78—139）也提倡用九道术。在古代文献中也记载了月行九道图，可见月行九道的说法在汉代是很流行的。

如《汉书·天文志》记载："日之所行为中道（即黄道），月、五星皆随之，……月去中道，移而西入毕，则多雨。……月主风雨，日主寒温。冬至日南极，晷长，南不极则温为害；夏至日北极，晷短，北不极则寒为害。……月出房北，为雨为阴……出房南，为旱……水旱至冲而应，及五星之变，必然之效也"。

《汉书·天文志》还说："日有中道，月有九行。中道者，黄道，一曰光道。光道北至东井，去北极近。南至牵牛，去北极远。东至角，西至娄，去极中。……月有九行者：黑道二，出黄道北；赤道二，出黄道南；白道二，出黄道西；青道二，出黄道东。立春、春分，月东从青道；立秋、秋分，西从白道；立冬、冬至，北从黑道；立夏、夏至，南从赤道。然用之，一决房中道。青赤出阳道，白黑出阴道。若月失节度而妄行，出阳道则旱风，出阴道则阴雨。"

这里明确指出，太阳与地球相对位置变化导致地球寒温变化（主运、主气），月球、五星与地球相对位置变化导致地球风雨冰雹等六气（客运、客气之厥阴少阳、太阴阳明、太阳少阴）的异常天气变化。即日主寒温，月主风雨。月行九道与太阳、五星是一个密切联系的整体，是不可分割的一个天体系统，所以在月行九道中也可以反映出阴阳八卦的运行规律。

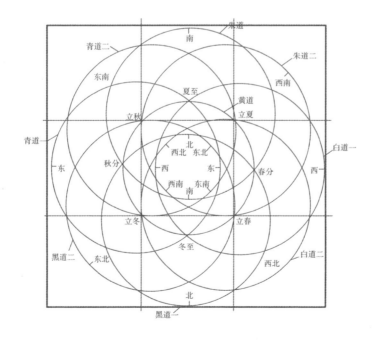

刘歆（BC50—23）曾借助于《河图帝览嬉》《洛书甄曜度》推广他《三统历》中的日有九道说。而且，唐代孔颖达在《礼记注疏》中也说："以纬云：月行九道，九道者，并与日同。"在此之后的《宋书·律历志》中亦有类似的记载："刘向论九道云：'青道二，出黄道南；白道二，出黄道西；黑道二，出黄道北；赤道二，出黄道南。'又说：'立春、春分，东从青道，立夏、夏至，南从赤道，秋白冬黑，各随其方。'"《四库全书》辑录《古微书》的提要中则明确提出月行九道说"实《河图帝览嬉》之文"。

可以看出，月行九道说出自河洛等图谶纬书，实际上这就是九宫的元旦盘，即主盘、地盘，也就是我们现在常说的九宫格、九宫数的排列。因为在《尚书·考灵曜》《河图帝览嬉》中已有明确的日行九道说。月随日行，没有理由把它们分开。因此，《汉书·天文志》中的"月行九道"源出于此。而且，从天有九野，天有九道，最后归结为月行九道是符合认识过程的。

贾逵论历时曾谈到月行说："率，一月移故所疾处三度，九岁九道一复，凡九章，百七十一岁，……合春秋、三统九道终数。可以知合朔、弦、望、月食加时，据官注天度为分率，以其术法，上考建武以来，月食凡三十八事，差密近，有益，宜课试上。"它是关于月亮近地点运动周期的最早论述。这里的"道"显然是指月近地点的进动轨道，一岁一道，九年九道一复，即九年完成一个周期，这与现代测得的周期值9.18年相近。

月行迟疾是经李梵、苏统等人以史官候注考校后得出的结论。"其术法"显然是指"一月移故所疾处三度"，即近点月法。"差密近"是说用此方法验证建武（32）以来的月食38次，其误差较以前方法所推测的要小，更接近于实际观测值。

另外，东汉徐岳（？—220，与老师刘洪共著数术《乾象历》，著《数术记遗》《算经要用》）的《数术记遗》有言："月行九岁一终，谓之九道。""太一之行，去来九道"，似乎也在证实太一藏在月中的论述，月行九道的运行模式似乎正对应了太一之行。《新唐书》中说："汉史官旧事，九道术废久，刘洪颇采以著迟疾阴阳历。"《元史》中说："汉张衡以月行迟疾，分为九道。"

刘洪（129—210）在《乾象历》中第一次考虑到月行的快慢问题，他设每近点月中近地点前进三度四分（十九分是一度），由此可以求得近点月是 27.55336 日，和现今测得的值 27.55455 日相差不远。《乾象历》实测得一近点月中每日月球实行度数，给出月球每日实行速度超过或不及平均速度的"损益率"表。"损益率"逐次相加称"盈缩积"。求某日月球的实行度数，以月球平行数值加从近地点时起到前一日的盈缩积。《乾象历》求日月合朔时刻，使用了一次内插法。《乾象历》计算月行的快慢问题，主要是为了推算日月食发生的时刻和位置，所以它不但能求出定朔望时候的经度，而且能求出日月食发生的时刻。

古人为了研究交食的需要，对于"交点月"的长度也进行过许多研究工作。月球从黄、白道的升（降）交点起运行一周又回到升（降）交点所需的日数称作交点月。祖冲之的《大明历》第一个推得交点月的数值是 27.21223日，同现今测得的值比较，只差十万分之一。以后各家历法差不多都推算交点月的长度，都达到很高的精度。

张子信（？—577）发现太阳运动有快慢以后，为定朔的进一步研究提供了良好的条件。从隋代的刘焯（544—610）、张胄玄开始，在历法中推算定朔时刻的时候同时考虑月行和日行的不均匀性，这在中国古历法史上是一个重大进步。刘焯在推算定朔的时候创立等间距二次差的内插法公式，在历法中引进了中国古代数学的先进成就。南北朝的何承天（370—447），首先在他于刘宋元嘉二十年（443）制定的《元嘉历》中，提出安排历日使用定朔法，但是由于受到反对而终于未能实行。以后不断就改用定朔问题进行斗争。

唐初的《戊寅历》曾一度使用定朔法，因为受到反对又停止使用，直到唐高宗麟德元年（664）颁行的《麟德历》才又改用定朔。改用定朔法从何承天倡议开始，经过二百多年的争论和斗争，终于获得胜利。唐代的僧一行（683—727）对刘焯计算定朔的方法又作了发展，使用不等间距二次差的内插法公式。元代的郭守敬（1231—1316）更对刘焯等在推算定朔的时候日月在短时期里的运动速度是等加速的假设进行改进，认为日月的运动不是时间的一次函数，而是二次函数，在某一时间里日月多行的度数应该是时间的三次函数。他创立平立定三次差的内插法公式，把我国古代数学的光辉成就应用到历法的实际计算上，使我国古代的天文历法成就达到了新的高峰。

　　一道九行说：与贾逵同时代的李梵在元和二年（85）制定的《四分历》中，明确指出："日有光道，月有九行，九行出入而交生焉，朔会望衡，邻与所交，亏薄生焉。""九行出入而交生焉"是指月道出入黄道南北时，产生日、月交食现象。这里的"九行"为月道的代名词。李梵等人用它来解释日、月的朔会望衡是符合科学道理的。

　　据现有史料可知，明确提出一道九行说的是南北朝时的戴法兴（414—465）。他在一次议历争论时说："日有八行，合成一道，月有一道，离为九行。"五代时后周的王朴（906—959）则进一步指出："九道者，月轨也，其半在黄道内，半在黄道外，去黄道极远六度。……今以黄道一周分为八节，一节之中分为九道，尽七十二道而复，使日、月之轨，无所隐其斜正之势焉。"他还说："自古虽有九道之说，盖亦知而未详，空有祖述遗文，全无推步之用。"北宋时期的沈括也持有上述观点："日、月之行，有迟有速，难可以一术御也，故因其合散，分为数段，每段以一色名之，欲以别算位而已。如算法用赤筹、黑筹，以别正员（负）之数。历家不知其意，遂以为实有九道，甚可嗤也。"

　　月球白道不但有一道九行，也有迟速之分，这都是客观天文。这里的一道九星实为九宫飞星的客盘、天盘，也就是子学中所说的九宫飞星，二黑五黄、三碧四绿、一六八白、七赤九紫的天文来源。

　　唐·张遂（683—727）《开元大衍历经》（729年开始施行）中说到："推月九道度，凡合朔所交，冬在阴历，夏在阳历，月行青道。冬在阳历，夏在阴历，月行白道。春在阳历，秋在阴历，月行朱道。春在阴历，秋在阳历，月行黑道。四序离为八节，至阴阳之始交，皆以黄道相会，故月有九行。……月以黄道内为阴，黄道外为阳……皆以增损黄道度为九道定度。"加入了阴阳历，并且还把它与青、赤、白、黑各道联系起来，冬夏月行青、白道，春秋月行朱、黑道，而不是春青夏赤秋白冬黑，此说对后人影响较大。《宋史》《元史》中都有类似的叙述。这就是飞星九宫的天文机制。

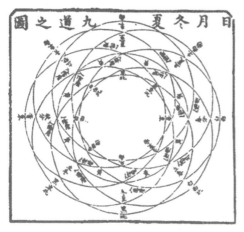

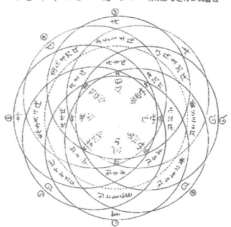

晚清重刻的月行九道图。此图表示月球轨道的长轴逐渐向前移动，在八年到九年之间（实际为3232.575日），先后通过远地点的八个位置（图上最外侧的突出部位）。"九道"当然是由一条线旋转而成，而不是分开的九条线，但此图是按汉代传下来的古法画出的

《宇宙人文论》所载清浊二气运行的轨道图注：阴阳二气的升降引起地上的寒暖变化。在一年中，气的运动有八条轨道，便产生地上气候的八节变化

九宫八风：

《汉书·天文志》记载："日之所行为中道（即黄道），月、五星皆随之，……月去中道，移而西入毕，则多雨。……月主风雨，日主寒温。"

日主寒温，月主风雨。这一点很重要，这也是《灵枢》中九宫八风的理论来源。

风是由月行九道的天体运行规律决定的。风在古代，是表征阴阳二气之信使。正因如此，风便成了携载生命信息的载体。传统的八风学说蕴涵了自然界中的许多奥秘，诸如天地、律历、阴阳、生命等象、数、理而自成体系。其上者，可系日月星辰，天地万物，携带着宇宙自然的信息。其下者，可通理极微，包括人体这一小宇宙及其内部所包含的"微观"世界，使诸多的小宇宙皆同步于大宇宙。"八风"与"十二辟卦""二十四节气""七十二候"都有着一一对应的关系。

"八风"是全年中不同季节的八种主导风向，我国濒临太平洋，由于日月地球复合运动的影响，引起了一年中盛行风向随季节有规律地变换，使大陆及沿海地带的季风总是节奏鲜明地定时变换，成为世界上著名的季风气候区。具体而言，从立春始，东北季风盛行，春分则东风盛行，立夏东南风盛

行，夏至南风盛行，立秋西南风盛行，秋分西风盛行，立冬西北风盛行，冬至则北风盛行。

"八风"各风只是一年各季中的主导风向，谚曰"天有不测风云"，在主导风向的大环境下，具体一时一地的局部风向仍有可能千变万化。朱载堉《律历融通·律风》曰："冬至前后，有风自子方来，为主；自午方来，为客，此宫音之风也。有风自寅方来，为主；自申方来，为客，此商音之风也。有风自辰方来，为主；自戌方来，为客，此角音之风也。有风自未方来，为主；自丑方来，为客，此徵音之风也。有风自酉方来，为主；自卯方来，为客，此羽音之风也。有风自亥方来，为主；自巳方来，自下而上为主，自上而下为客，此变宫、变徵之风也。"其余各季之风，皆依此类分为主客，顺逆。

《史记·律书》开篇云："六律为万事根本焉。其于兵械尤重，故云：'望敌知吉凶，闻声效胜负'，百王不易之道也。"言之凿凿，果然事出有因。原来，古人根据"乐生于音，音生于律，律生于风"，"天地之气，合而生风，日至则月钟其风，以生十二律"的原理，将一年各季之风依其特性归为八类，古称"八风"：

条风为东北方之风，意为条治万物而出。经箕、尾、心、房诸宿，为正月，时在寅，律应太簇。

明庶风为东方之风，意指万物尽出，经氐、亢、角诸宿，为二月，为三月，时在卯、辰，律应夹钟、姑洗。

清明风居东南方，吹拂万物，经轸、翼、七星、张诸宿，为四月，时在巳，律应中仲吕。

景风居南方，阳道著明，阳盛丁壮之时，经弧、狼诸宿，为五月，时在午，律应蕤宾。

凉风居西南，主地，夺万物之盛气，经罚、参、浊、留诸宿，为六月，为七月，为八月，时在未、申、酉，律应林钟、夷则、南吕。

阊阖风居西方，意为倡导闭藏，经胃、娄、奎诸宿，为九月，时在戌，律应无射。

不周风居西北方，主杀生，经壁、室、危诸宿，为十月，时在亥，律应应钟。

广莫风为北方风，意为阳气在下，阴没而阳盛，经虚、女、斗、牛诸宿，为十一月，为十二月，时在子、丑，律应黄钟、大吕。

《春秋考异邮》亦载："距冬至日四十五日条风至，条者，达也。四十五日明庶风至，明庶迎惠。四十五日清明风至，精芒挫收。四十五日景风至，景者，强也，强以成之。四十五日凉风至，凉者，寒以闭也。四十五日阊阖风至，阊阖者，当寒天收也。四十五日不周风至，不周者，不交也，阴阳未合化也。四十五日广漠风至，广漠者，精大满也，风之为言萌也。""阳立于五，极于九，五九四十五一变，以阴合阳，故八卦主八风，相距各四十五日。""艮为条风，震为明庶风，巽为清明风，离为景风，坤为凉风，兑为阊阖风，乾为不周风，坎为广漠风，卦不过八，风亦八而已。"简言之，八风每季45日，一般不会超过46天，其规律性极强。

八风源于九宫分野，叫"九宫八风"。

古人通过宫时的风向来预测、诊治疾病。若风向从其节令所居方来者，为万物之生风，为顺；从其相反的方向来者，是为虚邪贼风，易使人致病。

《灵枢经·九宫八风》曰："风从南方来，名曰大弱风，其伤人也，内舍于心，外在于脉，气主热。风从西南方来，名曰谋风，其伤人也，内舍于脾，外在于肌，其气主为弱。风从西方来，名曰刚风，其伤人也，内舍于肺，外在于皮肤，其气主为燥。风从西北方来，名曰折风，其伤人也，内舍于小肠，外在于太阳脉，脉绝则溢，脉闭则结不通，善暴死。风从北方来，名曰大刚风，其伤人也，内舍于肾，外在于骨与肩背之膂筋，其气主为寒也。风从东北方来，名曰凶风，其伤人也，内舍于大肠，外在于两胁腋骨下及肢节。风从东方来，名曰婴儿风，其伤人也，内舍于肝，外在于筋纽，其气主为身湿。风从东南方来，名曰弱风，其伤人也，内舍于胃，外在于肌肉，其气主体重。此风皆从其虚之乡来，乃能病人。"

"乐生于音，音生于律，律生于风"，"天地之气，合而生风，日至则月钟其风，以生十二律"的原理，其实质就是九宫之风的运动引起不同物体的振动，不同物体其振动频率是不同的，不同振动频率就会有不同的声音发出，音色、音质、音频、音振幅等等的不同组合，就形成律吕。一切皆源于日月五星。

东南方 六白武曲星	正南方 二黑巨门星	西南方 四绿文曲星
正东方 五黄廉贞星	中宫方 七赤破军星	正西方 九紫右弼星
东北方 一白贪狼星	正北方 三碧禄存星	西北方 八白左辅星

2020 年庚子年的客气九宫飞星图

古代的音律分为五音和十二律。五音为宫、商、角、徵、羽，其中宫属喉音，五行为土，为五音之首；徵属舌音，五行为火；唇属羽音，五行为水；商属齿音，五行为金；角属牙音，五行为木。五音分阴和阳，一变而为十，即太宫、少宫、太商、少商、太角、少角、太徵、少徵、太羽、少羽。在十二律中，以黄钟、太簇、姑洗、蕤宾、夷则、无射为阳，称六律，又称阳律；以林钟、南吕、应钟、大吕、夹钟、仲吕为阴，称六吕，又称阴律。两者合称为律吕，并五音统称五音六律。

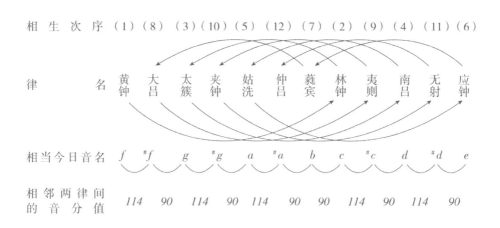

相 生 次 序　（1）（8）（3）（10）（5）（12）（7）（2）（9）（4）（11）（6）

律　　　名　黄钟　大吕　太簇　夹钟　姑洗　仲吕　蕤宾　林钟　夷则　南吕　无射　应钟

相当今日音名　f　#f　g　#g　a　#a　b　c　#c　d　#d　e

相邻两律间的音分值　114　90　114　90　114　90　90　114　90　114　90

据《史记·律书》说：音律有十二个，分别表示阴阳二气运动的不同状态，和一年十二个月二十四节气互相对应：

黄钟律，十一月，冬至。这时，万物在地下滋长，阳气潜藏地下，滋养着万物。"黄钟"的意思，是说阳气"踵"黄泉而出。

大吕律，十二月。表示阳气牵引万物而出。

太簇律，正月。表示万物簇生。

夹钟律，二月。表示阴阳二气相"夹厕"，即并行。

姑洗律，三月。表示"万物洗生"。

仲吕律，四月。表示"阳气之已尽"。

蕤宾律，五月。表示"阳气下注"，"阴气幼少"。

林钟律，六月。表示"万物就死气林林然"。

夷则律，七月。表示阴气贼害万物。

南吕律，八月。表示阳气开始潜藏。

无射律，九月。表示阴气盛，阳气无余。

应钟律，十月。表示"阳气之应"，"阳气藏于下"。

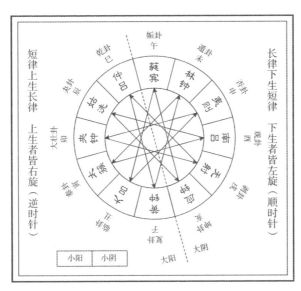

左旋右旋相生之图

（据［明］朱载堉《律学新说》绘制）

候气之法为物候之术。

"候天地气之法"渊源甚古，《淮南子·主术训》指出："乐生于音，音生于律，律生于风，此声之宗也。"音乐为人气之声，律吕为天地气之本。传统律吕之学与古代天文历法浑然一体，《管子·地员》曰："凡将起五音，凡首，先立一而三之，四，开以合九九。以是生黄钟小素之首，以成宫。三分而益之一，为百有八，为徵；不无有三分而去其乘，适足，以是成商；有三分而复于其所，以是成羽；有三分去其乘，适足，以是成角。"此节历来被律家引以为中国古代律吕理论之源头，而《管子》一书却地地道道是一部农家者言（也有学者称其为"生态地植物学"），此即一证。

《吕氏春秋》之成书与《管子》相去未远，其《音律篇》云："黄钟生林钟，林钟生太簇，太簇生南吕，南吕生姑洗，姑洗生应钟，应钟生蕤宾，蕤宾生大吕，大吕生夷则，夷则生夹钟，夹钟生无射，无射生仲吕。"是篇被视为"三分损益"理论之十二律吕相生的完整系统的最早记述。然其后又曰："天地之气，合而生风。日至则月钟其风，以生十二律，仲冬日短至，则生黄钟；季冬生大吕，孟春生太簇，仲春生夹钟，季春生姑洗，孟夏生仲吕，仲夏日长至，则生蕤宾，季夏生林钟，孟秋生夷则，仲秋生南吕，季秋生无射，孟冬生应钟，天地之风正，则十二律定矣。"此又为后世所传"候气"法可见的最早记述。

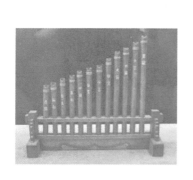

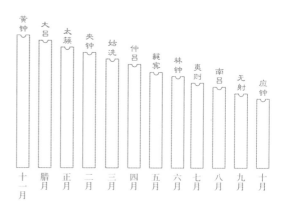

据典籍记载，为寻找"律元"———亦即天地气的音律之本，古人发明了"候气之法"：先置不同尺寸之律管十二支，在空室内依一定方位竖直埋置于地下，管之上端与地持平，管腔内添充葭莩（苇子腔内的薄膜）灰，并

用薄膜封口。至冬至日交节时分，其中长九寸之律管必有葭灰逸出，届时即为冬至时刻，该管即为黄钟律管，管长即为黄钟尺。

同理，若其余十一只律管尺寸无误，同样现象将于二十四节气中另十一气时发生。对此，《吕氏春秋·音律》说："夫天地之气，合而生风。日至则月钟其风，以生十二律。仲冬日短至，则生黄钟；季冬生大吕，孟春生太簇，仲春生夹钟，季春生姑洗，孟夏生仲吕，仲夏日长至，则生蕤宾，季夏生林钟，孟秋生夷则，仲秋生南吕，季秋生无射，孟冬生应钟，天地之风正，则十二律定矣。"

此法至先秦时期仍完整保留，秦火之后曾一度失传。后又有汉代易学家、乐律学家京房（BC77—BC37，李君明）独得真传。《后汉书·律历志》曰："夫五音生于阴阳，分为十二律，转生六十，皆所以纪斗气，效物类也。天效以影，天地效以响，即律也。……阴阳合则影至，律气应则灰除。是故天子常以日冬夏至御前殿，合八能之士，陈八音，听乐均，度晷影，候钟律，权土炭，效阴阳。冬至阳气应，则乐均清，影长极，黄钟通，土炭轻而衡仰。夏至阴气应，则乐均浊，影短极，蕤宾通，土炭重而衡低。进退于先后五日之中，八能各以候状闻，太史封上。"可知，"候气之法"绝非空穴来风。

现代学者大多流于引举前人成说，人云亦云或略加评说而已。鲜有人能深究于此说。或偶有涉及，囿于现实条件，难以进一步深入展开。

民国时期上海大同乐会会长郑觐文于1926年仲冬，依古人之法做了一次实验，其结果曾引起时人关注。郑氏之《中国音乐史》对此有载："余于民国十五年冬至日，试于上海大同乐会而验。用三分径口之竹管，自七寸七分（裁衣尺）至八寸九分相距二分一管，共六管。因无葭灰，用通草切为细末涂管尾，置空室内桌上，首端稍昂。过一夜视之，八寸一分之管通草末全去，余八寸三分之管则去其半，八寸一分（原文如此）之管则去三分之一。此外均未动。虽不足据为定法，亦可验之一证也。"此为近代唯一一次有案可查的候气法实验。

那么，"候天地气"学说的真正内涵是什么呢？

我们知道，二十四节气是地球围绕太阳公转轨道上的二十四个等分点。根据开普勒公律，行星围绕太阳公转是呈椭圆形轨道运行的，因此，地球上北半球的冬至点正好是公转轨道上的近日点；北半球的夏至点则为远日点。由于这个道理，地球与太阳之间的距离，实际上是处于一种周而复始的变化循环之中。

虽然这种变化并不太显著（如果精确地计算，地球公转轨道的偏心率仅为 0.0167），但由于地球和太阳两个天体都具有巨大的质量，所以因距离的变化而导致它们之间引力大小的变化将势在必然。因此我们知道，地球与太阳之间的距离的变化，必将导致引力和引力场的变化。同理，地球这个天体的物理场，也随着公转中位置距离的变化而周而复始地变化，并且终将在其内部的某个方面显现出来。

如果从振动和波的角度看，设地球为一个受迫振动的系统，它的振幅的大小应直接与周期性变化的太阳引力相关。人们同时又可以把地球本身看作是一个不同质量物质的组合体，如大陆板块、大洋、地壳、地幔及地核，等等。引力的周期性变化，引起组成地球这个物质系统组合的各个子系统的振幅也呈现出周期性的变化。

从波的原理看，从不同质量物质系统发出的不同振动频率的波，通过在自然界中的叠加和衍射，会以新的振动频率传播。由于各子系统之振幅能量的周期性消长，导致自然界中的各种振动频率也呈现出某种规律性的变化。如果自然界中周期性变化着的某种频率与律管本身的固有频率接近或者重合时，律管的内部就会发生共振现象。此刻，律管中的轻灰就在这种现象中散除了。古人便以为候得了"天地之气"。

这不由得使我想起了古人观察日食的方法，古人不像现代人观察日食的方法那样，用一个滤镜直接去观察太阳表面，而是在地上放一个装满墨汁的水盆，直接观察太阳在盆中的倒影就可以观察日食的具体情况了，观察太阳黑子也是用的同样的方法。方法虽然简单粗略，但是效果确是于现代方法不差丝毫。我们不得不由衷地赞叹古人的大智慧！

古人不知万有引力一说，但从朴素的观察归纳中，发现了万物消长之规律有着年复一年的全息性，把它归之为阴阳二气的消息，而最能体察阴阳二气消息的，正是用来候气定音高的律管。从这个意义上说，律管确是天文观察中测量天地之气的一件实用工具。

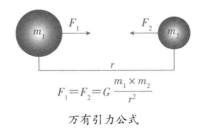

万有引力公式

我们一直讲"天圆地方"，有人说这是天上的大锅盖往下一扣，然后地下看到东南西北，所以就叫"天圆地方"，这是最初级的认识，在中国古人心里不是这样认识的。盖天论的天圆地方指的是，天上的七衡六间图是圆的，五运六气图是圆的，地上的九宫图是方的，上下合气，天象地象共同作用于人体，这就叫"天圆地方"。天上叫"六六之节"，六主气六客气就是六六之节；地上叫"九九制会"，地盘九宫天盘九宫就是九九制会，这是《内经》的原话。

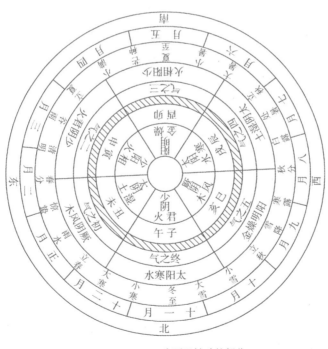

///// 为可以转动的部分

客主加临图

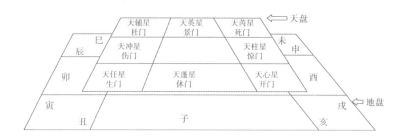

考诸《内经》，曾多次提到地月关系的理论，如《灵枢·岁露论》说"人与天地相参也，与日月相应也，故月满则海水西盛，人血气积……至其月廓空，则海水东盛，人气血虚，其卫气去，形独居"，反映了月相变化与海水及人和地壳运动变化之间的必然联系。《素问·八正神明论》："月始生，则血气始精，卫气始行；月廓满，则血气实，肌肉坚；月廓空，则肌肉减，经络虚，卫气去"，反映出人体气血之盛衰、肌肉之坚削、腠理之开合、经络之虚实等，均与月相的盈亏节律有着密切关系。《素问·八正神明论》又云"因天之序，盛虚之时，以日之寒温，月之盛虚，四时气之浮沉，参伍相合"，说明了人体的机能与日、月、四时的变化有着密切的联系。

根据地月人互感关系理论，《内经》提出依据"月之虚盛，以候气之浮沉"的诊断原则，并且得出"月生无泻，月满无补，月廓空无治"的治疗原则，强调要"因天时而调血气"，"故月生而泻，是谓脏虚；月满而补，血气扬溢，络有留血，命日重实；月廓空而治，是谓乱经"；并举例说明了按月相节律进行施治的方法，如《素问·缪刺论》就是严格遵循"以月死生为数，月生一日一痏，二日二痏，渐多之，十五日十五病，十六日十四病，渐少之"，以此原则确定灸刺壮数来治疗行痹证，说明不但地月感应，人月也是互相感应的。

《灵枢·岁露论》谓"乘年之衰，逢月之空，失时之和，因为贼风所伤，是谓三虚……逢年之盛，遇月之满，得时三和，虽有贼风邪气，不能危之也，命日三实"，提出了时间因素与疾病关系的"三虚"和"三实"理论，而"得三虚者，其死暴疾也；得三实者，邪不能伤人也"。可见，"逢月之空""遇月之满"与疾病发生之间存在着截然不同的两种疾病转归，从而体现了《内经》中月人相应的理论思想。

人象

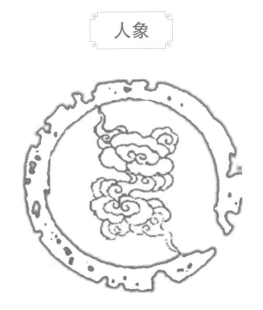

《黄帝内经》里讲"天地合气，命之曰人"，这个可能吗？有人认为这不可能。但是，人没有空气能活吗？不能活，这是最基本的。地气是长植物和禽畜的，人不吃五谷果蔬不能活，人离开禽畜也不太可能。人最开始是一个几微米长的受精卵，然后生出来以后是几十厘米长的小婴儿，那么小的小生命怎么变成两米上下那么长的生命体呢？几克重的受精卵、几斤重的小生命怎么就变成一百五六十斤，甚至二三百斤重的大块头呢？

——通过后天食物和先天的形态发生场。

我们看看现代科学怎么解释"天地合气，名之曰人"的。

现代科学认为，地球诞生时的面貌和现在不同，包围在地球外表的水汽虽已凝结成液态的水——海洋，但温度还是很高，那时具有活动力的火山遍布地表，不时喷出火山灰和岩浆，大气很稀薄，氢、一氧化碳等，各种气体于空中形成一朵朵的卷云，氧气很少，因无充足的大气层掩蔽，整个地球曝露在强烈的紫外线之下。此时云端的电离子不断引起风暴，而交加的雷电不时侵袭陆地。

遗传物质出现。几百年过去，这些物质越聚越多，分子间互相影响，而形成更复杂的混合物，在这其间来自外太空的陨石也可能带来一些元素参与变化，RNA 在生命最初的进化中扮演了一个重要角色。RNA 比 DNA 的结构更加简单，而且是一种更加有效的化学催化剂。因此这就意味着 RNA 构成的生命比 DNA 生命更容易出现。DNA 有两项特质：第一，它能通过转录产生 mRNA，而 mRNA 则能够翻译出蛋白质。第二，它能自行复制，DNA 这两项特质也是细菌类的有机生物的基本特质，而细菌是生命界最简单的生命体，也是目前可以找到最古老的化石。

DNA 的复制本领来自其特殊的构造，DNA 为双股螺旋，细胞的遗传信息都在上面，然而 DNA 在复制过程中也会出错，或是分子群的一小部分出错，如此复制工作就不尽完美，制造出来的蛋白质也可能完全不同。但也就是如此，进化便开始产生，一旦生命有了不同的形态，自然才能实施淘汰和选择的法则，生物才能一步步地进化下去。生物学家们从化石中得知三十亿年前那些类似细菌的有机物之间，已有显著的不同。

在现代科学家的眼里，"天气"是射线、陨石、大气层，等等，"地气"是海洋、陆地，等等，它们之间的各种物理反应和化学反应，最后导致构成生命的基本生命元素——氨基酸、蛋白质等遗传物质的出现，这就是细菌生命乃至"人"等生命的基本元素。天气也好，地气也好，人气也好，都是符号，符号背后的真实生命意义才是真正要表达的真实意思。

说到细菌，我们简略说一下细菌在人体生命中的作用。

人类基因的数量大约在 20000 至 25000 之间，而人体内共生细菌群落的基因数量竟有 330 万之巨，人体内部和皮肤表面共生细菌的基因数量，远远超出了人类从父母那里遗传来的基因数量。

西方科学认为人体内存在大量细菌等微生物的观点，同中国古代关于人体的"其大无外，其小无内"的观点极其相似，如道医古籍《黄庭内景经》中，记载了大量的五脏神及其他神仙的名字。

西医认为细菌、病毒都是微生物，都是致病因素，受光照、温度、湿度、大气压等因素影响。其实这种观点与中医运气理论也完全相同，如五运六气理论中，光照叫子午少阴君火，君火以明，相火以位，相火是用来发热的，君火是用来照明的，所以我们的寅申相火代表温度，主热。辰戌太阳寒水，也代表温度，主寒，与火相对。大气压的压差构成了风的流动，巳亥厥阴风木代表大气压。丑未太阴湿土代表湿度，卯酉阳明燥金，金是燥的，就是湿度的高低。天体位置也构成对我们人类生命的各种影响，五运六气决定了细菌病毒等微生物的数量、活性、变异。

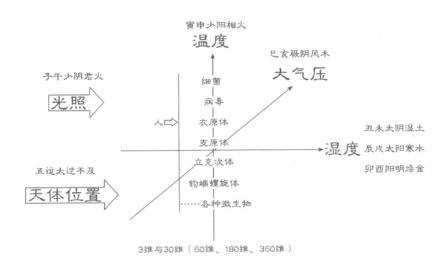

3维与30维（60维、180维、360维）

不是通过什么神秘化的东西，都是有物质基础的，人体也是其大无外，其小无内。

这样看来，"天地合气，名之曰人"，有什么不对吗？

我们再看看我们中医是怎么认识生命起源的。

《素问·阴阳应象大论》中论述了人的生成过程。如"东方生风，风生木，木生酸，酸生肝，肝生筋，筋生心，肝主目。其在天为玄，在人为道，在地为化；化生五味，道生智，玄生神。神在天为风，在地为木，在体为筋，在藏为肝，在色为苍，在音为角，在声为呼，在变动为握，在窍为目，在味为酸，在志为怒。怒伤肝，悲胜怒；风伤筋，燥胜风；酸伤筋，辛胜酸"。

东方为震卦，为三宫，为三八数，为甲乙，为寅卯，为巳亥，为青龙，为角亢氐房心尾箕，等等，由天象之东方数术之神生风，继而木、酸、肝、筋、心、目，以及在天、在地、在人、化生，等等，其余四脏皆是如此，皆为天地感应、反应生人。

"天地合气，名之曰人"的过程明明白白地写出来了，还有《上古天真论》《四气调神大论》《阴阳应象大论》《六节藏象论》《脏气法时论》《天元纪大论》《五运行大论》《六微旨大论》《气交变大论》《五常政大论》《六元正纪大论》《至真要大论》《本病论》《刺法论》《九宫八风》等篇章都是讲"天地合气，名之曰人"的具体机制、生机和病机的。而且我们的老祖宗还不止是讲清楚了人之倮虫的起源，同时也讲清楚了介虫、鳞虫、羽虫、毛虫的起源，在"运气九篇"中还讲了司地之气的力化作用的深浅，以至于地上植物盛衰及六毒的虚实，只是，有多少人真正去想过这个问题？

大家都沉浸在达尔文猴子变人的戏法中，难以自拔。

我是不承认我的老祖宗是畜生的。

而且这样看来，不论是现代科学的生命起源论，还是古中医的五虫生命起源论，生命都不是简单的固体、液体和气体的组合，都不是简单的物质拼凑，而是一种新的物质形态——生命态。生命态是同固态、液态、气态、等离子态、量子态等相同意义上的物质形态之一。

生命态与生命体的区别在于，生命态有五脏神，有元神，有识神，有神志，有情志，有生命力，会思考，会做梦，而生命体只是肉体，除了一块没有灵魂的行尸走肉之外，什么都没有。

中国古文明的特点是天人感应、天人合一。

人是天地造化之物，人是天地万物存在的一种物质状态，同固态、液态、气态、粒子态等一样，这是生命态。所有的动物都不是简单的前四态的简单复合，而是需要元神注入的生命态，这一点是现代科学所不能理解的。

天人感应、天人合一主要内容包括天人同时、天人同构、天人同炁、天人同振、天人同化等五大方面。

天人同时，即人的各种时间结构全息同化于天地的时间结构，如人体的藏象经络与古中医的五运六气、三式河洛、阴阳五行、四柱六爻等各种时间结构，这个时间结构在易学和古历法中叫作"**数**"，包括先天数、后天数、河图数、洛书数、干支数、卦数、斗数、历数，等等，统称"**气数**"。如果掌握了这种天地人的时间结构运行规律，即可预测事物的发展趋势，时间流的过去、现在、将来都是掌握之中的事。这是天人合一的时间结构层面。

《左传·昭公元年》记载，公元前 541 年（即周景公 4 年），秦国医和为晋侯诊疗疾病时就用"六气致病说"来解释疾病的原因，他说："疾不可为也，是谓近女色，疾如蛊，非鬼非食，惑以丧志……"赵孟问他："何谓蛊？"他说"淫溺惑乱之所生也。于文，皿虫为蛊。谷之飞亦为蛊。在《周易》，女惑男，风落山（艮加于巽），谓之蛊（卦），皆同物也"。公曰："女不可近乎？"对曰："节之……天有六气，降生五味，发为五色，征为五声，淫生六疾。六气曰：阴、阳、风、雨、晦、明也。分为四时，序为五节，过则为灾。阴淫寒疾，阳淫热疾，风淫末疾，雨淫腹疾，晦淫惑疾，明淫心疾。女，阴物，而晦时淫则生内热蛊盛之疾。今君不节不时，能无得此乎？"又说："先王之乐，所以节百事也，故有五节，迟速本末以相及，中声以降，五降之后，不容弹矣，于是有烦手淫声，慆堙心耳，乃忘平和，君子弗听也，物亦如之，至于烦，乃舍也已，无以生疾。"他这种养生论，合于儒家的中和思想。他的六气说，也是古盖天论的阴阳五行观念用于医学的开始。又有子太叔说"则天之明，因地之性，生其六气，用其五行，气为五味，发为五色，章为五声"（《左传·昭公二十五年》），和医和所说完全一致。

天人同构，即人的各种空间结构全息同化于天地的空间结构，这个空间结构在易学和古历法中叫作"象"，如人体的藏象经络与古中医的五运六气、三式河洛、阴阳五行、四柱六爻等各种空间结构，我们常说的"乾三连，坤六断，震仰盂，艮覆碗，离中虚，坎中满"、九宫飞星、各式排盘、河洛布局、司天在泉、左右间气、应爻世爻、浑天、盖天、橐籥等就是这种空间结构，现代科学将这种"象"称之为"模型"。《黄帝内经》中也经常将天地结构比喻成人体结构，或将人体结构比喻成天地结构。人身小宇宙，宇宙大人身。如果掌握了这种天地人的空间结构运行规律，那么时间结构发生的空间定位就变得易如反掌了。这是天人合一的空间结构层面。

天人同炁，空间结构是静止的，时间结构是静止的空间结构运动所构成的。即运动的空间结构构成时间结构，这在易学中叫作"理"或"道"。而空间结构的物质基础就是这个"炁"，古中医叫作"精气神"，现代物理学叫作"高能粒子"。结合层创空间理论，就可以推论出不同层次的生命形态可以有不同层次的"气"，所以就出现了各种宗教典籍中所说的凡人、君子、贤人、圣人、至人、真人、神人、罗汉、菩萨、佛、道，这些都是宗教术语，只是用于比喻，其内涵指的是不同层次与时空境界的生命形式，这是天人感应的物质基础。只有天人感应的演化，才有天人合一的升华，这个演化与升华的过程就是修炼，就是佛、道、儒、圣等宗教的实质内涵。

如，周代的"祝""史""宗""巫"等神职人员，一方面进行祭祀符咒等天人感应的活动，另一方面，这时的"祝""史""宗""巫"们也是自然、社会知识的掌握者。如"史"不仅参与国家大典，而且负责这些祭祀天地、祖先时的文字记载，册命时的文书起草，法令档案的阅读等。《周礼》中有大史、小史、内史、外史、御史等官职，他们精通天文历算，掌握天文星历、占星望气之术，他们在祭祀祷祝等天人感应的活动中，逐渐体会到宇宙、社会、人类的变化规律，进而总结出这种规律，形成固定的子学思想，成为古中国文明与文化、知识和思想的传播者。

天人同振，即人天的同步共振。其最强大脑也有高中低之分，低层次的天人同振就是"数术"。"数术"就是预测、占卜，通过各种排盘预测事物的时间流，如三式、四柱、六爻，等等。

众所周知，古中医学知识体系传授的权威不只是建立在医者本身的经验之上，而且还是依托于上古史中的"圣人"，也就是《灵枢·禁服》所说"此先师之所禁"中的天师、天毉们。上古如神农、黄帝、岐伯天师（天毉）、鬼臾区、僦贷季、桐君、伯高、雷公、少俞、少师；中古如长桑君、扁鹊；汉有公孙光、公乘阳庆、仓公淳于意、张仲景、华佗、董奉等名医。中古以降的医者们，都将医道医理医术归功于一代又一代的"古圣人"。换言之，古代医学典籍不仅是临床的实录，更是圣人所传之经言。古医经的"依托"形式源于《世本·作篇》。所谓"世"是指世系，讲的是血缘传承、族氏的追溯。其中，《作篇》叙述古代技术的发明创造，如医学托于巫彭，药术托于神农。战国秦汉方技书依托的圣人主要是黄帝，这也是与做为地球上轴心时代而出现一整批"黄帝书"的出现有着相同的历史背景。

《史记·扁鹊仓公列传》载战国时期扁鹊"视见垣一方人，以此视病，尽见五脏症结，特以诊脉为名耳"。垣，墙也，这是说扁鹊能隔着墙看到墙那边五脏病变，是现代所谓的人体透视功能。扁鹊据此才能准确地指出齐桓侯的病状："君有疾在腠理，不治将深。"这也不难理解，现代医学的 X 光、B 超、CT、核磁、PET 等都在不同粒子物质角度上透视人体，起码说明这种透视技术是客观真实可行的，至于用什么方式，那是另外一个问题。

《晋书》载："学道者，至足之余，能以气与人，谓之布气。虚能以此法疗人疾。"所谓"布气"，就是现代的气功外气的治疗方法。古代以"不药而愈者谓之神"，主要是指道醫的治疗。晋·葛洪编著的《神仙传》是一部专谈神异的书，记载了很多气功和人体特异功能现象，可以说是一部最早的有关人体科学的专著。所记载的"神仙"的事例，现在用气功和特异功能的观点看，大多是可以理解的。

《神仙传》载："黄卢子姓葛名越，其能治病，千里寄姓名与治之皆愈，不必见病人身也。善气禁之道，年二百八十岁，一日与亲友别，遂不复归。"这是遥感诊病、治病的事例。《神仙传》载："王遥者，字伯辽，鄱阳人也，颇能治病，病无不愈者，亦不祭祀，亦不用符水丹药，其行治病，但以八尺布重敷坐于地，须史病愈，便起去。其有邪魅作祸者，遥画地作狱，因召呼之，皆见其形入在狱中，或狐狸、蛇之类，乃斩而燔烧之，病者即愈。"这是禅坐在地上行功，发放外气治病。至于"邪魅"，可能是阴邪之气的变化，要排除这些不良信息，才能转疾病为康复。《神仙传》载："沈建，丹阳人也，父为长史，建独好道，不肯仕宦，学导引服食之术，延年却老之法，又能治病。病无轻重，治之即愈，奉事者达数百家。"

《三国志·士燮传》中载有与仲景、华佗同时代的"建安三神医""仙人"董奉的事迹："燮尝病死三日，仙人董奉以丸药与服，以水含之，捧其颐摇消之，食顷，即开目动手，颜色渐复，半日能起坐，四日复能语，遂复常。奉字君异，候官人也。"董奉道兼医，《神仙传》也收有此事，说士燮为感谢董奉的救命之恩，特在庭院中盖了一座楼供董奉居住。"奉不食他物，唯啖脯枣，饮少酒"，董奉可能是在辟谷食气。又说："燮一日三度设之，奉每来饮食，或如飞鸟腾空来坐，食了飞去，人每不觉。"这说明董奉可能有一些特殊功能。

《三国志·士燮传》载董奉"后还豫章，庐山下居"。"有一人中有病疾垂死，载以诣奉，叩头求哀之。奉使病人坐一房中，以五重布门盖之，使勿动。病者云：'初闻一物来舐身，痛不可忍，无处不顺，重此舌广一尺许，气息如牛，不知何物也。'良久物去，奉仍使往池中以水浴之，遣去。告云：'不久当愈，勿当风！'十数日，病者身赤无皮，甚痛，得水浴痛即止。二十日皮生即愈，身如凝脂。"《神仙传》说："董奉居山不种田，日为人治病，亦不取钱。重病愈者，使栽杏五株，轻者一株，如此数年，得杏十万余株，郁然成林……于林中作一草仓，示时人曰：'欲买杏者，不须报奉，但将谷一器置仓中，即自往取一器杏去。'……奉每年货杏得谷，旋以赈救贫乏，供给行旅不逮者，岁二万余人。"《南康府志》亦有类似记载："董奉字居异，候官人也，有道术，隐山中为人治病，不受谢，惟命种杏一株，数年成林，杏熟易谷，以济贫民。永嘉中仙去，今庐山杏林，乃其遗迹。"后世以行医济世喻为杏林或杏林春暖的典故由来。

方士们在驱鬼降神、占卜望气、修丹炼药的过程中，皆兼修中医术。葛洪《抱朴子》云："是故古之初为道者，莫不兼修医术，以救近祸焉。"陶弘景在《辅行诀》的开篇中就说："隐居曰：凡学道辈，欲求永年，先须祛疾。或有夙病，或患时羔，一依五脏补泻法例，服药数剂，必使藏气平和，乃可进修内视之道。不尔，五精不续，真一难守，不入真景也。服药祛疾，虽系微事，亦初学之要领也。"《黄庭经》中谈到的"内视""内视肠胃，得见五脏""自见五脏肠胃"等，皆是以此作为丹道家藏象经络学及脉学建立的基础，即丹道家根据"内视""内证"的方法，从活人体上向内求得及建立其理论体系。古人所说的"借医弘道""援医入道"等主张，均是这一传统的体现。

这里有必要说一下中医。低层次的中医就是通过四诊八纲、各种辨证（脏腑、六经、三部、气血津液、三焦，等等）来分析疾病的病因病机，根据经验来遣方用药（时方）；中级层次的中医已经开始运用关于年月日时之时空流的运气理论、象数理论去计算疾病的病因病机、汗瘥棺木等预后，按照《汤液经法》《伤寒杂病论》的法则去处方（经方）；高层次的中医可以直接运用一些特殊手段去治疗疾病，不一定需要中药，万物皆药。我们现代的中医多数按照经验治病，极少数中医是运用运气理论、象数理论，通过数术去治病。古时候那些写出《黄帝内经》《黄帝外经》《扁鹊内经》《扁鹊外经》《神农本草经》的人才是真正的大医，也是古中医的起源，现在几乎没有了。古代的张仲景、华佗、淳于意、孙思邈等等是略低于这些古代大医的中医，也算古中医。经验中医就是传统中医，而现代中医又次之。

天人同化，实质上就是佛、道、儒、圣等宗教中的修炼者，达到高度天人合一的程度，最后由量变要发生质变，产生一种生命体形式的升华，按各家宗教典籍记载，佛家叫"涅槃""虹化"，道家叫"白日飞升""尸解"，儒家叫"坐忘"，基督教叫"复活"，总之就是宗教中的"圆满"，达到不同境界。

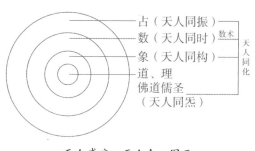

天人感应、天人合一图示

古中医认为人只是天地五虫之一的"倮虫"，同其他四虫一样，都要受天地之气的制约，而且天地万物皆是如此。在运气九篇中就有大量篇幅论述了六气司天在泉时，天地之间的动植物的生长化收藏的规律，这些都说明了"人时"与"农时"都属于"天时"，而历法的主要功能是决定内算系统，敬授人时，以和天时，从而达到天时、地利、人和的天人合一状态。而农时只是最基本的时间结构，人时才是历法与内算要服务的主要对象。

天气是如何转化为地气的，又是如何转化为人气的？

关于天气的计算，如前所述，《素问·六微旨大论》是根据圭表来测算的，"因天之序，盛衰之时，移光定位，正立而待之"，《素问·六节藏象论》认为"立端于始，表正于中，推余于终，而天度毕矣"，所以才有《素问·六节藏象论》"夫六六之节，九九制会者，所以正天度、气之数也。天度者，所以制日月之行也；气数者，所以纪化生之用也"。在古中医理论体系的古运气中，气数的单位是用周天度数来标度的。

《素问·六微旨大论》说："岐伯曰：位有始终，气有初中，上下不同，求之亦异也。帝曰：何谓初、中？岐伯曰：初凡三十度而有奇，中气同法。帝曰：初、中何也？岐伯曰：所以分天地也，……初者地气也，中者天气也。帝曰：其升降如何？岐伯曰：气之升降，天地之更用也，……升已而降，降者为天；降已而升，升者为地。天气下降，气流于地；地气上升，气腾于天。故高下相召，升降相因，而变作矣。"王冰注说："气之初，天用事，天用事，则地气上腾于太虚之内。气之中，地气主之，地气主，则天气下降于有质之中。"

此即一个太阳回归年为 365.25 日，被六气均分，每气为 60.875 日，每气再被分为初、中两段，则初、中各为 30.4375 日。为什么要将一气均分为初、中两段呢？《素问》说得很明白，为了区分天地二气。实际上是说天地二气是有时间差的阴阳二气，即相差 30.4375 日。如夏至太阳运行至北回归线，本应最热，事实上地气最热的时间却是在大暑。冬至太阳运行至南回归线，本应最冷，事实上地气最冷的时间却是在大寒的三九、四九天。所谓"三十度而有奇"，即是 30.4375 日。这是为什么呢？

我们知道，在太阳辐射下，一分阳光对应一分热，一分阴暗对应一分寒。由于大地有一个白天吸热，夜间散热的过程，冬至以后，白天逐渐延长，吸热增加，夜间逐渐变短，散热减少，但冬至以后的一个时期内，仍旧是白天短于夜晚，吸热少于散热。这就造成一个大地积寒的过程，这个积寒过程一直从冬至（天气）、小寒（地气）、大寒（人气）延续至立春为止，即 45 天后才达到积寒的最高峰，所以人感觉到的最冷的气温不在冬至，而在大寒至立春之间。立春一到，天气便开始上升，所以冬至一阳生，即阳光量开始增加，而气温却进一步寒冷，经小寒二阳、大寒三阳之末到立春，才能"三阳开泰"。

《素问·脉要精微论》说："是故冬至四十五日，阳气微上，阴气微下；夏至四十五日，阴气微上，阳气微下。"这个阴阳之气就是指的人气。张景岳在《类经图翼》中说："然而一岁之气始于子，四季之春始于寅者何也？盖以建子之日，阳气虽始于黄钟，然犹潜伏地下，未见发生之功。及其历丑转寅，三阳始备，于是和风至而万物生。……故阳虽始于子，而春必起于寅。"张景岳很好地注解了《素问》。

天地人气温相差三节，其他节气和冬至一样，莫不皆然。最热的时节不在夏至，而在三节之后的立秋；寒热平均的节气不在春分、秋分，而在各自三节之后的立夏与立冬。这是天地人气温相差三个节气的客观事实。当太阳到达北回归线的时候，在天文概念上是地球吸收太阳热辐射最多的空间位置，但是太阳的辐射能达到地面后并不是马上就转化为地热，而是地面有一个积热的过程，经过 30.4375 日后这个辐射能才能完全转化为地面的热气。冬至时也同样如此，地面会有一个散热过程。但是这只是天地之间的热能循环，而人是天地气交产生的一种物质状态，所以这个热能循环传导到人体内也需要一个周期，这个周期大约为 15 天左右，这样才会完成一个完整的天地人气场循环。将一年均分为 8 个循环气场，这就是先后天八卦的卦气意义所在。

岁以冬至开始，从冬至到大寒的 30.4375 日为一气之"初"，从大寒到雨水的 30.4375 日为一气之"中"。前 30.4375 日为天气，后 30.4375 日为天气下降至地而表现的地气。而气初的天气并没有同时降至于地面，当时大寒的地气是冬至的天气下降至地表而形成的地气。严格地说，天气是天上的气，地气是地表的气，而我们所经历的气都是地气，并不是天气。所以说，地气是下降的天气，天地之气传递的时间周期为 30.4375 日，而其中传递的物质基础是以热量、温度为综合表现形式的能量场。即一气之中包括天气的"初"与地气的"中"，实际是说明气"中"的地气是来源于气"初"的天气，而气"初"的地气又是来源于上一气的气"中"的天气（中通终，即气终）。依此类推，每一节气的地气都是上一个节气的天气经过 30.4375 日的传递而来的。

在二十四节气中，冬至、夏至、春分、秋分是天气概念名词，二至即阴阳极变的天体位置，二分即阴阳均等的天体位置。而小寒、大寒、雨水、惊蛰、清明、谷雨、小满、芒种、小暑、大暑、处暑、白露、寒露、霜降、小雪、大雪都是地气概念的名词。立春、立夏、立秋、立冬是人气概念名词，四立即阴阳二气由二分二至的天气经过 30.4375 日降至于地面形成地气，又经过 15 日的天地气交形成人气，在人体内开始真正的阴阳冷热的季节变换。立春是冬至之天气 45 日后在人体内真正阳气生发的时空点，所以又称为人门；立夏是春分的天气经过 45 日在人体内真正阳气超过阴气的时空点，故又称为地户；立秋是夏至的天气经过 45 日在人体内真正阴气生发的时空点，故又称为鬼门；立冬是秋分的天气经过 45 日在人体内真正阴气超过阳气的时空点，故又称为天门。

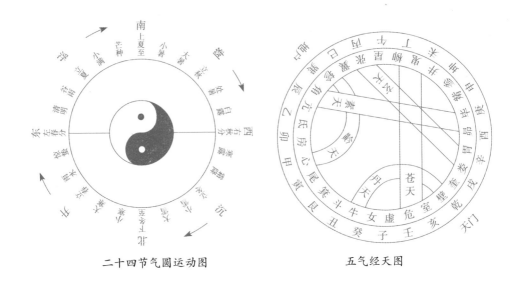

二十四节气圆运动图　　　　　　　五气经天图

一阴一阳谓之天道，日月相推，明暗重叠，刚柔相济，寒热交替，构成一幅日月天地轮回图。二阴二阳谓之地象，太少阴阳，四时轮替，春夏秋冬，温热寒凉，岁日同参，一气之象，皆因黄赤交角，始有地象之气交。三阴三阳谓之人气：天气转化成地气需要 30 日，地气转化成人气需要 15 日，人气与天地阴阳之气冲和氤氲需要 15 日，从天气到天地阴阳浑然之气一共需要 60 日，一年 360 日，每气 60 日，一年共六气。与二十四节气相应氤氲，根据阴阳之气的多少，分为：厥阴、少阴、太阴、少阳、阳明、太阳六气。每气四个节气，一之气从大寒开始，这是因为天气的冬至之气于大寒日完全转化为地气，然后从地气经过人气，到天地阴阳之气浑然一体共需 60 日，然而人生于地气，故六气始于地气之冬至，即大寒，依次类推。

即《素问·至真要大论》说："天地合气，六节分。"六气的初、中各两部分，合之共 12 个气，这是 12 地支的本意和来源之一。所以《素问·天元纪大论》说："帝曰：其于三阴三阳合之奈何？鬼臾区曰：子午之岁，上见少阴；丑未之岁，上见太阴；寅申之岁，上见少阳；卯酉之岁，上见阳明；辰戌之岁，上见太阳；巳亥之岁，上见厥阴。少阴所谓标也，厥阴所谓终也。厥阴之上，风气主之；少阴之上，热气主之；太阴之上，湿气主之；少阳之上，相火主之；阳明之上，燥气主之；太阳之上，寒气主之。所谓本也，是谓六元。"即少阴始于子，成于午；太阴始于丑，成于未；少阳始于寅，成于申；阳明始于卯，成于酉；太阳始于辰，成于戌；厥阴始于巳，成于亥。

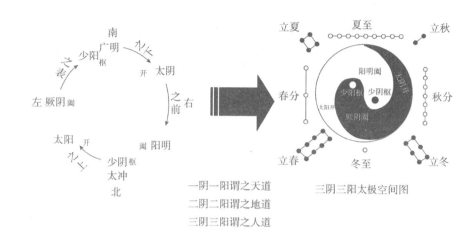

一阴一阳谓之天道
二阴二阳谓之地道
三阴三阳谓之人道

三阴三阳太极空间图

这正是五运六气中六气的来源。冬至至夏至，天气之极寒到极热，故为子午少阴君火。春分到秋分，天气阴阳之平分，故为卯酉阳明燥金。立春至立秋，人气之极寒到极热，故为寅申少阳相火。立夏至立冬，人气阴阳之平分，故为巳亥厥阴风木。芒种至大雪，地气之阴阳平分，故为辰戌太阳寒水。大寒至大暑，地气之极寒至极热，故为丑未太阴湿土。在堪舆飞星中，有三元龙的说法，即天元龙为子午卯酉乾坤艮巽，人元龙为寅申巳亥乙丁辛癸，地元龙为辰戌丑未甲丙庚壬，堪舆讲究堪山立向时一定要一卦清纯，一气流通，其实就是要求要天气、地气、人气分清，不能驳杂而已。这也是12地支正化、对化的结果。

天气主要是指黄道日地五星阴阳五行之气，地气主要是指白道月地五星九宫飞星之气，而人气主要是指地平五运六气之气。阴阳五行之气来源于日月五星的圆融运行，地气来源于月行九道之参同契，人气主要来源于天地之气交。天地人三气无论多么复杂，也无论多么简单，它们都有一个共同的标度和计算体系——天干地支系统。天干来源于太阳与五星的十月太阳历，地支来源于月球与五星的十二月历法，十月历法与十二月历法的结合就是中国古历以"古六历"为主要内容、以"古四分历"为主要特点的阴阳合历。天干五合与地支六冲之气交，就构成了五运六气的人气系统的气场，五运化生五脏，六气化生六腑。

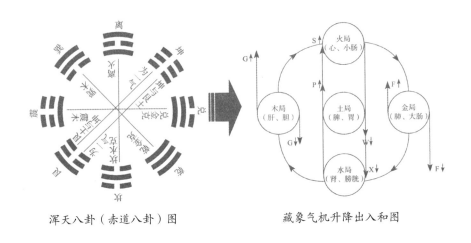

浑天八卦（赤道八卦）图　　　　　　藏象气机升降出入和图

　　所以，中医认为人根本就不是猴子变的，人是自然界天地之气气交而化生的一种物质状态而已，这种物质状态同固态、液态、气态、离子态一样，叫作生命态，这种生命态实际上是固态、液态、气态、离子态组合的一种更高级升华，例如固态变成生命的肉体，液态变成生命的血液及组织液，气态变成呼吸的气体，离子态变成生命的神体，这不是简单的组合，而是一种高级有序的生化系统。《黄帝内经》中称这种生命态为"五虫"，即介虫、羽虫、毛虫、鳞虫、倮虫，其中倮虫就是人类，万物之精。天地人三气体现的是天地人的气化与物候，不是纯粹的气象，气象只是物候中的一个部分而已，所以现在那些研究五运六气的专家们用气候资料来对照研究五运六气的做法不能说是错误的，起码不准确。

　　不同层次的时间与空间可以有不同排列组合，在年月日时的地球时空中，干支就可以排出 129600 种不同的时空流，如果再加上其他的时空因素，排列的时空流组合就会更多，最多可达 74649600 种时空流。而且还有两个基本式盘，即河图与洛书，这两个基本图式也是盖天说的产物。

　　可以说，整个中华古文明，由内核到外延，由文明到文化，都是由盖天宇宙理论发展起来的，而浑天说只是盖天论的进一步空间尺度的延伸。同时也说明，地球是什么形状，在古人的眼里并不重要，重要的是人类自身的生存环境，重要的是如何能用准确的宇宙时空流理论精确说明天时、地利，从而达到观象授时，敬授人时，最后达到完美的天人合一，这才是古人心目中最高的天人终极理论。

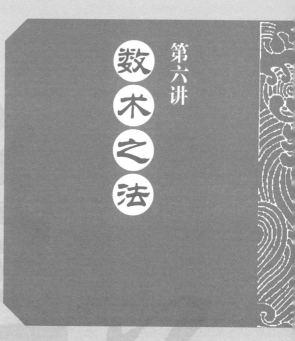

第六讲

数术之法

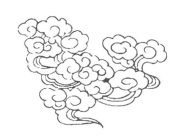

　　中华数术包括外算、缀术、内算三种。外算相当于现代科学的数学部分；缀术主要是天文观测与历法制定；内算是中国古文明之精髓，相当于现代科学中最基础的数理化定理和公式，其运算工具是式盘，主要内容包括阴阳五行、太乙、六壬、遁甲、八卦六爻、河图、洛书、五运六气、古中医、斗数、四柱、七政、堪舆飞星、择日……

中华民族古代文明漫长的发展进程大致可以分为以下三个阶段：从远古到秦王朝建立为第一个阶段，从秦汉到隋唐为第二个阶段，从五代到明清为第三个阶段。在中华民族古代文明进程的这三个历史阶段中，各自包含着一个迅速发展的高峰期。在第一个历史阶段，其高峰期是春秋战国时期的轴心时代；在第二个历史阶段，其高峰期是魏晋南北朝和唐代；在第三个历史阶段，其高峰期是宋元时期。

从殷商时期直到秦始皇统一六国，是中华古文明的第一个历史阶段。在这个历史阶段中，由于生产的发展和社会制度的变迁，中华古文明经历了她的第一个高峰期———春秋战国时期，也就是人类历史上神秘的轴心时代。

1949 年，德国历史哲学家卡尔·西奥多·雅斯贝斯（Karl Theodor Jaspers）在其著作《历史的起源与目标》（*The Origin and Goal of History*）一书中首次提出了"轴心时代"理论，对人类文明史的发展阶段予以系统阐述。按照雅斯贝斯的观点，人类文明发展历经了史前、古代文明、轴心时代和科学技术时代四个阶段。其中轴心时代是人类文明发展的突破期，人类精神觉醒，道德与文明领域出现了空前繁荣，道德文明取得了辉煌成就。这一时期主要集中在公元前 800 年至公元 200 年，尤其是公元前 600 年至公元前 300 年间，人类文明在世界各地区不约而同地迅速发展。

在这一时期，古希腊文明、古印度、古代以色列和中华文明都出现了一批对人类文明具有杰出贡献的思想领袖——苏格拉底、柏拉图、亚里士多德、释迦牟尼、耶稣，中国的孔子、老子、墨子、庄子等。释迦牟尼比孔子大 14 岁；孔子死后 10 年，古希腊的苏格拉底诞生；古希腊最聪明的人亚里士多德比孟子大 12 岁，比庄子大 15 岁；阿基米德和韩非子只差了 7 岁。虽然相距万里，但他们的思想却有很多相似之处，均开始用道德和理智对史前文化进行超越和突破。这些哲人们对外部世界和人类自身各种问题的思考，是两千多年来人类不竭的思想源泉和精神动力。雅斯贝斯进一步认为，直至今日，人类一直靠轴心时代所产生、思考和创造的一切而生存。

无独有偶，雅斯贝斯所提出的"轴心时代"与胡适所向往和界定的"经典时代"或"古典时代"不谋而合。

从孔子周游列国的记载中，我们不仅可以看到当时诸侯国各自为政的社会形态，同时也可以看到学者们在诸侯国之间方便地自由往来。在这个重要的历史时期内，各诸侯国之间的竞争进一步导致了华夏大地上社会文明程度的巨大进步，各派学者纷纷登上历史舞台，军事家、思想家、道德家、阴阳家、教育家、纵横家都各自找到了用武之地，史称"**百家争鸣**"时代。

实际上并不是什么百家争鸣，而是百家大混乱时代，思想的大混乱。

因为官学式微，私学泛滥，周天子失官，诸侯割据，都想挟天子以令诸侯，于是就出现了春秋五霸，战国七雄。孔子一直倡导的"**克己复礼**"，就是一心想要恢复周礼，可惜的是历史潮流，滚滚向前，终成逝水。

这个时期涌现出来许多堪称世界一流的科学家、军事家、思想家。有老子、庄子、孔子、孟子、墨子、管仲、韩非子、石申、甘德、孙武、吴起等多人；尽管后来出现了秦始皇"**焚书坑儒**"的行径，但是流传下来的世界第一流的学术著作仍然不胜枚举：老子的《道德经》，孔子的言论集《论语》，以及《诗经》《左传》《管子》《庄子》《墨子》《孙子兵法》《甘石星经》《黄帝内经》《黄帝外经》等都是在这个时期内完成的。这些优秀的学术成果使得中华民族的古代文明在精神文明、文学艺术以及光学、力学、天文、地理、音乐、军事诸方面都达到了前所未有的高度。

魏晋时期的玄学思想解放引起整个社会文化的飞跃发展。从三国鼎立到隋的统一，前后不到300年，这在5000年的中华文明史上并不算长，但是在这期间所产生的文明成就却是空前的。可以毫不夸张地说，正是魏晋时期思想解放所导致的文化与社会变迁保证了中华古文明从"**公元3世纪到公元13世纪之间保持一个西方所望尘莫及的科学知识水平**"（李约瑟语）。在这个时期内，在思想界不仅有何晏（？—249）、王弼（226—249），还有阮籍（210—263）、嵇康（224—263）、向秀（227—272）、郭象（252—312），他们在中国哲学史上都是占有极为重要的历史地位的、第一流的学者；在文学界不仅有三曹，有建安七子、陶渊明（352—427）、谢灵运（385—433），还有著名的文学评论家刘勰（465—520）、诗评家钟嵘（468—518）。如果说这个时期的"钟、卫、二王"奠定了中国书法的美学基础，那么顾恺之（348—409）的神来之笔和他的《画论》则不仅把中国古代的绘画艺术提高到了一个空前的高度，而且提出了相当系统的绘画理论。

然而，最为重要的还不是这些，而是魏晋时期的思想解放直接导致了中华古文明在数学、医学、化学、农学、天文、地理等多方面的重要成果。例如：隋唐时期官方使用的《算经十书》有九部是这个时期的作品或是经过这个时期学者的注释而闻名于世的，其中影响最大的就是祖冲之的《缀术》和刘徽的《九章算术注》，其数学水平远高于同时代的欧洲。

又如，葛洪的《抱朴子》内、外篇，不仅是极为重要的医药学著作，而且是世界上最重要的炼丹术著作，其对化学科学的发展有着十分重要的作用，以致李约瑟博士认为："整个化学最重要的根源之一就是地地道道从中国传出去的。"南北朝时期祖冲之、祖暅父子在天文历法上的贡献在世界天文学史上也是首屈一指的，其对月球运行周期的推算与现代值相差的误差不到 1 秒。北魏贾思勰的《齐民要术》则是中国古代最重要的农学著作，其涉及的农业生产的范围之广、论述之精直到明清仍然无出其右者。而郦道元的《水经注》和裴秀在地图绘制方面的成就以及陶弘景在医学科学上的重要成果都是那个重要历史时期的产物，在世界科学史上都占有重要地位。

宋元时期，中华古文明在子学思想、应用技术、文学艺术、绘画书法、诗词歌赋、史学研究等许多方面都达到了前所未有的高度。然而在这个历史时期内最突出的成就却是自然科学和数学成果：首先是沈括在《梦溪笔谈》这部书中，以百科全书式的渊博知识把中国古代的科学技术在物理学、天文学、地学、光学、数学等多方面提高到了一个崭新的阶段；其次是以四大发明为基础的发达的应用技术，尽管火药、指南针、造纸术和活字印刷都很早就出现了，但只是到了宋元时期这些技术才得到广泛的应用，并对整个社会产生了重大的影响；而被誉为"宋元四杰"的秦九韶、李治、杨辉和朱世杰四位伟大的数学家则把中国古代的数学成就提高到了前所未有的高度，远远地超过了欧洲同时期的数学水平；最后是元代伟大的天文学家郭守敬在前人的科学成果之上再次把中国古代的天文观测和历法推算提高到了世界第一流的水平。

在人类文明史上，唯一延绵不断 5000 年以上的中国古文明体系中，其轴心逻辑是阴阳五行，也就是文明的内涵，以外算、缀术与内算的方式表达出来；其外延是各种科学发明、人文艺术和技术应用。这三者之间的关系：

内算系统是本体论，缀术系统是认识论，外算系统是方法论，这就构成了一个现代哲学意义上的完整的哲学体系架构，但西方哲学只是自然界在人头脑中的歪曲反映，东方没有哲学的说法，学术界称之为天学、道学、经学、玄学、子学、儒学、理学、心学、国学等，而我们的古文明是真正的天人感应、天人合一的科学，我们称之为"**天人之学**"。

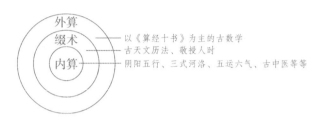

中国古文明系统 DNA

文明是文化的内涵与基因，文化是文明的外延与蛋白质表达，中国的古文明基因与内涵是上述的内算、缀术、外算系统三位一体。而中国的古文化外延就是由此而表现出的一切民族文化现象，诸如四书五经、三字经、百家姓、千字文、龙文鞭影、历史、建筑、军事、武术、民俗、农业、手工业、社会结构等一系列《四库全书》中所说的经、史、集部分。

我们现在国内所理解的"国学"是什么概念呢？无非就是文化层次方面的一些皮毛，最多讲一讲《易经》的象理（数、占根本不懂），大话一下四书五经，这就是目前国学的高层次了。至于文明层次的核心精髓全都当作"糟粕""迷信"被"扬弃"了！殊不知，皮之不在，毛将焉附？呜呼！哀哉！

外算

外算系统主要是相当于现代科学的数学部分。

诸如《九章算术》《海岛算经》，以及近期出土的清华简中战国时期"算表"，等等。

"清华简"是指清华大学于 2008 年 7 月收藏的一批战国竹简。据碳 14 测定证实清华简是战国中晚期文物，文字风格主要是楚国的，简的数量一共约有 2500 枚（包括少数残断简），在迄今发现的战国竹简中为数较多。

清华简在秦之前就被埋入地下，未经"焚书坑儒"影响，竹简上记录的"经、史"类书，大多数前所未见。曾任夏商周断代工程首席科学家、专家组组长的李学勤教授评价说，"这将极大地改变中国古史研究的面貌，价值难以估计"。清华简第一辑整理报告已经证实，传世的伪古文《尚书》确系后人伪作，彻底破解了中国学术史上的一大悬案。

57.5 乘以 63.5 等于多少？2300 多年前，我们的祖先就能给出精准答案。清华大学所藏战国竹简的《算表》《筮法》《别卦》3 篇传世文献露出真容。《算表》被认为是目前我国发现最早的实用算具，是中国数学史乃至世界数学史上的一项重大发现。《筮法》还展现了迄今最早的八卦图。

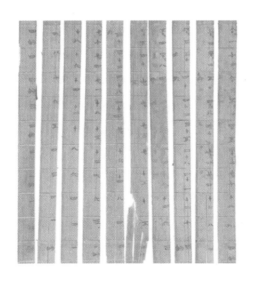

上图是清华简第四辑整理出的《算表》竹简（局部），其中《算表》文献被数学史专家认定是目前国内发现最早的实用算具。

清华大学出土文献研究与保护中心主任李学勤教授认为，写有《算表》的竹简拼接之后形成一个表格，上面写有数字，采用的是十进制，利用乘法交换律原理，不仅能够快速计算 100 以内的两个任意整数乘除，还能计算包含分数 1/2 的两位数乘法。"它实际上是一个放大的九九乘法表。"《算表》不仅可以将复杂的乘法转变为简单的加法，还可用于除法运算和开方运算，但古人是否利用该表进行过此类运算还有待考证。

《算表》由 21 支竹简交叉构成 21 行、20 列，分为乘数和被乘数个位、十位区。其中 17 支竹简保存完整，另外 4 支入藏时已有些残缺，但根据分析研究，能知道残缺部分的内容。

例：《算表》算法示例（22 乘以 35）。

第一步：将 22 分为 20 和 2；将 35 分为 30 和 5。

第二步：在"算表"第 1 行分别找到 20 和 2；在算表第 1 列找到 30 和 5。

第三步：分别在算表中找到 2 和 30、5 及 20 和 30、5 的交叉点并找出对应的数字：60、10、600、100。

第四步：将 4 个对应数字相加（60+10+600+100），所得和 770，即为 22 乘以 35 的积。

我国广为人知的"九九乘法表"来自秦代的"里耶秦简九九表"和汉代的"张家界汉简九九表"等古代乘法表，而"清华简"的《算表》不仅时间大大提前到战国，而且计算功能远超过秦汉"九九表"。经对同批竹简的碳 14 测定及自身的文字特征判断，确定《算表》当撰成于战国中期偏晚时，是目前所见到的我国最早的数学文献实物。

中国传统数学的首个外算学术高潮应发生在春秋战国时期，而不是《九章算术》成书时的两汉，而《算表》首次展现了战国计算技术的原始文献，为春秋战国时期数学已经相当发达提供了直接证据。

《算表》填补了先秦数学文献的空白，不仅比目前能见到的古代十进制乘法表年代都早，而且其数学与计算功能也超过了里耶秦简九九表和古代其他乘法表，在当时世界范围内也是相当先进的，是中国数学史乃至世界数学史上的一项重大发现。《算表》为春秋战国时期是中国传统数学的第一个高潮提供了佐证。

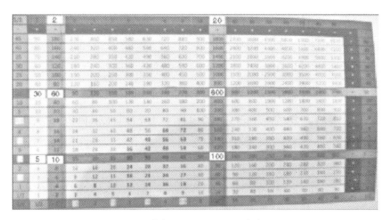

根据算表制作的乘法计算表

最早的八卦图：

"清华简"还包括了《筮法》文献和《别卦》文献。《筮法》文献记载了一种盛行于战国时期楚国，不同于《周易》的占筮办法。《筮法》全篇文字分栏书写，并且附有插图和表格，体例犹如一幅帛书。简文详细记述占筮的原理和方法，包含大量以数字卦表现的占例。数字卦的形式与天星观、包山、葛陵等楚简中的实际占筮记录一致。其中，八经卦的卦名、数字卦的形式等与传统上所认为的商代《易经》的《归藏》一致。《筮法》还有将后天八卦分置八方的卦位图。

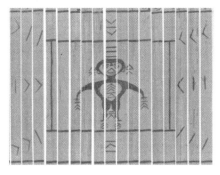

最早的"八卦图"

这篇《筮法》文献保存良好，没有明显缺损，全篇文字分栏书写，并附有插图和表格，体例犹如一幅帛书。在 2008 年入藏时，清华大学就发现，该竹简是唯一一部保持原来成卷状态的竹简。

"清华简"第四辑中的另一篇题作《别卦》，形制较小，本来是有 8 支，但是有一支缺失，只有 7 支，不过缺失的一支可以根据内容进行推补。该组竹简没有序号排列，也无背部的印痕可作参考，只能根据内容进行排序。文献记载了六十四卦卦名，对于《周易》卦象、卦名、卦序以及经卦的衍生研究都有一定的参考价值。

可见，在上古时期的地下文物中，已经证实，我们的外算与内算实为一体，本没有什么内外之分，都是为天人感应而服务的数术。

以《算经十书》为基础，涉及算术、面积、体积、测量、线形方程、高次方程等等方面，创造出诸如勾股术、天元术、四元术、割圆术、重差术、方程术、正负术、开方术、隙积术、内插法、大衍术等等数学定理与公式。

外算主要是为了内算系统、天文历法的观测和计算而服务。正因为外算是为了内算、天文观测和计算而服务，不是为了计算而计算，所以中国古数学就没有发展出现代数学的那么繁杂与精细，这也是许多现代数学研究者不理解的事情。似乎在中国古数学的体系中都能找到现代一些所谓先进的数学理论与概念的影子，但是中国的古数学家又与之擦肩而过，现代数学家们不能理解，其实就是因为中国古文明是天人感应、天人合一的文明，外算的根本目的是为了更加精确地内算，而西方现代数学就是为了计算而计算。

中国古代数学，即外算，是世界上唯一从萌芽到发展至衰落全过程体现出封闭性和完整性的独立数学体系。

中国天人感应、天人合一的社会形态决定了中国外算数学为实际应用、缀术和内算服务的实用性、工具性特征。在几乎不受外来文化影响的背景下，中国独立地发展着自己着眼于实际应用和天人合一的算术、代数和实用的几何知识，形成了一个较完整的以解题为中心的机械化、模式化算法体系。其思维特点是潜逻辑思维和直观的形象思维为主，不仅包括日常生活的象，也包括天地大象、七曜九星二十八宿之象。

相传黄帝命"隶首作算术"，而"设五量"，即创造了度量衡和亩数。在甲骨文中已有"六百又五十九"（659）等数字，在殷代就创造了"规、矩、准、绳"等绘制图形的工具。这些外算数字和度量衡，都是源于天地之数、大衍之数。

在中国古文明中的长度、重量、数量、时间的度量都是按照天地之数来定义的，皆源于天道。

"黄钟之律管长九寸，物以三生，三九二十七，故幅宽二尺七寸。音以八相生，故人高八尺，寻自倍，故八尺而为寻。有形则有声，音之数五，以五乘八，五八四十，故四丈而为匹。匹者，中人之度也。一匹而为制。秋分蔈定，蔈定而禾熟。律之数十二，故十二蔈而当一粟，十二粟而当一寸。律以当辰，音以当日，日之数十，故十寸而为尺，十尺而为丈。其以为量，十二粟而当一分天地之气，十二分而当一铢天地之气，十二铢而当半两天地之气。衡有左右，因倍之，故二十四铢为一两天地之气。天有四时，以成一岁，因而四之，四四十六，故十六两而为一觔天地之气。三月而为一时，三十日为一月，故三十觔为一钧天地之气。四时而为一岁，故四钧为一石天地之气。其以为音也，一律而生五音，十二律而为六十音，因而六之，六六三十六，故三百六十音以当一岁之日。故律历之数，天地之道也。"

又如《孙子算经》卷上曰："凡大数之法，万万曰亿，万万亿曰兆，万万兆曰京，万万京曰垓，万万垓曰秭，万万秭曰穰，万万穰曰沟，万万沟曰涧，万万涧曰正，万万正曰载。"从亿到载是古代最大的数，故汉·徐岳《数术记遗》曰："从亿至载，终于大衍。"这说明五十是大衍内算之数的基础，可由此衍出亿载最大的数，故徐岳又称亿载为大衍之终。

在世界数学发展史上，东西方数学有两种倾向：即中国的归纳法倾向和古希腊的演绎法倾向；中国古代的"几何代数化"与古希腊的"代数几何化"的倾向。

中国古代对数的认识和中医学的脏象一样，也是从象开始，如《左传·僖公十五年》记韩简子云："物生而后有象，象而后有滋，滋而后有数。"《易·系辞上》："参伍以变，错综其数，通其变，遂成天下之文；极其数，遂定天下之象。"于此，历代思想家都重视"一"的价值，《老子》认为"一"是产生万物的完美而和谐的境界："昔者得一者，天得一以清，地得一以宁，神得一以灵，谷得一以盈，万物得一以生，侯王得一以为天下正。"《素问·移精变气论》也说："道在于一。"

中国古代数学中的数，是天象的抽象，从天象到地象、人象。数学以天文、历法、田亩测量等为目标，充满了实用性的特征。在运算中向机械化发展，创造了算筹和珠算。数学被纳入天学、经学的轨道，数学名著也有经的称谓如《周髀算经》等，一些经学的研究方法也被引入数学。

可见，中国古代学者们的天象模型数术化，即几何代数化。

如河图、洛书、六十四卦、七衡六间图等，并视为涵盖宇宙间一切事物，先天、后天的模型，如《易·系辞下》说河图是"阴阳合德而刚柔有体，以体天地之撰，以通神明之德"的世界，弥纶天地，把握万有。由是而论，"数"在中国传统文化中，起到一种阐释模型的作用，即以一些最基本的文化学意义为根据，通过内证与天人感应的途径，对相关的文化现象作出阐释，大到用"数"构建世界图式，小到作为人体模型。

在11—14世纪约300年期间，出现了一批著名的数学家和数学著作，如贾宪的《黄帝九章算经细草》、刘益的《议古根源》、秦九韶的《数书九章》、李冶的《测圆海镜》和《益古演段》、杨辉的《详解九章算法》《日用算法》、朱世杰的《算学启蒙》《四元玉鉴》等，都达到当时数学的高峰。特别是13世纪40年代到14世纪初，出现了现通称贾宪三角形的"开方作法本源图""增乘开方法""正负开方术""大衍求一术""大衍总数术"（一次同余式组解法）、"垛积术"（高阶等差级数求和）、"招差术"（高次差内差法）、"天元术"（数字高次方程一般解法）、"四元术"（四元高次方程组解法）、勾股数学、弧矢割圆术、组合数学，其中许多都是微积分得以创立的关键。

我们选取一些具有代表性的数学家及数学著作，来看看中国古代数学的外算水平在人类数学史上到底如何？

《九章算术》

《九章算术》是我国秦代到汉代以来对传统的数学思想进行总结的一部综合性著作，是我国古代用算筹为特殊的计算工具，进而形成的一种数学体系。《九章算术》对我国古代数学产生了深远的影响，就像欧几里得的《几何原本》对古希腊、西方数学体系的影响一样极为深远，它构成了我国古代数学文化体系的初步模型。

《九章算术》也是一本解决实际问题的算书，其共收入246个问题，按其不同的性质和算法归类为九章，内容包含了方田、粟米、衰分、少广、商功、均输、盈不足、方程和勾股等九个大类。每章问题大致由简到繁排列，编排体例是题目、答案、术。术是解决这类问题的算法说明。归纳起来，《九章算术》所体现的数学思想主要有开放的归纳体系、算法化的特点和模型化的方法。至此，《九章算术》为代表的中国古代数学思想明显表现出实用性、计算性、算法化的特点。

第一，《九章算术》最早提出了方程的概念。对于联立一次方程（即现代数学中的线性方程组）、如何解答联立一次方程进行了总结和说明，同时在解决方程时通过运用两次假设，《九章算术》还创造了把一般方程的求解转化为"盈不足术"的法则，这种解法后来还传到了世界各国。

第二，《九章算术》最早提出了分数的概念，并系统地论述了分数的约分、通分和分数运算的问题。仅这两项问题印度在 700 年后才产生，欧美数学就更晚了。

第三，《九章算术》在说明分数和方程组的问题时，引入了负数的概念，并提出了正、负数的加减运算法则。这一发现同样比欧洲早了 700 年，比欧洲早了 1600 多年。仅仅从这三点创世纪的成就中就可以看出《九章算术》不仅仅是一种独具特色的数学思想和理论体系，在解决实际计算问题上也有很高的水平。

第四，在运算方法上，古代数学是利用几何与代数互相渗透的、以算筹来计算的方法，并很早采用了十进制方式。同时利用一整套"数学语言"来说明计算方法程序，简洁而有效。这就是现代计算机的逻辑语言的原型。

最后，传统数学文化在运算过程中体现出了强烈的"寓理于算"思维，这是因为受到古代天学影响的数学家们，很善于从各种错综复杂的社会问题中提炼出一系列的数学问题，再利用抽象思维从中抽出一整套相关的数学概念、数学原理等，并在计算过程中提出运算方法，最终还是为内算服务。

> 刘徽

刘徽（225—295）是我国魏晋时期最杰出的数学家之一，他的一生都在潜心钻研数学。先后提出多种数学思想，著有《九章算术注》《海岛算经》等多个数学论著，为我国乃至世界数学的发展作出了巨大的贡献。

刘徽的"极限""重差"及"类"的思想，奠定了微积分理论的基础。

极限思想是刘徽"割圆术"的引申，并由此推导出圆周率的数值，这便实现了割圆术在极限思想下的运用。画一个圆及其内接正六边形，由此可以求出正六边形的边长及面积，接着在正六边形的基础上再做个内接圆，得出正十二边形，可以求出正十二边形的边长及面积。通过这种不断的分割，刘徽得出其是一个有限的数列，极限值就是圆的面积。刘徽把圆内接正多边形的面积一直算到了正 3072 边形，并由此得出了圆周率精确到小数点后二位的近似值 $\pi \approx 3.14$，化成分数为 157/50，这就是"徽率"。这个结果是当时世界上圆周率计算最精确的数据。刘徽的这一极限思想经过数千年的发展，已被广泛运用到生活的多个领域。

刘徽在《九章算术》中提出了一种测量太阳高度的方法，被当时的数学家称之为"重差"，收录在刘徽的《海岛算经》里。"类"的思想及概念非常古老，据考证，其来源于战国时期的墨家，有着深厚的历史渊源。刘徽在其对《九章算术》的注释中提到，很多问题的证明都以"类"的概念为基础，其证明过程及方法以"合类"为主，这也说明刘徽在当时对"类"的思想有着深刻的理解及不同的发展与创新。刘徽认为，"类"的思想包括两个方面，其一是推类而归，其二是触类而长，第一个是归纳总结的过程，第二个则是演绎的过程，两者相互联系，体现了从特殊到一般的认识论思想，对后世计算机逻辑数学发展有着重要的影响。

在刘徽生活的魏晋时期，《周易》已是群经之首。刘徽利用朴素的辩证法去调和这种思想，把阴阳、动静、刚柔等多方面的互相作用进行科学化的调整，他肯定了"一阴一阳之谓道"的基本思想，看到了万物发展的普遍规律。在数学方面他提出了"穷则变，变则通"的科学思维，对于数学研究他讲究"阴阳制衡"是数学的根源，利用统一思想来考察算数内部的矛盾规律。

在注释《九章算术》时，刘徽利用《周易》中的思想分析了加减乘除四则运算、正数负数、衰分术与返衰术、圆与多边形、勾股弦、分言之与完言之、和与差等多种数理矛盾关系之间的对立统一，探索数学科学的根源"变则通"的思维。

这些可以说是刘徽从《周易》中汲取的最具有数学风格的计算机逻辑思维，正是在这样的思想影响下，刘徽很巧妙地运用了各种数学变换，尤其是

"乘以散之，约以聚之，齐同以通之"三种等量变换，从而达到"平其偏颇，齐其参差，通彼此之否塞"的运算境界，使得各种数学方法能够实施，各种数学运算可以完成。这算是在技术层面的运算，操作上更高一层次的数学思想方法论。

刘徽给出的方程组求解的完整过程及相应理论，与当今的加减法、消元法、恒等变换思想非常接近，比欧洲相应的学术早 1500 多年。在正负数的加减法运算中，刘徽的正负数运算法则比印度的早 500 多年，比欧洲的早 1500 多年。另外，刘徽还通过平方根的近似计算中得出小数的概念及表示方法，具有明显的现代特征，比欧洲早 1300 多年。这些都说明，刘徽的确有着卓越的数学成就，对近代数学的发展作出了重要贡献。

王孝通

王孝通，中国唐代算历博士，生卒年代不详。大约生于北周武帝年间，逝世在贞观年间。王孝通曾在隋朝做官。唐初为算历博士，从八品，参修历法，武德六年（623）与吏部郎中祖孝孙校勘傅仁均的《戊寅元历》，曾提出批评。武德九年（626）任通直郎太史丞，从七品。毕生喜好数学，对《九章算术》和祖冲之的《缀术》都有深入研究，在《上缉古算术表》一文中，对《九章算术》和《缀术》的不足之处，都提出过批评。著有《缉古算经》，在世界上最早提出三次方程式及其解法，唐代为算经十书之一，为国子监的算学课本，对后世有深远影响。

王孝通成功地将三次方程解题之术引入到土木工程、仓库容积等实际应用中，并逐一将未解难题解决。王孝通凭此术成为世界上最早提出三次方程代数解法的中国古代数学家。

王孝通的《缉古算经》主要分为四大类内容。

第一类天文问题。《缉古算经》中第 1 问题是关于月亮方位的天文历法方面的计算问题，并纠正了旧术之中的一些错误。

第二类土方体积问题。《缉古算经》中第 2～6 和第 8 问题主要是关于计算土木工程中的土方体积问题。

第三类仓库容积问题。《缉古算经》中第 7 及第 9～14 问题则主要是关于计算各种形状的仓库、地窖或是其中一段的高、广、径的容量问题并根据题设尺寸间的大小关系来进一步反求各边线尺寸。

第四类勾股问题。《缉古算经》中第 15～20 问题即在已知勾、股、弦三事二者之积或差而求出勾、股、弦问题。与此同时王孝通还创造性地将勾股问题引向了三次方程并将之与代数方法进行了有机结合，进一步将勾股算术的范围加以了扩大，从而也极大地促进了勾股问题的解题方法。而这类勾股问题则是在中国古代数学史上首次被提出。

《缉古算经》全书中的 20 个问题可列出三次方程式的就多达 28 个，虽所列方程的系数及解出的根还仅限于正数，但对我国后世乃至世界的数学发展均起到了积极的促进作用。

王孝通的《缉古算经》中三次方程解决实际应用问题，具有巨大的学术价值，不仅是中国现存典籍之中最早的记叙，同时也是世界数学史上关于三次方程数值解法及其应用的最古老的珍贵著作。在西方虽然也较早地知道三次方程，但其最初解三次方程的方法则是利用圆锥曲线的图解法，直至意大利数学家菲波那契在 13 世纪时才获得了三次方程的数值解法，这比王孝通晚了 600 多年。

贾宪

贾宪，北宋人，贾宪的老师楚衍是北宋前期著名的天文学家和数学家，"于《九章》《缉古》《缀术》《海岛》诸算经尤得其妙"。时人王洙（997—1057）有记载："世司天算，楚，为首。既老昏，有子贾宪、朱吉著名。宪今为左班殿直，吉隶太史。宪运算亦妙，有书传于世。"

根据《宋史·艺文志》记载，贾宪著有《黄帝九章算经细草》（1050）九卷，又据《明焦竑国史·艺文志》记载，著有《算法敩古集》二卷及《释锁》，可惜均已失传，但其主要内容被杨辉（约 13 世纪中）著作所抄录，因能传世。

杨辉《详解九章算法》（1261）载有"开方作法本源"图，注明"贾宪用此术"，系来源于 1050 年贾宪的《释锁算术》并画出了"古法七乘方图"。这就是著名的"贾宪三角"，或称"杨辉三角"。《详解九章算法》同时录有贾宪进行高次幂开方的"增乘开方法"。

现代学者在对中国古代数学史研究过程中，一直把"贾宪三角"置于相当高的地位。他的三角定律理论公式和教育思想方法论对北宋数学事业的发展具有重要推动作用。贾宪对数学算法最突出的成就是以"抽象化、程序化、机械化"等特点，以"立成释锁开方法""勾股生变十三图"和"增乘方求廉法"，创立三方面，并将"开方作法本源"和"增乘开方法"（求高次幂的正根法）方法应用于数学领域，在三角形的研究中比帕斯卡早了600年，求高次幂的正根法比霍纳早了770年。

"贾宪三角"或称"杨辉三角"，或"帕斯卡三角"，是二项式系数在三角形中的一种几何排列，这种几何排列早在《九章算术》算法中就记载过。后世将贾宪与秦九韶、李冶、朱世杰并称宋元数学四大家，主要在于他最早使用"贾宪三角"进行高次开方运算。"贾宪三角"后经元朝数学家朱世杰在《四元玉鉴》对其"贾宪三角"成"古法七乘方图"进一步扩充，诞生了级数求和公式，使得北宋时期的数学事业一度处于世界领先地位。

"贾宪三角"直到1623年以后才被法国数学家帕斯卡发现，现在国际上常以"帕斯卡三角"来称呼"贾宪三角"，在这个三角形的使用沿革中，历史上有很多名人都曾经独立绘制过这种图表，除却杨辉和贾宪在内。1427年，阿拉伯数学家阿尔·卡西在《算术的钥匙》里也一度独立绘制这种图表。此外还有德国数学家施蒂费尔在1544年对《综合算术》二项式展开式系数进一步探索。

"贾宪三角"开创了高阶等差级数求和问题的研究方向，"增乘开方法"使得程序化验算更加精简快速，"细草"的著述形式为后世数学家研究数学难题提供了良好的借鉴，宋元时期得到关于高次方程组的求解法一次同余式解法，这些成果都处于当时的领先地位；研究了杨辉三角四项式及更高项数的系数，在简单情形下对系数分布提出猜想并验证，始予严格的理论证明。

据不完全统计，宋代至贾宪以后，诞生了一大批优秀的数学家和许多数学专著，在数学理论研究层面形成了以代数为中心的时代。这一时期关于高次方程的数值解法、母性方程组的解法、高阶等差数列、组合数学、半符号以及数论范畴的同余式（组）的解法等，都达到了当时世界的最高水平。贾宪为《九章算术》做草，绘出了用"增乘开方"来解形如 $X^n=A$ 的方程的方法，迈出了将传统数学的开平方、开立方方法推广为求解一般高次方程的重要一步。后来的秦九韶在数年间埋头钻研数学，终于写就了《数书九章》传世，很大一部分就得益于贾宪的研究成果。

秦九韶

南宋著名数学家秦九韶（1208—1268），字道古，生于普州安岳（今四川省安岳县）人，祖籍鲁郡（今河南范县）。敏而好学，师从自称为广寒仙裔的陈元靓（世人称为隐君子）。精研星象、音律、算术、诗词、弓剑、营造之学，历任琼州知府、司农丞，后遭贬，卒于梅州任所。1247 年完成著作《数书九章》，其中的大衍求一术（一次同余方程组问题的解法，也就是现在所称的中国剩余定理）、三斜求积术和秦九韶算法（高次方程正根的数值求法）是有世界意义的重要贡献，表述了一种求解一元高次多项式方程的数值解的算法——正负开方术。

秦九韶对"数与道非二本"的深刻哲理非常认同，又非常注重数学"*类万物而经世务*"的内算现实应用。与李冶、杨辉、朱世杰并称宋元数学四大家。

秦九韶和陈元靓的道家思想几乎是一脉相承。陈元靓自命为广寒仙裔，因为这是他先祖的道家名号，而他自己也隐居于梅豁湾与龟峰麓之间，不事功名、不为金玉，完全是一个道家学者的做派。秦九韶仅在他的《数书九章》序言中就至少 5 次提到过"道"，例如"*不等天道*""*道本虚一*""*愿进之于道*""*明天道而法传于后*""*数与道非二本也*"。其中一句"*愿进之于道*"更显示了秦九韶将这部 20 余万字的数学宏著献给道家的创作初衷。从他对道的虔诚可以推断，秦九韶的数学贡献在很大程度上与道家内算式学有关。

秦九韶认为数学应用之广泛，可"*类万物而经世务*"，数学是子学和天学历法的概括和抽象，可"*顺性命而通神明*"。

秦九韶在《数书九章·序》中说，数学"*大则通神明，顺性命；小则可以经世务，类万物*"，"*今数术之书，尚余三十家。天象历度，谓之'缀术'；太乙壬甲，谓之'三式'，皆曰内算，言其秘也。《九章》所载，即周官'九数'；系于方圆者，为'重术'，皆曰外算，对内而言也。其用相通，不可歧二*。"在古中国的古文明中，天地人的研究是中心内容，其中天人之学又是重中之重。

古中国的天人之学实际上包括了三个主要部分，**内算、外算与缀术**。

秦九韶认为，如今有关数术之书有三十余本，历度天象可谓缀术，分遁甲、六壬、太乙三式，皆可曰之内算；《九章算术》载周官九数，于方圆者有系，皆可曰之外算；内外不可歧二，其用相通。他还说道："数术可顺性命而通神明，故设问答以拟用，积多以惜弃；取九类八十一题，立术而具草，发图以问。"从这些文字中可以看出，秦九韶数学思想具有明显的广义数术观。具体而言，就是他不仅视数学的"外算"极为重要，承认数学关于物的广泛应用，而且注重数术的"内算"，即数学关于天人之学的自身逻辑推算。两相比较，"外算"具有公开性，而"内算"显得更加神秘。秦九韶重视"外算"，是他对《九章算术》的继承，同时他又强调"内算"，则是对《九章算术》的发展和对数术文明的继承。

秦九韶的《缀术》和现代数学相比主要表现在以下几个方面：

第一，几何逼近方法，以中国古代数学中广泛使用的"出入相补原理"为代表。

第二，分数逼近的方法，通过不断相除而得到渐进的分数，在古代称之为"通其率"，在我国汉代的天文学家推算历法的时候已经用到了这种方法，成为了发展的"调日法"等分数逼近法。

第三，函数逼近的方法，包含了外推法、内插法等方法，古代数学中称之为"招差术"，现代数学称之为"有限差分法"。

由此看来，以天文历法为基础的数学计算方法是一种程序相对比较复杂的计算方法。秦九韶不仅提出了解决问题的公式、定理，而且对这些方法都进行了比较严密的论证。经过现代数学家研究发现，秦九韶提出的正负开方的方法是对应着现代数学中的高次方程数值解法，秦九韶公式对应着现代数学中的海伦公式，秦九韶提出的互乘相消法对应着现在的线性代数中的线性方程组解法，秦九韶提出的缀术推星方法和现代数学中的极限上的逼近方法类似。

《数书九章》中秦九韶贡献最大的是发明了"大衍求一术"，他就《周易》所记载的蓍草占卜的过程利用数学方法来求解。在《数书九章》的第一章，关于大衍类内容中一共有 9 个问题，通过相关的例题阐述了大衍的方法。在第二章则主要使用大衍的方法来解决实际的问题。数学建模虽然是近现代才提出来的数学方法，但是在《数书九章》中已经充分体现了**数学建模**

的基本方法。

数学建模是一种重要的科学思维和方法，为解决一些特定的具体问题进行一定的抽象和简化，从而反映出原来问题的实质，它需要从实践出发，经过大量的概括、归纳综合等提出具体的模型，从而用来解决实际问题。数学模型是对客观世界的数学抽象，通过数学语言来反映和解决客观问题，而秦九韶就是数学建模的优秀代表。

《数书九章》一方面包含了《九章算术》的核心部分。从数学内容的角度看，此书以一问一答的形式设置了81个数学问题，涉及"**市易**""**军旅**""**营建**""**钱谷**""**赋役**""**测望**""**田域**""**天时**""**大衍**"等多个数学领域。

另一方面，书中针对每个部分都有所发展。例如《数书九章》发展了《九章算术》的开方术，使其成为求高次方程正根的常规解法。此外，《数书九章》新增了"**天时类**"和"**大衍类**"两部分内容。尤其是"**大衍类**"，使一次同余式组成功获得有效解法，这在世界数学发展史上都是属于领先的成果。

秦九韶在他所著的《数书九章》中给出一个求代数方程的根的近似值方法，这个方法在一般书上都称为和纳法，实际上和纳在1819年才提出这个方法，比秦九韶晚500多年。

《九章算术》中也有关于不少中国《易经》相关内容的研究，和《易经》的关系比较密切。秦九韶在《数书九章》中提出了大衍总数的方法，一次性系统地解决了一次同余式组的解决方法。现代数学大师欧拉和高斯在近代才达到或者超越了他的数学水平。除此之外他还提出了正负开方的方法，把前人以增乘开方为基础求高次方程正解的方法发展到了比较完善的地步，而欧洲则在19世纪才发现了这种同样的数学方法。

秦九韶的一次同余式问题属于现代数学中数论的一个分支——一次同余式问题，也就是现代数论中比较有名的"**剩余定理**"问题。剩余定理首先在公元4世纪我国数学著作《孙子算经》中被提到，当时人们针对具体的问题提出了相应的解决方法。一次同余式问题还可以进一步转化为不定方程组问题，他把所有的一次同余式问题进行了归纳总结，提出了具体的公式，并且明确了一般的计算步骤。秦九韶在解决一次同余式问题的方法，是我国古代数学家所取得的巨大成就，得到其他数学家的一致认可，而且其算法大大领先于西方。

在西方数学界，直到500年后大数学家欧拉和高斯才开始对这一问题进行研究，并且获得和秦九韶一样的定理和解决方法。在1852年的时候，有英国的传教士向欧洲介绍了和"剩余问题"相同的数学解法，引起了欧洲学者的重视，并且有学者赞叹秦九韶是中国"最幸运的天才"。在西方的数学史著作中这一方法被称之为"中国剩余定理"，也说明了秦九韶在世界数学发展史上的地位。

秦九韶对世界数学发展的贡献是不可磨灭的。例如以他的名字命名的秦九韶公式就与西方的海伦公式等同，但其现世年代远远早于后者；他的缀术推星是西方数学中逼近法的祖先；他的互乘相消法是西方线性方程组之解法的最初源流，等等。比利时著名当代数学家利波莱希特是比利时鲁文大学数学教授，他于1973年出版了西方数学界第一本以秦九韶《数书九章》为专题研究对象的论著，名为《13世纪中国数学》。其出版社为美国著名的麻省理工学院出版社。从这本论著的主要内容来看，秦九韶当之无愧是一位有着世界影响力的中国古代数学家。美国著名科技史专家萨顿对秦九韶给予了极高评价，他说："秦九韶对于他的民族，对于他所生活的时代，甚至是对于所有时代而言，都是中国乃至世界最伟大的数学家之一。"

李冶

李冶（1192—1279），是我国古代金元时期的著名数学家，同时也是一位诗人、文学家。在李冶众多学术著作中，数学是他最引以为傲的，也是他对世人贡献最大的一门学问。他在数学方面最具代表性的成就是天元术，这是中国最早的半符号代数，其产生比欧洲早了三百多年。

李冶所著的《测圆海镜》首先提出了天元术，后来他又以一部《益古演段》普及了天元术。

所谓天元术，是在高次方程求解技术发展的前提下，相应产生的列方程的一种方法，就是用数学符号代替数字列方程的方法。《测圆海镜》这部书首创了演绎体系，完成了重大的数学思想突破，开创了方程理论，摆脱几何束缚的思想。《测圆海镜》还提出了负号和简明的小数记法定理、定义、公式600余条并系统总结了在各种形式下勾股切圆求圆径的方法。

天元术中用符号列数学方程式与今天数学中设某符号为未知数是一致的。列方程的数学思想在汉代即已出现，可追溯至《九章算术》。该书中提出建立二次方程的方法，虽然是用文字而非数学符号表述，也没有明确提出未知数这一概念，但它却开创了中国数学史上列方程的理念。

唐代的王孝通在《九章算术》的基础上列出了三次方程，只是仍然以文字表述，显示出他也未掌握一般方法来列方程。北宋时期的数学家贾宪与刘益经过不懈探索，解决了高次方程正根问题，但也同时使数学问题变得日趋复杂，建立一种普遍适用的方程的模式已经成为迫切之需。天元术于是应运而生。

最初，北宋的石信道和洞渊的数学探索曾触及了天元术的基础知识，但其研究成果还只能算是天元术的雏形，而且十分初级，演算烦琐、记号混乱。例如，它尚不会用统一符号来代表未知数的幂，而是用十九个汉字来表示未知数的上下层，这十九个字是"鬼、暗、泉、逝、落、减、低、下、地、人、天、上、高、层、垒、汉、霄、明、仙"。其中"人"为常数，人以上的九个字代表未知数的负数次幂，最低为负九次幂，人以下的九个字代表未知数的正数次幂，最高为正九次幂。可见其运算之烦琐，实际运用也十分不便。

李冶在前人研究的基础上，让天元术焕发了新的生命，将其彻底改进为一种实用而简便的数学方法。正当他在从事相关研究时，数学界出了诸如《复轨》《如积释锁》《照胆》《钤经》等不少算书，为李冶的研究正好提供了很多便利条件。特别是他在桐川偶获一本据说是由洞渊所写的算书，专讲勾股容圆和九客之说，得到极大启发。李冶为深入、全面研创天元术，将勾股容圆也就是切圆的问题当作重点研究系统来对待，以讨论天元术在各种条件下求圆径的可行性，所以才有了《测圆海镜》这部他一生最重要的数学成就结晶。

李冶在《测圆海镜》中发明了一套小数记法和符号，采用从零至九共十个完整的数码，化分式方程成整式方程。在李冶之前，从一至九的筹式数码反映已经存在，但符号零和零空位则从未有过，李冶在此算是原创。虽然《测圆海镜》的研究范畴重点在于列方程，而对于解方程的方法涉猎不多，但其中用天元术导出了最高为六次的高次方程，不仅出现的频率很高，而且全部精确无误地给出了根，足见李冶本人已经掌握了解高次方程的方法。

《测圆海镜》作为最早的天元术著作，在体例上也是首创。全书几乎是以一个体例在演绎推导。首卷包含了定义、公式、定理，此后各卷列出的数学问题的解法都是在定义、公式、定理的基础上用天元术推导而来。这一体例也开创了今天数学教材体例的先河。而在李冶之前，算书体例一般采用问题集形式，各卷内容平列，缺乏必要的数学逻辑与层次感。所以李冶著书的演绎法体例，是中国数学发展过程中的一座里程碑。

杨辉

杨辉，字谦光，钱塘（今浙江杭州）人，南宋杰出的数学家和数学教育家。曾担任过南宋地方行政官员，为政清廉，足迹遍及苏杭一带。

他在总结民间乘除捷算法、"垛积术"、纵横图以及数学教育方面，均做出了重大的贡献。他是世界上第一个排出丰富的纵横图和讨论其构成规律的数学家。著有数学著作 5 种 21 卷，即《详解九章算法》12 卷（1261）、《日用算法》2 卷（1262）、《乘除通变本末》3 卷（1274）、《田亩比类乘除捷法》2 卷（1275）和《续古摘奇算法》2 卷（1275）（其中《详解》和《日用算法》已非完书），后三种合称为《杨辉算法》。杨辉还曾论证过弧矢公式，时人称为"辉术"。朝鲜、日本等国均有译本出版，流传世界。

《日用算法》，原书不传，仅有几个题目留传下来。从《算法杂录》所引杨辉自序可知该书内容梗概，"以乘除加减为法，秤斗尺田为问，编诗括十三首，立图草六十六问。用法必载源流，命题须责实有，分上下卷"。该书无疑是一本通俗的实用算书。

《乘除通变本末》三卷，皆各有题，在总结民间对等算乘除法的改进上作出了重大贡献。上卷叫《算法通变本末》，首先提出"习算纲目"，是数学教育史的重要文献，又论乘除算法；中卷叫《乘除通变算宝》，论以加减代乘除、求一、九归诸术；下卷叫《法算取用本末》，是对中卷的注解。

《田亩比类乘除捷法》，其上卷内容是《详解九章算法》方田章的延展，所选例子非常贴近实际。下卷主要是对刘益工作的引述。杨辉在《田亩比类乘除捷法》序中称："中山刘先生作《议古根源》。……撰成直田演段百间，信知田体变化无穷，引用带从开方正负损益之法，前古之所未闻也。作术逾远，罔究本源，非探赜索隐而莫能知之。辉择可作关键题问者重为详悉著述，推广刘君垂训之意。"《田亩比类乘除捷法》卷下征引了《议古根源》22 个问题，主要是二次方程和四次方程的解法。

《续古摘奇算法》上卷首先列出 20 个纵横图，即幻方。其中第一个为河图，第二个为洛书，其次，四行、五行、六行、七行、八行幻方各两个，九行、十行幻方各一个，最后有聚五、聚六、聚八、攒九、八阵、连环等图。有一些图有文字说明，但每一个图都有构造方法，使图中各自然数"多寡相资，邻壁相兼"凑成相等的和数。卷下评说《海岛》也有极高的科学价值。

杨辉著作大都注意应用算术，浅近易晓。其著作还广泛征引数学典籍和当时的算书，中国古代数学的一些杰出成果，比如刘益的"正负开方术"，贾宪的"开方作法本源图""增乘开方法"，幸得杨辉引用，否则早就失传了。

北宋初年出现的一种除法——增成法，在杨辉那里得到进一步的完善。增成法的优点在于用加倍补数的办法避免了试商，但对于位数较多的被除数，运算比较繁复，后人改进了它，总结出了"九归古括"，包含 44 句口诀。杨辉在其《乘除通变算宝》中引《九归新括》口诀 32 句，分为"归数求成十""归数自上加""半而为五计"三类。

客观上讲，杨辉不遗余力改进计算技术，大大加快了运算工具改革的步伐。随着筹算歌诀的盛行，运算速度大大加快，以至人们感觉到摆弄算筹跟不上口诀。在这样的背景下，算盘便应运而推广开了，及至元末，已经广为流行。

纵横图，即所谓的幻方。

早在汉郑玄《易纬注》及《数术记遗》都记载有"九宫"，即三阶幻方，千百年来无数人在算它，悟它。杨辉创"纵横图"之名。在所著《续古摘奇算法》上卷作出了多种多样的图形。在四阶纵横图、百子图中，即十阶纵横图，其每行每列数之和为 505（对角线数字之和不是 505）；在聚八图中，杨辉按"二十四子作三十二子用"设子的这种幻方共有四圈，每圈数字之和为 100；在攒九图，用前 33 个自然数排列，达到"斜直周围各一百四十七"的效果。杨辉不仅给出了这些图的编造方法，而且对一些图的一般构造规律有所认识，解开了月行九道所形成的九宫的逻辑性。这是世界上对幻方最早的系统研究和记录。自杨辉以后，明清两代中算家关于纵横图的研究相继不断。

杨辉的另一重要成果是垛积术。

这是杨辉继沈括"隙积术"之后，关于高阶等差级数求和的研究。在《详解九章算法》和《算法通变本末》中记叙了若干二阶等差级数求和公式，其中除有一个即沈括的当童垛外，还有三角垛、四隅垛、方垛三式，可由沈括之刍童公式推出。

对数学重新分类也是杨辉的重要数学工作之一。杨辉在详解《九章算术》的基础上，专门增加了一卷"纂类"，将《九章》的方法和246个问题按其方法的性质重新分为乘除、分率、合率、互换、衰分、叠积、盈不足、方程、勾股九类。

杨辉不仅是一位著述甚丰的数学家，而且还是一位杰出的数学教育家。他一生致力于数学教育和数学普及，其著述有很多是为了数学教育和普及而写。《算法通变本末》中载有杨辉专门为初学者制订的"习算纲目"，它集中体现了杨辉的数学教育思想和方法。这些成果比欧洲要早几百年。

朱世杰

被喻为"平民数学家"的朱世杰（1249—1314），字汉卿，号松庭，是中国数学鼎盛时期（宋朝、元朝）"数学四大家"（秦九韶、李冶、杨辉、朱世杰）之一。他的数学成就主要体现在最重要的两部著作《算学启蒙》和《四元玉鉴》中。朱世杰是我国古代数学史乃至世界数学史上负有盛名的数学家。

他将"天元术"拓展为"四元术"。

"天元术"是一种用数学符号列方程的方法；"立天元一为某某"即是今天的"设 x 为某某"。在中国古代数学历史中最早记载列方程的是汉代的《九章算术》，《九章算术》中有用文字叙述的方法建立了二次方程的思想，但无未知数的概念。北宋贾宪、刘益等人解决了求高次方程正根的问题。随着数学理论应用的需要，需要一种普遍的建立方程的方法，洞渊、石信道等建立的"天元术"便在北宋年间诞生了。据史籍记载，金、元之际已有一批

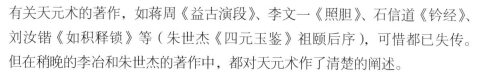

有关天元术的著作，如蒋周《益古演段》、李文一《照胆》、石信道《钤经》、刘汝锴《如积释锁》等（朱世杰《四元玉鉴》祖颐后序），可惜都已失传。但在稍晚的李冶和朱世杰的著作中，都对天元术作了清楚的阐述。

数学家李冶将之前比较简单的"天元术"改进成一种更实用的方法，总结出一套固定的"天元术"程序，"天元术"开始进入成熟阶段。不仅如此，继天元术之后，数学家又很快把这种方法推广到多元高次方程组，如李德载《两仪群英集臻》有天、地二元，刘大鉴《乾坤括囊》有天、地、人三元等，最后又由朱世杰创立了四元术。天元术的思想渊源于道、名、墨三家，作为天元术发展高峰的四元术，朱世杰的《四元玉鉴》天地人与物并列的"四象会元"方法极有可能也受到道家内算思想的影响。

为了清晰明白地对"四元术"进行系统阐述，朱世杰于1303年撰写成《四元玉鉴》一书，全书分为3大卷24个门类，书中共罗列了288个问题，所有问题都与数学中求解方程及求解方程组有关。其中涉及"四元术"的问题有7个问题，而且还有解法范例。创造四元消法以求解多元高次方程组问题是该书的最突出之亮点。

朱世杰"四元术"是以天、地、人、物四元表示四元高次方程组，其求解方法和解方程组的方法基本一致。当求解的未知数不止一个之时，除设未知数天元（x）外，另根据所需增设地元（y）、人元（z）甚至物元（u），再列写出二元、三元甚至四元的高次联立方程组，然后进行求解。这就是朱世杰在他的著作中所介绍的"四元术"。

天元式

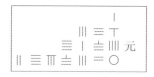

相当于算式

$$x^3+336x^2+4184x+2488320=0$$

朱世杰的"四元术"把常数项放在中央，即："太"，然后"立天元一于下，地元一于左，人元一于右，物元一于上"，"天、地、人、物"这四"元"代表未知数，四元放在上、下、左、右四个方向上，其他各项放在四个象限之中。朱世杰所创之"四元术"精妙之处还在于"消去法"，列出四元高次方程后，再联立方程组进行解方程组，方法是用消去法来解答，即先择一元设为未知数，其他各元组成的多项式作为这未知数之系数，然后把四元四式消去一元，这样就变成了三元三式，再消去一元就变成了二元二式，最后再消去一元就得到只含一元的天元开方式，然后用增乘开方法求得正根，这样就顺理成章地解决了整个方程组的求解问题。

朱世杰不仅创造性地提出了多元（最多到四元）高次联立方程组的求解方法，而且他把以前《九章算术》等数学书籍中四元一次联立方程解法拓展到四元高次联立方程。法国大数学家别朱在 1775 年才提出消元法，朱世杰"四元术"领先于别朱近 500 年。正如美国科学史家乔治·萨顿评论："朱世杰是他所处时代同时也是贯穿古今中外的一位最杰出的数学家。"《四元玉鉴》之成果达到了我国古代数学成就的顶峰，是宋元数学理论之集大成者，赢得世人高度的评价。《中国科学技术史》的编著者李约瑟评价："朱世杰以前的数学家都未能达到《四元玉鉴》这部著作中所包含的精深、奥妙之道理。"

除"四元术"外，朱世杰还有两项重要成就。

一是创立了一般的高阶等差级数求和，即通常称为"垛积术"。朱世杰通过对"垛积术"的深入研究得到了高阶等差级数求和问题的普遍解法，这一解法比沈括（1031—1095）和杨辉（1261—1275）的著作中涉及高阶等差级数进一步深化，朱世杰得出了一串三角垛的公式。二是公式及等间距四次内插法公式，即通常称为"招差术"。

元代著名的天文学家、数学家郭守敬和王恂在所著《授时历》中，记录了精确推算日月及五星天上运行之速度、位置的方法，他们采用"平、定、立"三差，创造了用三次差内插公式，这在当时的数学上是重要的创新，这项划时代的创新把当时天文历法的计算工作精确许多。

朱世杰对三次差内插公式作了更深入的研究。朱世杰在《四元玉鉴》中描述了他的研究成果，他把高阶等差级数方面的研究成果运用于内插法，列出一般的插值公式，标明公式中各项系数是 p=1、2、3……时的三角垛求和公式。上述插值公式之用途广泛，并不仅仅限于内插法。

朱世杰的"招差术"与"垛积术"是密切相关的，这两者可以互相推演。朱世杰掌握了三角垛公式，因而易于推导出一般的内插公式。反之利用

"招差术"也可解决高阶等差级数的求和问题。因此朱世杰的"招差术"与"垛积术"将宋元数学家在这方面的研究成果推进到了更加完善之地步。在欧洲，对"招差术"最早论述的是英国数学家 J·格雷戈里，此后牛顿得到了现在通称牛顿插值公式的一般结果。朱世杰所发现的公式与牛顿插值公式在形式上和实质上都是完全一致的，而牛顿插值公式的发现要晚 300 多年。

朱世杰还在元成宗大德三年（1299）写成《算学启蒙》一书，并刊印。全书共分为上、中、下三大卷，在三大卷之前列有"算学启蒙总括"十八条，即算学的一些基础知识，包含有斤秤歇诀、九九歇诀、归除歇诀、圆周率、大数及小数的进位制、正负数四则算法等。

《算学启蒙》上、中、下三大卷共罗列了二十门，其中上卷分八门，有"异乘同除门""纵横因法门""身外加法门""折变互差门"等，主要论证各种计算方法和计算技巧，其中许多数据还反映了元代的历史社会现象；中卷分七门，有"商功修筑门""田亩形段门""仓囤积粟门""贵贱反率门"等，主要是计算土方体积、田亩面积、粮仓容积的方法以及配分比例；下卷分五门，有"盈不足术门""之分齐同门""堆积还元门""方程正负门""开方释锁门"，涉及垛积计算、分数计算、线性方程组及解方程的算法等。

《算学启蒙》对当时的数学知识进行了完善、补充和拓展。

如在《算学启蒙》下卷中，朱世杰提出已知勾弦和、股弦和求解勾股形的方法，这些方法完善和补充了《九章算术》的不足，数学家杨辉书中的日用、商用、"归除歇诀"之类与当时社会生活密切相关的各种算法，在《算学启蒙》中有了进一步的发展，记载的完整的"九归除法"口诀和现在流传的珠算归除口诀几乎完全一致。

该书传到朝鲜后被官方指定为数学教科书，朝鲜的金始振赞该书"简而且备，实是算家之总要"，对朝鲜的数学教育具有十分重要的意义。流传到日本后，因其展示了其通俗性和实用性的特点，很快受到日本的重视，是当时日本人学习数学知识的范本。

中国现代著名数学大师吴文俊（1919—2017）发现西方数学源于古希腊的公理化体系，追求的是对定理的证明。而中国数学没有公理、定理的传统，主要是用于解决现实生活中出现的、与数学有关的形形色色的问题。

中国所谓的"算术"就是以解方程的方式解决实际问题，随着计算机的发明，吴文俊领悟到中国算术正好契合计算机时代，可以成为计算机数学的重要组成部分，吴文俊将其称为机械化数学，并借计算机数学发明了"吴方法"。吴文俊的机械化数学和"吴方法"为机械数学发展带来了全新的面貌，也被广泛应用于计算机、机器人、工程设计等多个领域。如今全世界很多大学开设有"吴方法"课程，不少数学研究机构也多次开设相关研讨班。

古希腊的数学从毕达哥拉斯的"万物皆数"直到柏拉图的"理念世界"，古希腊数学走向了以数学理性表现世界，构造世界的道路。随着科学研究领域的扩大，应用技术的发展，以及东方文化的渗透，希腊传统数学思想和价值取向发生了变化，出现了由理念的数学向理性的数学的转变。正如 M·克莱因所说，"亚历山大里亚的数学家同哲学断了交，同工程结了盟"，也偏向了解决实际问题的实用性。

而西方数学的始祖，《几何原本》是由亚历山大里亚时期的欧几里得（Euclid，约公元前 300 年前后）在对前人的数学成果整理基础上写成的。《几何原本》一书的结构是按照柏拉图、亚里斯多德的思想设计的，在第一卷开头就列出了本卷所涉及概念的 23 个定义，接着是全书的 5 个公设和 5 个公理。我们可以发现《几何原本》完全不涉及具体问题，都是一些为了外算而外算的只有数学意义的纯数学问题，并对每个题都有详细的逻辑运演过程，且卷首还有所依据的逻辑运演的规律。

《几何原本》注重数学的抽象性和严谨性，强调对数学的逻辑结构的整体把握和理性的认识，追求严密推理的数学，力图通过对数与形的思维抽象去理解现实世界的本源与实质，并强调演绎推理，坚持一切数学结果必须根据明白规定的公理加以演绎地证明，纯粹为了数学工具而工具，不能解决实际问题，实际上就是一种数字游戏。

虽然这种抽象性与严谨性反映了对探求真理的追求，但所谓过犹不及，他们的严谨和逻辑要求使他们在算术和代数发展上碰了壁。首先是数系的落后，其次是无理数造成的逻辑障碍。从《几何原本》可看出，其轻视数学的实际应用并把数学思维同实际需要割裂开来，这种把理论的算术与实用计算分割的作法对希腊的算术和代数发展确有着深刻的负面影响，是造成希腊实用算术和代数长期落后的重要原因之一。

中国古代外算数学体系中的算法和概念，许多都是微积分得以创立的关键。可惜，我们在元朝以后，在微积分创立的最关键时期落伍了，主要原因是我们的外算体系主要是为缀术和内算服务的，所以在外算的进一步深入发展中并无强劲的核心动力。其二，我们没有类似于西方字母式的便捷的公式和定理的表达式，不利于快速理解数学原理。最后，元统治者对生产力和知识分子的严重摧残也是关键因素。

宋元之际，战争残酷，破坏深重，元朝统治确立之后，元太祖居然想到要把汉人杀尽，把农田改为牧场。要不是耶律楚材的建议，整个中国恐怕已由农业社会回到游牧社会了吧！落后地区征服先进地区给生产力造成的严重破坏，据史册的记载是极为惊人的，自然破坏了数学赖以发展的基础。事实上，现存的朱、郭以后的元代数学著作，如《丁巨算法》、贾亨的《算术全能集》、何平子的《详明算法》、严恭的《通原算法》，其中除最后一本涉及不定方程的不完备的解法外，其余都是很简单的算术习题，这应该是和当时的经济基础相适应的。所以，数学倒退只是经济倒退、历史倒退的一种反映。

据说元代统治者把他们统治下的人民分为十等：一官、二吏、三僧、四道、五医、六工、七猎、八娼、九儒、十丐。儒者，知识分子也，一下子放入了第九等，位于娼妓之下，仅仅比乞丐高一等，这也是将知识分子称为"臭老九"的由来。由一个经济、文化落后的民族所统治的元代社会轻视文化，轻视知识分子，是无可辩驳的事实。在这种条件下，知识分子还能够干什么呢？哪里还有知识分子钻研"高等"数学的条件呢？以朱世杰的高才绝学，也终身流落民间，靠教数学过日子。而他教学二十多年，他的学生中并没有出现人才。这并不是朱教学无方，而是那个时代不容许人才的出现。

元代之所以出现像郭守敬这样的一些名家，因为他们都是由金入元或由宋入元的学者，他们并不是元代培养起来的人才。

学术的流传，是一环扣一环的无穷无尽的接力赛，一环中断，就有可能导致学术的失传。从朱世杰的《四元玉鉴》到梅毂成的《赤水遗珍》，宋元数学足足中断了五百年的历史悲剧，值得我们深思啊！

从此，中西方的外算体系分道扬镳，各奔前程，天人各表。

梅文鼎

梅文鼎（1633—1721），明末清初，著名天文学家与数学家。曾著《古今历法通考》，天文历法研究往往与算学是紧密相连的，所以梅文鼎在研究历法之时也对算学深入研究，这让他在算学领域取得显著成果。在39岁之时写出《方程论》《筹算》等一大批算学专著。其中最有名的《方程论》一书的算学成果达到了当时算学的顶峰水平。

他在《方程论》序言中写道："子精西学，愚病西儒排古算，著《方程论》，谓虽利氏无以难，故欲质之方子。"梅文鼎著《方程论》的目的之一就是提醒国人不要以为数学是西方的专擅。在《方程论》一书中梅文鼎提出了将传统的"九数"分为"量法"和"算术"两大类之思想。他说："夫数学也，分之则有度有数。度者，量法；数者，算术。两者皆由浅入深。是故量法最浅者方田，稍进为少广，为商功，而极于勾股算术；最浅者粟布，稍进为衰分，为盈朒，而极于方程。方程于算术，犹勾股之于量法，皆最精之事不易明也。"梅文鼎认为中国古代数学中的勾股术就是西学数学中的几何，他通过《几何通解》《勾股举隅》《几何补编》等算学著作详细地阐述了这一观点。

《勾股举隅》是继刘徽、赵爽等中国古代数学家之后对勾股定理的又一个证明，开辟了勾股定理新的论证途径，得到当时算学界的高度关注。在这本书中，梅文鼎大胆采用图验法，证明了"弦实兼勾实股实"之理，科学地论证了勾股形各边及其和差间之相互关系，罗列了已知勾股较与弦和和、勾股积与弦和和（或弦和较）、勾股较与弦和较、勾股较与弦和较（或弦较），求其他元素的四类新算法。由于梅文鼎的算法先进实用，被当时算学界争相引用。《几何通解》一文被时人称为"以勾股解《几何原本》之根"，文中列出西方数学著作《几何原本》中的命题，然后借助勾股和较术中的公式来证明。当时《几何原本》传入中国的只有前6卷译本，梅文鼎对《几何原本》后几卷的内容充满了兴趣，他对《大测》《测量全义》等书进行研究，根据其中透露出的线索对西方数学著作《几何原本》后几卷的内容进行了预测，将探索出的成果整理成《几何补编》一书。

缀术

缀术文献

司马迁提出"**究天人之际，通古今之变**"，这不仅是史学研究的最高追求，亦是中国古代天文学和星占学的终极目标。

天文星占与文化各个领域都有十分深刻的复杂联系，甚至可以说天人关系是中国古代文化的轴心问题，中国文化的各种基本形式都离不开对天文之源的祖述，尤其是中医学，更是如此。汉代作为星占学及其理论的成熟阶段，这一时期的思想文化、医学原理、礼仪制度、社会风俗、社会政治制度变迁等无不深受其影响，这也成为学界探讨的重要对象和内容。

透过天文星占来影响社会政治和医学、文化生活等，是中国古代天文学的重要内容和突出特色，这一特色在两汉时期表现得尤为明显。1989年，席泽宗院士在《天文学在中国传统文化中的地位》中指出，天文学又被称为"**历象之学**"，是沿着两条路线前进的，"**一条是制订历法，敬授人时**"，一条是"**观测天象，预卜吉凶**"。

"**历象之学**"在自然科学、中医学、文学、历史学、哲学等学科领域都具有特殊的地位和影响。2013年，章启群在《星空与帝国——秦汉思想史与占星学》一书中以占星学为视角勾勒出秦汉之际思想史的变迁及中国古代天文学向占星学转折这一重大学术问题，并重点论述了两汉经学与占星学之间的血缘关系。实际上，这就是天人感应、天人合一的真实表现，所以秦汉时期创造了辉煌的中国古代文化。

中国古代的天文学和数学、历法关系极为密切。

在《汉书·艺文志》中，历法、数学同属于"**历谱类**"；《隋书·经籍志》《明史·艺文志》中，历法、数学同属于"**历数类**"；《旧唐书·经籍志》《宋史·艺文志》中，历法、数学同属于"**历算类**"；《清史稿·艺文志》中天文和历法同属于"**天文算法类推步之属**"；天文、历法和数学同属于"**天文算法类**"，就可看出古代天文学、历法和数学密不可分的关系。

而且古代的数学家基本上都是天文学家，有很多人还兼通内算数术子学九式，这在中国古代是一个普遍现象。如刘徽、祖冲之、李淳风、秦九韶、郭守敬，等等。

中国历代天文学家人数

朝代	春秋战国	秦汉	魏晋南北朝	隋唐	宋元	明	清	合计
人物数	20	180	226	149	455	726	608	2364

缀术系统主要是天文观测与历法制定，在现代科学中相当于天文学，这部分精华内容在《史记》中的《五行志》《律历志》《天文志》中，包括以古六历为基础的三统历、古四分历、大衍历、乾象历、元嘉历、大明历、授时历等一百零二部历法，明确了日月五星的精确天体运行轨迹及行星之间的相互影响。可以说世界上没有哪一个古文明像我们的祖先那样重视天文历法，但是天文历法的主要功能是为了内算系统服务的，"敬授人时"的主要意义是"人时"，而并非"农时"，《周髀算经》可谓其祖。

《艺文志》所载农学、医学、天文学和历数类文献数量（种）

出处	农学类	医学类	天文学类	历数类	总计
《汉书·艺文志》	9	18	21	18	66
《隋书·经籍志》	5	256	97	100	458
《旧唐书·经籍志》	20	136	26	58	240
《新唐书·艺文志》	37	230	41	100	408
《宋史·艺文志》	107	509	139	165	920
《明史·艺文志》	23	68	50	31	172
《清史稿·艺文志》	44	252	134	238	668

注：《明史·艺文志》《清史稿·艺文志》所载仅为当朝著述，非当朝藏书。

古代著名的天文档案汇编：战国时期的《甘石星经》、长沙马王堆三号汉墓出土的天文图像档案汇编《天文气象杂占》帛书、集唐以前古天文星占记录之大全的《开元占经》等。今人针对古代天文缀术档案也做了大量的汇编工作，其中著名的天文档案汇编有：中国第一历史档案馆与北京天文馆古观象台合编的《清代天文档案史料汇编》（1997），以及中国科学院北京天文台主编的《中国古代天象记录总集》（1988）、《我国古代航海天文资料汇编》（1977）等。

长沙马王堆三号墓出土的帛书《五星占》，当初是作为墓主陪葬品被深深埋藏于地下的，而一旦重见天日，则为研究先秦时期行星运动知识和行星星占学理论提供了宝贵的原始资料。敦煌卷子是保存至今的中国古代珍贵文献，其中有不少与天文有关，著名的《敦煌星图》就是一例。至于殷墟甲骨文中的天文记载，则为我们提供了历史非常久远的天学档案。

《中国古代天象记录总集》全面地搜集、考证了历代官史、明清实录、"十通"、地方志以及其他古籍中的天学观测记录，得到如下统计结果：

日食记录 1600 余项，月食记录 1100 余项，月掩行星记录 200 余项，新星及超新星记录 100 余项，彗星记录 1000 余项，流星记录 4900 余项，流星雨记录 400 余项，陨石记录 300 余项，太阳黑子记录 270 余项，极光记录 300 余项，其他天象记录 200 余项。

以上这些天象记录信息之丰富和完备，在世界天文学遗产中是首屈一指、无与伦比的。

由官方进行系统保存而留存至今的天学文献占了天文档案间接遗存的大部分。这部分文献首推"天学三志"，即历代官史中的"天文志""律历志"和"五行志"。其中"天文志"记载当朝主要天象变化及对应的占辞和事验，"律历志"则记载了该朝几部主要历法的原理和基本数据。现在关于古代的历法资料和大部分天象记录主要求之于"天学三志"。还有，如唐初编撰的《艺文类聚》，以"天"部为第一，其"岁时""符命""祥瑞"和"灾异"各部也与天学有关。宋代王应麟辑《玉海》分为二十一门，以"天文""律历"开头。清代《古今图书集成》分六编三十二典，第一"历象编"又分为"乾象、岁功、庶征、历法"四典。

中国古代各国采用不同的历法，计有黄帝、颛顼、夏、殷、周、鲁古六历，都是"四分历"，即以 365 又 1/4 日为一回归年的历法。各历差别主要是岁首不同，黄帝、周、鲁三历建子（以十一月为岁首），殷历建丑（十二月），夏历建寅（正月），颛顼历建亥（十月）。公元前 104 年，汉武帝改古六历为太初历。《素问·脉解》云："太阳所谓肿腰椎痛者，正月太阳寅，寅太阳也。"《灵枢·阴阳系日月》："寅者，正月之生阳也，主左足之少阳。"两段皆言月建，谓正月建寅，即以正月为岁首。这正是汉武帝"改正朔，易服色"，制定并颁布**太初历**的产物。

公元 85 年，汉章帝下诏废止太初历，改行四分历，也称古四分合历，即阴阳合历，是兼顾太阳和月亮两种运动的历法。《素问·六节藏象论》云："日行一度，月行十三度有奇焉，故大小月三百六十五日而成岁，积气余而盈闰矣。"这与《尚书》以"闰月定四时成岁"相同。

十月太阳历不在 102 部历法之内。在我国秦末汉初出现，源于史前文明。《夏小正》为西汉礼学名家戴德所作，其内容为典型的十月太阳历，其一年是十个月，所用的是与月相（月亮圆缺）无关的太阳历，故称为十月太阳历，除二月外，每月都有定季节的天象，利用北斗星、参星、昴星、大火星、织女星、南门星等在天空中的位置定季节。《内经》中年分为五季，每季七十二日，正是**十月太阳历**的最基本结构。

如《素问·六节藏象论》云："春胜长夏，长夏胜冬，冬胜夏，夏胜秋，秋胜春，所谓得五行时之胜，各以气命其藏。"《素问·风论》云："春甲乙伤于风者为肝风，以夏丙丁伤于风者为心风，以季夏戊己伤于邪者为脾风，以秋庚辛中于邪者为肺风，以冬壬癸中于邪者为肾风。"《素问·藏气法时论》："脾主长夏，足太阴阳明主治，其日戊己。"《素问·六节藏象论》云："天以六六为节，地以九九制会，天有十日，日六竟而周甲，甲六复而终岁，三百六十日法也。"《素问·天元纪大论》云："帝曰：上下周纪，其有数乎？鬼臾区曰：天以六为节，地以五为制。周天气者，六期为一备；终地纪者，五岁为一周。君火以明，相火以位。五六相合而七百二十气，为一纪，凡三十岁；千四百四十气，凡六十岁，而为一周。不及太过，斯皆见矣。"这些都是十月太阳历的具体体现。

《素问·六节藏象论》又云："夫六六之节，九九制会者，所以正天之度、气之数也。天度者，所以制日月之行也；气数者，所以纪化生之用也。天为阳，地为阴；日为阳，月为阴；行有分纪，周有道理，日行一度，月行十三度而有奇焉，故大小月三百六十五日而成岁，积气余而盈闰矣。立端于始，表正于中，推余于终，而天度毕矣。"而这也是**四分历**的表达，可见，运气理论灵活运用了十月太阳历的内涵，并与太初历、四分历相统一。

而且，《内经》体现历法的方式有圭表测影、漏刻计时、正月建寅、四季五季、九宫八风、五运六气、二十四节气、六十甲子等表达方式。五运六气是以太初历、古四分历、十月太阳历为基础的，说明《内经》的理论形成过程经历了漫长的岁月，代有积累。

中国的古星占术分为星象占与星数占两大类，而其实数占也是在星占的基础上进一步理论化、系统化的数术体系。其中数术的星占基础中，五星五行、七曜七星、北斗九星等都是天人感应、天人合一系统中的阴阳五行、河图洛书、天干地支的星占基础。

帛书《五星占》最能反映出行星在中国古代星占术中的特殊重要地位。

它不仅给出了行星在一个会合周期内的运行情况，还附有若干年中的显隐顺逆运行表，而且五星运行周期与今天所测几乎相同。

《五星占》所占基本上全为军国大事。如木星，"其失次以下一舍二舍三舍，是谓天缩，纽，其下之国有忧，将亡，国倾败其失次以上一舍二舍三舍，是谓天赢，于是岁天下大水，不乃天裂，不乃地动纽亦同占"。土星，"岁填一宿，其所居国吉，得地。即已处之，有西、东去之，其国凶，土地桂，不可兴事用兵，战斗不胜所往之野吉，得之"。火星，"其出西方，是谓反明，天下革王。其出东方，反行一舍，所去者吉，所居之国受兵□□（方框为佚字）"。月掩行星（食大白金星），"不出九年，国有亡城，强国战不胜多食荧惑火星，其国以乱亡食辰星水星，不出三年，国有内兵"。

《史记·天官书》中的星占术包括行星、日、月和其他天体以及大气现象，但行星部分占去了最大篇幅。

其内容与《五星占》相仿，兹举两例如下：木星，"岁星赢缩，以其舍命国。所在国不可伐，可以罚人。其趋舍而前日赢，退舍日缩。赢，其国有兵不复。缩，其国有忧，将亡，国倾败。其所在，五星皆从而聚于一舍，其下之国可以义致天下"。火星与金星，"荧惑从太白，军忧。离之，军却"。这里先要对古代星占术中的"分野"理论略加说明。

这种理论的基本思想是天体的不同布局（天象）兆示着人间的祸福，为此将地上的国家或地区与天体的不同经纬度带相互对应起来。这样星占家即可据天象所处的天区预言对应地区或国家的凶吉。明白了这一点，我们就不难从上面所引的例子看出星占家必须精确掌握行星运动情况。对于月掩行星或"荧惑从太白"之类的天象，没有非常发达的行星运动理论是不可能掌握的。

如果预先不能知道行星如何运行，那么只能等它们运行到了何处，再根据星占术理论去解释凶吉。但这样的星占只能是低水平的，难以见重于朝廷和王室。北魏时，某次太史报告火星不见，并据星占理论指出，火星所往之国将有灾祸。皇帝召集众臣讨论火星到底何往，大臣崔浩推断说，火星必定进入后秦国境。尽管众人不信，但八十多天后火星果在西方的井宿出现，而按照分野理论，这正好对应后秦地区。几年后，后秦被东晋的北伐军灭亡。于是崔浩这次星占被誉为神占，"非他人所及"。崔浩之所以能成功，关键就在于事先掌握了火星顺行、留、逆行、伏等运行规律，因而能预先推算出火星将在什么天区出现。

除了行星运动外，星占者对日、月运动也同样要掌握。前引《五星占》中的月掩行星就是一例。《史记·天官书》还提到交食"其食，食所不利。复生，生所利"。又有关于月运动者"月行中道，安宁和平"，等等。历代史书的《五行志》或《天文志》中这类记载多不胜举，说明日食、月食是星占术的重要内容之一。而要预报日食，必须对日、月运动都掌握得非常精确才能办到。上述例证都表明古历法中主要内容即关于行星和日、月运动的观测与理论，不是为了农业生产而是为了星占术，敬授人时。换言之，中国古历法主要是为"观象授时""敬授人时"服务的。

司马迁谈到历法时说"盖黄帝考定星历，建立五行，起消息，正闰余，于是有天地神祇物类之官，是谓五官各司其序，不相乱也。民是以能有信，神是以能有明德。民神异业，敬而不渎，故神降之嘉生，民以物享，灾祸不生，所求不匮"。可见，在司马迁心目中，历法本是用来通天、通神、避祸趋福的，而这也正是星占术的基本宗旨。古人认为，历法和农业生产根本没有关系。农事是"小人"的事，而历法是"君子"用于通天、通神、决定国家大事的。历法与星占术并无什么区别，而是被视为一体。

对于外算——缀术——历法——内算——星占术——通天通神这样一条线索，并不是每一个古代历法家亦即天文学家或星占学家都清楚地意识到的。两汉及以前的星占家意识得比较清楚，如司马迁、刘歆等人。例如刘歆

261

的《三统历》，第一篇不是太阳运动，而是"**五步**"，即行星运动的推算，这说明他深知历法是为星占服务的。后来的历法家就越来越不清楚这一线索了。当然也有例外，比如唐代的一行、李淳风，他们只是遵照前人的传统行事，而创造性则用于如何使精度提高。对于历法的基本格局，就不问其所以然了。

《周髀算经》

根据《周髀》中的天象推算，《周髀》大约成书于 BC511 年左右，而其中的历法思想与学术体系却可以追溯到伏羲、黄帝的上古时代。其中的商高是周朝人。

《周髀》全篇共两卷，上卷由六个部分组成，依次为：勾股定理（168字）、用矩之道（131字）、测日径与日高图（630字）、陈子模型（898字）、圆方图（54字）、七衡图（942字），共2823字。下卷由五个部分组成，依次为：宇宙结构（901字）、二十八星宿测量（775字）、二十四气晷影（314字）、月历（829字）、太阳出入方位与历法（627字），共3446字。实际上这十一个部分总体上就是三个方面的内容：盖天模型与地理五带、天体与晷影测量、日月历法。

【勾股定理】

在中国古代解决平面多边形问题的方法，基本上都是遵循着《九章算术》里的"**出入相补原理**"，但在《周髀》中，商高（或上古圣人）发明了与"**出入相补原理**"等价的"**积矩法**"，即现代数学中的面积拼补法。勾股定理是几何学的基石之一，商高认为世间万物不圆则方，利用方圆之率"**周三径一**"（即 $\pi=3$）就可以进行方与圆之度量换算，也就是化圆为方，将曲边形化为多边形。由于任何多边形都可以分解为有限个勾股形。因此掌握勾股定理，是彻底解决一般实用几何度量问题的关键。所以商高用积矩法证明了勾股定理，引发周公"**大哉言数**"的感叹。用矩之道就是将勾股定理的规矩模型用于测高、测远、测深、测圆等具体应用模型。整个盖天论理论体系都是在这个度景量天的测绘体系下完成的。这就是《易经》中所说的"**仰观天象，俯察地理**"。

【陈子模型】

作为盖天论理论模型，陈子模型的建立实际上是《周髀》的核心内容之一。陈子以测日径为例，引出日高术，推导出"影差原理"。作为一个定理，影差原理是根据天地为平行平面的假说，与实际测量的周城南北各 1000 里处晷影的变化结果而推导出来的。影差原理是陈子建立其宇宙模型的一个基本数据。

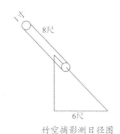

竹空捕影测日径图

《周髀算经》卷上之二："候勾六尺，即取竹空径一寸，长八尺，捕影而视之，空正掩日，而日应空之孔，由此观之，率八十寸而得径一寸。"

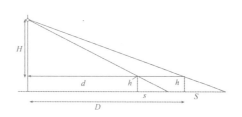

影差原理

陈子的宇宙模型基本常数：

第一，周城位置与冬至、夏至的太阳轨道。根据影差原理，由实测周城冬至与夏至正午时分晷影长度，确定这两个中气之日正午时分到周城的距离，以及周城距离北极之下所在地的距离 103000 里。由此，确定太阳在冬至与夏至日的运行轨道半径，相当于推算出这两日太阳绕北极（实际就是北极星与地球的连线方向的地球，不能简单认为是太阳绕北极旋转）旋转的周日平行圈，分别称之为外衡与内衡。其中外衡半径为 238000 里，内衡半径为 119000 里。而春分、秋分日太阳绕极线旋转的周日平行圈，居于内外衡中间，称为中衡，其半径为 178500 里。

第二，黄道。在外衡南端与内衡北端之间，有一条与中衡大小相同的圆，它内接于外衡，外切于内衡，这就是陈子模型中的黄道，《周髀》称为"日道"。由于《周髀》没有明确给出冬至点与夏至点的入宿度，因此陈子是用这个圆在不同位置时的两条直径来表示黄道的位置的。

第三，日照范围。盖天论中太阳光的照射范围是以 167000 里为半径的一个圆域，日照半径与内衡半径之差即是"璇玑半径"11500 里。

第四，日出与日落时刻，太阳到周城的距离。在盖天论模型中计算了夏至日与冬至日时，太阳在周城的正东、正西时到周城的距离。由于此时太阳与北极、周城正好构成一个勾股形，因此出现了勾股定理的一个不平凡的实例与应用。

第五，宇宙直径。在《周髀》中，太阳的光照是有一定范围的，由于太阳运动距离北极线最远的轨道就是冬至日道——外衡，因此，盖天论的可视宇宙直径就是外衡直径与日照直径之和，即 810000 里，此数称为"四极径"。

第六，圆周率。陈子所谓的方圆之法，即"圆方图"与"方圆图"，就是一个证明圆周率 π=3 的定理，周三径一。祖冲之将圆周率精确到 3.1415。

可见，在陈子模型中，实际上给出了 8 个重要的基本宇宙常数：周城去极度（地平坐标系）、外衡（南回归线）、内衡（北回归线）、中衡（赤道坐标系）、日照、黄道（黄道坐标系）、璇玑（极坐标系）、四极。并且这些天文常数在陈子模型中都是唯一的选项。

【七衡六间图】（见文前彩图 1）

在陈子模型中的外衡与内衡之间，等间距地插入了 5 条同心圆，分别代表 12 个中气日太阳的运行轨道，这就是所谓的七衡六间图，实际上是陈子模型中已经确定了的宇宙天体结构。当然，七衡六间的成型是有过程的，从最开始的三衡两间到五衡四间，最后到七衡六间。三衡两间是太极、阴阳两仪的天象模拟，五衡四间是八卦、十月太阳历、三十节气、天干、河图的天象模拟，七衡六间是六十四卦、二十四节气、十二朔望月的天象模拟。

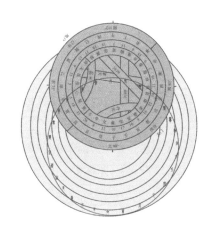

七衡图由黄图画与青图画组成，前者在恒星背景上画出以天极为中心的七衡六间模型，后者画出一个以周城为圆心、日照距离为半径的圆。二者的结合，可以演示日出日落等天文现象。同时又提供了一种线形插值法，可计算七衡六间模型中的太阳每一日绕北极线旋转的轨道半径。由于七衡六间模型中已经给出了恒星背景下的黄道位置，因此，这个算法所推算出来每日太阳视运动的平行圈与黄道的交点，就是当日太阳在黄道上的位置。这个结果，使得七衡六间模型作为一种宇宙天体运动理论，具备了可操作性与实用性。作为一个演示天体运行的活动式星盘，七衡图的宇宙结构是陈子模型的高度概括。

【盖天模型】

陈子模型中虽然没有明确天与地的形状，但根据日高术与影差原理推算，可以明确天地之间的距离是 80000 里的两个准平面。在盖天模型中，按照七衡六间图的理论模型可以解释昼夜的成因；因日照有范围，而产生日、月、星光强弱的变化，且指明月光系日光反射的结果；确定了北极星在北极与冬至点之间，而其到北极的距离正好是七衡图模型中的璇玑半径。同时给出了利用圭表测望确定方向的方法。还有一个令人惊奇的地方，就是对寒暑五带的划分及其成因的解释，这些内容与实际情况相当契合，不由得不令人惊叹古圣人的大智慧。

其中测北极定东西南北的方法：通过周旋璇玑四极测定北极枢的范围。即夏至夜半之时，北极极于正南（上）；冬至夜半之时，北极极于正北（下）。冬至日加酉时，极于正西，加卯时则极于正东。这叫作北极璇玑的四游。北极璇玑四游之中即定北天之中，测定北极枢，即北极璇玑与地球观测者连线圆柱体。具体方法就是，冬至日太阳加酉之时，立八尺圭表，以绳系于表巅，观测北极附近大星（帝星，即小熊星座 β 星），引绳到地面，做出标志；又在旦明太阳加卯之时，再引绳到地面，做出标志。这样则两标志相距二尺三寸，按照"一寸千里"计算，得东西极二万三千里。两标志连线的垂直平分线，即正南北线；从表到这个标志连线的距离是一丈三寸，因得周地距天中下地面十万三千里。

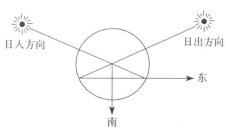

《考工记》《周髀算经》测定方向的方法

北极星的四游，北西东三游都在冬至观测，只有南游在夏至观测，这是由于冬至日短夜长，当它南游，还在白天，无法观星。至于不在春秋分观测东西游，是由于不能在同一天进行观测的缘故，远不如在冬至加卯加酉观星方便。而夏至加卯加酉虽然也为西游东游之极，但由于夏至日长夜短，加卯加酉之时，太阳仍在地平线上，无法观星。这些都是当时曾经实测北极星的有力证据。

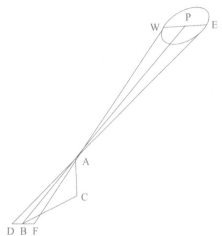

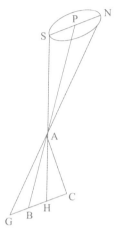

北极璇玑东西游图解

W：冬至日加西之时，西游所极
E：日加卯之时，东游所极
AC：所立8尺之表
DF：其端相去2尺3寸
BC：其绳至地所识，去表1丈3寸

北极璇玑南北游图解

N：冬至夜半北游所极
S：夏至夜半南游所极
GC：北极至地所识1丈1尺4寸半
HC：其南端至地所识9尺1寸半

【地理五带】

盖天说的七衡六间与现今地球上的五带划分存在着对应关系，中衡对应于地球上的赤道，内衡与外衡对应于北回归线与南回归线；盖天说所说的"极下"，即现在所说地球的北极。所以，盖天说对地球上各地气候差异所作出的准确解释，也就不难理解了。

《周髀》卷下之一称："璇玑径二万三千里，周六万九千里，此阳绝阴极放不生万物"；"极下不生万物，北极左右，夏有不释之冰"。这是说北极径二万三千里的范围内，常年结冰，万物不生。《周髀》的这个结论，是有定量根据的，因为即使在夏至之日，太阳距北极仍有 11.9 万里远；而冬至时太阳离夏至日道也为 11.9 万里，这时"夏至日道下"（北回归线）的"万物尽死"，由此可知即使太阳移至内衡（夏至）时，北极下也不生万物，何况其他季节。

地表各处气候随着太阳远近而不同。冬至日中下地和夏至日中下地的距离是十一万九千里，由于周地到夏至日中下地为一万六千里，所以周地到冬至日中下地是十三万五千里。以七衡图所示的一衡间里数来讲，在周地小雪前后，太阳在南十一万五千余里；小雪时候周地已经"万物尽死"。从极下地来讲，夏至时候太阳尚在南十一万九千里，比周地小雪时的太阳还远，所以比周地更冷，因而在极下万物也不能生；冬至时更不用说了。这样则极下附近"夏有不释之冰"。

中衡是内衡外衡的正中，春、秋分太阳的所在，其北方五万九千五百里为冬至。周地二分时候太阳在南方七万五千五百里而气候温暖。但中衡下地，太阳最远时也只有五万九千五百里，比周地二分时还近，因而中衡下地是大热国；其左右地方，也只暑气稍弱而没有寒气，所以"冬有不死之草"，恰如周地夏草的成长。这样阳气彰、阴气微，所以万物不死，五谷也一岁再熟。

《周髀》还进一步得出"凡北极之左右，物有朝生暮获"。这是指北极地带，一年中 6 个月为长昼，6 个月为长夜，1 年 1 个昼夜，所以作物也在长昼生长，日没前就可收获了。所谓"物有朝生暮获"，意思是极下一岁一昼夜，以朝为春，以暮为秋，同现在北极的极昼、极夜现象完全相同！这些论述的巧妙正确，确实令人惊叹不已。

【天体测量】

在《周髀》的天体测量部分，主要包括三个方面：在地平坐标系中，以游仪测望天体；测算牛、角、娄、井四宿之去极度数；按照线形插值法计算 24 节气晷影。

在《周髀》的天体测量体系中，反复使用了极、北极、北极璇玑与天心、北极枢等术语。在定义 28 宿的去极度时，是以天体到"北极"的角距离为准，但是这里的"北极"或"极"都不是真正的"天心"，而是在冬至点与天心的连线上距离天心 11500 里的那个点。"北极"或"极"绕天心旋转，其旋转半径就被称为"北极璇玑"，实际上此处的"北极"或"极"就相当于天心、北极璇玑上的一个"北极星"。而这里的"北极枢"，就是北极璇玑或天心与地球的连线，这一点以前所有研究《周髀》的人都没有注意到，都把"北极枢"等同于"北极璇玑"或天心。事实上日月五星不可能围绕北极旋转运动的，只能是围绕北极枢，即北极璇玑或天心与地球的连线旋转，而七衡六间图也只是盖天模型在地球上的平面投影而已。

《周髀》中，利用地平坐标系的游仪装置，设计了测定 28 宿距度的方法，并给出了"牵牛八度"的距度值，此数与汉代 28 宿赤道所测结果相同。这也说明了在盖天的七衡六间图模型中，黄道坐标系、赤道坐标系、地平坐标系、极坐标系是同时存在的。而利用赤道坐标系测量天体的方法正是浑天论的方法，这从一个侧面证实了浑天论只是盖天论的一部分，没有必要将二者完全对立割裂。

至于立 28 宿以周天历度的方法，首先是"背正南方，以正勾定之"，即先根据北极定出南北线，再用日出日入测晷的方法，确定东西方向。然后以径 21 步周 63 步的地面为水平面，在上面画一个径 121 尺 7 寸 5 分的圆周，按照径一圆三定理，则其周围为 $365\frac{1}{4}$。以一尺为一度，则这圆周相当于周天 $365\frac{1}{4}$ 度；在圆周上，每一尺都作一个标记，要准确到没有纤微之差。按照南北、东西方向，作十字线，每一份相当于 $91\frac{5}{16}$ 度。以这样所分的圆，相当于天度。在圆的中心立八尺圭表，叫作中正表；用绳系其巅，测量牵牛中央星即牛宿一（摩羯座 β 星）的南中，再测这时候须女先至的星即女宿一（宝瓶座 ε 星）在牵牛东线度。

详细地说，一人在圆周上的正北，用绳测中正表和牛宿中央星的参正，另一人在圆周上将游仪放在女宿先至星河中正表参正的位置；从它和圆周上的交点，沿着圆周，计算这交点和圆周上正北点相距几尺，就可知道牛、女二宿的距度。等到牛宿西移，女宿先至星南中的时候，进行同样的观测，就可以知道牵牛中央大星在须女先至星西多少度，而得牛女二宿的相去度，然后采用前后二值的平均数。这样游仪恰在圆周上距离圆周正北点八尺的位置，所以牵牛中央星和须女先至星的相距度恰为八度；即所谓"游在于八尺之上，故知牵牛八度"。这样可以依次测定女宿和虚宿的相去度以及其他各宿，从而测定 28 宿各宿的广度。这里所谓广度，与《星经》等所谓赤道广度（即各宿距星的赤经差）不同，它是指南中星宿距星与次宿距星的方位角。

测定太阳出没方位。同前面一样，将圆周分为 $365\frac{1}{4}$ 度，按照 28 宿的相去度，例如从正北向西南东，顺次排列牛、女、虚、危、室等 28 宿。夜半太阳在北方之中，所以测夜半南中之星，和它相距 180 度的宿度，即太阳所在的宿度；因而得知太阳出入的宿度。《周髀》所谓"以东井夜半中，牵牛之初，临子之中"，即冬至夜半，东井末度附近南中，则太阳在牵牛初度附近，可推测是在冬至夜半所测。这样冬至夜半东井南中，等到东井西移到中正表西 $30\frac{7}{16}$ 度附近，恰临未之中；因而牵牛初也应当临丑之中。这样常把牵牛初放在地上的正北，全年在地上的十二辰的二十八宿和天上的二十八宿所在相对应。大体上可以知道相当于地上二十八宿的各季节夜半的太阳位置，因而可以知道太阳出没的星宿某度。冬至夏至之时，立中正表，用游仪看太阳出没在地上何宿何度。用地支的空间方位表示日出日入的空间位置。而地支是日月地系统在地平坐标系上的投影，其投射工具就是斗转星移。可见地支概念在《周髀》测天之前就已经出现了。

八节二十四气的日晷测定。一岁分为八节，以三气为一节，将一岁更细分为二十四气，二至者，寒暑之极；二分者，阴阳之和；四立者，生长化收藏之始，是为八节。实为八卦之节气，卦气之源始。《周髀》所载二十四气的晷长，根据在"地中"实测所得到的二至晷长的差，用 12 除之，得气的损益 9 寸 $9\frac{1}{6}$ 分。从冬至经小寒、大寒……顺次到夏至，晷长各减少 9 寸 $9\frac{1}{6}$ 分；从夏至经小暑、大暑……顺次到冬至，晷长各增加 9 寸 $9\frac{1}{6}$ 分，遂得各气晷长。这种推算虽然不是很精确，但是对于描述日晷阴阳的象数变化已经完全够用了。

《周髀算经》二十四节气晷影长度复原表

节气	长度（日）	晷影（寸）	赵爽注释的提示
冬至	15.5	135	冬至至小寒多半日之影
小寒	15	124　652/730	
大寒	15	115　82/730	
立春	15	105　242/730	
雨水	15	95　402/730	

续表

节气	长度（日）	晷影（寸）		赵爽注释的提示
惊蛰	15	85	562/730	
春分	15	75	722/730	七尺五寸七百二十三分
清明	15	66	152/730	
谷雨	15	56	312/730	
立夏	15	46	472/730	
小满	15	36	632/730	
芒种	17	27	62/730	
夏至	14.5	16		夏至至小暑少半日之影
小暑	15	25	332/730	
大暑	15	35	172/730	
立秋	15	45	12/730	
处暑	15	54	582/730	
白露	15	64	422/730	
秋分	15	74	262/730	七尺四寸二百六十二分
寒露	15	84	102/730	
霜降	15	93	672/730	
立冬	15	103	512/730	
小雪	15	113	352/730	
大雪	18	123	192/730	大雪至冬至多三日之影

【日月历法】

《周髀》中的日月历法由四个部分组成：月历、太阳出入方位、历元周期及年月长度的来历。其中月历部分，给出了月球运动的各种周期，包括月球的平均日行速度（$13\frac{7}{19}$度），小月、大月、经月，以及小岁、大岁、经岁的长度及月球在周天上位移的度数。采用古六历的朔望月与回归年的长度，定义小月为 29 日，大月为 30 日，经月（即朔望月）为 $29\frac{499}{940}$ 日；小岁为 12 月，大岁为 13 月，经岁（即回归年）为 $365\frac{1}{4}$ 日。从"冬至昼极短"到"左者往，右者来"，给出了太阳在冬至与夏至日太阳出入的方位，以及当日昼夜长度的比值（阳照三，不覆九；阳照九，不覆三）。此数与实际天象相当吻合，特别是夏至的情形，几乎完全吻合，其数据可以根据七衡六间图计算出来。

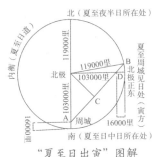

"夏至日出寅"图解
按城城纬度计算，夏至日出方位是东偏北大约30度。将此图左右反过来，即得"夏至日入戌"图解

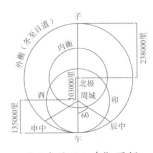

"日出辰而入申"图解
按城城纬度计算，冬至日出方位是东偏南28度多，日入方位是西偏南28度多

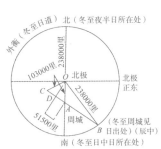

"冬至日出辰"图解
将此图左右反过来，即得"冬至日入申"图解

从"月与日合为一月"到"天以更元作纪历"，给出了日、月、年与中气的定义，包括《四分历》的闰周，以及章、蔀、遂、首、极等各大周期：

1 章 =19 岁 =235 月

1 蔀 =4 章 =76 岁 =27759 日

1 遂 =20 蔀 =76 章 =1520 岁 =9253×60 日

1 首 =3 遂 =60 蔀 =228 章 =4560 岁 =76×60 岁

1 极 =7 首 =21 遂 =420 蔀 =1596 章 =31920 岁 =27759×60×7 日

从以上计算可以看出，1 章之内，回归年与朔望月之间成整倍数关系，由此可以得出 19 年 7 闰的闰周。1 蔀之内，日数没有余分。1 遂之内，积日回归甲子。1 首之内，积年回归甲子。1 极之内，积日为 7 的整倍数。

从"何以知天"到卷终，是日月历法的最后部分，包括《四分历》回归年长度和朔望月长度的来历。《四分历》回归年长度，按照暑影最长为冬至，连续若干年的测影结果显示，有三年冬至间隔 365 日，次年冬至在 366 日之后，这个周期反复出现，因此有回归年长度 $= \frac{3 \times 365 + 366}{4} = 365\frac{1}{4}$ 日。朔望月长度，假设某年冬至日恰逢合朔，太阳与月球均从建星出发，连续观测 76 年，发现太阳与月球会合 1016 次之后，又一次在冬至日会合在建星，因此有朔望月长度 $= \frac{76 \times 365.25}{1016 - 76} = 29\frac{499}{940}$ 日。按照太阳日行 1 度，则可以得到月球的运行速度：$\frac{1016}{76}$ 日 $= 13\frac{7}{19}$（度／日）。或 "置章月 235，以章岁 19 除之"，$235 \div 19 = 12\frac{7}{19}$；"加日行一度得 $13\frac{7}{19}$"。"章月二百三十五" 是古历的方法，以 1 章 19 岁，每岁 12 月，共 228 个月，加上 7 个闰月而得 235，就叫作章月，即所谓的 19 年 7 闰法的月数由来。换言之，经过 19 次冬至，日月相会于原点；即太阳周天 19 次后回到原点，而月球则周天 235 次，和太阳同时回到原点。所以日行 1 度，则月距日行为 $12\frac{7}{19}$，再加上 1 度，就是月后天的度数 $13\frac{7}{19}$。此即《素问·天元纪大论》所说的 "日行一度，月行十三度有奇"。

中华古文明的历法结构与天文常数主要是古四分历系统，其中古六历最为古老，包括黄帝历、颛顼历、夏历、殷历、周历、鲁历等，这些上古历法的结构与《周髀》历法结构如出一辙，她们共同孕育了中华古文明的核心价值体系：阴阳五行大系统。

古六历的基本历法参数：

$$1 \text{岁} = 12\frac{7}{19} \text{月} = \frac{235}{19} \text{朔望月} = 365\frac{1}{4} \text{日} = \frac{1461}{4} \text{日} = 365.25 \text{日}$$

$$1 \text{月} = 29\frac{499}{940} \text{日} = \frac{27759}{940} \text{日}$$

1 章 = 19 年 7 闰月 = 235 月 = 6939.75 日

1 章：冬至是岁首，就是每年的开始，朔旦是每月的开始，倘若今年冬至是朔旦，则一年以后，冬至不能又在朔旦。古人经过测算之后，发现冬至 19 次的日数和月朔 235 次的日数相等，遂将冬至和朔旦同在一天的周期叫作章。在这个周期，朔旦冬至又复在同一天。

1 蔀 = 4 章 = 76 年 = 940 月 = 27759 日

1 蔀：一章以后，冬至和朔旦虽然在同一天，但 19 年的日数仍有小余，所以不能仍在同时；就是倘若今年冬至朔旦在同一天的夜半，则下次冬至朔旦即使在同一天，但不能同在夜半。所以古人以 4 章为 1 蔀，凡 940 月，27759 日。在这周期日数没有小余，则冬至又在朔旦那一天的夜半。于是以月数除日数，得到一个月的长度为 $29\frac{499}{940}$ 日，这叫朔实，又叫朔策。在这个周期，朔旦冬至复在同一天的夜半。

1 纪 =20 蔀 =1520 年 =555180 日

1 元 =3 纪 =4560 年 =1665540 日

1 纪：1 蔀以后，冬至又在朔旦夜半，但不一定在甲子那一天。因为 1 蔀的日数不是 60 的整数倍。古人将 20 蔀叫作 1 纪，凡 555180 日，这样则甲子那天夜半朔旦冬至。古人又以 3 纪为 1 元，凡 4560 年，这就叫作历元。这历元的年数是 60 甲子的倍数，倘若用干支纪年法，则岁名的干支就复原了。所以在这个周期，又复在甲子那天夜半朔旦冬至。

1 极 =7 元 =31920 年 =11658780 日

太极上元：生数皆终，万物复始，天以更元作纪历。实际上在章蔀纪元周期中，日月朔望冬至甲子等周期已经尽括，但在古六历及《周髀》中还有一个更大的周期——太极历元，这在四分历中是不曾有过的历元周期。但是在太乙积年周期中，还存在着更大的大尺度时空周期，而且太极周期与太乙积年相比之下也是属于小周期，可能是古人已经考虑到大四季时空的因素了，如太乙、邵雍的《皇极经世书》、三元九运、五运六气的大司天，等等。

在运演工具方面，中国古代数学使用的是一种称为算筹的竹棍，源于蓍草，使用的文字是象形字，所以我们形容胸有成竹、算事入神的成语，叫运筹帷幄，运筹如飞。

张衡

东汉时期，我国科学家张衡根据齿轮转动装置制造了浑天仪、地动仪、候风仪等天文观测仪器。从后世的记载来看，浑天仪是利用水力推动的天体模型。

《后汉书·张衡传》说："衡善机巧，尤致思于天文，阴阳历算。……遂乃研覈阴阳，妙尽璇玑之正，作浑天仪。"《晋书·天文志》载有浑天仪的结构与形制："张平子（张衡，字平子）即作铜浑天仪，于秘室中以漏水转之，令伺之者闭户而唱之。其伺之者以告灵台之观天者，曰璇玑所加，某星始见，某星已中，某星已没，皆如合符也。"由此可知，浑天仪以漏水驱动浑象原理进行天文测量，并通过齿轮传动系统显示时辰日期；浑天仪上所记星宿，是以往中国天文家和张衡自己所观测到的天体。显然，这是世界上最早的以水力为动力的齿轮传动机械。

东汉阳嘉元年（132），张衡制造了世界上最早的测定地震的仪器——地动仪，其结构、形制、工作原理在《后汉书·张衡传》中记载如下："以精铜铸成，员径八尺，合盖隆起，形似酒尊，饰以篆文山龟鸟兽之形。中有都柱，旁行八道，施关发机。外有八龙，首衔铜丸，下有蟾蜍，张口承之。其牙机巧制，皆隐在尊中，覆盖周密无机。如有地动，尊则振龙机发吐丸，而蟾蜍衔之。振声激扬，伺者因此觉知。虽一龙发机，而七首不动，寻其方，乃知震之所在。验之以事，合契若神。自书典所记，未之有也。"

由记载可知，张衡所造的地动仪由精铜铸成，其内部结构精巧，从其精密性上推测，它应当是用铜或钢铁金属制成的精密齿轮传动装置。地动仪中为一"都柱"，相当于一倒立的震摆，周围按八个方向装置八组机械装置，上设口含铜珠的龙头，龙头下各有一只蟾蜍张口向上。一旦发生地震，"都柱"便会因震动失去平衡而触发地震方向的机关，该向的龙口即张开，使铜珠落入蟾蜍口中，而发出大的声响，观测者即可知何方发生地震。它的精密性与准确性，在当时的一次地震中就得到了检验。据《后汉书·张衡传》记载："尝一龙机发而地不觉动，京师学者咸怪其无征。后数日驿至，果地震陇西，于是皆服其妙。"这架地震仪的出现，比西方早了大约1700年，所以李约瑟将其称为"地震仪"的鼻祖。

据《三辅黄图》所载，在西汉长安灵台上安装有"向风乌"和"铜凤凰"。铜乌遇风即动，用来观测风向风速，或作为皇帝大驾出祀的装饰。该书还记载长安城建章宫南有玉堂，台高30丈，铸铜凤高5尺，外边装饰黄金，立于屋上，下有转枢，向着风就飞翔。可以说，金凤是我国最早的旋转型风向仪。张衡还制造了测量风向风速的仪器——候风仪，又称相风铜乌，西方12世纪时制造出的候风仪，其结构与之十分相似。

需要指出的是，范晔因为不知道候风仪与地动仪为两种仪器，故在《后汉书·张衡传》中将张衡的两项发明连写成了"候风地动仪"，以致后人误将张衡发明的地动仪称之为"候风地动仪"。《北史·艺术上·信都芳传》记载，北魏人信都芳"又聚浑天、欹器、地动、铜乌、漏刻、候风诸巧事，并图画为《器准》"。其中的"铜乌""候风"，即候风仪一类的仪器。北魏离汉不远，时人能够读到汉代的著作，魏人明确地将地动仪与候风仪分开记录，可知范晔的记载有错误之处。

指南车是古代用来指示方向的车辆，它是利用齿轮传动系统和离合装置来指示方向的。据《宋书·礼志五》载："其制如鼓车，设木人于车上，举手指南。车虽回转，所指不移。"西汉经学家刘歆在《西京杂记》中记载："汉朝御驾祠甘泉汾阴，备千乘万骑。太仆执辔，大将军陪乘，名为执驾。司南车，驾四，中道。"当代学者对这种"司南车"进行研究后，认为它是中国历史上有案可稽的、最早靠齿轮来传动的指南车。后来东汉科学家张衡在此基础上发明了结构更为复杂的指南车。自动离合装置指南车的出现，标志着两汉时期我国机械技术水平已经达到了较高的程度。

祖冲之

祖冲之（429—500），我国南北朝时代的科学家、天文学家、数学家，祖籍范阳遒人（现河北涞水）。其祖父、父亲均在都城建康（今南京市）为官，在其幼年时期受祖家历代对天文历法研究的影响，很小的时候就大量地阅读了文学、天文、数学的书籍，并开始接触到许多天文、数字实践。祖冲之先后担任过从事史、县令、公府参军、长水校尉等职务；将自己的大部分精力放在了对数学、天文以及机械制造的研究上。

《周髀算经》用勾股定理丈量出了天高地厚以及日月运行规律，祖冲之（429—500）则著《缀术》一书以测定五星运行规律，《隋书》则称《缀术》是"算氏之最者也"，所以该书被定为唐初天学教学中的应用教材。同时，也因《缀术》的学术性与深奥性，对其学习期限也被定为四年。但因"学官莫能究其深奥，是故废而不理"（《隋书》），导致其在北宋时期失传，着实可惜。

祖冲之受祖父与父亲的影响，对天文历法痴迷有加，并进行着长期的天文观测实践活动。祖冲之发现，自己所观察到的天象与前人论著的天文现象有所不同，回归年的长度比当时采用的《四分历》要小，由此写了一部《缀术》，以明其理。

他在《大明历》中创造性地将"岁差"这个全新的概念引入了历法之中。岁差是指地轴行进，引起春分点逐渐、缓慢向西运行，从而发生了回归年要比恒星年短的客观事实。而祖冲之所制的《大明历》之中，将每45年11月差1°引入历法，并将一个回归年长规定为365.2428日，这不但是我国古代历法史上的重要进步与改革，同时也是宋《统天历》（1199）之前，最客观、最符合实际的天文历法数据。

同时，他还改进了闰法，以3991年144个闰月取代了旧历法中的19年7个闰月，使之更加符合实际天象。与此同时，祖冲之对于木星公转周期以及五大行星会合周期的计算都十分精确；尤其是对"交点月"日数（27.21223日）的计算，更与近代所测得的日数（27.21222日）相当接近。

祖冲之也曾对《老子》《庄子》等论著进行过深入学习与研究，还曾写过《述异记》十卷；另外，祖冲之还精通乐律、数术、棋艺。

祖冲之在数学中圆周率值（π）计算、球体积公式的推导、天文历法等的突出贡献，极大地推动了我国古代数学及其他学科发展的进程；其著有《缀术》数十篇、《大明历》，并自行研制出千里船、欹器等机巧、先进的实用工具；同时，还成功复原了指南车，设计制造了以水为动力的水碓磨等。祖冲之还具有较为深厚的文学功底，著有纪实文学《述异记》十卷。正是祖冲之的锲而不舍、求真求实、钻研继承、探索创新、勤于实践的科学精神，令其成为中国古代数学发展史上的先驱、标志性人物之一。

祖冲之通过多年对算术的实践研究之后发现，前人刘歆的圆周率为3.547；而东汉张衡也只将圆周率精确到3.1622；只有三国末年，数学家刘徽通过割圆术求得的圆周率才得到了较大的进展并精确到了3.14。祖冲之以"搜拣古今"为前提，摒弃"虚推古人"之错误思想，在前人已有经验与成就的基础之上，通过大量的反复实践与演算，终于将二值精确在3.1415926与3.1415927之间；但祖冲之却未为之满足，又进一步得出了π的分数形式的约率22/7，以及密率355/113。如此精确的π值至1100年之后，才被西方数学家卡西和韦达算出；祖冲之所得出的密率355/113，直至16世纪才被德国人奥托发现。同时，国际数学界为纪念圆周率 π 的贡献者祖冲之，则将密率称之为"祖率"。

为解决球体体积计算的问题，祖冲之与其儿子祖暅运用"幂势既同，则各不容异"原则，彻底解决了球体体积计算问题。即"夹在两平行平面间的两个立体，被平行于两平面的任意平面所截，所截得的两个截面面积总相等，则两者的体积也相等"。该原理在一千多年后才被意大利数学家卡瓦列利提出，后被西方称之为卡瓦列利原理。而为了纪念祖氏父子对这一重要原理的贡献，数学界也将这一原理称之为"祖暅原理"。

《大明历》是祖冲之创制的一部历法，也称"甲子元历"。在历法中，祖冲之首次引入了"岁差"的概念，从而使得历法更加精确，是中国第二次较大的历法改革。大明历成历于刘宋大明六年（462），祖冲之时年 33 岁。规定一回归年为 365.2428 日，是中国赵宋统天历（1199）以前最理想的一个数据。在制历时首先考虑岁差。所谓"岁差"就是由于地球在运行过程中受到其他天体的吸引作用，地球自转轴的方向发生缓慢而微小的变化。因此从这一年的冬至到下一年的冬至，从地球上看，太阳并没有回到原来的位置，而是岁岁后移，这也就引起了 24 节气位置的变动，祖冲之确定每 45 年 11 月差 1°，这个"岁差值"虽很不精确，但引进"岁差"编制历法，使历法有了更科学的基础，而且在天文学中"回归年"和"恒星年"2 个概念被区分开来。

《大明历》采用的朔望月长度为 29.5309 日，这和利用现代天文手段测得的朔望月长度相差不到一秒钟。在《大明历》中，祖冲之提出了在 391 年插入 144 个闰月的新闰周。根据新的闰周和朔望月长度，可以求出《大明历》的回归年长度是 365.24281481 日，与现代测得回归年长度仅差万分之六日左右，也就是说一年只差 50 多秒，这是非常精确的资料。冬至点是制订历法的起算点，因此测定它在天空中的位置对于编算历法来说非常重要。可是在祖冲之之前，历算家们一直认为冬至点的位置是固定不变的，这就使得历法制订从一开始就产生了误差。为此祖冲之把岁差概念引进历法中之后，大大提高了历法计算的精度。

这是我国历法史上第二次大改革。一是改进闰法，把天文学家何承天（370—447）提出的旧历中每 19 年 7 闰改为每 391 年 144 闰，使之更符合天象的实际。在我国首次求出历法中通常称为"交点月"的日数为 27.212223

日，与近代测得的数据 27.212220 极其相近。二是在制历时考虑岁差，一百年差一度。所谓"交点月"就是月亮在天体上运行的路线有 2 个交点（黄白交点），月亮 2 次经过同一交点的时间叫交月点。

历成后上表给宋孝武帝刘骏，却遭到宠臣戴法兴之流的压制和反对。祖著《历议》一文予以驳斥。祖死后十年即天监九年（510）得以施行，达八十年之久。《南齐书·文学传》："宋元嘉中，用何承天所制历，比古十一家为密，冲之以为尚疏，乃更造新法（大明历）。"《隋书·律历志中》："至九年正月用祖冲之所造甲子元历颁朔……陈氏历梁，亦用祖冲之历，更无所创改。"

祖冲之作为我国历史杰出的数学家、天文学家以及机械发明家，为我国数学乃至世界数学的发展过程，都做出了巨大贡献。

李淳风

李淳风（602—670），唐代天文学家、数学家、易学家，精通天文、历算、阴阳、道家之说，是著名预言诗《推背图》的作者之一。唐歧州雍人（现陕西岐山县）。其父李播，隋朝时曾任高唐尉一职，后主动辞去官职而专心研究道学，并在天文学、文学方面具有一定的成就，曾注《老子》，并撰有方志图文集十卷，著有《天文大象赋》等诸多著作。

正是这种家庭气氛的熏陶，李淳风自幼就博览群书，涉猎天文、数学、历算、阴阳之学。李淳风 9 岁之时便远赴河南静云观学习，并拜至元道长为师，直至 17 岁时才返回家乡。李淳风对阴阳五行的造诣极深，其对占星之术也极为深谙，并撰有代表作《乙巳占》。《乙巳占》是李淳风创作的世界气象史上最早的专著，书中把风分为动叶、鸣条、摇枝、堕叶、折小枝、折大枝、折木、飞沙石拔大树及根 8 级，大约又过了 400 多年，此书传到欧洲，英国学者蒲福又在此书的基础上，把风力分为从零到 12 级，共 13 个级别。

后世的道家甚至还将李淳风排入了道家的神仙谱。由于李淳风的卓越成就以及对当时社会所作出的贡献，其受到了唐初三代皇帝的重用及拔擢，曾任记室参军、太常博士、太史局将仕郎、太史承、太史令、秘阁郎中。即使在其辞官隐居仙逝之后，李治又追复其为"太史令"。由此可见，李淳风在唐代的历史地位有多么重要。

十部算经是指《周髀算经》《九章算术》《五曹算经》《孙子算经》《海岛

算经》《缀术》《夏侯阳算经》《五经算术》《张邱建算经》《缉古算术》。这些算经不但是唐代之前我国古代的主要数学论著，也代表着我国古代数学家们的光辉成就。李淳风在古代数学界的巨大贡献，则是在他亲自领导之下，对历代的数学著作进行编纂、注释工作——《十部算经注》。该书不但成为我国古代数学发展的里程碑，也在我国数学史上占据了极为重要的地位。《算经十书》通过李淳风等人的详细注释，才得以流传至今。

《十部算经注》的问世，使得张遂、龙受益、王孝通、陈从运等著名数学家得以获取更多的数学研究成果。对唐代的天文历法以及城市建设、农业、水利工程等的发展都起到不可低估的推动作用，也是促使唐代鼎盛、繁荣的主要原因之一。

《十部算经注》是对唐代以前数学论著与成就作出的一次系统、全面性的总结，也标志着以《九章算术》为主导内容的古代数学（外算）体系的初步形成；同时也标志着我国古代数学的发展进入一个崭新的时期并成为了转折点。李淳风编纂、注释的《十部算经注》之中的许多数学名词及专业术语也一直被沿用至今，如分子、分母、开平方、正立方、积、幂、方程、正负等，并为宋、元时期乃至现代的数学发展创造了有利的条件与基础。

贞观十五年（641），李淳风受诏"预撰《晋书》及《五代史》"，"其天文、律历、五行志，皆淳风所作也"。《五代史》为梁、陈、周、齐、隋五代的历史，后来其中的"十志"并入《隋书》，所以《五代史志》就是《隋书》中的"志"。李淳风撰写天文、律历志时，对自魏晋至隋朝这段历史时期天文、历法与数学的重要成就，作了较全面的搜集和整理。

《隋书·律历志上·备数》记载的"率"，是中国古算所研究的最基本的数量"关系"，它在算术中有极其广泛的应用，是古算许多理论的基础和算法的源泉。李淳风首次将"率"载入官修正史而赋予其显赫的地位，足见李淳风对中国古算理论真谛的深刻认识。

《隋书·律历志上·备数》还有中国史书中关于祖冲之圆周率的最早记载，用现代数学语言表达，就是祖冲之求出：$3.1415926 < \pi < 3.1415927$，圆周密率为 355/113，约率为 22/7。祖冲之的圆周率已准确到小数点下第七位，他的"密率"是分子、分母在 1000 以内表示圆周率的最佳近似分数，欧洲人在 1100 多年后才得到这一结果。祖冲之所著的《缀术》早已失传，他的这一

光辉成就因被李淳风编入史书，才得以流传后世。

在《晋书·律历志》中，李淳风详细地记述了刘洪撰的《乾象历》法。刘洪实测月行迟疾之率，创立了推算定朔、定望的一次函数的内插公式，测出黄白交角为五度多，测定近点月为 27.55336 日，与今天测值相近，这些都是中国古代天文学的重要成就。刘洪的《乾象历》是《四分历》以后历法改革的关键性阶段，可是在《晋书》之前撰成的梁朝沈约的《宋书》，却出于偏见，略而不载，对刘洪的科学成就只字未提。李淳风则在《晋书·律历志》中，原原本本地详细记述了刘洪的科学成就。

在《天文志》中，李淳风创立了一种格式，在这一格式下，包罗了古代天文学的各个方面：说明天文学的重要性和历代传统，介绍有关天地结构的理论研究、天文仪器、恒星及其测量、各种天象记事等。在介绍言天各家理论时，简要说明其理论，多引原话而不转述，写出作者简介及与其争论者的名字、观点，使后人对当时探讨天地结构的论争得到清晰的概念。

北齐张子信积三十余年的天文观测，终于发现了太阳与五星视运动不均匀性现象，李淳风在《隋书·天文志》中记述了这一在中国天文学史上堪称具有划时代意义的重大发现。在《隋书·律历志》里，还记载了隋朝刘焯的《皇极历》法，其中有刘焯创立的二次函数的内插公式、由刘焯最先提出的"黄道岁差"的概念及相当精确的黄道岁差数据。《皇极历》法包含了刘焯首创的定气法、定朔法和躔度（即日行盈缩之差年）法，还有以前历法所没有的推算日月食位置、食的始终、食分多少及应食不食、不应食而食等方法，推算五星也比以前的历法精密。《皇极历》是一部优秀的历法，"术士咸称其妙"，对后世历法有重大影响，可是由于种种阻挠而未能颁用。李淳风通过比较研究看出《皇极历》实为隋历之冠，将其详细记入《律历志》，成为中国历法史上唯一被正史记载而未颁行的历法。

唐代初期一直沿用傅仁钧的《戊寅历》，其以定朔法为基础，用日月相合的真实时刻来进行定朔日。但是由于《戊寅历》存在着一些计算方法错误，在日月食测报之中经常出现较大误差，虽然前人也进行了多次的修改校正，但其缺陷最终未能解决。李淳风根据他对天文历法的多年研究和长期观测，依据隋代刘焯所制定的《皇极历》并结合自身的实践观测与天文学的理论知识最终完成了著名的《麟德历》，于唐高宗麟德二年（665）编成新的历法。经司历南宫子明、太史令薛颐、国子祭酒孔颖达参议推荐，唐高宗下诏颁行，并命名为《麟德历》。《麟德历》在中国历法史上首次废除章蔀纪元之法，立"总法"1340作为计算各种周期（如回归年、朔望月、近点月等年）的奇零部分的公共分母。

中国古历的"日"从夜半算起，"月"以朔日为始，而"岁"以冬至为始。古历把冬至与合朔同在一日的周期叫作"章"，把合朔与冬至交节时刻同在一日之夜半的周期叫作"蔀"。古历以十天干与十二地支纪年、日，如果冬至与合朔同在一日的夜半，纪日干支也复原了，则这个周期叫作"纪"；如果连纪年的干支也复原了，则这个周期叫作"元"。古代制历都要计算这些周期，但这些周期对内算十分重要，对历法缀术计算并非必要，反而成为历法的累赘，李淳风根据历法的不同功能把它省略了。

第一，《麟德历》以前的各种历法都用分母各不相同的分数来表示各种周期的整数以下的奇零部分。这些周期，如期周（回归年）、月法（朔望月年）、月周法（近点月年）、交周法（交点月年）等，都是历法计算必须预先测定和推算的重要数据。因为这些周期参差不齐，计算十分烦琐，比较各种数据也很不方便，李淳风就立"总法"1340作为各种周期奇零部分的公共分母，这样，数字计算就比以前的历法简便得多。《畴人传》对此给予了高度评价。

第二，重新采用定朔。《戊寅元历》虽首次采用定朔，但由于有关的计算方法未完全解决，又倒退到用平朔。为了使定朔法能站得住脚，《麟德历》改进了推算定朔的方法。

李淳风早年仔细地研究过隋朝刘焯的《皇极历》，并撰写《皇极历议》一卷。刘焯在北齐张子信关于日行盈缩的观测结果的基础上，创造了推算日月五星行度的"招差术"，即二次函数的内插公式。李淳风总结了刘焯的内插公式，用它来推算月行迟疾、日行盈缩的校正数，从而推算定朔时刻的校正数。为了避免历法上出现连续四个大月的现象，他还创造了"进朔迁就"的方法。

《新唐书》卷二六所载的《麟德历经》说："定朔日名与次朔同者大，不同者小。"这里日名指纪日干支中的"干"。还规定："其元日有交、加时应见者，消息前后一两个月，以定大小，令亏在晦、二，弦、望亦随消息。"消息是消减与增长的意思。按这一规定，就可以做到"月朔盈朒之极，不过频三。其或过者，观定小余近夜半者量之"。这就是说，用改变一月中未满一日的分数（即小余年）的进位方法，来避免历法上出现连续四个大月或小月。但应指出，这种"进朔"法是为了避免历书上出现连续四个大月而人为迁就之法，并不是日月运动规律的正确反映。按近代的推算方法，采用定朔就有可能连续出现四个大月。

《麟德历》的最大缺点是不考虑岁差。晋代虞喜发现岁差后，祖冲之首先把它用于制历，大大提高了历法的精密度。此后，隋朝张胄玄的《大业历》、刘焯的《皇极历》、唐初傅仁均《戊寅元历》都考虑了岁差。但李淳风却利用《尧典》四仲中星的内在矛盾，根本否认岁差存在。他与数学家王孝通一起责难《戊寅元历》考虑岁差，致使"岁差之术，由此不行"。后在唐玄宗开元十六年（728），张遂在编制《大衍历》时，才重新考虑岁差。

古中医医算经典《天元玉册》中的太乙计算历元时采用的截法，就是以《麟德历》为起算点的。《麟德历》为完成中国历史上采用定朔这一改革作出了重要贡献。"近代精数者，皆以淳风、一行之法，历千古而无差，后人更之，要立异耳，无逾其精密也"。此说虽有溢美之辞，但由此可见《麟德历》对后世历法的重大影响。它作为唐代优秀历法之一，行用达六十四年（665年至728年）之久。《麟德历》还曾东传日本，并于天武天皇五年（667）被采用，改称为《仪凤历》。该历法在传至新罗（朝鲜古国）之后，同样被采纳并行用多年。由此可见，李淳风所编制的《麟德历》应用之广、影响之大、流传之远是我国古代历法之少有现象。

浑仪是古代观测天体位置和运动的重要仪器。唐太宗贞观初年，李淳风"推验七曜，并循赤道。今验冬至极南，夏至极北，而赤道当定于中，全无南北之异，以测七曜，岂得其真？"在历法计算中，要按黄道度推算日月五星的运行，才能既简便又精确地算出朔的时刻、回归年长度等重要数据，于是他在总结历史经验和现实问题的基础上，建议制造按黄道观测日月五星运行的浑仪。

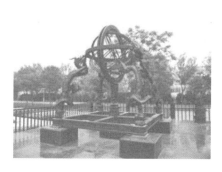
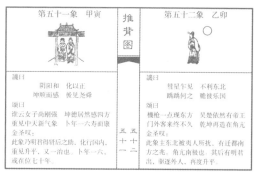

　　唐太宗采纳了这一建议，下令制造李淳风所设计的浑仪。贞观七年（663），此仪制成。据《新唐书》卷三一记载，浑仪为铜制，基本结构是"表里三重，下据准基，状如十字，末树鳌足，以张四表"。浑仪的十字形"准基"是一种校正仪器平准的装置，它是根据后魏晁崇、斛兰发明的浑仪上的"十字水平"制造的，采用这一装置可以提高仪器的观测精度。浑仪三重中的外重叫六合仪，有天经双规、金浑纬规、金常规，即子午环、地平环、外赤道环，上列二十八宿、十日、十二辰、经纬三百六十五度；内重叫四游仪，"玄枢为轴，以连结玉衡游筒而贯约规矩。又玄极北树北辰，南矩地轴，傍转于内。玉衡在玄枢之间而南北游，仰以观天之辰宿，下以识器之暑度"。可见四游仪包括一个可绕赤极轴旋转的四游环和一个望筒（即玉衡年），望筒能随四游环东西旋转，又能南北旋转，可指向天空任一位置，测定星体的赤道坐标。这两重的基本结构在孔挺的浑仪上已经有了。

　　这不但成为我国古代天文仪器制造史上较为杰出的改革、创新，同时也是我国历史上第一次将浑仪分作六合仪、三辰仪以及四游仪三重功能，其对天文应用与发展的意义也相当的深远。

　　李淳风对浑仪的重大改革在于：以铜为原材料，将浑仪由以前的两重改变为三重，在外重六合仪与内重四游仪之间，嵌入了新的一重——三辰仪。这三个圆环分别为：黄道环代表太阳的位置，白道环则表示月亮的位置，赤道环用来表示恒星的位置。由此一来，黄道经纬、地平经纬以及赤道经纬都可以用此浑仪进行测定。三辰仪"圆径八尺，有璇玑规、黄道规、月游规，天宿距度，七曜所行，并备于此，转于六合之内"。北宋沈括说："所谓璇玑者，黄赤道属焉。"可见三辰仪中有黄道环、内赤道环，还有白道规，即表示月球轨道的规环。三辰仪也能旋转，它是为了实现按黄道观测"七曜所行"而加上的。

李淳风的浑仪仍然是一个赤道式装置，它除了可测得去极度、入宿度（即赤经差年）、昏旦夜半中星外，还能测得黄经差和月球的经度差等，只是测得的黄道度不准确，所以它只能部分地解决按黄道观测七曜所行的问题。

《隋书·天文志》还记述了前赵孔挺制作的浑仪的结构和用途，这是中国历史上首次出现的关于浑仪具体结构的确切记载。李淳风在中国历史上第一次把浑仪分为六合仪、三辰仪、四游仪三重，其影响相当深远。唐开元十一年（721），一行与率府兵曹梁令瓒制作了一科黄道浑仪，也是三重之制。北宋周琮、苏易简、于渊制作的"皇佑浑仪"（1050），也基本上是按李淳风的设计制造的。北宋末，苏颂、韩公廉制作了一架包括浑仪、浑象、报时装置三大部分的天文仪器（1096），其浑仪部分也与李淳风的浑仪大体相同。

僧一行

僧一行，本名张遂（673—727）。唐代杰出天文学家，在世界上首次推算出子午线纬度一度之长，编制了《大衍历》。佛教密宗的领袖，著有密宗权威著作《大日经疏》。汉族，魏州昌乐（今河南省南乐县）人，一说巨鹿（今河北巨鹿县）人。唐功臣张公瑾之曾孙，父檀，武功令。生于唐高宗弘道元年，卒于玄宗开元十五年。

僧一行少聪敏，博览经史。尤精于天文、历象、阴阳五行之学。据《旧唐书》本传载，时年二十的一行，得京都著名道人尹崇所送一本西汉扬雄所著的《太玄经》，一行很快即通达其旨，写出《太衍玄图》《义诀》各一卷，阐释晦涩难懂的《太玄经》。为尹崇所推崇，称"此后生颜子也"，从此名声大振。时武则天之侄武三思炙手可热，慕其学行，为赢得"礼贤下士"的美名就有意拉拢他，张遂不愿为之所用，又怕因此而遭到迫害，于是逃到河南嵩岳寺，正好遇上普寂禅师，就从普寂出家，取法名为"一行"。

有一位叫卢鸿的隐士，得知一行的才学，惊异地对普寂说，此子"非君所能教导也，当纵其游学"（《宋高僧传·一行传》）。普寂同意一行外出寻访名师高僧，于是他遍访当时的名宿，并曾到浙江天台山国清寺向一位老僧学历法。另据《宋高僧传》记载，一行曾长途跋涉三千里。至天台山国清寺向一个隐名大德研习数术，造诣更深，名声更震。一行为密教高僧，人称一行阿阇梨，为密宗传持八祖之一，被尊称为天师。

一行二十一岁弃俗，于河南嵩岳寺出家。

开元五年（717），玄宗强行征诏一行入京，并款待之。

开元七年（719），印度高僧金刚智入京，一行追随其后，并施弟子之礼，又受金刚经诀，协助译经。

开元九年（721），在李淳风的《麟德历》基础上重新修编新历。从此，一行就开始专门从事天文历法的工作。

开元十一年（723），为了测定星体位置的需要，一行与率府兵曹参军梁令瓒等人制成了黄道游仪、水运浑天仪。

开元十二年（724），一行根据修改旧历的需要，又组织领导了我国古代第一次天文大地测量，也是一次史无前例、世界罕见的全国天文大地测量工作。

开元十三年（725），善无畏来长安弘教，一行受胎藏法，在洛阳的大福先寺助善无畏共同翻译《大日经》七卷等，并著《大日经疏》二十卷，成为解释密宗理论的重要著作。又汇编经、律、论要文为《摄调伏藏》十卷（已佚）。一行与玄宗过从甚密，谈经论道，出入宫廷，同登寺阁。在京城的近十年中，一行一直在两京从事科学研究和宗教传播活动。

玄宗览奏开元十五年（727）九月，一行卧病不起，十月八日在长安华严寺圆寂，行年四十五岁，僧寿二十四，葬于铜人原。其过早谢世，玄宗痛悼，叹曰："禅师舍朕！"追赐其谥号为"大慧禅师"，并亲自为禅师撰写碑文《御制大慧禅师一行碑铭》："长无暇日，日诵万文。深道极阴阳之妙，属辞尽春秋之美。"

据《旧唐书·一行传》记玄宗"为一行制碑文，亲书于石，出内库钱五十万，为起塔于铜人之原。明年，幸温汤，过其塔前，又驻骑徘徊，令品官就塔以告其出豫之意，更赐绢五十匹，以蒔塔前松柏焉"。可见朝野上下对僧一行非常敬仰。僧一行无传法弟子，法脉遂绝。

一行主张在实测的基础上修订历法，在经过几年的天文观测及准备工作后，于开元十三年（725）才开始编历。他用两年时间写成历法草稿，并定名为《大衍历》。

《大衍历》以刘焯的《皇极历》为基础，并进一步发展了《皇极历》。《大衍历》共分为7篇，即步中朔术、步发敛术、步日躔术、步月离术、步轨漏术、步交会术、步五星术。《大衍历》发展了前人岁差的概念，创造性地提出了计算食分的方法，发现了不等间距二次内插法公式、新的二次方程式求和公式，并将古代"齐同术"（通分法则）运用于历法计算。

一行在完成《大衍历》的同年不幸去世，当时只有45岁。开元十七年（729），《大衍历》颁布实行，并一直沿用达八百年之久。经过验证，《大衍历》比当时已有的其他历法，如祖冲之的《大明历》、刘焯的《皇极历》、李淳风的《麟德历》等要精密、准确得多。《大衍历》作为当时世界上较为先进的历法，相继传入日本、印度，在这两国也沿用近百年，极大地影响了这两个国家的历法。

僧一行在数学上也很有成就。他在《大衍历》中提出了自变数不等间距的二次差内插法；吸收印度传入的正弦函数，并用于编制天文数表；提出了含有三次差的近似内插公式。自变数不等间距的二次差内插法比刘焯发明的等间距二次内插法更具优越性，这证明一行具有很高的数学造诣。一行在数学上的成就，很多中国古代数学史著作都多有介绍，且评价甚高。例如《中国数学史》（科学出版社，1964年）专题介绍了一行的数学成就：自变量不等间距的二次函数内插公式及其算法，并指出：在中国数学史上是一个特殊的例子。

一行发现星体运动规律，历史上第一次提出了月亮比太阳离地球近的科学论点。一行在天文方面也作出了重大贡献，他通过长期的天文观测发现了恒星移动的现象，进一步发现和认识了日、月、星辰的运动规律，废弃了沿用长达八百多年的二十八宿距度数据，并在历史上第一次提出了月亮比太阳离地球近的科学论点。

一行制成水运浑天仪、黄道游仪。当时有个率府兵曹参军梁令瓒设计了一个黄道游仪，并已经制成了该仪器的木头模型。在一行的支持和领导下，于开元十一年（723），用铜铸造成此仪器。这台仪器既可以用来测定每天太阳在天空中的位置，也可以用来测定月亮和星宿的位置。

同年，一行和梁令瓒等人在继承张衡"水运浑象"理论的基础上又设计制造了"水运浑天仪"。水运浑天仪上刻有二十八宿，注水激轮，每天一周，恰恰与天体周日视运动一致。水运浑天仪一半在水柜里，水柜的上框，比如地面，钟柱随注水自然撞钟。整个水运浑天仪既能演示日、月、星辰的视运动，又能自动报时。这是世界上最早的计时器，比外国自鸣钟的出现早了六百多年。一行等人的成就又超过了张衡。

一行在世界上首次用科学方法实测地球子午线。一行组织了一批天文工作者利用这两台仪器进行天文观测，取得了一系列关于日、月、星辰运动的第一手资料。他还组织人力在全国各地测量日影，实际上这就是对地球子午线的测定，这是一行在天文学上最重要的贡献。

从开元十二年（724）起，一行主持全国范围内的大规模天文大地测量工作。他在全国选择了12个观测点，并派人实地观测，自己则在长安总体统筹指挥。其中负责在河南进行观测的南宫说等人所测得的数据最科学和有意义。他们选择了经度相同、地势高低相似的四个地方进行设点观测，分别测量了当地的北极星高度，冬至、夏至和春分、秋分四时日影的长度，以及四地间的距离。最后经一行统一计算，得出了北极星高度差一度，南北两地相距351里80步（即现在的129.2公里）的结论。虽然这与今天1度长111.2公里的测量值相比有较大误差，但这是世界上第一次用科学方法进行的子午线实测，在科学发展史上具有划时代的意义。中国科技史专家李约瑟就曾评价一行组织的子午线长度测量是"科学史上划时代的创举"。

一行在数学、历学、天文学方面具有卓越才能的同时，也有很多著作留存。

唐玄宗命一行考究前代诸历法，改撰新历。于是一行推周易大衍之数，立衍以应之，改撰《开元大衍历》53卷，编入《旧唐书·历志》和《新唐书·历志》中，大衍历在我国历史上的地位由此可见。据《大唐新语》："以玄宗诏于光大殿改撰历经，乃撰《开元大衍历》一卷。《宋史·艺文志》中载僧一行著《开元大衍历议》十三卷，《历议》十卷，《历成》十二卷，《历书》二十四卷，《七政长历》三卷，凡五部五十卷，未及奏上而卒。"（《太平广记》卷215《一行》）

一行在天文历法上所取得的卓越成就在人类文明史上占有重要地位，而且他所重视的实际观测的科学方法，极大地促进了天文学的发展。在他之后，实际观测就成为了历代天文学家从事学术研究时采用的基本方法，引导着学者们译解了一层层的天文奥秘。

另有他著《易论》十二卷、《心机算术》一卷、《宿曜仪轨》、《七曜星辰别行法》、《北斗七星护摩法》等。从科学史研究方面来看，一行有许多的研究成果，称其为天文学家、地理学家亦不为过。其著作亡佚，仅存书名者，据《旧唐书》之《方技传》，能看到的有《大衍论》三卷。

一行作为高僧，翻译了《大日经》，并撰写了阐释密宗理论的权威者作《大日经疏》。在中国密教发展史上，唐密（唐代密宗）的最终形成，一行发挥了关键作用。善无畏、金刚智两个密教大师之所以能够受到皇室的支持，王公显贵们的拥戴，其他诸教诸宗的默认，都是一行的缘故。

一行首先从理论上将印度密教本土化，确立了唐密（唐代密教）的理论体系，使唐代密宗也具有同其他宗派一样的道学理论。以后不论是受金刚密法的弟子，还是受胎藏密法的弟子，不论是日本东密的大师，还是日本台密的大师，释经论法都以《大日经疏》为依据。《大日经疏》对中国密教学的研究产生了很大的影响，在中国密教史上起了很大的作用。可以说，把善无畏所译的《大日经》在唐土固定化而起决定作用的是中国的弟子———一行禅师。一行对中国密教的影响和成立做出了很大的贡献。

一行初期的著述以道书为主。这与其经历有关。他少年时代曾拜道士尹崇学习道术与术数，观看过扬雄的道书《太玄经》。

从其所著之道家文献上亦可以看到一行子学功底的深厚。如南宋初期的道士曾慥的《道枢》卷31的"九仙"篇称其为"六通国师"。一行著有《天真皇人九仙经》《天一太乙经》各一卷，《太乙局遁甲经》一卷。在《宋史·艺文志》中亦载僧一行著《天真皇人九仙经》一卷、《六定露眚诀》一卷。

此外，尚有《药师琉璃光如来消灾除难念诵仪轨》一卷，《大毗卢遮那佛眼修行仪轨》一卷，《曼殊室利焰曼德迦万爱秘术如意法》一卷、《摄调伏藏》十卷、《释氏系谱》一卷，等等。

郭守敬

郭守敬（1231—1316），字若思。邢州邢台县（今河北省邢台市）人。元朝著名的天文学家、数学家、水利工程专家。早年师从刘秉忠、张文谦，官至太史令、昭文馆大学士、知太史院事，世称"郭太史"。元仁宗延祐三年（1316），郭守敬逝世，享年86岁。著有《推步》《立成》等十四种天文历法著作。

郭守敬幼承祖父郭荣家学，精通五经，熟知天文、算学，擅长水利技术。在郭荣的教养下，郭守敬从小勤奋好学，在十五六岁时，曾根据书上的一幅插图，用竹篾扎制出一架测天用的浑仪，而且还堆土做了一个土台阶，把竹制浑仪放在上面，进行天文观测。他还曾根据北宋燕肃一幅拓印的石刻莲花漏图，弄清了这种可以保持漏壶水面稳定的、在当时颇为先进的计时仪器的工作原理。

郭守敬在天文、历法、水利和数学等方面都取得了卓越的成就。他自至元十三年（1276）起，奉命修订新历法，历时四年，制订出了通行三百六十多年的《授时历》，成为当时世界上最先进的一种历法。为修订历法，郭守敬还改制、发明了简仪、高表等十二种新仪器。

至元元年（1264），郭守敬奉命修浚西夏境内的古渠，更立闸堰，使当地农田得到灌溉。至元二十八年（1291），郭守敬任都水监，负责修治元大都至通州的运河，耗时一年，完成了全部工程，定名通惠河，发展了南北交通和漕运事业。

《授时历》推算出的一个回归年为365.2425天，即365天5小时49分12秒，与地球绕太阳公转的实际时间只差26秒钟，和现在世界上通用的《格里高利历》（俗称阳历）的周期一样，但《格里高利历》是1582年（明万历十年）开始使用，比郭守敬的《授时历》晚300多年，在国际上产生了一定的影响。郭守敬参与制定的《授时历》除了在天文数据上的进步之外，在计算方法方面也有重大的创造和革新。主要特点如下：

废除上元积年：改用至元十八年（1281）天正冬至（即至元十八年开始之前的那个冬至时刻，实际上在至元十七年内）为其主要起算点。其他各种天文周期的历元，均推算出与该冬至时刻的差距，称为相关的"应"。由此形成一个天文常数系统。在这个天文常数系统中，《授时历》提出了七应（气应、转应、闰应、交应、周应、合应、历应）。

以万分为日法：古代的天文数据都以分数形式来表示。但这种分数方式难以立即比较数值的大小，在历法计算中又需作繁杂的通分运算，很不方便，而且随着天文数据测定的进步，古人实际上已逐渐明白，无法用一个分数来完全准确地表达这个数据的值。因此，从唐代开始就有人企图打破分数表达法的传统。南宫说于唐中宗神龙元年（705）编的《神龙历》即以百进制为天文数据的基础。曹士蔿于唐德宗建中年间（780—783）编的《符天历》更明确提出以万分为日法。但《神龙历》未获颁行。《符天历》只行于民间，被官方天文学家贬称为小历。到《授时历》中始以宏大的革新精神，断然采用以万分为日法的制度，使天文数据的表达方式走上了简洁合理的道路。

发明正确的处理三次差内插法方法：自隋代刘焯以来，天文学家使用二次差内插法来计算日、月等各种非均速的天体运动。但实际上唐代天文学家已发现，许多运动用二次差来计算是不够精确的，必须用到三次差，但关于三次差内插公式却一直没有找到，只能用一些近似公式来代替。《授时历》发明了称之为招差法的方法，解决了这个三百多年未能解决的难题。而且，招差法从原理上来说，可以推广到任意高次差的内插法，这在数据处理和计算数学上是个很大的进步。

发明弧矢割圆术：天文学上有所谓黄道坐标、赤道坐标、白道坐标等等的球面坐标系统。现代天文学家运用球面三角学可以很容易地将一个坐标系统中的数据换算到另一个系统中去。中国古代没有球面三角学，古人是采用近似的代数计算方法来解决问题的。《授时历》采用的弧矢割圆术，将各种球面上的弧段投射到某个平面上，利用传统的勾股公式，求解这些投影线段之间的关系，再利用宋代沈括发明的会圆术公式，由线段反求出弧段长度关系。这种方法是完全准确的，它们与现今的球面三角学公式在本质上是一致的。

以上这些计算方法上的成就，主要应当归功于王恂，但是，其他学者也为此付出了劳动。特别由于郭守敬是《授时历》的最后整理定稿者，使这些突出的天文学、数学成就得彰后世，故其功不可没。

郭守敬在创造的景符、仰仪等天文仪器中反复运用了针孔成像原理，这在中国光学史上也是比较突出的成就，体现了中国古代较高的光学知识应用能力。

郭守敬为完成《授时历》工作创制了十二件天文台上用的仪器，四件可携至野外观测用的仪器，其名载于齐履谦所撰《知太史院事郭公行状》中，分别为简仪、高表、候极仪、浑天象、玲珑仪、仰仪、立运仪、证理仪、景符、窥几、日月食仪以及星晷定时仪十二种（但史书记载中合计仪器总数为十三件，有的研究者认为末一种或为星晷与定时仪两种）。而对于四件可携式仪器，齐履谦也在《知太史院事郭公行状》中全部罗列，分别为正方案、丸表、悬正仪、座正仪。这十六件仪器中，有九件在《元史·天文志》有较详细记载，如简仪、候极仪、立运仪、浑象、仰仪、高表、景符、窥几和正方案。其中仅正方案被称为可携式仪器。其中主要的是简仪、赤道经纬和日晷三种仪器结合利用，用来观察天空中的日、月、星宿的运动，改进后的仪器不受仪器上圆环阴影的影响。高表与景符是一组测量日影的仪器，是郭守敬的创新，把过去的八尺改为四丈高表，表上架设横梁，石圭上放置景符透影和景符上的日影重合时，即当地日中时刻，用这种仪器测得的是日心之影，较前测得的日边之影更加精密，这是时刻仪器上一个很大的改进。

而在创编《授时历》工作前后，郭守敬还制造并创作了一些天文仪器，其中多数是计时器或与计时器有关的仪器。工作前后制作的仪器有宝山漏、大明殿灯漏（又称七宝灯漏）、灵台水运浑天漏、柜香漏、屏风香漏、行漏。在这些仪器中，大明殿灯漏是中国第一架与天文仪器相分离的独立的计时器，在中国钟表发展史上具有重要的意义。

郭守敬在简仪上设计的赤道经纬仪是世界上最早的赤道装置，欧洲直到公元 1598 年才由丹麦天文学家第谷发明类似的装置。郭守敬在简仪中使用了滚柱轴承，以使简仪南端的动赤道环可以灵活地在定赤道环之上运转。西方的类似装置是在 200 年后才由意大利科学家达·芬奇发明的。

综观郭守敬一生制造的天文仪器，大多具有设计科学、结构巧妙、制造精密、使用方便的特点，而且绝大多数都使用了仪器安装的校正装置。他的创作博得同时代和后世的高度赞扬。史称为人高傲的王恂每见到郭守敬的新创作，皆为之心服。他所制造的部分仪器，后又于清初运回北京。后来在十八世纪康熙、乾隆年间的几次工程中，郭守敬的作品都被当作铜材熔毁。

郭守敬曾与许衡、王恂等共同研订出了通行 384 年的《授时历》，成为当时世界上最先进的一种历法，成为中国历史上使用时间较长的一部历法。据《元史·郭守敬传》记载，郭守敬编撰的天文历法著作有《推步》《立成》《历议拟稿》《转神选择》《上中下三历注式》《时候笺注》《修历源流》《仪象法式》《二至晷景考》《五星细行考五十卷》《古今交食考》《新测二十八舍杂坐诸星入宿去极》《新测无名诸星》《月离考》等十四种，共 105 卷。

1970 年，国际天文学会以郭守敬的名字为月球上的一座环形山命名为"郭守敬环形山"。1977 年 3 月，国际小行星中心将小行星 2012 命名为"郭守敬小行星"。中科院国家天文台也将国家重大科技基础设施 LAMOST 望远镜命名为"郭守敬天文望远镜"。

内算

气数

内算系统是中国古文明的 DNA，相当于现代科学中物理、化学的基础学科地位，主要包括阴阳五行、太乙、六壬、遁甲、八卦六爻、河图、洛书、五运六气、古中医、斗数、四柱、七政、堪舆飞星、择日等等内容。如近期出土的清华简中战国时期"后天八卦图"，等等。

在中国的内算体系中，有一个基本的公理，即数为天地之源，无论是《周髀算经》，还是《易经》《乾凿度》等等古籍中，都有论述与证明。所以数与数之间关系就代表了天地之间的物理联系与时空联系，也就出现了生数、成数、大衍之数、先天数、后天数、河图数、洛书数、历数、五行数、卦数、干支数等基本概念与定理。这些数在中国古文明中统称"气数"，所以说某一件事到尽头的时候，古人会说"气数已尽"，就是这么回事。

气数统括天地之间一切象数，即气数首先是以"气"（真正的"气"应该是"炁"）为基础，然后气的运动规律称之为"数"，气的运动规律的运用称之为"数术"，这是气的基本物理概念。而我们现在的所谓中国哲学家们研究气的时候，只研究气的"象""理"，弄什么惚兮恍兮啊、太初、太素、太始之类的，对于气是"数""占"却置之不理，以为那是迷信，殊不知气数才是真正的气的内涵啊，而气（炁）的物理实质就是电、磁、引力等物理场。一个完整的炁的概念，象、数、理、占，四位一体，缺一不可。

可喜的是某些现代学者已经认识到了阴阳、五行、八卦、三式、河洛等都是一种天文历法形式，这是一种还原中国古文明真象的进步。在《四库全书》中，这部分古文明的核心部分被称之为"子学"。

敬授人时

中国古历法的历史可以上溯到很早，但第一部留下完整文字记载的历法是西汉末年的《三统历》，这是刘歆据《太初历》改造而成的。就基本内容而言，《三统历》实已定下了此后两千多年中国古历法的大格局。这些内容主要可分为如下三方面：推求节气，实即研究太阳周年视运动；推求日月运动，这主要是为了预报交食。推求行星运动，力求准确预报行星位置；以及为实施上述三方面而进行的辅助性工作，如测量恒星坐标、测定历法历元；等等。

随着对日月五星、二十八宿、南北极天区的天体观测和计算精度要求的不断提高，逐步发展了极为复杂的观测技术（如盖天仪、浑天仪、璇玑玉衡、古天文台、铜壶滴漏、圭臬、规矩权衡，等等）。由于太阳运动相对来说最容易掌握，所以在历代历法中所占篇幅和比重较小。而关于月球运动、日地月关系、五星的天体观测与研究的比重所占篇幅都大大超出太阳视运动的研究内容。可是月球运动、行星运动与太阳运动对农业生产哪一个影响更大呢？显而易见，太阳对地球表面的影响远远大于月球、五星。事实上，古历法只有很少的一部分与农业有直接关系。但即使是对这一点，也还需要有进一步的清醒认识。

首先，从迄今所知的史料证据来看，关于太阳运动的研究恰恰在中国古代历法诸成分中发展得最为迟缓。例如，早在古希腊时代，Hipparchus 就能以太阳运动轨迹为基准，借助月球作中介来测定恒星坐标，而中国在十几个世纪之后还要以恒星为基准，借助月球和行星作中介来测定太阳位置。又如，和古巴比伦相比，古中国对太阳周年运动不均匀性的掌握可能落后了一千年以上。值得注意的是，中国在月球运动和行星运动理论方面却发展超前。仅这一事实就已对"中国古代历法为农业服务"说构成了严重威胁。

其次，完整的二十四节气名称最早见于西汉初年的《淮南子》，其中部分名称则在先秦文献中早已出现。节气固然有指导农时的作用，但对节气推求的精益求精，比如由平气到定气则又与农业无关了。因为指导农时对节气精度的要求并不高，迟早一两天完全无所谓，这是任何一个农民都知道的常识。事实上，即使只依靠观察物候，也可以大体解决对农时的指导。对节气的精密推求，其主要意义在于精确掌握太阳运动，而这是为了准确推算交食。从刘焯提出定气以后，一千年间的历法都用定气来推算太阳运动，但仍用平气排历谱，这从另一个方面说明了中国古历法不全是为农业而服务的。

再次，我国自古以来的阴阳合历的历日制度就规定，以朔望月的阴历十二月配于日地黄道的阳历春夏秋冬四季，每季三个月。如遇闰月，则这季为四个月。而在天文学上，又以立春、立夏、立秋、立冬为四季的开始，这两种规定的矛盾，在传统历法上始终没有得到统一。到了北宋时期，沈括提出了一个具有革命性的历日制度，足以解决这个矛盾。沈括提出不用十二月，而用十二气为孟春、仲春……的第一日，我们可把这种历法叫作十二气历。沈括认为，这样则大月三十一日，小月三十日，年年一样，没有闰余；而且十二气常常一大一小相隔，纵有两小月相连，一年不过一次。按照沈括的安排，历日制度可以和天文实际配合得更好，为农时及生产服务也更简便。他这个十二气历可以说是纯粹的阳历。但当时的人们极力反对，原因就是历法不只是为了农时服务的，而是有更深层的天文意义和物理意义。而现今国际通用的公历，正是沈括主张的阳历。

最后，中国古历法中有一个最基本的天文数据，即历元。一部历法，需要规定一个起算时间，我国古代历算家把这个起点叫作"**历元**"或"**上元**"，并且把从历元到编历年所累积的时间叫作"**上元积年**"，例如古四分历的章蔀纪元、太极上元、太乙积年、《皇极经世书》的元会运世，等等。如西汉刘歆的《三统历》以 19 年为 1 章，81 章为 1 统，3 统为 1 元。经过 1 统即 1539 年，朔旦、冬至又在同一天的夜半，但未回复到甲子日。经 3 统即 4617 年才能回到原来的甲子日，这时年的干支仍不能复原。《三统历》又以 135 个朔望月（见月）为交食周期，称为"**朔望之会**"。1 统正好有 141 个朔望之会。所以交食也以 1 统为循环的大周期。这些都是以太初元年十一月甲子朔旦夜半为起点的。刘歆为了求得日月合璧、五星联珠、七曜齐元的条件，又设 5120 个元、23639040 年的大周期，这个大周期的起点称作"太极上元"，此时有置闰、交食、五星和干支的周期都会重新会合，太极上元到太初元年为 143127 年。在刘歆之后，随着交点月、近点月等周期的发现，历法家又把这些因素也加入到理想的上元中去。

日、月、五星各有各的运动周期，并且有各自理想的起点，例如，太阳运动的冬至点，月球运动的朔、近地点、黄白交点，等等。从某一时刻测得的日、月、五星的位置离各自的起点都有一个差数。以各种周期和各相应的差数来推算上元积年，是一个整数论上的一次同余式问题。随着观测越来越精密，一次同余式的解也越来越困难，数学运算（外算）工作相当繁重，所得上元积年的数字也非常庞大。这些天文循环周期都是数字巨大的天文概念，与农业农时根本无关，完全是另外一回事，而这些数据周期与"观象授时""敬授人时"的关系却是十分密切，因为人类的历史不只是我们现在所理解的那么局限，还有史前的历史。由于根本就不懂历法缀术只是内算的手段，元代郭守敬在创制《授时历》中废除了上元积年，导致后来的历法家效仿，反而将历元的天文数据删除了，这才是历史的倒退呢！

与此有关的还有皇家天文机构的隶属问题。在中国漫长的封建社会中，皇家天文机构的主要任务是推算历法和观测天象。其名称尽管历朝屡变，但始终由礼部（这是北周以来的名称）领导。礼部及其前身的职责是掌管国家典章法度、祭祀、学校、科举和接待四方宾客等，与农业生产毫无关系。如果说历法是为了指导农业生产，那为何不由与农业生产有关的户部或工部来领导皇家天文机构呢？隋唐以前，这个机构的负责人称为太史，这是一个非常古老的官职，早在周代就有，那时其职掌包括王室文书的起草、策命卿大夫，记载军国大事、编史、管理天文历法、祭祀，等等，地位崇高。值得注意的是，按《周礼》的记载，太史隶属于春官宗伯，而春官宗伯的职掌是"使帅其属而掌邦礼，以佐王和邦国"。这正是后世礼部的职掌。因此很明显，在中国古代，皇家天文机构从一开始就不只是一个政治机构，而且更像是一个科学机构，是统治阶级通天通神体系中最重要的组成部分之一。

我们可得出明确结论，中国古历法中的绝大部分内容与农业生产无关，与"农时"无关。在历法的三个主要方面，即对太阳、月球和行星运动的研究中，对月球和行星运动的研究完全与农业无关，对太阳运动的研究与农业的关系也非常有限。既然如此，为什么还要发展复杂的历法体系呢？实际上，天文历法、缀术等就是为了内算系统服务的，这个内算系统被现代的专家们称之为星占术，即阴阳五行、河洛干支、子学九式。

五行历法

先说到"五行"一词的是《夏书·甘誓》："有扈氏威侮五行，怠弃三正，天用剿其命，今予惟恭行天之罚。"这是夏王启在征讨有扈氏前的誓词里的话。有扈氏轻慢破坏了"五行"和"三正"因而要"恭行天之罚"，显然，这是指责有扈氏破坏了有关"天数"的制度。"三正"，为历法之春开始之时，夏商周分别为寅丑子月之正。

《洪范》记述的是周武王取得政权后，不耻下问，向殷商贤臣箕子求教治国制度大法，箕子向他讲述了九条制度大法。这九条大法的第一条就是五行。箕子还讲述了一些历史史实，说在鲧时，因他轻视五种至关重要的大法，因而上天震怒，不让他掌有九种大法，丢失了政权，以致被流亡致死。这都是因为他未能治理好水患而导致泛滥之故。而禹重视了五行，故疏通了洪水，国家也得到了治理。这里所言的五行是什么呢？

讲到五行的实质是五时，古人是很清楚的，孙星衍在《尚书·洪范》疏中引郑康成的话说："行者，顺天行气。"《白虎通·五行》篇说："言行者，欲言为天行气之义也。"《春秋繁露·五刑相生》说："天地之气，合二为一，分为阴阳，判为四时，列为五行。行者，行也。其行不同，故谓之五行。"

《史记·天官书赞》说："天有五星，地有五行。"《汉书·艺文志》说："五行之序乱，五星之变作。"《史记·天官书》还说到："斗为帝车，运于中央，临制四乡。分阴阳建四时，均五行，移节度，定诸纪，皆系于斗。"《史记·律书》说："二十八舍，律历，天所以通五行八正之气，天所以成熟万物也。"《论衡·说日》还专门讲到："五星者，五行之精。"

数术思维

南宋秦九韶在《数书九章》中说，大则通神明，小则经世物，类万物。然后后面分了内算、外算和缀术，这些东西合起来就包括了一些西方科学的东西。这就是中国传统文化里讲的天人合一。

世界数学分为两大体系：欧几里得《几何原本》所创立的逻辑演绎体系，《九章算术》所创立的机械化算法体系。而今天的计算机数学，恰恰是机械化算法的数学。"观阴阳之裂变，总算术之根源。"这是大数学家刘徽在《九章算术·序言》中所说的一句话。刘徽指出，算术的根源在阴阳。

"数术思维"是以"数术"为工具，以"运数""气数""命数"等为基本方法，用以认识天地万物的一种思维方法。它是中国子学、经学原创思维的核心要素之一。

数术的内算思维具备如下八个特征：

其一，定量性。如果说象思维主要用于"定性"的话，数术思维则具有定量功能，这种数术定量与现代科学所谓的数字定量有别，二者的数术单元概念完全不同，子学的数术单元天干地支具有天文学、物理学意义，而现代科学的数字只是具有简单的计数功能，数术思维极大弥补和规范了象思维的不足。

其二，严密性。与象思维的随意性、经验性、比类性不同，数术思维的演算是有"公式"的，这种数术公式演算逻辑的思维模式，对克服象思维的随意性和经验性有积极意义。

其三，逻辑性。在类、道、理等中国传统逻辑学概念中，"数"源于"道"，与"理"的关系十分密切。数术的演算中已经有逻辑思维，数与类、故、理尤其是理关系非常密切，数术学家几乎都有关于"数理""理数"的论述。如邵雍云："天下之数出于理，违乎理，则入于术。世人以数而入于术，则失于理。"（《皇极经世书·观物外篇上》）张行成云："理之自然，数生于理故也。"（《翼玄》卷一）蔡沈云："圣人因理以著数，天下因数以明理。然则数者，圣人所以教天下后世者也。"（《洪范皇极内篇》卷二）而伊川先生有论："数学至康节方及理。"（《宋元学案·百源学案》）数术才是中国逻辑学的起点，数术富含东方逻辑学的基因，这个基因的起点就是古中国的天文学，如古盖天论、古浑天论、古宣夜论，等等，详见《古中医天文学·无极之镜》。

其四，象数性。古中医及子学九式的整体恒动性主要是通过数术思维"一以概之"的贯穿而体现的，而非象思维。象本身是孤立的割裂的，正是通过数术的定量、规范、连贯而形成象的全息性与整体性。就像电影的画面，是通过无数"帧"片段（孤立的象）在一定的时间内连贯起来而成象的。没有数术逻辑，象是孤立的象、割裂的象。象分为表象、本象，真象、假象，而数术就是真象、本象，象即是表象、假象。对于中医而言，五运六气、阴阳五行、子午流注即是数术内核，而藏象经络、本草针灸、四诊合参等，无不是数术思维支配下的傀儡之物、木偶之象。没有中医数术思维的规范，中医的象医学就只能是经验医学，而目前中医的发展出现了三种倾向和趋势，一种倾向是摒弃子学数术思维的唯象中医，即经验中医，如圆运动中医、火神中医、各种流派中医，等等。一种倾向是极力用现代医学和科学的定量思维武装传统中医的定性之象，即现代中医或曰中西医结合。最后一种倾向就是我现在正在做的，努力回归中医的本来面目——数术中医，努力还原古中医的定量与定性系统，努力翻译其子学医算内核的古中医。

其五，时空性。在子学九式乃至古中医体系中，数术思维主要是时间、时序思维，它以时间统摄空间、运动规范静止为基本特征。而这种时间特性又完全是衍生于古天象天文。在数与数术思维的学术价值取向上，不能武断地把数与数思维当作唯心主义，当作糟粕。因为**空间结构表现为形质（即有形物质），而时间结构则表现为精神、意识的形态发生场形式，时间结构是由运动的空间结构时序构成，即物质的运动构成精神和意识形态，一切皆由运动产生。**而且正是中国传统的象数思维创造了辉煌灿烂的五千年中国古代文明与文化，在众多学科领域如易、道、儒、兵、医、农、冶金、制造、建筑等等都发挥着重要作用，甚至有许多文化现象到现在，科学都解释不清。事实说明一切。

其六，形而上性。数术思维靠"数术"的演算而推演万事万物的变化，把事物的变化统一于"公式"，这是用现代科学体系中的数字功能完全不能理解的，但数术思维只不过是将数字思维的推衍功能从简单的二体运动扩展到三体运动，从机械的质点运动推衍到天地人的场效应、层创空间及量子运动而已。所以，数术思维的固有属性对于质点运动就是形而上性，潘建伟院士研究的量子纠缠，已经展现了许多"形而上学"的量子物理现象。气（炁）与器的分别。

其七，内证性。数术思维与象思维共同构建了中医或说中国子学思维认识的内证境界，主要是一种超现实感性思维，是一种超现实实证主义。表现在子学范畴中，即是预测、预言、古中医、法术、人体现象、修炼等儒道之术。

其八，第一性。数术思维源于超现实实证主义和超现实经验主义，这一切又是源于天地之象，这就决定了数术思维的上帝视角和第一动力性。数术逻辑实则是万物之象的运动规律，万物之象不过是数术逻辑演绎之下的傀儡之物。也就是说，万物之象是第二性的。"**人法地、地法天、天法道、道法自然**"，道即为数术原理。当然，这一切都取决于人，没有人，一切皆是空。

> **和于术数**

现代科学的定量系统属于中国古代科学的外算范畴，因为他是隔离于天人之外的数术之法，而古中医的定量系统也是不只有外算，还有内算和缀术之法。

《灵枢·九针论》："夫圣人之起天地之数也，一而九之，故以立九野，九而九之，九九八十一，以起黄钟数焉，以针应数也。"《灵枢·九针十二原》："始于一，终于九。"又因《周易》重视"**参伍**"以变，故《素问·六节藏象论》等篇，多言"**其生五，其气三**"，等等。

中医学除用数外，还用图数，即河图、洛书来表示阴阳、五行关系及人体五脏系列和四时、四方之间的关系，而根据五脏的河图洛书的定位，成为对脏腑特性的规定。如肝脏生三成八，位东方，则主春，主疏泄。据现九会五之加减比例，结果是加少减多（8加1为9，8减3为5），故肝不可轻补，如补，补肾即所以补肝（李中梓《医宗必读》）。此外，心、脾、肺、肾的补泻特性也可由五行生成数的现九会五来推导。补心当水火相济，脾有升无降，肺宜降逆，肾不可泻等用药原则。

中国古代学者们也坚信数的公理性价值和方法论意义。认为"**天地生成，莫不有数**"，以"**数**"为最高层道理而称为"**至数**"，它象征宇宙的自然规律，人们得顺应而行，即《素问·天元纪大论》所说："**至数之机，迫迮以微，其来可见，其往可追，敬之者昌，慢之者亡，无道行私，必得天殃，谨奉天道，请言真要。**"

此外《灵枢·九宫八风》系以洛书和八卦结合，提出把一年分八节的疾病预测方法。至于五运六气，是以天五地六，五六相合以 60 年为周期，结合历法、气象、物候和"**太过者其数成，不及者其数生**"，建立了一种医学气象历法，以预测疾病和指导治疗。

中医学"**法于阴阳，和于术数**"，一直坚信"数"的规律在人有先验性，甚至可以不从对人体的直接研究，用数的图式和模型就可援为人体模型，以河图、洛书、八卦、太极图等都可推引为人体模型的理论。以脏象模型为例，在《内经》中就有《素问·金匮真言论》的五行脏象模型、《素问·六节脏象论》的六脏六器模型和《灵枢·九宫八风》的模拟八卦模型；至于经络，在《内经》则有四经、五经、六经、九经、十经、十一经、十二经等多种模式。

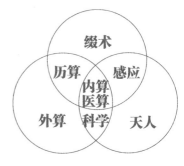

可见，数术思维在中医学的运用，既有普遍性，又有典型性，也有代表性。运气学说、子午流注是数术理论运用于中医学的典型，更多更核心逻辑体系的是数术思维而非象思维。就其运用的普遍性而言，则广泛用于中医学的很多方面，尤其在中医基础理论的构建中，几乎无时不在、无处不在，是中医原创思维的核心元素之一。

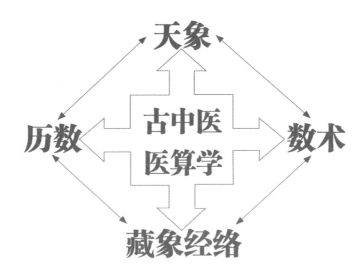

而直接运用数术派之数阐述中医人体的生理、病理、病因病机、诊治等，可为说明数术思维在中医学中地位与作用的代表性论述。反观近现代中

医，因为忽略了对"数"的重视，一味重"象"，导致不能"运数"地诊断治疗、处方用药，弊端实大。中医很重视"顺乎四时"，强调"顺应天时"，而表达这个"天时"的天干地支就是古中医医算逻辑的基本"数"，也是中国传统文化中运用得很多的很典型的"数"。中医把"天时"放在首要位置上，就从相当大的层面说明，中医的核心理念是数术思维，而不是象思维，也说明古中医是定量的子学中医，而不是经验中医。

不只中医有象与数的体系，在道家的内证法术中更是离不开象数的法则，在历代的内丹术体系中，无处不法象，无时不法数。法于阴阳，和于术数，是真正的内证之术。不赘述。

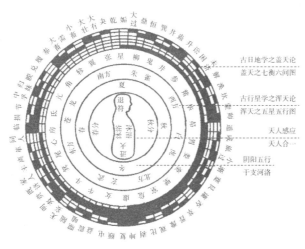

魏伯阳之《周易参同契》

《几何原本》由古希腊数学家欧几里得在前人成果的基础上编制而成，此书从公理、公设、定义出发，以严密的逻辑推理证明了初等几何定理，这种将零散的数学知识整理成一个体系的逻辑推理方法和科学实验方法，在近现代科学中得到广泛的应用，对文艺复兴以后近代科学的兴起产生了很大影响。哥白尼、培根、伽利略、笛卡尔、牛顿等许多学者都曾受益于此书。《几何原本》最早于13世纪中叶传入我国，但仅在内廷传播，未能被世人所用。直到意大利传教士利玛窦（Matteo Ricci，1552—1610）和徐光启（1562—1633）的相遇，才促成这一著作在中国的传播，进而推动了中国公理化科学方法的发展。

《几何原本》的主体是由系列命题，依据"基本原理"通过逻辑演绎环环相扣。这些定理、公理、定义、命题及其证明所产生的影响，远远超越了数学本身。书中这种完全异质于中国传统数学外算的科学体系，彻底颠覆了近代中国士人们的科学研究观念，给他们以新事物的震撼和反思。徐光启甚至指出，"能精此书者，无一事不可精，好学此书者，无一事不可学"。他认为几何学的作用在于"由显入微，从疑得信，盖不用为用，众用之基"。

其实西方的数学测量术与《周髀算经》和《九章算术》中的计算方法并无本质区别，但中国数学往往以一个基本的例子阐明一般的原理，而西方数学则证明了所用方法的正确性。

《几何原本》是中国历史上第一部系统的西方数学科学译著，所以才有现代学者说《几何原本》使中国最早、完整地接触到与中国传统科学完全不同的理论体系——逻辑演绎体系。

但是，这句话说得不对。

中国古代的数术体系是三位一体的先天，即外算、缀术、内算。外算完全是为了缀术和内算服务的数学工具，工具的基本功能就是运用，所以中国古代数学虽然基本包括了所有初等数学的基本定律和主要定理，有的甚至领先西方数学上千年，但是我们却没有发展出现代数学的体系。并不是因为我们没有严密的逻辑演绎体系，而是因为我们的逻辑演绎体系不是外算，而是缀术，是内算。

在缀术中，有大量的定理公式运用，如计算大余、小余、闰余、闰周等等历法概念。现代社会史学家对于中国古代的星占学的功能有一种说法——天文社会学。他们认为，尤其秦汉时期，甚至唐宋时期也是如此，七曜九星的天文星占功能基本决定了整个社会结构的变化与变迁，决定了整个社会各个阶层的文化形态与民俗习惯。

1973年，长沙马王堆汉墓出土汉代帛书《五星占》《天文气象杂占》等天文考古资料，详细记录了五星的运行周期及其顺逆停留的时间与周期等等，这是迄今发现最早的天文星占实物，引起了学界的高度重视。甚至汉丞相翟方进（BC53—BC7）因为"荧惑守心"的天象而自杀，因为在古代，荧惑守心、五星连珠等天象都是大凶之象。

东汉末年至三国初期，魏蜀两国为争夺正统地位，争相试图从星占术和天象占验上寻找合法的依据，以说明自己才是合乎天命、顺天应人的统治者。这不是简单的一句"政治宣传和服务的工具"就能解释得通的，得顺应人心，没有实证，人心为什么要认同天象呢？有人说，历史上哪有永坐天下的皇帝呢？确实不假，天上哪有固定不变的天象呢？

所以，不管现代人如何说这是"迷信"，但这种"迷信"却是一种社会进化事实，而且创造了当时领先全球的生产力与人类文明，这是不争的事实。而迷信现代科学的人也不在少数，现代科学带来的确定性与不确定性、精神文明与物质文明的各自进化程度，与"迷信"所创造的生产力及社会心理相比，在人类文明与文化的获得感上，并没有什么优势。这种现象值得我们深思。

尤其在内算中，更是如此。内算中将逻辑定理叫作局、式等。所以子学九式中有各种定局、各种式学，如三式、四柱、六爻、七政、九宫、斗数、堪舆、五运六气，等等。而且子学内算体系中还有各种式盘，用以演算定理、定局、式学的基本逻辑，这些就是中国古代的计算机。

我们的逻辑演绎体系不仅有阴阳太极的二进制，还有太玄的三进制、五行的五进制、六爻的六进制、天干的十进制、地支的十二进制、干支的六十进制、五运六气的六十进制、三元九宫的一百八十进制，等等。这些基本内算逻辑演绎系统都是西方数学没有认识到，也难以企及的领域（一个中医都解释不明白）。但是它们只拿到了一个阴阳太极的二进制，就已经爆发出巨大的数字生产力。如果将子学的所有其他逻辑演绎系统都发挥出其数字能量，其威力何其巨大！

这就是天人之学与物质之学的本质区别。

古代计算机——式盘

中国古代的数术之法，无论是外算，还是缀术和内算，都有自己的数术模型及推演器法，如外算的珠算算盘、缀术的浑仪和盖天仪、内算的式盘。实际上，这些式盘、算盘、天象盘等等就是古代的计算机。

外算的式盘

算盘是现代计算机的前身，其来历最早可追溯到公元前 600 年。在东汉著名的天文学家、数学家刘洪（129—210）弟子徐岳的《数术记遗》（190）记载了上古的十四种算法，如太乙算、两仪算、三才算、五行算、八卦算、九宫算、运筹算、了知算、成数算、龟算、积算、把头算、筹算等，其中第十三种算法就称为珠算，首次记录了"珠算"这个算法，其"控带四时，经纬三才"，"此等诸法随须更位。唯有九宫守一不移，位依行色，并应无穷"。

这是关于珠算的最早记载，表明从那时起，中国古人就已经借助算盘，通过固定口诀运算来代替心算，去处理一系列数据问题。算盘就是最早的"计算器"，而运用算盘进行计算的这种现象，称为"计算与逻辑运算"。

至南北朝时期，著名数学家甄鸾对珠算的计算方法进行了简单的描述，已有了简单的模型。直至宋元时期，科学技术得到飞速发展，珠算计算逐渐流行起来，并广泛应用到日常生活中。珠算真正取代筹算是在明朝时期，数学计算文化得到空前发展，出现了大量记载珠算的书籍，可谓汗牛充栋，如柯尚迁的《数学通轨》、程大位的《算法统宗》等。

如在《算法统宗》前，我国数学的计算方法主要采用筹算，而该书问世后开创了我国珠算计算方法。《算法统宗》第一次给出了初学算盘图示，并将珠算理论与实际运算有效结合起来；同时在著作中给出了大量的运算口诀，可有效提高运算速度；为用者提供了较为系统的四则运算法，对算法改革给予了完善。

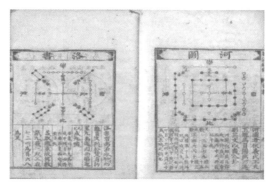

《算法统宗》篇首河洛图

此外，《算法统宗》中首次对高阶方程的求解采用降阶的处理方法。在《算法统宗》编纂之前，对于方程的解法主要是采用筹算的方法，使用较多的为"自除法"。而程大位则开创这一先河，根据珠算的实际特点，利用互相消除的方法对降阶进行处理，将高阶的方程化简为较低阶的方程。最为典型的例子，在对三色方程求解时，可采用两边互乘，然后消除高位，再对两边互乘，对头位进行消除，两次所削减的结果则是二次方程。程大位这一算法可说是数学历史上的创新，为后人对算法的研究提供了条件，日本的和算即源于此书。

我国在阿拉伯数字还没有传入之前，也曾经广泛使用了一种数字形式，叫作苏州码子，也叫草码、花码、菁子码、番仔码、商码，是现存唯一的书面算筹变种，在港澳街市、旧式餐厅、中药房还有小概率可能见到。

1	2	3	4	5	6	7	8	9
〡	〢	〣	乂	୧	⊥	⊥	⊥	夂

我国 20 世纪 60 年代研制原子弹时，大量的计算就是通过算盘完成的。这种古代计算概念极具优越性，传入西方后被广泛传播，并被美国人发扬光大。经过一系列计算革新，终于在 16 世纪，诞生了一种用来协助人类处理乘数等较为复杂的数学算式的新型机械——棋盘计算器。

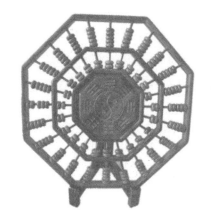

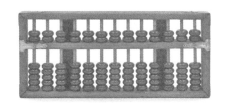

算盘

缀术的式盘

浑天仪是浑仪和浑象的总称。浑仪是测量天体球面坐标的一种仪器，而浑象是古代用来演示天象的仪表。浑仪发明者是我国西汉的落下闳，东汉时期伟大的科学家张衡对其进行了改进。中国现存最早的浑天仪制造于明朝，陈列在南京紫金山天文台。

有关浑天仪部分可参看第六讲"数术之法"之"缀术"部分。

浑天仪或浑仪之名早已为人所熟知，但人们对盖天仪一名则非常陌生。实际上，历史上确实有过盖天仪，而且持续了较长的一段时期。

《隋书》上有"盖图"记载，如下："晋侍中刘智云：颛顼造浑仪，黄帝为盖天。然此二器，皆古之所制，但传说义者，失其用耳。昔者圣王正历明时，作圆盖以图列宿。极在其中，迴之以观天象。分三百六十五度四分度之一，以定日数。日行于星纪，转迴右行，故圆规之，以为日行道。欲明其四时所在：故于春也，则以青为道；于夏也，则以赤为道；于秋也，则以白为道也；于冬也，则以黑为道。四季之末，各十八日，则以黄为道。盖图已定，仰观虽明，而未可正昏明，分昼夜，故作浑仪，以象天体。今按自开皇已后，天下一统，灵台以后魏铁浑天仪，测七曜盈缩。以盖图列星坐，分黄赤二道距二十八宿分度，而莫有更为浑象者矣。"

这段文字中所说昔者"作圆盖以图列宿"一语似对盖图进行了解释，"盖"是"圆盖"而不是"盖天"，但它毫无疑问又是"盖天"的"盖"。它"极在其中，迴之以观天象"，正是"盖天"的特征。那么，到底是图还是仪？说得不太清楚。根据"盖图已定，仰观虽明"和与浑仪联系的情况看，像仪器。如果这一推测正确的话，那么盖天仪的样式也就能想象出来。

盖天仪有一个伞形的圆盖，象征天，其上有二十八宿和其他星座，有日行道，按春、夏、秋、冬涂上青、赤、白、黑4种颜色，且每季末留下18日的日行道上涂黄色，表示整个日行道即黄道。盖分为365.4日，按日旋转，一年转一周。这个圆盖一定有一个柱子支着北极点，垂直安置于地上。由"仰观虽明"来看，"圆盖"较高，在"天"与"地"之间能容人站立仰观。圆盖怎样旋转，现在还不知道，而"地"有什么内容未做交待。从"盖图已定"可知，在隋代制作过盖天仪。

此外，还有其他证据。1977 年 7 月，在安徽阜阳西汉汝阳侯墓出土了一件与天文有关的文物，它由两块圆盘形木胎黑漆板上下组合而成，中间均有轴孔。下盘直径 25.6cm，厚 0.8cm，周边刻有二十八宿名称：角、亢、氐……上盘直径 23cm，厚 1.7cm，顶上是扁平的，有七星（北斗），周边一圈针刻等距小针孔，"环周总数为三百六十五又四分之一度，或三百六十五度整"。

研究者只是说这是天文仪器，而未定名。这种仪器与前述"盖图"多么相似！所不同的是上盘的顶为平的（且内为实），二十八宿列在下盘，体积小，不能仰观上盘。可是不论如何，毫无疑问是一个盖天仪模型。因为它是随葬品，所以是个示意性的东西，与真正的盖天仪不一定完全一致。墓葬的年代是在西汉早期，当时正是盖天说占统治地位的时代，出现盖天仪模型是很自然的。可是在浑天说提出数百年之后的南北朝几次制造盖天仪，就值得注意了。

在南北朝时代，相隔 40 年，北朝和南朝各造一座大型的盖天仪，实际上是两座天象厅。据郦道元（466—527）记载："其水自北苑南山，历京城内河干两湄，太和十年，累石结岸，夹塘之上，杂树交荫，郭南结两石桥，横水为梁，又南径籍田及药圃西，明堂东。明堂上圆下方，四周十二堂九室，而不为重也。室外柱内绮井之下，施机轮，饰缥，仰象天状，画北远之宿鸟，盖天也。每月随斗所建之辰，转应天道，此之异古也。加灵台于其上，下则引水为辟雍，水侧结石为塘，事准古制，是太和中之所建也。"

这是讲的北魏孝文帝太和十年（486）开始在首都平城（今大同市）郊外沿湿水（今桑干河）岸建的明堂与盖天仪。明堂"上圆下方"象征着天圆地方的盖天说思想。"上圆"无疑是指明堂内部的顶盖为穹隆形；"下方"即穹隆的下面是正方形的地平面。人进入其内俨如在天地之间，但是这里"天"不能运转，与真实的天象不同，于是在"室外柱内绮井之下"又造了能表演天象的"盖天"。

在明堂的顶上建有灵台（天文台），下面是辟雍。辟雍应即明堂本身，只不过按照古制在周围引水而已。"盖天"是在明堂的外面，由一些柱子支起来的一个环形盖，固定不动，环形盖中间应是一个圆形大空洞，在洞的上面应当是一个伞形圆顶盖，中间由一根柱子支着，柱子由"机轮"作水平转动，伞形盖在穹隆下便随之旋转。伞形盖的里侧为北天半球的星座和二十八宿分界线。中心点为北极，绕北极旋转，其速度为"每月随斗建之辰，转应天道"。这是一座典型的盖天天象厅。

梁大通元年（527）武帝萧衍在宫廷之后建立了一座同泰寺，规模相当可观：有九层塔一座，大殿六所，小殿及堂十余所。布局也很讲究："宫各象日月之形，禅窟禅房，山林之内，东西般若台各三层，筑山构陇，亘在西北，柏殿在其中。东南有璇玑殿，殿外积万神树为山，有盖天仪，激水随滴而转。"就是说在新建的同泰寺，安装了一架盖天仪。

还有一条记载："逮梁武（286）帝于长春殿讲义，别拟天体，全同周髀之文，盖立新意，以排浑天之论。"这架"全同周髀"的"天体"当然是盖天仪，是为"排浑天之论"

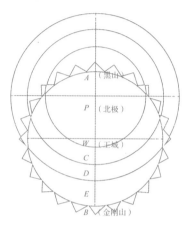

梁武帝的盖天说模型

而制造的。有人说这里的金刚山、黑山是模仿佛教的须弥山，那是错误的。

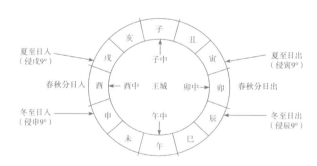

梁武帝模型的太阳出入方位

这架盖天仪的结构没有文字记载，缺少直接说明，可是能根据西汉的模型和"盖图"大体复原出来。盖天仪显然应当由两大部分组成，一部分是仪器主体，一部分是传动机构。前一部分又分"天"和"地"两组部件，"天"应是个比半球稍大的空半球形，球面的中点为"北极"，其上画着北天的星座，星点应在球里，以符合"仰观"天空的实际。同时还应有二十八宿分界线，在半球边沿上写着二十八宿名称，点着或刻着365.4个圆点代表一年的天数。黄赤二道（黄道只能一半）画在靠近边缘的部位，赤道与边沿平行，且恰是半球的大圆；黄道与赤道以23°角斜交，交点为春分点和秋分点，黄道最近北极的一点为夏至点，最远的一点为冬至点，都要标注文字。

"地"为平面板，其上应按方向实际标注二十四向和二十四节气名称。"天"和"地"之间装有一根立柱，把"天"支架在"地"上。这柱既代表极轴，又是传动装置的一个构件。传动装置也比较简单，应由两个或三个齿轮构成，在极轴的下部有一个卧轮，轴旁有一立轮与卧轮啮合。

此立轮也可做主动轮使用，或另有一个主动轮（不是齿轮），由一个水平横轴与立轮相连。通过"激水"使主动轮绕水平横轴慢慢转动，带动立轮转动，而立轮又使卧轮水平转动，极轴便带着"天"而转。"天"一年转一周，所以相当缓慢。怎样能调整到这种程度、如何减少极轴的摩擦力等技术问题，在中国古代科技中并不是什么难事。

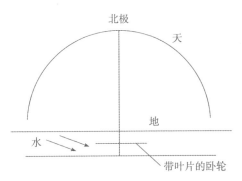

梁"盖天仪"推想复原图

上述事实说明，盖天说在历史上一直受到高度重视，并不像某些专家所说的汉代以后就退出历史舞台了，这种说法是不准确的。实际上，盖天仪并不是隋代才出现的，从引文可直接体会出这一点，黄帝时代就建造了盖天仪，颛顼建造了浑天仪。

从盖天论、浑天论结合史书证据，我们可以看出，盖天仪象日月五星、干支河洛，浑天仪测七曜日月五星的轨度。但盖天仪偏于日月阴阳四时五季二十四节气（或三十节气）的时空划分，而浑天仪偏于日月五星的天文观测。换句话说，盖天仪属于内算系统，而浑天仪属于缀术系统，即浑天仪是为盖天仪服务的。这是历代天文学家都未曾明确说明和认识到的。有个别专家说"盖天模型"与古印度的"须弥山模型"是同一回事，其实盖天论是太阳系内的地球时空，须弥山是银河系时空范畴，二者不可同日而语，不是一个时空境界与尺度。

内算的式盘

"式"，或作"栻"，原用于古代天学占候。《周礼·春官·大史》载："大师，抱天时，与大师同车。"郑玄注引郑司农云："大出师，则太史主抱式，以知天时，处吉凶。"贾公彦疏："云抱式者，据当时占文谓之式。以其见时候有法式，故谓载天文者为式。"到了汉代，式和卜筮结合，使用更为广泛。

如《史记·日者列传》云："今夫卜者，必法天地，象四时……分策定卦，旋式正棋，然后言天地之利害，事之成败。"司马贞索隐："式，即栻也。旋，转也。栻之形上圆象天，下方法地，用之则转天纲加地之辰，故云旋式。"又西汉末年王莽用栻推断吉凶，即由天文郎主行其事。

《汉书·王莽传》云："天文郎按栻于前，日时加某，莽旋席随斗柄而坐。"颜师古注："栻，所以占时日。天文郎，今之用栻者也。"《唐六典》卷十四大卜署载："凡式占辨三式之同异。"注："一曰雷公式；二曰太一式，并禁私家畜；三曰六壬式，士庶通用之。"其中，雷公式即奇门遁甲式。到宋元时期，三式则为遁甲式、太乙式和六壬式。

从出土的秦汉时期式图、式盘来看，"式"有多种形制，推算方法繁简不一。"式"是古代糅合阴阳五行与天文历法，用于占验年月日时吉凶的一种工具，从中可反映出古人心目中的宇宙模式。古人通过阴阳、五行、八方、八卦、十干、十二支、二十四山向、二十八宿等基本要素，将宇宙天人联系起来，计算天人感应、天人合一的内在逻辑。

外算有珠算算盘，缀术有盖天仪、浑天仪等观天仪器，内算有栻盘（太乙栻盘、遁甲栻盘、六壬栻盘、斗数栻盘、九宫飞星栻盘、五运六气栻盘、堪舆罗盘，等等）。这些都是古代中国式的天人计算机，执行的都是机械式计算机语言和计算机逻辑，所以阴阳两仪的另一种表达方式0、1语言，经由莱布尼茨发现后，最后发展出来不可估量的巨大数字生产力。如果将中国古代式学的所有数字能量都发挥出来，不知道这个世界会变成什么样子。

与仲景（150—219）同时代的东汉著名的天文学家、数学家刘洪（129—210）弟子徐岳的《数术记遗》（190）记载了上古的十四种算法，如太乙算、两仪算、三才算、五行算、八卦算、九宫算、运筹算、了知算、成数算、龟算、积算、把头算、筹算等。除了最末的计数属于心算，其余13种均有相应的计算工具。可见，该书以外算为基本逻辑，实则行内算之实。

唐宋以后，《数术记遗》中所述13种算具，除珠算沿用至今外，其他算具均相继失传，而此书只有文字介绍，并无算具图样，其历史原貌，无人知晓，在我国的古算史上留下了"哥德巴赫猜想"一样的谜。

《数术记遗》最早记录中国古代关于大数的记法："黄帝为法，数有十等。及其用也，乃有三焉。十等者，亿、兆、京、垓、秭、壤、沟、涧、正、载。三等数，谓上、中、下也。其下数者，十十变之，若言十万曰亿，十亿曰兆，十兆曰京也。中数者，万万变之，若言万万曰亿，万万亿曰兆，万万兆曰京。上数者，数穷则变，若言万万曰亿，亿亿曰兆，兆兆曰京也。从亿至载，终于大衍。下数浅短，计事则不尽，上数宏阔，世不可用。故其传业，唯以中数耳。"大数的功能与作用是什么，是用来农业生产吗？是为了简单的外算和积算吗？这么大的数外算是有很大难度的，唯一合理的解释是通过缀术和内算逻辑才可以达到这种数量级。

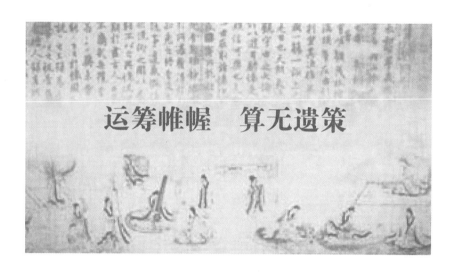

【积算】

"积算，今之常算者也。以竹为之，长四寸，以放四时，方三分，以象三才。言算法是包括天地，以烛人情。数始四时，终于大衍，又加循环，故曰：今之常算是也。"积算又称筹算，是基本的外算算法，是筹算中最经典、最主流的一种算法，是我国古代在算盘出现以前最为常用的计算方法。所用工具叫算筹，算筹是一根根小棍，以竹子为主，也有兽骨、金属等，制作算筹的材质多种多样，不同时期算筹的长度也不尽相同。算筹用小棍子的纵横组合摆放来表示数字，分为纵横两种：纵式摆法中以竖棍表示1，横棍表示5；横式摆法中以横棍表示1，竖棍表示5。红棍表示正数（下图上），黑棍表示负数（下图下）。0用空位表示。个位上的数字用竖式，十位上的数字用横式，百位上再用竖式，千位再用横式，以此类推。

	1	2	3	4	5	6	7	8	9
纵式	丨	丨丨	丨丨丨	丨丨丨丨	丨丨丨丨丨	丅	丅	丅	丅
横式	一	二	三	亖	亖	⊥	⊥	⊥	⊥

	-1	-2	-3	-4	-5	-6	-7	-8	-9
纵式	丨	丨丨	丨丨丨	丨丨丨丨	丨丨丨丨丨	丅	丅	丅	丅
横式	一	二	三	亖	亖	⊥	⊥	⊥	⊥

【太一算】

太一算又称太乙算，"太一之行，来去九道。木板上横刻九道，竖柱上安放一颗珠，数由下到上"。算盘刻有九道横线，从下至上分别代表1~9，纵线代表数位，算珠置于9线以上或1线以下，代表0数。

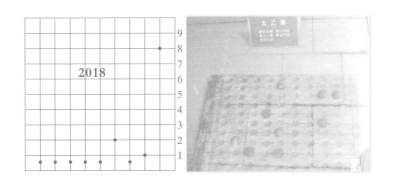

【两仪算】

"刻板横为五道，竖以为位。一位两珠，上珠色青，下珠色黄。其青珠自上而下，至上第一刻主五，第二刻主六，第三刻主七，第四刻主八，第五刻主九；其黄珠自下而上，至下第一刻主一，第二刻主二，第三刻主三，第四刻主四，而已。故曰：天气下通，地禀四时也。"木板上横刻五道，竖道上安放两颗珠，上珠青色，下珠黄色。青珠至上而下，依次为5，6，7，8，9；

黄珠由下而上，依次为 1，2，3，4。故曰："天气下通，地禀四时。"

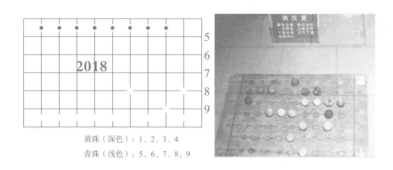

黄珠（深色）：1、2、3、4
青珠（浅色）：5、6、7、8、9

【三才算】

"刻板横为三道，上刻为天，中刻为地，下刻为人，竖为算位。有三珠，青珠属天，黄珠属地，白珠属人。又其三珠能行三道：若天珠在天为九，在地为六，在人主三；其地珠在天为八，在地主五，在人主二；人珠在天主七，在地主四，在人主一。故曰：天地和同，随物变通。亦况三元，上元甲子一、七、四，中元甲子二、八、五，下元甲子三、九、六。随物变通也。"木板上横刻三道，竖为算位。上刻为天珠，中刻为地珠，下刻为人珠。用三颗珠子，天珠青色，地珠黄色，人珠白色。天珠在天为 9，在地为 6，在人为 3。地珠在天为 8，在地为 5，在人为 2。人珠在天为 7，在地为 4，在人为 1。三珠置于上下开外为 0 数，归于无极之数、无极之镜。

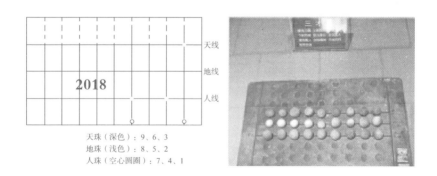

天珠（深色）：9、6、3
地珠（浅色）：8、5、2
人珠（空心圆圈）：7、4、1

【五行算】

以生兼生，生变无穷。北周甄鸾注："五行之法：水玄生数一，火赤生数二，木青生数三，金白生数四，土黄生数五。今为五行算，色别九枚，以五行色数相配，为算之位。假令九亿八千七百六十五万四千三百二十一者，则以白算配黄为九亿，以青算配黄为八千，以赤算配黄为七百，以玄算配黄算为六十，以一黄算为五万，以一百算为四千，以一青算为三百，以一赤算为二十，以一玄算为一。"算筹为河图五行五色，黑筹代表1，红筹代表2，青筹代表3，白筹代表4，黄筹代表5，生数也。5以上数字用两种颜色组合表示，黄黑代表6，黄红代表7，黄青代表8，黄白代表9，成数也。

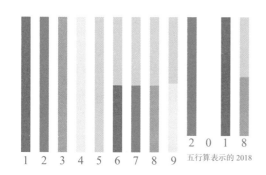

五行算表示的2018

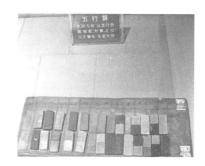

【八卦算】

针刺八方，位阙从天。北周甄鸾注："为算之法，位用一针锋所指以定算位。数一从离起，指正南离为一，西南坤为二，正西兑为三，西北乾为四，正北坎为五，东北艮为六，正东震为七，东南巽为八。至九位阙，即在中央，竖而指天。"这有点像现在的钟表，针尖指向下代表1，沿顺时针方向分别代表1~8，针尖朝上竖在中间，代表9。

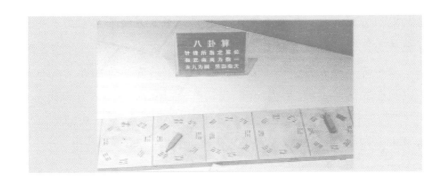

【九宫算】

口诀：二四为肩，六八为足，左三右七，戴九履一，五居中央。五行参数者，设位之法依五行。此为九宫飞星、月行九道、九宫八风的外算逻辑。

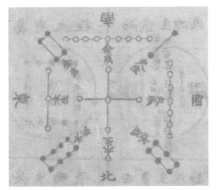 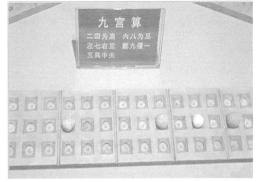

注：左侧图片来自《算法统宗》篇首。

九宫算在《数术记遗》所列的外算法中最为特殊，其他算法都是将数字置于不同的数位以表示不同的数值，即固定数位，让数字在数位上变动，这比较符合外算逻辑。而九宫算则将九宫九数固定，将代表不同数位的珠子摆到数字上，即固定数字，让数位在数字上变动，数位用不同颜色的算珠表示，仍是五行之色。上古圣人的脑路真是清奇，这实际上是内算的一种算法。

个	十	百	千	万	十万	百万	千万	亿
玄珠	赤珠	青珠	白珠	黄珠	赤线系黄珠	青线系黄珠	白线系黄珠	黄线系黄珠

4	9	2
3	5	7
8	1	6

九宫算表示的 2018

【运筹算】

"此法位别须算筹一枚，各长五寸。至一筹上各为五刻，上头一刻近一头刻之，其下四刻迭相去一寸，令去下头亦一寸，入手取四指三问间，有三节初食指上节间为一位，第二节间为十位，第三节间为百位，至中指上节间为千位，中节间为万位，下节间为十万位，无名指上节间为百万位，中为千万位，下为亿也。他皆效此。至算刻近头者一刻主五。其远头者一刻之别从下而起主一、主二、主三、主四，若一、二、三、四头则向下于掌中。中若具五则回取上头向掌中，故曰小往大来也，回游于手掌之间，故曰运于指掌也。"筹上刻 5 条横线，两两相隔一寸，最上面一条靠近上端，最下面一条距离下端一寸，5 条刻线从下至上分别代表 1~5 数字，将算筹倒拿过来，刻线从下至上数，分别代表 6~9 数字。3 寸为 10 厘米，这 1 寸的间隔正好能容纳一指的宽度，将一根根这样的算筹夹在指间，用指关节代表数位。

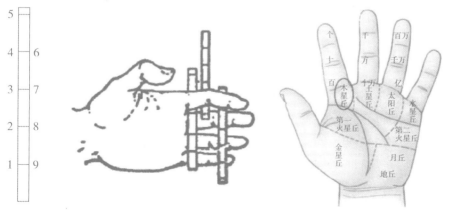

运筹表示 3、5、9 数字

《老子》提到"善计者不用筹策"，可见这时筹算已经比较普遍了，而且老子的说法侧面证明了筹算是内算的一种。因此我们说筹算是完成于春秋战国时期。"算"和"筹"二字出现在春秋战国时期的著作，如《仪礼》《孙子》《老子》《法经》《管子》《荀子》等中，甲骨文和钟鼎文中到现在仍没有见到这两个字。一二三以外的筹算数字最早出现在战国时期的货币（刀、布）上。

【了知算】

"了算之法，一位为一了字。其了有三曲，其下股之末，内主一，外主九。下次第一曲，内主二，外主八。其第二曲，内主三，外主七；其第三曲，内主四，外主六。当了之之首独主五。故曰首唯禀五，腹背两兼也。"用一个"了"字代表数位，算子放在"了"字不同位置，代表不同的数字。

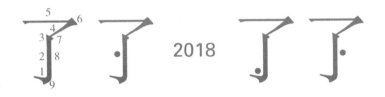

【成数算】（见文前彩图7）

"算之法，位别须五色算一枚，其一算之象，头各以黄色为本，以生数也，余色为首。其五行各配土，为成数也。水玄生数一成数六，火赤生数二成数七，木青生数三成数八，金白生数四成数九。若以首向东及南为生数，向西及北为成数。假令有九亿八千七百六十五万四千三百二十一者，以白算首向北为九亿，以青算首向西为八千，以赤算首向北为七百，以玄算首向西为六十，以黄算一枚竖为五万，以白算首向东为二十，以玄算首向南为一也，故首向东向南为生数，向西向北为成数。故云：春夏生养秋收冬成也。"成数算与五行算的基本逻辑相同，也是使用五行之色相互搭配表示数字，在此基础上引入了朝向的内算涵义：朝东或朝南放置的称为生数，表示数字1~4；朝西或朝北放置的称为成数，表示数字6~9；单色黄筹如何放置都表示数字5。子学的方位图为上南下北左东右西，简单地说，数字1~4朝上或朝左放置，数字6~9朝下或朝右放置。

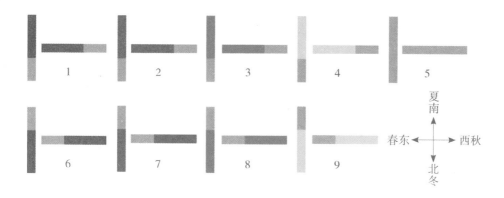

如此，从 1～9 每个数字就都有了一纵一横两种摆放法则，与积算中纵横两式不谋而合，摆数时纵横交错使用。摆法与四季一一对应，这也是内算的基本特征。

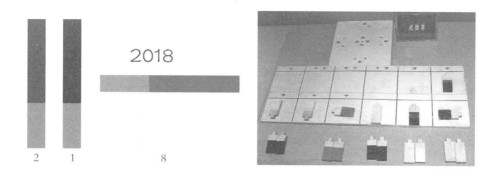

【把头算】

"把头之法，别须算二枚，一漫一齿。齿者一面刻为一，其一面为二，一面为三，其一面为四也。漫者为把头，即当五算。生齿者为把头，一目当一算，故曰：以身当五目视四方也。"把头算也是筹算的一种，用一横一竖两根算筹表示数字，组合起来其形状如农具耙子，故名之曰把（耙）头算。把头刻线，故称齿筹，刻一至四条线表示数字 1～4；把身没有刻线，称漫筹，表示数字 5；两者组合即代表数字 6～9。

319

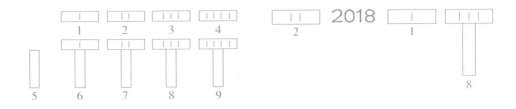

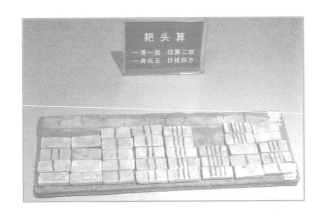

【龟算】

"为算之法，位别以龟，之四面为十二时，以龟首指寅为一，指卯为二，指辰为三，指巳为四，指午为五，指未为六，指酉为八，指戌为九，指亥为十。龟头指亥、子、丑不以为数。故云遇冬则停也。"子学里以十干十二支为地平坐标系的时间与空间矢量单位，时间矢量对应关系为寅卯辰为春、巳午未为夏、申酉戌为秋、亥子丑为冬。

寅	卯	辰	巳	午	未	申	酉	戌	亥	子	丑
正月	二月	三月	四月	五月	六月	七月	八月	九月	十月	十一月	腊月

十二地支分配筮龟成一周，龟头指向即表示数字，如同我们现在的钟表，春夏秋三季的地支表示数字1～9，冬季的地支不用，故曰"春夏秋成，遇冬则停"。

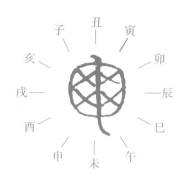

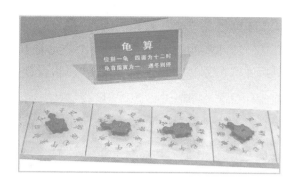

【珠算】

"控带四时，经纬三才。刻板为三分，其上下二分以停游珠，中间一分以定算位，位各五珠，上一珠与下四珠色别，其上别色之珠当五，其下四珠珠各当一。至下四珠所领，故云：控带四时。其珠游于三方之中，故云：经纬三才也。"运算法则与现代珠算算盘基本相同。

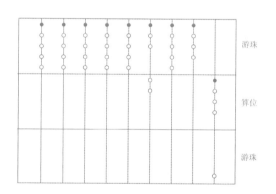

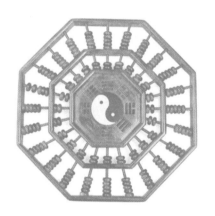

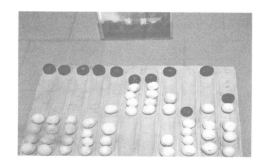

珠算是以"珠"为算子的计算技术。以"珠"为算子是珠算的本质特征。1976 年陕西岐山出土的西周（公元前 1066—前 771 年）陶丸，经考古专家和珠算史家共同鉴定为"算珠"，将古珠算的历史年代推前了 1000 余年，至今有 3000 多年历史。至于以后算盘结构的变化、算法的发展，只是珠算的发展完善过程，不属于珠算的起源问题。我没有将这里的珠算放到前面的外算部分，是因为不想破坏《数术记遗》的完整性，没有什么特殊的想法。

简单地从表面上看，这些算法大致分为三种类型，即筹算、珠算和指针算。积算、五行算、运筹算、成数算和把头算属于筹算；太一算、两仪算、三才算、九宫算、了知算和珠算属于珠算；八卦算和龟算属于指针算。

除了外算之积算和珠算以外，统览这些算法，不禁让人沉思。

如果推算一些简单的数字加减乘除，为什么要用这么复杂的数字推算逻辑，而且已经说明，积算就是常用之法，即平时简单的数字加减乘除，积算已经够了。可见，这些外算逻辑绝对不是简单的算算数字而已，因为算法逻辑甚至比数字加减乘除本身的逻辑还要复杂，1～9 的数字都与子学的内算逻辑密切相关。在徐岳的《数术记遗》中也仅仅是记录了数字和数位的表示方法，其算具中仅仅几个表格与算珠、算筹的外形、颜色、摆法与数字关联起来，古人就已经赋予阴阳五行、八卦干支、四时五行等天象天机的属性，至于如何运算，应是依赖于其各种算法的心算口诀，即内算心法，可惜的是，这些内算心法基本上已经失传了。

而这些史前的算具算盘其实已经相当于现代的计算机的运算功能和运算逻辑了。只是一个算物，一个算天人而已。

实际上，在《黄帝内经》中就有不少涉及"式"的内容。例如，《灵枢·卫气行》即属六壬式，《灵枢·九宫八风》属太乙式。又如，《天元玉册》中的奇门遁甲式（也叫九旗太乙栻法），及唐代王冰注《素问·天元纪大论》中"九星悬朗"说："九星谓天蓬、天芮、天冲、天辅、天禽、天心、天任、天柱、天英，此盖从标而为始，遁甲式法，今犹用焉。"可见遁甲式并非从宋代才开始流传，《黄帝内经》中已有所涉及。

如《灵枢·卫气行》云："岁有十二月，日有十二辰，子午为经，卯酉为纬。天周二十八宿，而一面七星，四七二十八星，房昴为纬，虚张为经。"1977 年安徽阜阳双古堆 M1 出土了一个六壬式盘，有天盘和地盘，天圆地方。天盘刻有二十八宿和十二月次，中间还刻有北斗七星形状。地盘从外至内有三层文字：外层是二十八宿，每边七宿；中层是十二地支，每边三个；内层是十天干，其中戊、己重复一次刻在四角，另外四角增加了"天廪""鬼月""土斗""人日"。天盘无经纬线，不易判断，而地盘所刻十二地支和二十八宿都是按经纬阴阳方位排列的，其布局与《灵枢·卫气行》所载相近。其中，左右正中线处对应的地支是"卯""酉"，星宿是"方（房）""昴"，与《灵枢·卫气行》所载"卯酉为纬""房昴为纬"相合。上下正中线处地支是"子""午"，与《灵枢·卫气行》"子午为经"同，但星宿则是"虚"，"星"，与《灵枢·卫气行》"虚张为经"不同。从地盘上看当是"虚星为经"。

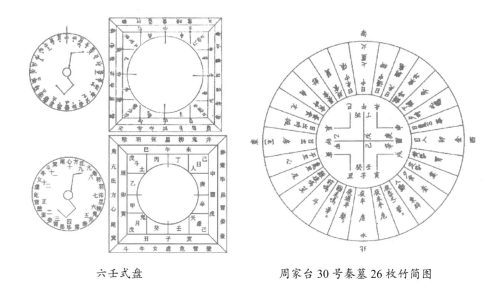

六壬式盘　　　　　　　　周家台 30 号秦墓 26 枚竹简图

　　1993 年湖北沙市周家台 30 号秦墓（墓葬年代推测是秦代末年）出土的竹简中，有一幅由 26 枚竹简（第 156～181 号简）拼合的线图，图主要由大小两个同心圆构成。在大圆的上、下、左、右的方向上，外侧标以方位——东、西、北、南，内侧标以五行——木、金、水、火。在大小圆之间被分割成二十八块扇面，每块扇面由内向外书有二十八时段名和星宿名。

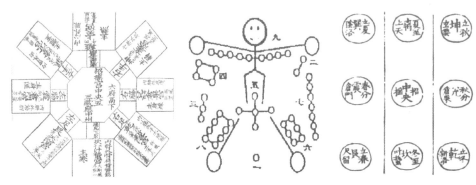

《太素》萧延平本九宫八风图

1977 年安徽阜阳双古堆 M1 出土的西汉汝阴侯夏侯婴墓里的太乙九宫占盘，其格局、文字与《灵枢·九宫八风》篇首图相近。图上有九宫的名称、对应的八卦和八节，图下的文字又有配以数字和方位。说明《灵枢·九宫八风》篇首图是完全有可能当时就存在的。而《黄帝内经太素》卷第二十八《九宫八风》也有一幅栻图，较《灵枢·九宫八风》篇首图多了天干地支、主气、内舍脏腑、外在部位等。

太乙九宫占盘、《灵枢》、《太素》的九宫名称

方位	东	东南	南	西南	西	西北	北	东北	中央
太乙九宫占盘	苍门	阴洛	上天	玄委	仓果	新洛	汁蛰	天溜	招摇
《灵枢》	仓门	阴洛	上天	玄委	仓果	新洛	叶蛰	天留	招摇
《太素》	仓门	阴洛	上天	玄委	仓果	新洛	汁蛰	天溜	招摇

在古中医典籍的字里行间许多地方还能看到使用"栻法""栻盘"的痕迹。

如《灵枢·逆顺肥瘦》曰："圣人之为道者，上合于天，下合于地，中合于人事，必有明法，以起度数，法式（栻）检押，乃后可传焉。故匠人不能释尺寸而意短长，废绳墨而起平木也，工人不能置规而为圆，去矩而为方。知用此者，固自然之物，易用之教，逆顺之常也。"这里所称符合于天、地、人事的所谓"明法"就是式（栻）法。"法式检押"是两个并列的动宾结构。"法式"，即取法于式（栻）；"检押"，《苍颉篇》"检，法度也"；押，通

"狃"，接连之意。《汉书·息夫躬传》"羽檄重迹而狃至"。此处用为动词，意谓考查、察验。"检押"，就是在连接之处考查，也就是转动天盘，在天盘与地盘之间进行校验。而"知用此者"，才能推算出人体某些生理功能与天道的关系，这就像"匠人不能释尺寸而意短长"一样，必须借助于栻盘一类刻有"度数"的工具，才能探知天人之间的"逆顺"规律性。

式盘可以显示卫气运行的时空系统。

《灵枢·卫气行》曰："黄帝问于岐伯曰：愿闻卫气之行，出入之合，何如？岐伯曰：岁有十二月，日有十二辰，子午为经，卯酉为纬。天周二十八宿，而一面七星，四七二十八星，房昴为纬，虚张为经，是故房至毕为阳，昴至心为阴，阳主昼，阴主夜。故卫气之行，一夜五十周于身，昼日行于阳二十五周，夜行于阴二十五周，周于五脏。"下图是上海博物馆所藏"东汉铜式盘"所铭图文，将其对照"卫气之行"，可以清楚看出"血脉营卫，周流不休，上应星宿，下应经数"（《灵枢·痈疽》）的整个情况。

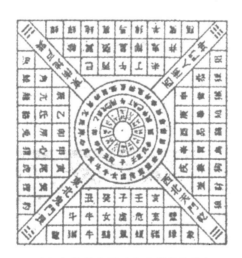

东汉铜栻铭文图（上海博物馆藏）

铜栻上有二十八个星宿，平均分布在东南西北四方，每一方各自有七个星宿，即"一面七星"；房宿在东，昴宿在西，东西横线为纬，所以"房昴为纬"；虚宿在北，张宿在南，南北竖线为经，所以"虚张为经"。四方分属四时，四时更迭，终而复始，这就是所谓"夫春生夏长，秋收冬藏，此天道之大经也（《史记·太史公自序》）"，用以说明一年之中"天道"的循环规律。在古人观念里，这个"天道"大系统是由包括人类在内的无数小系统构成，空间如此，时间也是如此。

《灵枢·顺气一日分为四时》曰："春生、夏长、秋收、冬藏，是气之常气，人亦应之，以一日分为四时，朝则为春，日中为夏，日入为秋，夜半为冬。"可见栻盘这种时间、方位配属的感应模式，既为一年而设，也为一日而设。如以"一日分为四时"，则将天盘左转，斗柄（上海铜栻图缺斗柄）从东方（春）的房宿，经过南方（夏）再向西方（秋）的毕宿，其位在十二地支中为卯、辰、巳、午、未、申六个时辰，这六个时辰是白昼，属阳，所以"房至毕为阳"；从西方（秋）的昴宿，经过北方（冬）再向东方（春）的心宿，其位在十二地支中为酉、戌、亥、子、丑、寅六个时辰，这六个时辰是夜晚，所以"昴至心为阴"。卫气"日行于阳，夜行于阴"，循环则发生在一日之中的小系统内。

在《灵枢·卫气行》中详细描述了卫气在一昼夜十二时辰中行于阴阳各二十五周的藏象经络顺序，以及"人气"随十二时辰不同行于不同经络的顺序，最后还说"《大要》曰，常以日之加于宿上也"，这正是伤寒算法中的天文原理。而《大要》是《素问·至真要大论》中频繁引用的比《黄帝内经》更早更古的上古中医医籍，这说明关于伤寒、杂病等的古中医算法不仅是真实存在的，而且具有悠久历史渊源。

九宫八风式盘是《黄帝内经》中另一种预测疾病的方法。

它主要是把"洛书"的九宫和后天八卦相结合，这样便确定了方位，再根据对星辰的观测而明四时，定节令。除中央以外的八宫，每宫主二十四节气的三个节气，约四十六日。天象的观测主要是对"斗有七星"的大熊星座每年绕北极星（即"太一"）旋转一周而得到。七星斗柄所指，就是该宫的时节，根据过宫时节风向的逆顺，可判断未来三个节气的气候常与反常。进而推测气候变化对人的影响。处处皆数术。

太一行九宫的论述，在《内经》中突出反映于《灵枢·九宫八风》篇。该篇将太一的运动分为大、小两种周期，大周期太一一年在八宫间移居，即"太一常以冬至之日居叶蛰之宫四十六日，明日居天留四十六日，明日居仓门四十六日，明日居阴洛四十五日，明日居天宫（《太素》作'上天'，与图合）四十六日，明日居玄委四十六日，明日居仓果四十六日，明日居新洛四十五日，明日复居叶蛰之宫，曰冬至矣"。

古人把以二分二至为标志的太阳年分作八节，每节四十五日，共三百六十日。这与实际的太阳年有差，所以在叶蛰、天留、仓门、上天、玄委、仓果各加一日，即四十六日，通计共三百六十六日，合于《尚书·尧典》的"期三百有六旬有六日"。而且，在太一移宫之日，即冬至、立春、春分等八节，"天必应之以风雨，以其日风雨则吉，岁美民安少病矣。先之则多雨，后之则多汗（旱）"。八风的虚实邪正也是根据太一居宫期间的风向来判断："风从其所居之乡来为实风，主生长，养万物；从其冲后来为虚风，伤人者也，主杀主害者。"

小周期太一从冬至之日起居于叶蛰，但每日又有所游，按照九宫一至九的次序，第二日游于玄委，第三日游于仓门，第四日游于阴洛，第五日到中宫，第六日游于新洛，第七日游于仓果，第八日游于天留，至第九日又回到叶蛰。居其他宫时，依此类推。故原文说："太一日游，以冬至之日始居叶蛰之宫，数所在，日徙一处，至九日复反于一。常如是无已，终而复始。"小周期同样有数术的意义，故原文又说："太一在冬至之日有变，占在君。太一在春分之日有变，占在相。太一在中宫之日有变，占在吏。太一在秋分之日有变，占在将。太一在夏至之日有变，占在百姓。所谓有变者，太一居五宫之日，病风折树木、扬沙石。"此指小周期而言，因为大周期没有中宫。太一居于一宫而游于九宫，所谓二分二至实指在四正位置的宫，加上中宫便是原文的五宫。在五宫中一宫之日有变，即有折树木、扬沙石的暴风，分别应于君、相、吏、将或百姓。

八卦、九宫、八方、八节、八风及脏腑、肢体、主病、占变对应表

八卦	九宫	八方	八节	八风	脏腑	肢体	主病	占变
离	上天	南	夏至	大弱风	心	脉	热	百姓
坤	玄委	西南	立秋	谋风	脾	肌	弱	—
兑	仓果	西	秋分	刚风	肺	皮肤	燥	将
乾	新洛	西北	立冬	折风	小肠	手太阳脉	溢，闭	—

续表

八卦	九宫	八方	八节	八风	脏腑	肢体	主病	占变
坎	叶蛰	北	冬至	大刚风	肾	骨、膂筋	寒	君
艮	天留	东北	立春	凶风	大肠	两胁腋骨下、肢节	—	—
震	仓门	东	春分	婴儿风	肝	筋纽	湿	相
巽	阴洛	东南	立夏	弱风	胃	肌肉	重	—
—	招摇	中央	—	—	—	—	—	吏

文中还有一种占吉凶的方法："是故太一入徙，立（位）于中宫，乃朝八风以占吉凶也。"此又是就小周期而言，根据太一入徙于中宫之日，观察风所自来，以定吉凶，与八风虚实邪正的判断并不相同。《灵枢·九宫八风》所讲的，是依太一行九宫的原理，以八风为占的数术。至于八种虚邪之风对于人体的损害，则又构成了八风八脏的理论，即冬至吹南风，病在心与脉；立春吹西南风，病在脾与肌肉；春分吹西风，病在肺和皮肤；立夏吹西北风，病在小肠；夏至吹北风，病在肾和骨；立秋吹东北风，病在大肠；秋分吹东风，病在肝与筋；立冬吹东南风，病在胃和肌肉。《素问·金匮真言论》则有"天有八风，经有五风，八风发邪，以为经风，触五脏，邪气发病"的论述，八风八脏则演变为八风五脏之论。

《灵枢·九针论》则提出身形应九宫、九野之说："岐伯曰：请言身形之应九野也，左足应立春，其日戊寅己丑；左胁应春分，其日乙卯；左手应立夏，其日戊辰己巳；膺喉首头应夏至，其日丙午；右手应立秋，其日戊申己未；右胁应秋分，其日辛酉；右足应立冬，其日戊戌己亥；腰尻下窍应冬至，其日壬子；六腑膈下三脏应中州，其大禁，大禁太一所在之日及诸戊己。凡此九者，善候八正所在之处，所主左右上下身体有痈肿者，欲治之，无以其所直之日溃治之，是谓天忌日也。"这里，人身九部与天之九野相应，天上的"太一"按八节顺移九宫，那么，与之相应的人身之"太一"按八节顺移九部，当天之"太一"行到某宫时，人身之"太一"也行至相应的部位。"太一"为天之贵神，不可触犯，人身之"太一"为人身贵神，也不可触犯，故当"太一"行至某宫时，其所对应的人体部位就不可针刺，即使有痈肿需要治疗，也不能在该部位对应的"太一"到宫之日刺溃之。

文中以干支标志人体各部刺禁日，就日支而言，子、午、卯、酉居四正之宫，寅申、丑未、辰戌、巳亥两两相对居四维之宫；日干则以壬、丙、乙、辛居四正之宫，戊、己居四维之宫。日干支在各宫的分布则依干支的五行属性而定，故从五行而论，这些日子都是各节中的王日，若从丛辰的角度看，这些日子又是各节所当月份的建日（即月建），月建为月中贵神，不可触犯，故人身相应部位在月建所在之日亦不可针刺。

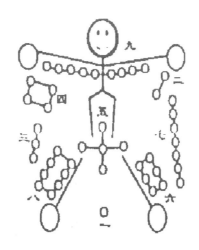

《素问·六节藏象论》云："帝曰：余已闻六六九九制会也，夫子言积气盈闰，愿闻何谓气？请夫子发蒙解惑焉。岐伯曰：此上帝所秘，先师传之也。帝曰：请遂闻之。岐伯曰：五日谓之候，三候谓之气，六气谓之时，四时谓之岁，而各从其主治焉。"这里的"六六"即一年六气，一气六十日；"九九"即九宫地理，年月日时皆有九宫飞星盘；"制会"即六气与九宫的调谐周期。关于五运六气的时间理论，中医界一般略知一二。但关于地理九宫空间理论，除了堪舆家之外，知之者甚少。

其实，《素问·五常政大论》就明确指出，研究运气要注意地理、方位的差异，如"东南方，阳也；阳者其精降于下，故左热而右温。西北方，阴也，阴者其精奉于上，故左寒而右凉。是以地有高下，气有温凉，高者气寒，下者气热"。又说："一州之气，生化寿夭不同，其故何也？岐伯曰：高下之理，地势使然也"，"故治病者，必明天道地理，阴阳更胜，气之先后，人之寿夭，生化之期，乃可以知人之形气矣"。在《天元玉册》中还详细记载了地理九宫与五运六气之间的生克制化法则。所以，天道、地理、气化、人体形质等，都是影响疾病形成的因素，诸种因素综合决定一个具体的疾病过程，并未"以一定之法而测非时之变"。可见，在《黄帝内经》中一直就有洛书的天人之应。

至于古中医的五运六气排盘，这已经是古中医的基本技能了，在此不再细说，仅列盘如下。

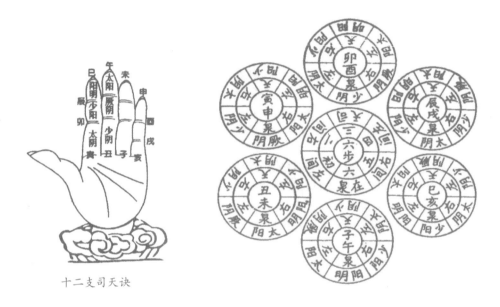

十二支司天诀

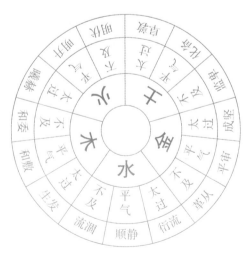

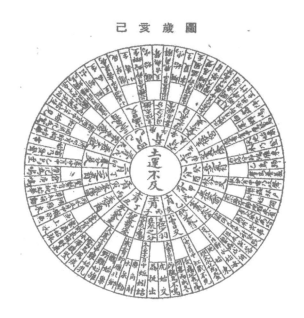

己亥岁图

在子学九式中，还有先秦时期的太乙、奇门遁甲、六壬、斗数、堪舆的式盘，这些式盘都是以九宫八卦配天干地支，以行顺逆之法、奇偶之数、阴阳之历法、五行之术。

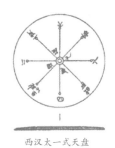

西汉太一式天盘

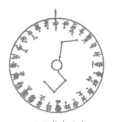

六壬式盘天盘

采自《文物》，1978年第8期

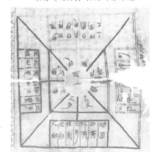

西汉太一式地盘

安徽阜阳双古堆西汉汝阴侯墓出土
采自《文物》，1978年第8期

马王堆帛书《阴阳五行》乙本"九宫图"

采自《马王堆帛书汉墓文物》，湖南出版社，1992，144页

331

太乙之式盘，是基于九宫飞星之上而旋转乾坤，翻转坎离，布局三基、四计、五福、大小游、十精太乙、阳九、百六、入卦、历法之类的日月五星天体预测历数。我们前面已经说过，九宫飞星是基于月行九道而成，而月球又是地球的一颗卫星，二者共同组成地月系而围绕北极轴旋转，从而形成太乙之式。太乙之神是岁星，计神之神、客参将之神也是岁星，天目文昌之神是荧惑，地目始击之神是镇星，主大将之神是太白，客大将之神、主参将之神是辰星。

这些都说明太乙之式是关于以地球为中心的地球系的天体运动规律，说白了，就是以地球为中心的日月五星的运行规律。而参照系是二十八宿、紫微三垣的极坐标系统，地球是原点，日月五星是其中的动态坐标。一整套太乙概念都是描述五星的顺逆迟速在地月系中参量的投影与映射，但又不同于五行系统的抽象，更像是历数史中的原始五行，实际上是五运六气的源头活水。而描述地月系的能动矢量就是卦气系统、河洛系统与天干地支系统。以上说的是太乙的空间能动矢量。

太乙的时间周期是五元六纪三百六十年。五元：指甲子元、丙子元、戊子元、庚子元、壬子元，每元七十二年，五元共三百六十年。六纪：六十甲子每六十年一个轮回，为此甲子年至癸亥年六十年称为"一周纪"。一个甲子元为一纪，每纪六十年，六纪共三百六十年。三百六十年为五元六纪的周期数，七十二年为元之周纪数，六十年为纪之周期数。太乙每宫居三年，不入中宫，二十四年转一周，七十二年游三期。太乙之神每宫留三年，从这一点来看，太乙不是一年周期的天体运动。

《素问·天元纪大论》说："天以六为节，地以五为制，周天气者，六期为一备，终地纪者，五岁为一周，五六相合，而七百二十气为一纪，凡三十岁；千四百四十气，凡六十岁而为一周，不及太过，斯皆见矣。"这是对六十甲子周期的进一步解释和说明，天气的司天在泉以六气为周期，地气的五运以五为周期，所以六气周天需要六年，五运周地需要五年，二者调谐为 30 年，每年 24 节气，共 720 个节气，叫作一纪三十年。那么六十年即是 1440 个节气，叫作一周，60 年以后，黄道坐标系与地平坐标系又周而复始地进行下一个周期的轮回。

可以说，五运六气起源于太乙之式。

首先，二者调谐周期相似。五元相当于五运，一元72年，一运72天；六纪相当于六气，一纪60年，一气60天。这是将一个纪元全息于一年，如同年月与日时的全息一样，只是计算调谐周期的参照系不同而已。其次，五运六气之最重要的概念之一太乙天符，同太乙有相关性。再次，在《黄帝内经》之中，有太乙行九宫八风的记录。在"运气九篇"中，计算疫疠的时候，要看太乙之所在。最后，在《天元玉册》中，明确论述了十精太乙、十神太乙等等太乙之式。

太乙之式同太极之式相同。太乙生天目文昌、地目始击两目，两目生主客大小四将，四将再生太乙、监将、计神定将、主大将、客大将、主上将、客上将、主参将、客参将等具体八将（现在军队中的大将、上将等称呼即来自于太乙兵书体系），正如四象衍化八卦一样。太乙通过九宫转位和行宫顺序，就可以进入实际的布局计算之中。太乙数以年月日时为纲，以太乙八将为纬，以三基（君基、臣基、民基）、五福、十精为位，以太乙八将所临十八间神方位而推"掩、拍、囚、击、关格"等格局，用来占国政内外福祸。又推四神之分野，以占水旱兵丧、饥馑疾病，再推三基五福大小游二限等，用来推算古今治乱。

太乙按照《易纬·乾凿度》和《黄帝内经》之中记载的太乙行九宫法的太乙数据，依时辰推算成局。太乙每一元为七十二局，太乙三年游一宫，二十四年而游毕九宫。不过太乙行九宫的顺序是以乾巽为一九，与后天八卦九宫位置相差一位（此局与遁甲布局相异，遁甲飞星以洛书九宫而依归），就是将八卦九宫飞星宫位逆时针旋转45°，以乾为一宫、巽为九宫、震为四宫、艮为三宫、坎为八宫、兑为六宫、坤为七宫、离为二宫。可以看出，太乙之式用的是赤道八卦，即后天八卦，即说明这是以地球为参照系原点的日地月系统。

九 巽	二 离	七 坤
四 震	五	六 兑
三 艮	八 坎	一 乾

关于太乙的这种旋宫逆转的立意，郭璞在《太乙灵曜经》中说："地缺东南，宫数多者，不出于九，故差九以填之。"而《太乙淘金歌》则称："太乙寄理，以明人事，后王得之，以统一天下，所以

差一宫以就乾位。"《太乙金镜式》中说："太乙统人事，以知未来之道，故圣人特差一宫，以明先知之义也。"显然，这几种解释都是牵强附会，义理不通，人为随意差遣的色彩浓厚。

实际上，之所以逆转一宫，是因为地理位置的南北与磁极的南北是有偏差的，即磁偏角。地磁极是接近南极和北极的，但并不和南极、北极重合，一个约在北纬72°、西经96°处，一个约在南纬70°、东经150°处，磁北极距地理北极大约相差1500公里。在一天中磁北极的位置也是不停地变动，它的轨迹大致为一椭圆形，磁北极平均每天向北移40米。在我国，正常情况下，磁偏角最大可达11°（如漠河），一般情况为2°~7°（北京5°50′、郑州3°50′），靠近南端的西沙群岛0°10′。而且磁场强度有稳定的衰减，近百年来基本磁场强度衰减了5%。如果照此速度继续衰减下去，那么基本磁场将会在2000年后消失。如果按照这种速度反推回去，5000年前的磁场比现在要强100%，那么磁偏角也会有更大的变异。地球磁场的发现与应用最先体现在5000年前的太乙之式中，但是后来随着太乙的式微，这个"气场"（就是电磁场和引力场）概念逐渐出现在儒学与宋明理学的学术体系中，在宗教中则是以"光结构"或"固体光"（就是高能量物质）的形式存在，而在子学中则以罗盘和司南的方式固定下来，最后成了我们耳熟能详的四大发明之一了。

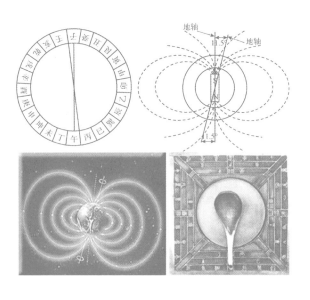

其实太乙的原理跟四柱八字没有本质区别。四柱是以一个人的出生时间来推断人的吉凶，而太乙是以上古"日月合璧，五星连珠，七曜齐元"为计算起点，即甲子年甲子月甲子日甲子时夜半朔旦冬至点为历元，并以此来推以后的太乙积年，说白了就是为当时的日月五星天体推八字，再把星象和地上人事对应起来，内算出一些规定，如关、迫、掩、囚、三才数、阴阳数，等等，演出盘式以后，就看星象所代表的人事年份落宫好坏来推人间吉凶。

有人认为，即使按照太乙积年的起算时间算来，太阳系的宇宙天体世界到 2020 年，也不过才 10155937 年，可是按照现代天文学观测表明，太阳系之太古原始宇宙至今已 45 亿年，而整个人类能理解的宇宙也有 200 亿年之久，似乎与太乙积年的时间差距太大。实际上，所谓的"太乙积年"不过是历法计算天体运行状态的一个天文概念，并不是说这就是宇宙起源的时间表了。因为我们知道，宇宙天体的运行是有周期的，而这个"太乙积年"只不过是一个调谐周期内的时间表而已，但是整个宇宙天体运行的过程却不是一个周期。正如同我们在论述地支三合的天文机制时所说到的"古四分历"周期一样，四年一个周期。日月五星地球都有自己的运行周期，我们不能说这些天体旋转完一个周期后就毁灭了吧。一个周期的完结不是宇宙末日，而是下一个周期的开始。所以在太乙古籍中有一个计算式法的概念，叫作截法，就是截取不同时间点来计算太乙之式，而实际上就是不同周期的相同天体状态而已。

在现代学者考据《天元玉册》的过程中，因为截法时间为"大唐麟德元年"，即公元 664 年的甲子年，就武断地认为《天元玉册》是唐以后的作品。其实"截法"一篇是作为《天元玉册》的再版序言或再版说明而由王冰写成的，因为太乙积年的数字越大，计算起来就越麻烦，所以王冰就将这个太乙积年的数值截取到最小，仅是作了一个说明和替代而已，居然就变成否定《天元玉册》的"罪证"了。

在《后汉书·高彪传》中记载了高彪在欢送一位将军第五永赴幽州（今北京一带）任督军御史时说："天有太乙，五将三门；地有九变，丘陵山川；人有计策，六奇五间。"注云："太乙式，凡举事欲发三门、顺五将。发三门者，开门、休门、生门。五将者，天目、文昌等。"虽然这里说得简单，但是却与现存的太乙之式相同，因此太乙式最晚可以明确追溯到汉朝。

而《南齐书·高帝纪》也记载了当时还是刘宋朝的将领肖道成（即南齐高帝）在夺取刘宋朝帝位时，兼太史令将作匠陈文建奏符命时说道："宋自永初元年至升明三年，凡六十年，咸以六终六受。六，元位也。"对此史臣解释说："是岁太乙在杜门，临八宫，宋帝禅位。不利为客，安居之世，举事为主人，禅代之应也。"可见，太乙之式在古代是解释国家大事变化、改朝换代的权威依据。

奇门遁甲式盘脱胎于太乙式，在《天元玉册》中又称为"九旗太乙"。而在周秦时名"阴符"，汉魏时名"六甲"，晋唐宋元称"遁甲"，明清以来谓之"奇门遁甲"，或者有时称"奇门"，有时称"遁甲"，皆是指这一数术内容。太乙之式是在年、章、蔀、纪、元、太乙积年等大宇宙尺度上计算地球气场的古盖天论模型，它的基本周期是 4560 年。而奇门遁甲式是在年、月、日、时的小宇宙尺度上计算地球气场的古盖天论模型，它的基本周期是 4320 时辰。

我们在前面说过，年月与日时是同样的时间结构，因为地球围绕太阳公转实际上就是太阳围绕地球公转，只是以哪个星球为参照系的原点而已，所以有年上起月的五虎遁和日上起时的五鼠遁，却没有月上起日的什么遁，就是因为这个原因，年月和日时是同样大小的时间结构。太乙之式与遁甲之式也是同样的时空关系，只是二者是在九宫分野的地平坐标系及黄道坐标系、赤道坐标系基础上计算阴阳五行，而四柱、六爻等完全是在天干地支的地平坐标系与赤道坐标系中计算阴阳五行，六壬是在地支的地平坐标系中计算阴阳五行，玄空飞星是在九宫和地支的地平坐标系中计算阴阳五行，而五运六气是在集黄道坐标系、赤道坐标系、地平坐标系、极坐标系等基础之上计算天地之阴阳五行，进而计算人体的阴阳五行而形成古中医体系，所以因为各自坐标系不同而形成了不同的式法。

奇门遁甲最开始，黄帝按照玄女的方法建立了 4320 局法，即每 1 时辰 1 局的遁甲式法，即 360 日 ×12 时 =4320 时辰。黄帝的大臣风后将之简化为 1080 局，即每 4 个时辰 1 局，或每日分为 3 局。后来姜太公将 1080 局演化为 72 局，由 4 个时辰变为 60 时辰 1 局，或 5 日 1 局，正合 60 甲子 1 局。再后来就是汉代张良进一步简化为 18 局，阳遁 9 局，阴遁 9 局。可以看出，遁甲式从最初的 4320 局逐渐精简到 72 局，72 局的时空结构历法基础就是 72

候，《黄帝内经》中就认为 5 日为 1 候、3 候为 1 气、6 气为 1 时、4 时为 1 岁，等等，这是在所谓的"硬局"范围内的衍化。到汉代由"硬局"进一步衍化为阴阳二遁 18 局的"活局"。姜太公的 72 局与张良的 18 局可以互推，但姜太公 72 局是建立在时间周期基础上，而张良 18 局是建立在月行九宫基础上。关于洛书九宫起源于"月行九道"，前面已经详细论述了，实际上在古籍中也都有记载，如《乾坤凿度·坤凿度》引《制灵经》说"天有九道，日月恒经历之道也"，《汉书·天文志》说："月有九行者……"就是指的洛书九宫。月主风雨，所以古人常用洛书九宫预测风雨旱涝及疾病流行规律等。

也就是说，时家奇门是一个时辰一个格局，按奇门历法，每年冬至上元到第二年冬至上元为一个循环，总共是 360 日。每天十二个时辰，一个时辰一个格局，全年的局数是 $12 \times 360 = 4320$，为四千三百二十局。但在这 4320 局中，实际上每一局是重复了四次的。拿阳遁一局来说，冬至上元、惊蛰上元、清明中元、立夏中元，都完全一样，皆属于阳遁一局。这四个元共二十天，但落实到时家奇门排局，其格局类型以每个时辰一个格局计算，并不是 $12 \times 20 = 240$，而是 $12 \times 20/4 = 60$（因每一局重复了 4次）。即六十个格局，正好占据了从甲子到癸亥这十天干与十二地支的六十种结合。阳遁一局是如此，其他各局也无不如此，即都重复了四次。所以全年 360 日，4320 个时辰，因为就格局讲都重复了四次，全年时辰的格局类型则为 $4320/4 = 1080$。

这就是传说的黄帝命风后创立的一千零八十局。又据说传到姜太公吕望时，将这一千零八十局简化为七十二局。这七十二局不难理解，因按二十四节气论算，每个节气为十五天，一节又分上、中、下三元，每元为五天。一节三元，全年二十四节气的元数则是 $3 \times 24 = 72$。全年 1080 个局，但并不是每一局都要用一个盘去演示，如果用活盘演示，每个活盘可演示从甲子到癸亥 60 个时辰的格局，$1080/60 = 18$，用十八个活盘就可以演示整个年所有时辰的格局。一共十八局，就是阳遁九局、阴遁九局。

《素问·六节藏象论》中说："夫六六之节，九九制会者，所以正天之度、气之数也。天度者，所以制日月之行也；气数者，所以纪化生之用也。天为阳，地为阴；日为阳，月为阴。行有分纪，周有道理，日行一度，月行十三度而有奇焉，故大小月三百六十五日而成岁，积气余而盈闰矣。立端于始，表正于中，推余于终，而天度毕矣。"又说："天以六六为节，地以九九制会，天有十日，日六竟而周甲，甲六复而终岁，三百六十日法也。"此处的六六之节是指六气或六个六十甲子，此为三百六十日之法；九九制会是指九宫飞星；实际上就是将天干、六十甲子与九宫联系起来，这正是遁甲之式的基本核心。在《天元玉册》中有大量古中医、古运气与遁甲、太乙的论述，这说明古中医与太乙、遁甲的密切联系，实际上五运六气及奇门遁甲都是源于太乙之式。

在遁甲式中，是用天干来代表一年之中阴阳两气的消长升降，以月行九宫作为阴阳消长升降的尺度。冬至之后，一阳初生，遁甲以戊己庚辛壬癸乙丙丁从九宫低位向高位顺飞，以模拟阳长阴消的天体气场格局；夏至之后，一阴初生，遁甲以戊己庚辛壬癸乙丙丁从九宫高位向低位逆飞，以模拟阴长阳消的天体气场格局。这样就形成了遁甲之式的地盘。但是地球一年四季的轮回，毕竟是通过一个时辰一个时辰一个昼夜一个昼夜积累而来的，于是遁甲在地盘基础之上，以时辰为最小时空结构，以时旬为基本时空单位，逐个飞布地盘的天干逐个时辰来顺时针旋转，以模拟地球自转；逐次便加乘出天盘天干，人事天时因地球每日每时的运转也不断发生改变，故而代表人事的八门和代表天时的九星，也随天盘天干的飞布同步顺时针旋转，于是便形成了遁甲之式中的人盘与天盘。

由此可以看出，遁甲式地盘代表地球公转，立天盘于地盘之上代表地球自转，布人盘立于地球自转公转之中，以代表人事变迁。很明显，遁甲造式立盘的用意与六壬布天地之盘的用意有相似之处。不同的是，六壬用天盘来描述地球公转，立地盘代表地球自转，与遁甲之式的天地之盘位正好相反。原因主要是因为，遁甲、六壬的创制者们仰观俯察天地的角度不同而成。大六壬以仰观天象为主，三垣之斗柄旋转一圈，太阳就逆行周天一圈而成一岁，地上昼夜相应更替三百六十次而成一岁，于是便立地盘于上、天盘于下。遁甲式则以俯察地理物候为主，一年四季七十二候，年年如此，相应北斗、太阳顺行一圈，一年之中也要有三百六十周次，于是便立天盘于上、地盘于下。对于壬遁基本天象原理的一致性，《遁甲演义》说："壬遁入门各有不同，要其极致则无二理也。"实质上，二者都是古盖天论之四分历的衍化。

　　奇门遁甲的基本时空格局就是以后天八卦时空配以洛书九宫，再配上九星和八门。这不是随机的组合，而是以人为中心，上有来自宇宙天体的能量背景辐射，下有地球磁场的同化，这种全方位能量场时空的不同时空尺度的感应效应作用于人体的生物时空结构，在不同的时间结构和空间结构发生的不同背景能量变化就产生了不同的时空力学效应格局，现代科学术语叫作"电磁场"和"引力场"，通俗地说是"气场"，子学专业术语叫作"格局"。古人经过长期的修炼和体验，用高度系统周期全息的九宫洛书配以八卦、八门、九星来反映这种宇宙时空结构变化中的规律性，地盘是九宫八卦，人盘是八门，天盘是九星。

　　六壬之式盘的天象来源于太阳之躔度过宫和北斗七星之斗建，我们称之为"日躔月建"，"日躔"即地球公转，"月建"即地球自转。中国古盖天论将黄道与地平坐标系分成动态 12 宫，用 12 地支标示，由于地球的公转，造成太阳与地球在 12 宫位置逆时针旋转（如图），一月过一宫。我国古天文学已经精确算出地球公转一周的时间，与现代的计算结果只差几分钟的时间；而地球的自转又造成太阳每天在黄道 12 宫上顺时针每一时过一宫（仰视天北极）；而月球每月绕地一周，也在黄道 12 宫上顺次过宫，12 地支的六合就来源于日月合朔，如正月（寅月）太阳在子，30 日后太阳与月亮同到黄道亥宫，所以寅亥相合，等等。

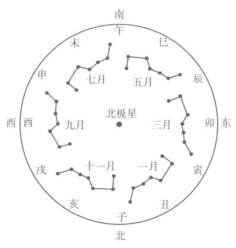

地球自转之月建图

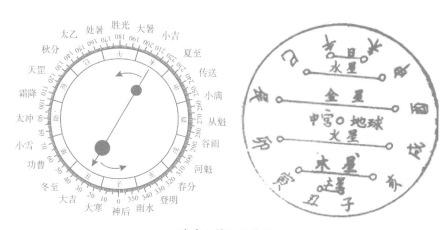

地球公转之日躔图

在古四分历时代，古人观察到北斗九星斗柄指寅时，太阳正在诹訾星次，诹訾亦称为亥宫。严格地说在正月朔日太阳与月亮相会于同一宫次之起点，所以太阳躔某一星次时，称为太阳过宫，如太阳躔诹訾亥宫，等等。太阳过宫也称为月将，这就是大六壬中的神将。

具体来说，十二月之合神或月将为：

正月斗建于寅，日月会于诹訾亥宫，故寅与亥合，即正月建寅，亥将登明。

二月斗建于卯，日月会于降娄戌宫，故卯与戌合，二月戌将河魁。

三月斗建于辰，日月会于大梁酉宫，故辰与酉合，三月酉将从魁。

四月斗建于巳，日月会于实沈申宫，故巳与申合，四月申将传送。

五月斗建于午，日月会于鹑首未宫，故午与未合，五月未将小吉。

六月斗建于未，日月会于鹑火午宫，故未与午合，六月午将胜光。

七月斗建于申，日月会于鹑尾巳宫，故申与巳合，七月巳将太乙。

八月斗建于酉，日月会于寿星辰宫，故酉与辰合，八月辰将天罡。

九月斗建于戌，日月会于大火卯宫，故戌与卯合，九月卯将太冲。

十月斗建于亥，日月会于析木寅宫，故亥与寅合，十月寅将功曹。

十一月斗建于子，日月会于星纪丑宫，故子与丑合，十一月丑将大吉。

十二月斗建于丑，日月会于玄枵子宫，故丑与子合，十二月子将神后。

可见根据日躔月建原理，子丑化合为土，辰酉化合为金，寅亥化合为木，巳申化合为水，卯戌化合为火，午未化合为土。日躔即地球围绕太阳公转的度数，地球公转一周为一年，需 365 日有余，将 365 日定为 360 度，其余 5 度积闰成岁，此乃日躔之度。月建即是斗建，北斗星斗柄所指的地支十二辰，在四面八隅位置称为月建，此十二月之月建是十二个月的北斗星斗柄所指之位置。如上所述：正月建寅，日月会于亥，十月建亥，日月会于寅；二月建卯，日月会于戌，九月建戌，日月会于卯；三月建辰，日月会于酉，八月建酉，日月会于辰；四月建巳，日月会于申，七月建申，日月会于巳；五月建午，日月会于未，六月建未，日月会于午；十一月建子，日月会于丑，十二月建丑，日月会于子。日月每年会合十二次，故将 365 度分为 12 份，以标记日月会合之舍次，故有地支六合。这就是大六壬中十二月将的天文机制。

正如《蠡海集》曰："阴阳家地支六合者，日、月会于子则斗建丑，日、月会于丑则斗建子，故子与丑合；日、月会于寅则斗建亥，日、月会于亥则斗建寅，故寅与亥合；日、月会于卯则斗建戌，日、月会于戌则斗建卯，故卯与戌合；日、月会于辰则斗建酉，日、月会于酉则斗建辰，故辰与酉合；日、月会于巳则斗建申，日、月会于申则斗建巳，故巳与申合；日、月会于午则斗建未，日、月会于未则斗建午，故午与未合。"《考原》曰："六合者，以月建与月将为相合也。如正月建寅，月将在亥，故寅与亥合；二月建卯，月将在戌，故卯与戌合也。月建左旋，月将右转，顺逆相值，故为六合。"

六壬之式的建立：以太阳所缠之宫位（称为月将），加到用事之时上，形成天盘地盘 12 支的叠加，再加 12 神等，得出了六壬之式。六壬的演算，完全是按照道家的"太极生两仪、两仪生四象、四象生八卦"的程序进行。它以天（天盘）、地（地盘）、太阳（日躔）、月亮、二十八宿、年月日时、四季等等自然界的周期变化为内算依据，用一套完整的天地人模型，把所有的时空关系纳于其中，和自然界合拍共振，生克为正，制化为变，以求算得"神秘力量"的相对统一和平衡，达到"天人合一"的最高境界。

为什么以月将加在用事时上呢，实际上是月、时两个时空尺度上太阳位置的叠加。时盘是动的（地球自转），指针是相对固定的，如辰时就表示太阳在辰；寅时，太阳就在寅；以此类推。动盘太阳与静盘太阳一确定，即时盘与月将盘一交，六壬系统架构就依一定的程式展开，禄马贵人等就真实分布 12 宫。这就是张九仪所说的"于天地交接处，切实求之……《通书》泛泛，而六壬确确。"六壬有一个好处，不像《易经》那样模糊、抽象、难以捉摸，它是一针见血，三传一摆出，马上就可以知道事情的发生、发展和结果。

十二将是天盘上移动的地支，月将加时而成。在十二个月中，每过一中气，太阳就移动一个宫，一年太阳要移动十二个宫。太阳在每一个宫与地球的方向、角度、距离不同，其对地球的影响也就不同。所以，有人就把这不同的影响看成是十二个天神的作用，叫作十二将。十二将为正月亥宫登明将，二月戌宫河魁将，三月酉宫从魁将，四月申宫传送将，五月未宫小吉将，六月午宫胜光将，七月巳宫太乙将，八月辰宫天罡将，九月卯宫太冲将，十月寅宫功曹将，十一月丑宫大吉将，十二月子宫神后将。

月建和月将正好是左右对称的，月建是从正月建寅开始直到建丑顺行一周，而月将则是从亥开始到子逆行一周。在子学上月建和月将的功能是不同的。月建是月亮运行的轨迹，月将是太阳运行的路线，月建是一种定时规律，一年四季以月建为主，而月将是一种起事的标记，即前面说的值事，就是用月将来确定事情的发生。在陈公献《大六壬指南》中说："寅功曹主木器文书，申传送主行程消息，卯太冲主林木舟车。酉从魁主金刃奴婢，辰天罡为词讼兼主死丧，戌河魁为欺诈或印授，巳太乙惊怪颠狂，亥登明阴私哭泣，午胜光官讼连绵，子神后奸淫妇女，丑大吉咒咀冤仇，未小吉甜歌医药。"

初看上去，它们与十二神的功能大体上差不多。这说明，在十二宫中不同的五行属性，就会出现相应的东西，这是预测学上的一个非常重要的思想。实际上，所谓的十二将，不过就是太阳在经过某一宫将要发生什么事情，这还要看具体情况而定。如是否上四课，见三传，或四课三传与其地盘之神发生冲克，等等。在这些情况下才有可能发生。正像陈公献所说："凡乍神将，必须干支神将刑克，其事乃发。"将和月将一样，但月将为值事之将。如徐养浩《六壬金铰剪》中，就把月将直接看成是太阳福德之星，是到处巡回解厄救难之神；他说"月将，月之福德，乃幽明之司，动静之机，到处解咎殃者。临日为福助，临辰为龙德，临用、临命纯吉，临干身躯少病，临支家宅光辉，入用动作如意，乘空光耀照人……盖消灾解祸之最大善力者，为壬课第一吉神，属台省部院也者，但须在旺相时中始能鉴察"；将不值事，则只取其时空方位和神加其上的五行属性，其他不看。在六壬课占中，十二神是最主要的，而十二将则次之。

为什么用"六壬"这个名称呢？就是在天干地支的 60 花甲中，有六个天干为壬的干支组合，因此叫六壬。壬为北方属水，在河图中有"**天一生水，地六成之**"的说法。我们在前面已经论证了"河图"就是关于太阳与五星的**古十月太阳历**，并由此发掘出**古阴阳五行图**。就是说，水为万物之母，其生数为一，一加中数五变为六，六为成水。水的结晶 90% 是六角体，雪花也是六角晶体，有不良意念磁场时水的空间结构就会发生改变，而且这个六角形正是五运六气理论中的风寒暑湿燥火六气的排列。其实不只是在我们这个三维时空中，水是万物之母，在另外的时空中，在更高级的时空中，水也是万物之母。佛经中就记载了在阿弥陀佛的"**净土世界**"中的须弥山下就是另外时空的水轮等，即四大之一。

六壬式法中十二月将概念在先秦出土的古中医文献中常常见到，日书中也常见到。而且六壬的地支轮排法与《伤寒钤法》的地支轮排法很相似，二者什么关系，有待进一步研究。

罗盘，又叫罗经仪，是用于堪舆探测的工具，理气宗派常用的操作工具。罗盘主要由位于盘中央的磁针和一系列同心圆圈组成，每一个圆圈都代表着中国古人对于宇宙大系统中某一个层次信息的理解。指南针的前身叫"**司南**"，最早的记载见于公元前 3 世纪的《韩非子·有度篇》。那时，人们谈到磁石吸铁现象时，认为有"**慈母怀子**"之意，所以曾把"**磁**"写作"**慈**"。

司南像家用的勺，底部成半球形，为的是便于放在刻有干支刻度的盘上时减少摩擦力，易于转动。公元 12 世纪的宋代，朱彧在《萍洲可谈》，徐兢在《高丽图经》中，都谈到航海用指南针。有人说，航海所用指南针为时还要早，因为根据南朝梁沈约的记录，晋代已有"**指南舟**"出现。到南宋时，制成了独立仪器罗盘（用指南针指明磁子午线方向的装置叫罗盘），普遍应用于航海。

西洋介绍罗盘的书最早见于 13 世纪初，比《萍洲可谈》等书的记载要晚 100 年。宋代沈括的《梦溪笔谈》中，记载了水浮针和磁针偏角。而哥伦布在第一次横渡大西洋时才发现磁针的偏角，比沈括的记载要晚 400 多年。

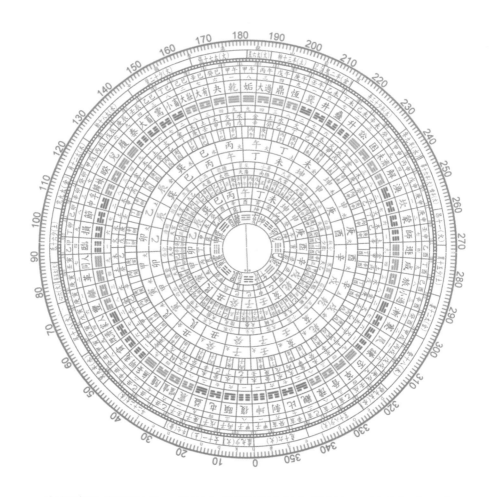

在指南针发明以前，地平方位不可能划分得很细。只能用北、东北、东、东南、南、西南、西、西北八个大方位来描述方向和方位。堪舆术上用八卦来表示：坎卦代表北方，艮卦代表东北方，震卦代表东方，巽卦代表东南方，离卦代表南方，坤卦代表西南方，兑卦代表西方，乾卦代表西北方。

随着加工业的发展，磁针由原来的匙形转变为针形，并由水浮磁针转变为用顶针，使指南针的测量精度发生了质的变化。唐代，杨筠松将八卦和十二地支两大定位体系合二为一，并将甲、乙、丙、丁、戊、己、庚、辛、壬、癸十天干除了表示中宫位置的戊、己二干外，全部加入地平方位系统，用于表示方位。于是，地平面周天360度均分为24个等份，叫二十四山，每山占 15 度，三山为一卦，每卦占 45 度。二十四山从唐代创制后，一直保留。所以，地盘二十四山是杨盘的主要层次之一。

北方三山壬、子、癸，后天属坎卦，先天属坤卦；东北三山丑、艮、寅，后天属艮卦，先天属震卦；东方三山甲、卯、乙，后天属震卦，先天属离卦；东南三山辰、巽、巳，后天属巽卦，先天属兑卦；南方三山丙、午、丁，后天属离卦，先天属乾卦；西南三山未、坤、申，后天属坤卦，先天属巽卦；西方三山庚、酉、辛，后天属兑卦，先天属坎卦；西北三山戌、乾、亥，后天属乾卦，先天属艮卦。

杨公作为赣南杨公堪舆术的祖师，不但创造了完整的堪舆理论，对堪舆术的工具罗盘也进行了合理的改造。地盘二十四山盘是杨公创制的，杨公之前没有完整的二十四山盘，只有八卦盘和十二地支盘。

汉代的罗盘虽然也有八卦、地支和天干的标记，但不是均分度数，而是将天干、八卦和十二地支分成三层，所占度数不一致。杨公将其重新安排，把八卦、天干、地支完整地分配在平面方位上，是一个划时代的创造。

地盘二十四山的挨星盘，即七十二龙盘，是杨公晚年创制的。杨公通过长期的堪舆实践发现：阴阳五行普遍存在于四面八方，阴阳五行的分布按照八卦五行属性来确定与实际情况不符，用阴阳龙来格龙过于粗糙，通过反复研究，为十二地支配上天干，用纳音五行来表达龙的五行属性，称为"颠颠倒"五行。《青囊奥语》中"颠颠倒，二十四山有珠宝；倒倒颠，二十四山有火坑"中所说的"颠颠倒"就是指七十二龙的纳音五行。

折叠天盘也是杨公创制的。杨公在堪舆实践中发现用地盘纳水有较大的误差，根据天道左旋，地道右旋的原理，创制了天盘双山用于消砂纳水。罗盘中只有天盘是双山，其他盘是没有双山的。古人认为，龙是从天上来的，属于天系统，为阳。水在地中流，属于地系统，为阴。由于天地左右旋的相对运动而产生的位移影响，所以用于纳水的天盘理应右移，故杨公将其在地盘的方位上向右旋转移位 7.5°。

双山五行是三合五行，天盘壬子同宫，癸丑同宫，艮寅同宫，甲卯同宫，乙辰同宫，巽巳同宫，丙午同宫，丁未同宫，坤申同宫，庚酉同宫，辛戌同宫，乾亥同宫。双山正中正对地盘的十二地支中央。十二地支按照生旺墓三合成局，即申子辰三合水局，寅午戌三合火局，巳酉丑三合金局，亥卯

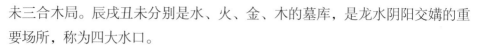

未三合木局。辰戌丑未分别是水、火、金、木的墓库，是龙水阴阳交媾的重要场所，称为四大水口。

所以，地盘、天盘和七十二龙盘三者合在一起被俗称为"杨盘"。后来宋代赖布衣引进二十八宿天星五行，增设了人盘，专用于消砂出煞。人盘的二十四山比地盘二十四山逆时针旋转了 7.5°。人盘又叫作"赖盘"。

尽管堪舆学中没有提到"磁场"的概念，但是罗盘上各圈层之间所讲究的方向、方位、间隔的配合，却暗含了"磁场"的规律。罗盘的发明和应用是人类对宇宙、社会和人生的奥秘不断探索的结果。罗盘上逐渐增多的圈层和日益复杂的指针系统，代表了人类不断积累的天人感应的实践经验。

可见，在子学的内算体系中，无盘不在，无盘不算。其实又何止内算，外算和缀术系统中，都是借助具有计算机逻辑语言特性的式盘才得以推算下去，没有式盘，无论外算、缀术，还是内算，都寸步难行。

但是，这里所说的式盘又不同于公设、公理、定理一类的归纳性数字逻辑，而是更像一套 Windows 系统或者 IOS 系统、安卓系统，作为最底层的系统支撑，在这套系统之上，运行着各种子学九式的 APP 和软件。而世间万物万事则是大数据，按照不同的取象比类法则，直接将大数据代入系统中的各类 APP 中，通过运算即可得出结果，谓之预测、推算。只是这种底层支撑系统的复杂性具有常数与变数的特性，怎么取舍和类比，是天人感应进程中的一门技术性逻辑。

中国古代子学九式的各类式盘，就是古代的计算机。中国古代天地系统，就是一部大的计算机系统。一切皆数，一切皆术，一切皆程序，一切皆 APP。而这套程序的基本编程语言就是阴阳五行、天干地支、河图洛书，其APP 即是子学九式，既可常规运算，也可量子计算。

而现代计算机的 0 和 1 只是中国古代计算机的九牛一毛而已。

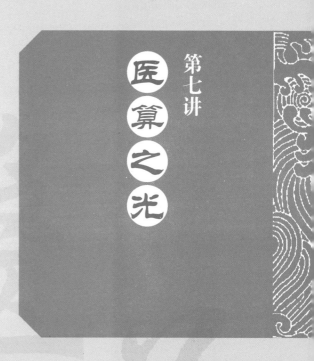

第七讲

医算之光

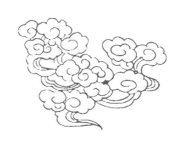

　　孙思邈讲过，要成为真正的大医，其中一条标准就是要懂得六壬，这就是数的作用。中医经典内难伤寒，其真旨亦不离数术。宋金元明清，大医辈出，多有阐数之作，诊治皆有数。然近代以降，人心渐浮，潜究数术者少，高谈经验者多，医算的光芒逐渐隐没……

"医算"这两个字，在我们中医学史上没有明确的记载和传承，但是在文学作品里却有记载。《水浒传》第82回里称"园丁、医算、匠作、船工之辈"，可见，医算在当时并不是什么高尚的职业，就是跟园丁、匠作、船工是一个档次的，可见那时候是有"医算"这种说法的。

从中医学术史来看，中医基本的概念性的东西还是阴阳河洛、四时五行、五运六气、日干支这些东西。关于数和算有很多的模式，择日、四时五行、三式、四柱、六爻、七政、九宫、斗数、堪舆，等等。孙思邈讲过，要成为真正的大医，其中一条标准就是要懂得六壬，这就是数的作用。《天元玉册》里对太乙、遁甲的论述，说明它们都是以五运六气为核心的算法。

中医界有三大千古之谜，《黄帝外经》《汤液经法》《伤寒杂病论》。真正想搞中医的，都说自己是岐黄弟子、仲景门徒，如果不这样说，大家都觉得你是外行，不是正宗的中医。

但凡正宗的中医，就一定绕不过这三本经典中的经典之书。

《黄帝内经》与《黄帝外经》

《内经》中记有多种关于藏象、脏腑的理论，我统计了一下，主要有七类：

一是河图藏象论。《素问·六节藏象论》《素问·藏气法时论》《素问·五脏生成》《素问·五脏别论》《素问·金匮真言论》及《灵枢·本脏》等多篇所论及的以五行为框架的五行藏象论。其藏象是以五运六气体系中主运主气为模型对应自然中一年天气之六节。心为阳中之太阳，通于夏气；肺为阳中之太阴，通于秋气；肾为阴中之少阴，通于冬气；肝为阳中之少阳，通于春气；六器都为至阴之类，即脾为阴中之太阴，通于土气；胆为阴中之少阳，通诸脏之气；等等。

《内经》中五脏之数，均是由河图洛书中五行生成数推衍出来的。如

《素问·金匮真言论》曰:"东方青色,入通于肝,开窍于目,其数八;南方青色,入通于心,开窍于舌,其数七;西方白色,入通于肺,开窍于鼻,其数九;北方黑色,入通于肾,开窍于二阴,其数六;中央黄色,入通于脾,开窍于口,其数五。"可见,在古中医的藏象生成论中,心"其数七"、肝"其数八"、脾"其数五"、肺"其数九"、肾"其数六"是应河图之数而成。这里的"八""七""五""九""六"乃河图洛书的"天地生成数",如木之"数"为八,即意味着东方、青色、春季、酸味、五畜之鸡、五音之角、五脏之肝、五官之目、五体之筋等事物内含之"气"均为八数,一旦春气来临,东风拂煦,则木星明亮,草木发荣,其病发惊骇,"气""数"相同的整个系统都会因感而发生相应的变化。

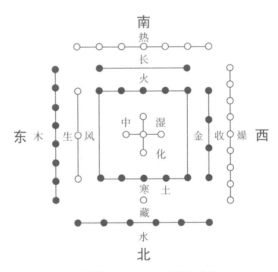

河图奇偶相合　形气相感图

河图与《汤液经法》的关系密切。《汤液经法》五行图正是摹写了河图五行模式。《辅行诀》中的一些文字亦可以加以佐证,如其书中曰:"青龙者,宣发之方,麻黄为主;白虎者,收镇之方,石膏为主;朱鸟者清滋之方,鸡子黄为主;玄武者,温渗之方,附子为主。"又言:"交互金木,既济水火。"就此来看,这就是明白无误的河图五行模式。而此书又言:"昔南阳张机,依此诸方,撰为《伤寒杂病论》一部。"比较两书所载诸方,也可说大同小异,应该是本出一家,这也足可证明《伤寒杂病论》受到河图五行模式的影响。

另外从仲景书中的一些内容，亦可以明白地看出其对于河图五行模式的采用，如《金匮要略·脏腑经络先后病》中说："四季脾旺不受邪，即勿补之。"这一观点说明脾胃在防病治病方面的重要作用，也可以明白地看出以脾胃为本的观点，这一说法与《内经》中土旺四季的看法是一脉相承的。而这些基本中医概念都是取法于河图本意。可见，古中医理论体系中，从《黄帝内经》到《汤液经法》《伤寒杂病论》《神农本草经》，以及藏气的升降运动与四时气候的温热寒凉变化是一致的。

河图与《汤液经法》中药物配伍图、五行、五运六气、五脏生克、经络运行、卫气阴分循行、六十六腧穴的关系十分密切。河图体现了阴阳之本、五行之用的基本规律，体现了古盖天论之七衡六间图的气数气化规律，更是体现了太阳系日月五星运行的天人之学、天人之理。而古中医就是以阴阳五行基本理论为天髓，所以河图是古中医之本。

二是洛书藏象论。以"九宫八卦"为框架的按脏腑应八卦，即北为坎卦应肾，南为离卦应心，东为震卦应肝，西为兑卦应肺，东北为艮卦应大肠，东南为巽卦应胃，西南为坤卦应脾，西北为乾卦应小肠。人体的八脏除与八卦、八方、八节、八风相应外，还如《易传·说卦》所论，各主人体一定的部位。八卦藏象理论以及"运气九篇"中的"灾宫"理论，主要见于《灵枢·九宫八风》与《素问·六元正纪大论》。

太一行九宫的论述，在《内经》中突出反映于《灵枢·九宫八风》篇。该篇将太一的运动分为大、小两种周期，大周期太一一年在八宫间移居。

《素问·六节藏象论》云："帝曰：余已闻六六九九制会也，夫子言积气盈闰，愿闻何谓气？请夫子发蒙解惑焉。岐伯曰：此上帝所秘，先师传之也。帝曰：请遂闻之。岐伯曰：五日谓之候，三候谓之气，六气谓之时，四时谓之岁，而各从其主治焉。"这里的"六六"即一年六气，一气六十日；"九九"即九宫地理，年月日时皆有九宫飞星盘；"制会"即六气与九宫的调谐周期。

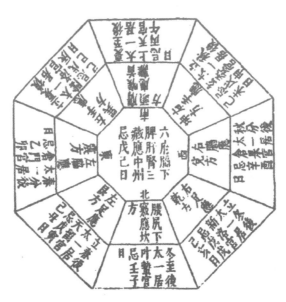

张景岳《类经图翼》"身形应九野太乙所在天忌图"

洛书与藏象经络也有密切关系。洛书之数，法天象地，天旋地转，中立五极，临制四方，戴九履一，左三右七，二四为肩，六八为足。阳数象天，阴数象地，阳数左旋，从北方起，一在正北，三在正东，九在正南，七在正西，复还于一为一周。阴数右旋，从西南方起，二在西南，四在东南，八在东北，六在西北，以对待计之则为十，以纵横计之则为十五，五十者，天地相合之数，万物之根柢，即太极之功用也。人体亦一小太极，对待而言，北方一为肾水，东方三为肝木，南方九为心火，西方七为肺金，中五为脾土。人体先天阳气封藏于肾，发于肝，至心而极，降于肺，复藏于肾。后天之气起于脾胃，肝一阳气动，克制脾土，使土疏泻，将水谷化为气血且使之上行，血归于心，气归于肺。如肝阳不温脾土，脾是不能运化水谷的，这就是内经所说的阳生阴长阳杀阴藏了。肺气与上升的水谷之气结合为宗气，推动心血下行使之藏于肝，气血再化为精气藏于肾。肾藏精起极而生阳，阳升复推动气血上升周而复始，循环不息。此为后天无先天不生，先天无后天不立也。以河图指陈五行生成数，以洛书之数表述五行生克。

三是运气藏象论。以"运气九篇"主运主气、客运客气所勾勒出来的天人藏象系统，见《黄帝外经》之运气九篇。

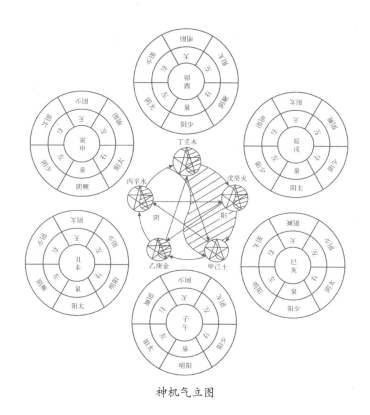

神机气立图

四是全息藏象论。在阴阳无限可分，五行互藏基础上的各种全息藏象医学，如面诊、尺肤诊、脉诊、二十五人气质论，等等。

五是日干支藏象论。在《内经》中有大量关于日干支藏象论的记载，见于《藏气法时论》《阴阳应象大论》《六节藏象论》《灵枢》等。《脉经》《难经》，以及后世医家的医书中，都大量记载了关于日干支藏象论的内容。

孟子在《孟子·公孙丑下》里说"天时不如地利，地利不如人和"，注曰"天时谓时日干支，孤虚、王相之属也"。

《黄帝内经》中关于日干支旺衰的记载也有很多。如《刺热篇》说："肝热病者，……庚辛甚，甲乙大汗，气逆则庚辛死。刺足厥阴少阳。心热病者，……壬癸甚，丙丁大汗，气逆则壬癸死。刺手少阴太阳。脾热病者，……甲乙甚，戊己大汗，气逆则甲乙死。刺足太阴阳明。肺热病者，……丙丁甚，庚辛大汗，气逆则丙丁死。刺手太阴阳明，出血如大豆，立已。肾热病者……戊己甚，壬癸大汗，气逆则戊己死。刺足少阴太阳。诸汗者，至其所胜日汗出也。""诸当汗者，至其所胜日，汗大出也。"

《五禁篇》说："甲乙日自乘，无刺头，无发蒙于耳内。丙丁日自乘，无振埃于肩喉廉泉。戊己日自乘四季，无刺腹去爪泻水。庚辛日自乘，无刺关节于股膝，壬癸日自乘，无刺足胫，是谓五禁。"

五脏病势逐季日时盛衰表

五脏	愈	甚（加）	持（静）	起（慧）
肝	夏、丙丁日	秋、庚辛日、下晡	冬、壬癸日、夜半	春、甲乙日、平旦
心	长夏、戊己日	冬、壬癸日、夜半	春、甲乙日、平旦	夏、丙丁日、日中
脾	秋、庚辛日	春、甲乙日、日出	夏、丙丁日、下晡	长夏、戊己日、日昳
肺	冬、壬癸日	夏、丙丁日、日中	长夏、戊己日、夜半	秋、庚辛日、下晡
肾	春、甲乙日	长夏、戊己日、四季	秋、庚辛日、下晡	冬、壬癸日、夜半

张仲景《伤寒杂病论》中六经日传变、成无己《注解伤寒论》运气图表中预测疾病的棺墓尸气命、刘完素继承的《伤寒钤法》、吴鞠通《温病条辨·病源篇》中都有关于日干支藏象论的应用。

汉代《黄帝虾蟆经》是已知最早的一部关于医学时间法的古籍，该书不仅详细记述了年月日时各种人神移行规律，即各年月日时针灸当避忌部位，而且还指出了针灸服药的各种吉凶从辰及其推算方法。例如天医、开日、要安、血忌、月厌、月杀、月刑、六害、八会、白虎，等等，后世医学禁忌法大都源于此书。晋末《刘涓子鬼遗方》提出了流年流日人神所在部位如有痈疽，禁忌刺血等。

汉唐宋元明清以来，几乎所有针灸古籍都有人神禁忌说明。主要有三十日人神流年九部人神、十二时人神等刺灸禁忌法，还有甲子六十日人神刺灸禁忌法、流年十二部人神、十天干人神、十二地支人神、九宫尻神、眼轮人神等禁忌法。唐宋以前时间医学主要是刺灸禁忌法与胎产时间法，唐宋以后主要是运气学说与针灸流注理论的发展。这些都是关于月、日、时辰的干支医学。

《脉经》中记载了五脏脉法的年月日时旺衰。如"肝象木……其相，冬三月；王，春三月；废，夏三月；死，秋三月；囚，季夏三月。其王日，甲乙；王时，平旦、日出。其囚日，戊己；囚时，食时、日昳。其死日，庚辛；死时，晡时、日入"。

五脏脉势逐月日时盛衰表

日月时	肝	心	脾	肺	肾
春三月、甲乙日、平旦、日出	王	相	死	囚	废
夏三月、丙丁日、隅中、日中	废	王	相	死	囚
季夏月、戊己日、食时、日	囚	废	王	相	死
秋三月、庚辛日、晡时、日入	死	囚	废	王	相
冬三月、壬癸日、人定、夜半	相	死	囚	废	王

《脉经·平人得病所起》中记载："假令肝病者……当以秋时发，得病以庚辛日也……假令脾病，当以春时发，得病以甲乙日也。假令心病……当以冬时发，得病以壬癸日。假令肺病……当以夏时发，得病以丙丁日。假令肾病……当以长夏时发，得病以戊己日也。"此即五脏各在其所不胜之五行王时（月、日）发病，得病；换句话说，就是五行各行当王之时，其所克之脏受病发病。

《难经·五十六难》关于"五脏之积"的得病时间的理论认为，肝之积（肥气）得于季夏，戊己日；心之积（伏梁）得于秋，庚辛日；脾之积（痞气）得于冬，壬癸日；肺之积（息贲）得于春，甲乙日；肾之积（奔豚）得于夏，丙丁日。此即五脏之积分别在各脏所克之行的王时得病，如肝属木，木克土，土王于季夏、戊己日，故肝之积得于季夏、戊己日。为什么会这样呢？《难经》解释说："肝之积……以季夏戊己日得之。何以言之？肺病传于肝，肝当传脾，脾季夏适王，王者不受邪，肝复欲还肺，肺不肯受，故留结为积，故知肥气以季夏戊己日得之。"其他四脏之积的得病机理同此。

由此可知，五脏之积的发病机制：五脏之病以相克之序各传于下一脏，若某脏受邪后又适逢其所克之脏当王之日，则其所克之脏因正王而不受邪，该脏又不能将病邪回传给其所不胜之脏，因而病邪便留结在该脏而形成积病。可见，五脏之积是在五脏病传过程中由于当王之脏不受邪而致邪气留结于上一脏而形成的继发性病变。而《黄帝内经》中五脏各以其主时受邪而病均为原发性病变，故其发病时间与五脏之积不同。

还有甲肝乙胆丙小肠，丁心戊胃己脾乡，庚属大肠辛属肺，壬属膀胱肾癸藏。子胆丑肝寅属肺，卯为大肠辰属胃，巳脾午心未小肠，申膀酉肾戌心包，亥为三焦万年长。这些干支标度的藏象论是子午流注及灵龟八法、飞腾八法、舍岩针法等等数术针法中的基本理论框架。这些干支藏象理论主要用在日时干支上，同时在年月时间尺度也可以运用。

六是经络藏象论。这主要包括经络、奇经八脉、经筋、经皮、玄府等等藏象藏炁结构。

七是解剖藏象论。这主要是用于解释人体脏腑脏器结构的理论，如骨度、脉度、皮部、神经系统中的锥体交叉、循环、神经、泌尿、消化、免疫内分泌、运动、免疫、生殖等等，相当于现代医学的解剖生理学。

总之，按照形神理论，基本中医人体藏象理论皆不越河图洛书和五运六气框架之外。可见，在《内经》藏象论中，**河图藏象论、洛书藏象论、运气藏象论、日干支藏象论、经络藏象论和全息藏象论是主要的数术藏象论基础。而解剖藏象论是受数术藏象论的支配运行，犹如电力与电器的关系。**

数术藏象论与解剖藏象论是炁与器的关系，是数与象的关系。

关于《黄帝外经》的事，我想着重说一下，我在多种场合都说过，因为这个问题太重要了。

《汉书·艺文志》中《方技略》载有"《黄帝内经》十八卷、《外经》三十七卷，《扁鹊内经》九卷、《外经》十二卷，《白氏内经》三十八卷、《外经》三十六卷，《旁篇》二十五卷"，合为"医经七家，二百一十六卷"。除了《黄帝内经》是我国现存医学文献中最早的一部典籍，包括《素问》和《灵枢》两部分，各81篇，共162篇，其他典籍目前属于佚书。

《内经》中引用了《奇恒》《五中》《阴阳》《脉要》《上经》《下经》《揆度》《大要》《太始天元玉册》等以前的古医经著作，并在很大程度上保留着秦汉医学文献的本来面目。它比较全面地阐述了中医学理论的系统结构，反映出中医学的数术理论原则和学术思想，构建了中医学理论体系的框架，为中医学的发展奠定了基础。

中医学发展史上出现的许多著名医家和众多医学流派，从其学术思想的继承性来说，基本上都是在《内经》理论体系的基础上发展起来的。做为中医弟子，理必曰《内经》，术必曰伤寒，这已经成了中医江湖的尚方宝剑和玄铁令牌了。

关于《黄帝外经》的考证从未放弃，但也是收获甚微，最后甚至有学者们认为，根本就不存在《黄帝外经》这本书，理由倒也很简单：六合之内，述而不作，六合之外，存而不论，故根本就不存在《黄帝外经》……

"呵呵"。

从逻辑上说，在研究古中医及其医学古籍的过程中，有很多时候完全是研究者囿于自身学术素质所限，人为复杂化一些基本问题，如阴阳、五行、八卦、河洛、甲子、经络等等问题。在内、外经这个命名上也是如此，顾名思义：作为古中医典籍，黄帝内、外经自然是研究人与自然的医学关系的著作，那么主要研究对象就是中医人身，关于人身内部的医学理论就是《内经》，关于人身外部的医学理论就是《外经》，我想这么简单的逻辑，大家应该是可以接受的。那些所谓的内篇、外篇、内编、外编之类的说法实在是不值一提。

在古印度及藏密的《时轮经》中就是如此分法。《时轮经》分为内、外、密三部，《时轮外经》（外时轮）主要讲述宇宙的结构、行星运转、星座的位置、五行生克等天文学内容；《时轮内经》（内时轮）主要讲述人体的构造、脉络、气息的运行等医学内容，讲人体的生理形成、胚胎发育、病理病因、诊断治疗以及人体内脉息运行的规律；《时轮密经》（秘时轮）又称别时轮，主要讲述通过内外结合而达到修佛、成佛的密宗仪轨。

可以说，时轮金刚密法正是将较为先进的天文历法和医学知识相结合，才在藏传佛教中拥有了至高无上的地位，相当于《时轮密经》的《黄帝密经》就是上古原始道家的一系列著作，三清经、阴符经、参同契等等《道藏》中关于内丹术的经典。

关于这种以人身内外分内外的例子，在中国古代文化中也有先例。

上清派是两晋时期出现的一个重要的道教派别，创始人为西晋女道士魏华存及东晋道士许谧、杨羲等人，因该道派崇奉《上清大洞真经》《黄庭经》《真诰》等经典，而得名上清派。

《黄庭经》又名《上清黄庭真经》，是上清派最具有代表性的经典。该书主要分为《黄庭外景经》与《黄庭内景经》，学者普遍认为《外景经》比《内景经》早出，前者出于魏晋间，后者出于东晋。因上清派产生于道教兴起的初期，所以主要继承发扬了汉末魏晋时期的早期道派天师道（五斗米道），在道法炼养术方面有了很大的发展。

其炼养术主要是存思之法，主张内视人身体内的景象，包括五脏等各个部位及体内各部神灵，以达到炼形易质、得道成仙的目的。《黄庭经》记载了丰富的上清派存思之法，因以存思人身五脏六腑为主要内容，自然涉及很多生命科学、医学的知识，其中便吸纳了大量的中医藏象学理论，并以此为其存思炼养术的重要理论基础，同时又对中医藏象学说进行了改造和发展，对后世道家炼养术、中医基础理论、中医养生学的发展产生了重大的影响。

既然是《黄庭内景经》，那么这个内景自然是以五脏为主了。但是这个修炼的术士所看到的五脏，并不只是我们所见的血肉之躯，而且还有脱离了形骸的五脏之气、五脏之神。所以《黄庭经》里大量描写了人体的气的颜色，比如"紫烟上下三素云"。而身中之神所穿的衣服，其实是这个部位的气的颜色，比如"黄庭内人服锦衣"，这个锦衣就是五色之衣，"即谓五脏之真气也"。心部之神是"丹锦飞裳披玉罗"，肝部之神是"青锦披裳佩玉铃"，脾脏之神是"黄衣紫带龙虎章"，等等。

因为存思五脏是上清派存思法的核心，该派所崇奉的重要经典《黄庭经·内景》中便有大量关于五脏包括五脏神灵的形色、生理功能、生理特性等方面的描述。存思之时，即以这些相应的形色、生理功能、生理特性为主要内容。《黄庭内景经》分为三十六章，其中便有《心神章》《肺部章》《心部章》《肝部章》《肾部章》《脾部章》《胆部章》《脾长章》《心典章》《肝气章》《肺之章》等关于五脏六腑的篇章。

除以上所述藏象、命门之外，存思丹田、泥丸的内容在《黄庭经·内景》中也非常丰富，其中存思脑宫泥丸之神的炼养术对后世中医学脑神学说的发展有重要影响，如《黄庭经》认为脑中有"泥丸九真"，泥丸即是脑神，这对明代出现的脑主神明学说有重要影响。此外，存思三丹田则与中医三焦理论有一定关联。

总之，《黄庭内景经》不仅只是一部道家炼养著作，尤其是在藏象学说方面，其中还包含了大量的中医内证的藏象原理。一方面《黄庭经》吸纳了不少中医的医学理论，并完善了道家炼养术的理论基础；另一方面《黄庭经》中一些独特的藏象内景学说的认识也对后世中医学理论的发展起到了巨大的影响作用。

《黄庭外景经》主要讲的是基于《内景经》的内视五脏六腑的鼎炉、采药、炼丹、修婴孩和元婴、羽化飞升、元神外出的过程。如《上部经》的"三关之中精气深，子欲不死修昆仑""修德明达神之门"。《中部经》的"作道优游深独居，扶养性命守虚无。恬淡自乐何思虑，羽翼已具正扶骨。长生久视乃飞去，五行参差同根蒂。三五合气其本一，谁与共之斗日月"。《下部经》的"内息思存神明光，出于天门入无间。恬淡无欲养华茎，服食玄气可遂生。还过七门饮太渊，通我悬膺过青灵。坐于庐间见小童，问于仙道与奇方"等等。

这一点不同于医家的人体之外的五运六气体系，毕竟道家讲究修炼羽化之术，与中医祛疾之术还是不同层次的境界。所以陶弘景在敦煌卷子《辅行诀脏腑用药法要》的开篇中说："隐居曰：凡学道辈，欲求永年，先须祛疾。或有夙病，或患时恙，一依五脏补泻法例，服药数剂，必使藏气平和，乃可进修内视之道。不尔，五精不续，真一难守，不入真景也。服药祛疾，虽系微事，亦初学之要领也。"这就是中医的外经与修炼的外景之不同所在。

道家以内境、内景、内象为同义，主要指人体脏腑，有时及于筋骨、血、肉经络等人体内部组织结构。梁丘子《黄庭内景经》注释，"景者象也"，"内象谕即血肉、筋骨、脏腑之象也，心居身内，存观一体之象，故曰内景也"。道家炼功强调内视、内观、内照、反观、反照，都是要求反观脏腑。可见道家内景与内境是同一概念。医家一般均用"内景"。赵献可《医贯》说"脏腑内景，各有区别"，《医学入门》有《内景全图》，《循经考穴编》有《脏腑内景之图》，《类经图翼》有《内景图》，文字有《内景赋》，都明确指的是人体内脏，所绘之图均是一张用侧人图显示的内脏图。

以《道藏》收录的《黄庭内景五脏六腑图》而言，有时被著录为医家类，有时被著录到道家类。在《黄庭内景五脏六腑图》中，《崇文总目》著录在"医书类"，而《宋史·艺文志》则著录在"道家类"。这也说明，内景经既是道家也是医家的典籍，乃载道暨之术之书。

这些关于天人之人的部分也是《黄帝内经》《扁鹊内经》存在的客观事实，与之对应的天人之天部分，就是《黄帝外经》《扁鹊外经》部分。所以内经也是内景，外经也是外景。

而道家内部也流传、秘传着中医的《黄帝内经图》。

这幅《内经图》又名《内景图》，为气功、小周天功法、百日筑基之秘要。以养性炼生为基础，图文并茂，其成书年代不详。近几百年来，在学术界有深刻影响，为儒释道三家修持所推崇。《内景图》严格讲是人体内脏的解剖图，其目的是要给予学习人体解剖、内脏关系的人以图示，而图中则明显附有道家丹道修炼方法图示的目的，甚至相传，道家的羽化飞升，均未离开这张图和《修真图》。《内经图》有多种版本，常见的有北京道教协会白云观存的拓片等，是我国中医的特色发明。详见《古中医医算史·伤寒方术·前传》。

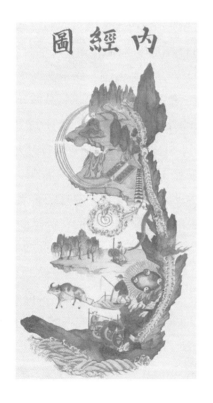
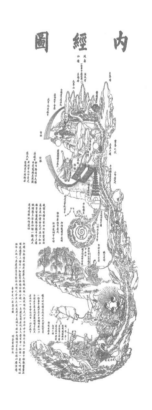

《素问》开卷就以黄帝问天师曰："余闻上古之人，春秋皆度百岁，而动

作不衰；今时之人，年半百而动作皆衰者，何也？"岐伯对曰："上古之人，其知道者，法于阴阳，和于术数……而尽终其天年，度百岁乃去……""夫道者，能却老而全形。""故能寿敝天地，无有终时。"《神农本草经》分药为上、中、下三品，上品多为服之可轻身延年、不老神仙之服食炼丹之药品，几乎完全是道家炼丹服后以求健康长寿甚至成仙的理论。下面的修真火候图就是古中医的外景图，所谓外景图，不外乎七曜九星二十八宿，日月五星的阴阳五行、五运六气之机。实际上，这幅修真图也是《黄帝外经》的图。因为医家源于道家，他们有着共同的天地人系统。

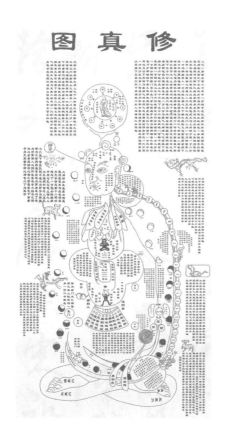
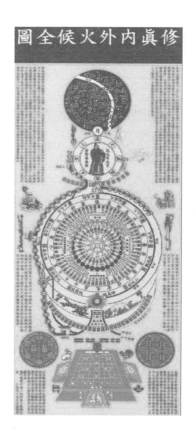

古代著名中医学家晋·葛洪、梁·陶弘景、唐·孙思邈、明·李时珍等等，既是伟大的医学家，也是精于道家学理、对道家养生养性颇有研究的大学问家。他们不但对中医学的发展做出过重大成就，而且在融道家养生养性思想与方法于中医学之中、促进中医学养生养性健康长寿的完善方面，也做

出了不可磨灭的贡献。

我在《古中医医算史·伤寒方术·前传》中将内景图与外景图结合在一起，作了一幅天人合一图，也是黄帝内经图与黄帝外经图的合一。

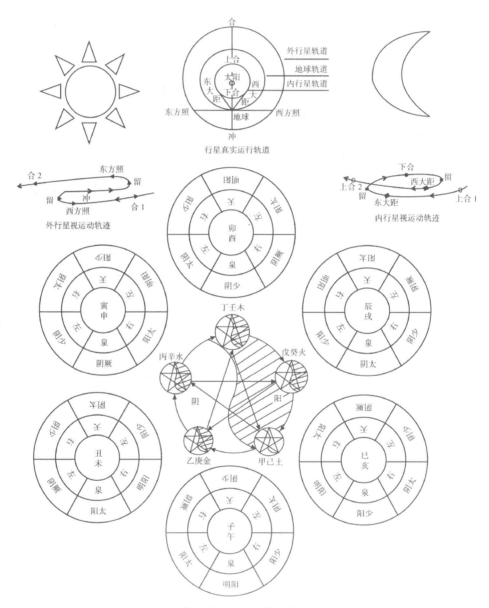

古中医年月日时之神机气立图

随着社会的进步和科学的发展，道家养生养性在于追求不老神仙的目标上，在唐末、宋、明时期，他们日益将其内容、人体脏腑、经络、体位功能等神秘化，发展了含蓄、曲隐风格，谜辞隐语泛化，而且在命名、理论上日益众说纷纭，使一般人越来越难以理解与掌握，成为少数天师、道士的专利。

再如道家的内丹与外丹的分类，也印证着道醫是以人身内外来分道藏、医经内外的逻辑。

金丹包括外丹和内丹。外丹又称炼丹术、黄白术等，指用炉鼎烧炼金石，配制成药饵，做成"使人服用后长生不死的"丹药。东晋葛洪在《抱朴子》中将外丹分为神丹、金液、黄金三种，有固体和液体两种形态，以固体化合物为多。内丹是以人体为鼎炉，精气神为药物，在体内凝练结丹的修行方式。外丹是指用汞及某些矿物药，在高温条件下经烧炼制成的无机化合物。

金丹中的外丹对应中医中的丹药，如外科金丹和内科草木丹。目前中医临床常用的内科八宝丹、小金丹、紫雪丹、至宝丹，外科的九一丹、升丹、降丹等砷剂、铅剂、汞剂等。仲景年代流行的五石散也是道家丹药的变种。在《辅行诀》中既有中药草木丹的归脏法，也有修炼外丹玉石的归脏法。

金丹（包括外用丹和内服丹）的整个服食或修炼目标，即是从后天阴阳返还为先天纯阳而为仙。五代彭晓认为："有修集阴之气者，尽弃魂神，于无中炼妙有，任定而性寂静，故死而为阴爽之鬼也。有（炼）纯阳之精者，谓存神气而于有中炼妙（无），全身形而入无形，故生无死，为天上神仙也。"他的意思是若人修炼成纯阴之身为鬼，纯阳之身为神仙。中医讲求阴阳平衡，世间万物均由阴和阳两部分组成。阴阳一旦不平衡，就会产生各种问题。人体也一样，如果阴阳失衡，就会致病甚至死亡。健康的人是阴阳平衡之体，人生病是阴阳失衡所致。

李约瑟在《中国科学技术史》中对道家"内丹"与"外丹"的差异做出了如下阐述："而在炼丹术中，'内丹'和'外丹'，即'内在的'和'外在的'仙丹之间存在着重大的差异。前者指的是'心理生理学（psychophysiological）炼丹术'，这种仙丹过去常常是利用人体本身的体液和器官制成的。另一方面，'外丹'是指在炼丹房中，按照手册的操作方法，利用化学药品制成的长寿或不朽的丹药。在此，如同秘传和公开宣讲一样，内和外的意义是截然相反的，因为'内'是指生理学意义上的，而'外'是实践性和原科学性质的。"

既然道家是以人身内外来划分内景、外景和内经、外经的。那么我们再回过头来看看，我们的古中医典籍中是不是这样的理论格局？显然如此。

从理论上说，《内经》中的七篇大论是王冰在整理《素问》时补入的，主要论述运气学说，为《内经》主要学术内容之一。七篇大论对疾病的认识有独到之处，与《内经》其他篇章论述有着明显的不同。《黄帝内经》中占有近半数的篇幅，专篇论述运气有"天元纪大论""五运行大论""六微旨大论""气交变大论""五常政大论""六元正纪大论""至真要大论"等著名的七篇大论。洋洋洒洒七篇大论，共计五万二千多字，篇幅约占《素问》的三分之一，内容上及天文，下涉地理，中傍人事，主要论述了天体运行的规律对气候、物候变化的影响，以及气候变化对人身生理、病理、病候（病证）的影响。

七篇大论对运气分析繁多，五运要区分岁运、主运、客运，岁运中还要分辨太过、不及、胜复、郁发；六气中须明辨主气六步、客气司天司地，还要客主加临、运气同化，变化出相得、不相得、天符、岁会、同岁会、同天符、太乙天符等等情况。七篇大论对每一种气候变化都标明它对人身的影响，以及人身因此出现的常见证候。遗篇"刺法论""本病论"其实也是运气内容，主要针对疫病的形成机制及治疗原理。其他如"上古天真论""四气调神大论""生气通天论""金匮真言论""阴阳应象大论""六节藏象论""藏气法时论""宝命全形论"、《灵枢》的"岁露篇"等等，也是《内经》运气理论的重要内容补充。

从训诂上说，《素问》之名最早见之于《伤寒杂病论·自序》，张仲景谈到他撰著此书时参考了《素问》等古籍。后来皇甫谧在其序言中也谈到他撰著《甲乙经》时参考了《素问》，并第一次指出《素问》有九卷，同《九卷（灵枢）》合为十八卷，即《黄帝内经》，这里我们可以看到《内经》的原始面貌，即《素问》与《灵枢》共 18 卷，根据运气七篇内容占今本《内经》总数的 1/3 强，大约 52000 多字数，合 6 卷之多，而梁·全元起第一次对《素问》进行注释，但此时缺失第七卷，仅存八卷。《隋书·经籍志》及杨上（字善）著《太素》均仅见八卷。也就是说，根据全元起、杨上的八卷注本推理，亡佚的1卷肯定不是今之运气七篇，虽然王冰之前谁也未曾识得古本《素问》九卷之全目，但古本《黄帝内经》中绝对没有运气的七篇或九篇内容。运气理论是中医学理论的重要组成部分，王冰以前的重要医学论著或直论或援引，皆有踪迹；自东汉末年至唐王冰之前，人们能见到与运气学说有关的可考文献约千余字。

多说一句，《灵枢》最早称为《九卷》，也初见于张仲景《伤寒杂病论》。《灵枢》中也保存了很重要的医算部分，如九宫八风、岁露篇、五腧穴、营卫气行、骨度、脉度、皮度、天干地支与人体的对应、感应等大量篇章。《灵枢》之名，始见于唐·王冰次注的《黄帝内经素问》序和注中。他在《素问》正文中，《灵枢》与《针经》常并称。说明《针经》《九卷》《灵枢》为同一本书。《灵枢》传至宋代已是残本，宋哲宗元祐七年（1092）有高丽使者来华献书，其中有《黄帝针经》，哲宗于次年正月即诏颁高丽所献《黄帝针经》于天下，使此书复行于世。惜北宋之末，南宋之初，处于历史动荡、战火纷飞时期，许多书籍被损毁，《针经》亦在劫难逃。南宋绍兴二十五年（1155），史崧"校正家藏旧本《灵枢》九卷，共八十一篇，增修音释，附于卷末，勒为二十四卷"。史崧校正的《灵枢经》，后人未再改动，成为元、明、清续刻的蓝本。

北宋高保衡、林亿等"新校正"认为："窃疑此七篇，乃《阴阳大论》之文，王氏取以补所亡之卷，犹《周官》亡《冬官》，以《考工记》补之之类也。""新校正"的看法不无道理，一则"七篇大论"的篇幅太长，在王冰次注后的《素问》二十四卷中，仅此"七篇"就有四卷，显然非古本《素问》第七卷所能涵纳；二则"七篇大论"的内容与其他诸篇相去较远。故林亿等人说："七篇大论"居今《素问》四卷，篇卷浩大，不与《素问》前后篇卷等。又且所载之事，与《素问》余篇不相通。

"七篇大论"或《阴阳大论》，二者均以运气学说的内容为其主旨。《阴阳大论》之名最早见之于《伤寒杂病论·序》，此后王叔和、皇甫谧、巢元方、孙思邈、王焘等人在他们的论著中均有提及。《阴阳大论》所论内容是什么？其庐山真面目谁也未能全识。据现存有关文献考证，王冰之前所保留的能认定是《阴阳大论》之文约千字。如《伤寒杂病论·脏腑经络先后病脉证治》（桂本《杂病例》）所引 110 余字是仲景引于《阴阳大论》，《伤寒例》明确指出所引《阴阳大论》文约 720 字。加之《甲乙经》卷六"阴阳大论"篇（实为《素问·阴阳应象大论》文）仅篇末不足百字，三者共引千余字的引文属《阴阳大论》的内容。

仅凭《伤寒杂病论》《伤寒例》《甲乙经》六卷"阴阳大论"篇末三者大约千余字的内容与洋洋洒洒的"七篇大论"数万言之宏论横向比较而认为"两论"别有所论，其结论都难以使人信服。《阴阳大论》与"七篇大论"实为一体，二者是《黄帝外经》的内容。

那么七篇大论既然是王冰的老师"师氏藏之"，必另有所本，此本绝非古本《黄帝内经》，从篇幅所述之"古运气"医学理论分析，当属于孤本《黄帝外经》内容。七篇内容与三式、六爻、九宫、紫微、神数等古籍迥然不同，自成一家体系，况王冰根据师藏秘本，又总结出了《玄珠秘语》《昭明隐旨》等，与别家理论更是不同。作者考遍《四库》之经史子集，阅览全本《道藏》，拜读各种《佛经》，游历民间、古刹，未尝见到与运气相似的古籍孤本，可以肯定，运气理论自成一家，上古所传，绝非王冰一手之杜撰。

据刘时觉于《医古文知识》2002 年第 4 期《北宋医籍年表》中所述，哲宗元符二年己卯（1099），有《素问遗篇》一卷，无名氏撰。而刘温舒（1030—1108）于北宋元符二年即公元 1099 年撰《素问入式运气论奥》3 卷。刘温舒是北宋哲宗文官朝散郎，任大医学司业，如果是刘司业所撰《素问遗篇》一卷，当不会注释为无名氏著。可以推论，《素问遗篇》一卷在刘司业之前就已经存在，只是刘温舒将其重新纳入《素问入式运气论奥》，以流传后世，后学果然就认为《素问遗篇》是刘温舒所撰了，其实另有隐情。而"运气九篇"实则为《黄帝外经》的纲要，犹《辅行诀脏腑用药法要》之纲目《汤液经法》，犹《周官》亡《冬官》以《考工记》补之之类也。

关于王冰所传的《天元玉册》也是《黄帝外经》的一部分，其序中有一篇"截法"，后学凭此"大唐麟德元年"断然判定为唐后之书或伪书，实不足取，此乃太乙积年中的截法，不详述。学识肤浅之辈，不足论矣。

《黄帝内经》的"运气九篇"就是遗失的《黄帝外经》。

《外经微言》一名令人疑惑难解，此书称"外经微言"而不直接称"黄帝外经"，说明这并非是《黄帝外经》原著，而只是阐发《黄帝外经》的一部别人的"论"。陈士铎在《外经微言》中有"山阴陈士铎号远公又号朱华子述"之语，古人认为学问历来是"论而不述"，"述而不作"，陈士铎意在强调他忠于传世，而非杜撰。他在《辨证录·凡例》中有："是编皆岐伯天师、仲景张使君所口授，铎敬述广推以传世。实遵师诲，非敢自矜出奇。"又有"岐天师传书甚丰，而《外经》一编尤奇。篇中秘奥，皆采之《外经》，精鉴居多，非无本之学也。铎晚年尚欲笺释《外经》，以求正于大雅君子也。"这说明陈士铎所受之书并非原作，而是有所取舍，而传书人则是傅青主，不详述。

《外经微言》成书于清康熙二十三年（1684），是陈士铎"遇仙传书"系列中的一部道医结合的综合性基础理论性著作，此仙即是傅青主。此书模仿《黄帝内经》体例的痕迹十分明显，讨论内容多与《内经》相同，共9卷81篇，分别论述了养生、阴阳五行、脏腑经络、五运六气、病因病机、治则等专题，这一点与《黄帝内经》的篇章与内容结构并无本质区别，无论从内篇外篇、内编外编、理论与应用等角度都无法说明其"外经"之"外"在哪里？与其说是《外经微言》，不如说是《内经微言》更恰当。傅青主《外经微言》在《内经》理论基础上并无什么特殊发挥，在内容上主要仿照《黄庭经》来发挥《黄帝内经》，突出了肾脏命门、藏象经络、君相二火、五行生克胜复、五运六气内算之外的总论性知识，并阐述了道家内丹养生的基本认识等。

贯穿《外经微言》全书有四个核心理论，为"肾命水火"内丹学说、藏象经络、"五行生克之变"学说和五运六气理论解读。

总的来说，《外经微言》与《黄帝外经》《扁鹊外经》等古籍并无直接承传关系，犹释儒道之经律论，只是后学所感所悟的杂论而已。其内容主要是关于阴阳五行、五运六气指导下的藏象经络等丹道内证之术，类似于道医之作《黄庭经》，但在格局上还无法与《黄庭经》相媲美，与运气九篇、《黄帝内经》《玄珠密语》《天元玉册》的成体系理论框架、学术逻辑更是无法相提并论。原中国医史文献研究所所长余瀛鳌认为《外经微言》"从语言、文字及学术严谨性，似不如《黄帝内经》，但书中分述多方面的内容，则有参考、借鉴的学术价值"。

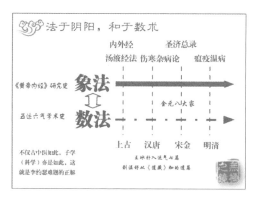
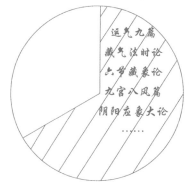

综上所述，如果将《黄帝内经》与《黄帝外经》中凡是涉及天干地支字样及理论部分都去除的话，把《内经》里运气九篇、藏气法时论、六节藏象论、九宫八风篇这些去掉以后，我们发现会剩四分之一强，里面没有关于术数的论述和文字了，那么《黄帝内经》和《黄帝外经》这两部中医的根基、中医的经典，还是原书吗？《黄帝内经》还叫《黄帝内经》吗？《黄帝外经》还叫《黄帝外经》吗？去了数术这些东西以后，中医就没有钢筋铁骨的骨架了，只剩一堆烂肉。而现代中医研究的《内经》，基本上就是完全删除干支的《内经》。

《汤液经法》

《辅行诀脏腑用药法要》是敦煌遗书中保存较为完整并极具代表性的医学著作，经学者多方面考证与研究认为其有较高的学术价值。其学术价值集中体现在《法要》记载的 60 首方剂，这 60 首方剂源自于古佚书《汤液经法》。由于《汤液经法》已佚，故通过《法要》可窥其原貌，且《法要》藏于敦煌藏经阁中，未经过流传，未经过校正，因此较好地保存了其原貌。

《法要》中说："汉晋以还，诸名医辈，张机、卫汜、华元化、吴普、皇甫玄晏、支法师、葛稚川、范将军等，皆当代名贤，咸师式此汤液经法，愍救疾苦，造福含灵。其间增减，虽各擅其异，或致新效，似乱旧经，而其旨趣，仍方圆之于规矩也。"《法要》还进一步指出："外感天行，经方之治，有二旦、六神大小等汤。昔南阳张机，依此诸方，撰为伤寒论一部，疗治明悉，后学咸尊奉之。山林僻居，仓卒难防外感之疾，日数传变，生死往往在三五日间，岂可疏忽。若能深明此数方者，则庶无蹈险之虞也，今亦录而识之。"二旦及六神大小汤即大小阳旦汤、大小阴旦汤、大小青龙汤、大小白虎汤、大小朱鸟汤、大小玄武汤、大小勾陈汤及大小腾蛇汤，共计 16 首。

关于二旦、青龙、白虎、朱雀、玄武、勾陈、腾蛇等六合之象的历史是非常久远的，而且具有天象机制。《礼记·曲礼上》中即有"前朱雀"的记载。1987 年开始挖掘的河南濮阳西水坡新时期遗址，距今约 6500 年前的 45 号墓，墓主人的东西方位分别以白色蚌壳精心摆设为龙虎形状，北方则有三角形蚌壳及两根人胫骨摆设而成的图案，考古学者考证认为其象征的是北斗星，蚌壳为斗魁，胫骨为斗柄。此墓的形状及陪葬品明确反映出天圆地方、立杆测影、分至启闭、四象二十八宿的上古天文学知识，而墓主人极有可能就是伏羲级别的部族首领。四象二十八宿，每一象是七宿，而大四神汤中每方皆为七味药物，这是经方的数术特征之一。同时也提示经方与天象之下的四时五行、五运六气之间的密切关系。如陶弘景认为阳旦汤升阳，阴旦汤扶阴，青龙汤宣发，白虎汤收重，朱雀汤清滋，玄武汤温渗，勾陈汤补寒，腾蛇汤通泻，与后天八卦及运气的升降出入一一对应。这里需要重视的是二旦汤，阳旦汤与阴旦汤是阴阳之纲目，一升阳一扶阴，是六神汤之纲目，属于乾坤二卦，于人体则阳旦汤通督调任，阴旦汤通任调督，二旦合用通小周天，加上六神汤，则通大周天。

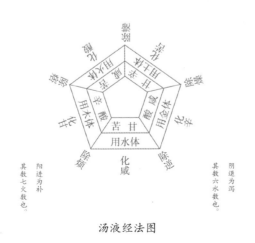

汤液经法图

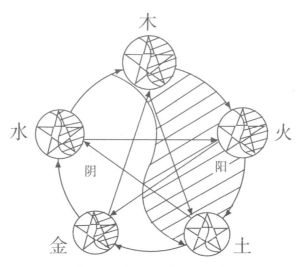

五星五行的生克与五行全息互藏图

　　五行中复有五行，形成五行互含，将中药按五行属性分列，陶弘景所列25味药的意图就是体现五行互含。陶弘景云："在天成象，在地成形，天有五气，化生五味，五味之变，不可胜数。今者约列二十五种，以明五行互含之迹，以明五味变化之用，如下：味辛皆属木，桂为之主，椒为火，姜为土，细辛为金，附子为水。味咸皆属火，旋覆（花）为之主，大黄为木，泽泻为土，厚朴为金，硝石为水。味甘皆属土，人参为之主，甘草为木，大枣为火，麦冬为金，茯苓为水。味酸皆属金，五味（子）为之主，枳实为木，豉为火，芍药为土，薯蓣为水。味苦皆属水，地黄为之主，黄芩为木，黄连为火，白术为土，竹叶为金。此二十五味，为诸药之精，多疗诸五脏六腑内损诸病，学者当深契焉。"药物存在五行五味，是调治人体五行异常和调制方剂的依据。在《神农本草经》内每一味药均有五味分类，但是在现存的古籍及现代中医方剂研究中没有依据五味属性来制方的，这正是《辅行诀》各大小方剂的独特之处。

木（辛）					火（咸）					土（甘）					金（酸）					水（苦）				
木	火	土	金	水	木	火	土	金	水	木	火	土	金	水	木	火	土	金	水	木	火	土	金	水
桂枝	蜀椒	生姜	细辛	附子	大黄	旋覆花	泽泻	厚朴	芒硝	甘草	大枣	人参	麦冬	茯苓	枳实	豆豉	芍药	五味子	薯蓣	黄芩	黄连	白术	竹叶	地黄

很多人很疑惑，在仲景的三阴三阳病中，除了厥阴之外，其余五气主方都是六神方之一，唯有厥阴主方乌梅丸不按照《汤液经法》逻辑来配伍用药。事实上，厥阴病乌梅丸的五味主要热药，正是二十五味精华药之木辛味之金木水火土，即桂枝、川椒、干姜、细辛、附子。也完全符合厥阴肝病之辛补、乌梅之酸泻、佐以甘苦之连参归的经方法则。

在《辅行诀》里的五味归脏法用药与《脏气法时论》和运气七篇里的《至真要大论》的五味归脏法基本相同。但是《辅行诀》里的归脏法规律井然，逻辑有序。而《脏气法时论》和运气七篇里的《至真要大论》的五味归脏法除了肝脏风木的归脏法与《辅行诀》相同之外，其余四藏皆是部分相同、部分不同，而且不同的地方明显错简重重、逻辑混乱。这是为什么呢？

这里有一个问题，《辅行诀脏腑用药法要》与"运气九篇"在文字细节上哪一个可信度更高。

从这两部书的发现与流布史上来看，显然《辅行诀脏腑用药法要》的可信度更高一些。因为《辅行诀脏腑用药法要》是陶弘景从《汤液经法》360首经方中精选出来的分至启闭之方，用以修道净身之用，历代史书未见记载，于19世纪末从敦煌藏经洞出土，民国初年由河北省威县老中医张偓南收藏，三代流传至张大昌（1926—1995），惜于1966年因除四旧运动而毁。从时间上看，《辅行诀》直接对接公元536年以前（至少是隋唐以前），其间近一千五百年没有任何改动，一些小的修改是因为1966年以后的不同抄本不一而致，但基本框架没有任何变动，完全可以与千年古墓出土的文物相媲美。而《黄帝内经》则不然，自秦汉以来，灵素二书经历了书厄、失传等，以及后人一己之私的篡改，至王冰重编注解时已是前后不堪，残阙错简。又林亿等重校，流传到现代的灵素二书已非原书，更不用提其中细节的真实与否。而且林亿、高保衡等人在校正古籍时的刀斧之深、之乱，是后人无法想象的。

其次，《辅行诀》与《黄帝内经》在逻辑上对比，《辅行诀》更具逻辑性，而《黄帝内经》的五味补泻逻辑就显得混乱。如二书在五味的补藏补味上相同，在泻味上有相同，也有不同，但《黄帝内经》的这种不同与其相同相比，就显得没有章法、混乱随意。而且从二书对比来看，《辅行诀脏腑用药法要》与运气九篇中关于四性五味的配伍规律有很大相似性，这也说明二书具有同源性，只是个别字句的差异而已。

最后，脱胎于《辅行诀》（实际上是《汤液经法》）的仲景《伤寒杂病论》的诸种经方，如二旦六神大小方及五脏大小补泻方等等六十首经方都是历经千年的临床实证，而且是效如桴鼓、神来神去，贯穿于中医史始终。但按照《黄帝内经》的五味补泻理论来组方临症的史实，在中医史上基本没有记载。故当以《辅行诀脏腑用药法要》来校灵素。

风淫（无改动）：《汤液经法》曰：辛补酸泻甘缓。

司天之气，风淫所胜，平以辛凉，佐以甘苦（化咸），以甘缓之，以酸泻之。

诸气在泉，风淫于内，治以辛凉，佐以甘苦（化咸），以甘缓之，以辛散之。

厥阴之胜，治以甘清，佐以苦辛（除痞），以酸泻之。

厥阴之复，治以酸寒，佐以甘辛（化苦），以酸泻之。

厥阴之客，以辛补之，以酸泻之，以甘缓之。

木位之主，其泻以酸，其补以辛。

热淫（按《辅行诀》甘泻改为苦泻）：《汤液经法》曰：咸补苦泻酸收。

司天之气，热淫所胜，平以咸寒，佐以苦甘（化咸），以酸收之。

诸气在泉，热淫于内，治以咸寒，佐以甘苦（化咸），以酸收之，以苦发之。

少阴之胜，治以辛寒，佐以苦咸（化酸），以**苦**泻之。

少阴之复，治以咸寒，佐以苦辛（除痞），以**苦**泻之，以酸收之，辛苦发之，以咸软之。

少阴之客，以咸补之，以**苦**泻之，以酸收之。

火位之主，其泻以苦，其补以咸。

火淫（按《辅行诀》甘改为苦）：《汤液经法》曰：咸补苦泻酸收。

司天之气，火淫所胜，平以咸冷，佐以苦甘（化咸），以酸收之，以苦发之，以酸复之，热淫同。

诸气在泉，火淫于内，治以咸冷，佐以苦辛（除痞），以苦下之。

少阳之胜，治以辛寒，佐以甘咸（除燥），以苦泻之。

少阳之复，治以咸冷，佐以苦辛（除痞），以咸软之，以酸收之，以苦发之。

少阳之客，以咸补之，以苦泻之，以酸软之。

火位之主，其泻以苦，其补以咸。

湿淫（按《辅行诀》苦改为甘、辛）：《汤液经法》曰：甘补辛泻苦燥。

司天之气，湿淫所胜，平以甘热，佐以酸辛（化甘），以苦燥之，以淡泻之。

诸气在泉，湿淫于内，治以甘热，佐以酸淡（除逆），以苦燥之，以淡泻之。

太阴之胜，治以咸热，佐以辛甘，以辛泻之。

湿上甚而热，治以苦温，佐以甘辛，以汗为故而止。

太阴之复，治以苦热，佐以酸辛（化甘），以辛泻之，以（补：苦）燥之，泻之。

太阴之客，以甘补之，以辛泻之，以苦燥之。

土位之主，其泻以辛，其补以甘。

燥淫（按《辅行诀》咸改辛，苦改酸）：《汤液经法》曰：酸补咸泻辛散。

司天之气，燥淫所胜，平以酸温，佐以酸辛（化甘），以苦下之。

诸气在泉，燥淫于内，治以酸温，佐以甘辛（化苦），以苦下之。

阳明之胜，治以酸温，佐以辛甘（化苦），以咸泻之。

阳明之复，治以辛温，佐以苦甘（化咸），以咸泻之，苦下酸补。

阳明之客，以酸补之，以咸泻之。

金位之主，其泻以**咸**，其补以酸。

寒淫（按《辅行诀》咸改甘，辛改苦）：《汤液经法》曰：苦补甘泻咸润。

司天之气，寒淫所胜，平以**苦**热，佐以苦甘（化咸），以**甘**下之。

诸气在泉，寒淫于内，治以**苦**热，佐以苦辛（除痞），以**甘**泻之。

太阳之胜，治以**苦**热，佐以辛酸（化甘），以**甘**泻之。

太阳之复，治以咸热，佐以甘辛（化苦），以苦坚之。

太阳之客，以苦补之，以咸泻之，以苦坚之。

水位之主，其泻以**甘**，其补以苦。

这其中，只有风淫没有改动，其余五淫都有少量改动，以风淫五味配伍规则为准，六淫之间可以互证，每一淫中也可自证，本书不详细说明，见《古中医医算史·伤寒方术·前传》。

可以看到，《辅行诀》或《汤液经法》的药物补泻规律与"运气九篇"的药物配伍规律在主框架上完全相同，体用之功尽显。在理论细节上，"运气九篇"更详细，但在经方配伍上，《辅行诀》的方技资料更具有实用性。而仲景《伤寒杂病论》以二旦六神大小方、五脏补泻大小方等为母方的经方体系，通过《辅行诀》《汤液经法》等与五运六气发生了本质内在联系，再一次证据凿凿地证明仲景方术具有五运六气的基本逻辑。

望、闻、问、切、算的断病体系应该恢复它的本来面目了。

【《辅行诀》五味补泻规律】

补法，辛补肝，咸补心，甘补脾，酸补肺，苦补肾。将上述补法中五味、五脏配以五行，得辛（木）补肝（木）、咸（火）补心（火）、甘（土）补脾（土）、酸（金）补肺（金）、苦（水）补肾（水），故其补法，是以五行所属五味补五行所属五脏。泻法，酸泻肝，苦泻心，辛泻脾，咸泻肺，甘泻肾。将上述泻法中五味、五脏配以五行，得酸（金）泻肝（木）、苦（水）泻心（火）、辛（木）泻脾（土）、咸（火）泻肺（金）、甘（土）泻肾（水），故其泻法，是以五行所属五味泻其所相克五行所属五脏，如味酸属金，金克木，肝属木，故味酸（属金）泻肝（属木）。即本行为补，相克为泻。余则同理。化法则是本脏五行所克之五行之味，如肝脏是甘缓、心脏是酸收、脾脏是苦燥、肺脏是辛散、肾脏是咸润。

《内经》与《辅行诀》五脏五味补泻异同表

五脏	五味补法		五脏	五味泻法	
	《内经》	《辅行诀》		《内经》	《辅行诀》
肝	辛补	辛补	肝	酸泻	酸泻
心	咸补	咸补	心	甘泻	苦泻
脾	甘补	甘补	脾	苦泻	辛泻
肺	酸补	酸补	肺	辛泻	咸泻
肾	苦补	苦补	肾	咸泻	甘泻

《素问·至真要大论》详述六气胜复病变治疗大法，以药物气味配伍为核心，创立六淫胜复，司天淫胜之治。如"风淫所胜，平以辛凉，佐以苦甘，以甘缓之，以酸泻之"。而无论大司天、流年司天，还是小司天，最终都要回到方剂治疗上来，这就离不开《伤寒杂病论》了。实际上，仲景《伤寒杂病论》113张方剂起源于《汤液经法》，但《汤液经法》中药味配伍规律实源于《黄帝外经》之运气九篇。

在《素问·至真要大论》中关于六气主客加临的治则治法已经说明（括号内为正解）：

木位之主，其泻以酸，其补以辛。

火位之主，其泻以甘（苦），其补以咸。

土位之主，其泻以苦（辛），其补以甘。

金位之主，其泻以辛（咸），其补以酸。

水位之主，其泻以咸（甘），其补以苦。

厥阴之客，以辛补之，以酸泻之，以甘缓之。

少阴之客，以咸补之，以甘（苦）泻之，以咸（酸）收之。

太阴之客，以甘补之，以苦（辛）泻之，以甘缓（苦燥）之。

少阳之客，以咸补之，以甘（苦）泻之，以咸软（酸收）之。

阳明之客，以酸补之。以辛（咸）泻之，以苦泄（辛散）之。

太阳之客，以苦补之，以咸（甘）泻之，以苦坚（咸润）之，（至津液生也。）以辛润之。开发腠理，致津液通气也（同《藏气法时论》一样，属于错简。二篇互校所致）。

这就是《黄帝外经》之五运六气理论与《汤液经法》12张神方药味配伍的内在逻辑。按照"归脏法"这个逻辑组方，就是"经方"，即是《黄帝外经》之方，是《汤液经法》之方，是按照五行互藏、五行生克、五行体用、五运六气逻辑组方的方剂。可见经方与时方实在是有霄壤之别、云泥之分。

什么是时方？时方本是经方的变种，张元素为了后学更好地理解经方的归脏法配伍规律，而总结出了一套药物归经法，归心肝脾肺肾等经络的归经法，还是按照归脏法的规律去配伍，但是归脏法逐渐失传，后学就只知道归经法了。

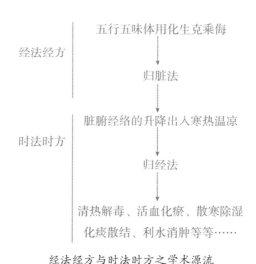

经法经方与时法时方之学术源流

如仲景治疗痞证的辛开苦降法，本是归脏法中脾土的甘补辛泄苦燥法，随虚实而定所补所泄所化。随着归脏法的失传，后人就只知道辛开苦降法，却不知道归脏法的真谛了。最后就按照归经法，逐渐演变成清热解毒、活血化瘀、化痰散结等等之类的无根之方，现代中医的《中药学》《方剂学》即是按照《医方集解》的模式去解读，所以就会完全失去"经方"的本质内核，而只剩下一堆经验之谈。

《汤液经法》与五运六气相关性表

丁壬木（辛味）					戊癸火（咸味）					甲己土（甘味）					乙庚金（酸味）					丙辛水（苦味）				
巳亥风木气	子午寅申火气	丑未湿土气	卯酉燥金气	辰戌寒水气	巳亥风木气	子午寅申火气	丑未湿土气	卯酉燥金气	辰戌寒水气	巳亥风木气	子午寅申火气	丑未湿土气	卯酉燥金气	辰戌寒水气	巳亥风木气	子午寅申火气	丑未湿土气	卯酉燥金气	辰戌寒水气	巳亥风木气	子午寅申火气	丑未湿土气	卯酉燥金气	辰戌寒水气
桂枝	蜀椒	干姜	细辛	附子	牡丹皮	旋覆花	大黄	葶苈子	泽泻	甘草	大枣	人参	麦冬	茯苓	枳实	豆豉	芍药	五味子	薯蓣	黄芩	黄连	白术	竹叶	地黄
琅玕	龙肝	黄土	砒石	阳起石	凝水石	硝石	禹余粮	芒硝	磁石	云母	石英	赤石脂	石膏	钟乳石	石绿	石胆	硫磺	白矾	皂矾	代赭石	丹砂	雄黄	白垩土	滑石
硇砂、桂心					矾石、栝楼、厚朴					姜石、薤白、葛根					曾青、山茱萸					卤碱、龙胆草				

　　《法要》记载的60首方剂有23首见于《伤寒杂病论》，如小补心汤与张仲景之栝楼薤白半夏汤方剂组成相同，主治亦同，惟煮药张仲景用白酒一斗，此用白戬浆一斗；大补心汤与张仲景栝楼薤白桂枝汤组成及主治相同；小泻心汤与张仲景泻心汤组成相同，用法"以麻沸汤三升，渍一食顷，绞去滓"；小泻脾汤与张仲景四逆汤组成相同；小补脾汤与张仲景理中丸组成、主治及加减法均相同；泻心汤与张仲景干姜黄连黄芩人参汤用药相类，惟多一味甘草；泻肾汤与张仲景之茯苓桂枝五味甘草汤相类，只多一味生姜；建中补脾汤组成及主治与张仲景小建中汤相同；小阳旦汤方药组成、主治与张仲景桂枝汤相同，其服药法略粗于张仲景之法；正阳旦汤（于小阳旦汤服用方法之后指出："若加饴一升，为正阳旦汤"）即张仲景小建中汤；大阳旦汤即张仲景黄芪建中汤加人参；大阴旦汤与小柴胡汤相似，只多一味芍药，而其主治亦同；小阴旦汤即张仲景黄芩汤加生姜，其证治与黄芩汤相近；小青龙汤主治及方药与张仲景麻黄汤相同；大青龙汤与张仲景小青龙汤主治及方药相同；小白虎汤即张仲景白虎汤；其方药组成、主治及服药法均相同；大

白虎汤与张仲景竹叶石膏汤主治相同，仅此方用生姜，张仲景用人参；小朱鸟汤即张仲景黄连阿胶汤；小玄武汤与张仲景真武汤主治及方药皆相同，因唐避玄宗之讳而改玄武为真武；大玄武汤组成即为张仲景真武汤与理中汤之合方；小腾蛇汤其证治似同张仲景小承气汤，仲景易芒硝为大黄去甘草；大腾蛇汤类同张仲景大承气汤，仲景去甘草、葶苈及生姜；启喉方与张仲景瓜蒂散方药组成及主治皆同。

《汤液经法》中的二旦六神大小汤以及五脏补泻大小汤，不但是仲景《伤寒杂病论》临证加减的母方，而且仲景又创造了后世临证方剂体系的不竭源泉，以至后世生生不息、数以万计的方剂。

如调和营卫之桂枝汤子方：桂枝加葛根汤、桂枝加厚朴杏子汤、桂枝加桂汤、桂枝加芍药汤、桂枝加大黄汤、栝楼桂枝汤、桂枝汤分别加葛根白术防风川芎羌活汤、桂枝二越婢一汤、桂枝二麻黄一汤、桂枝麻黄各半汤、桂枝芍药知母汤、桂枝加附子汤、桂枝加黄芪汤、黄芪桂枝五物汤、桂枝去芍药加附子汤、桂枝去芍药加蜀漆龙骨牡蛎救逆汤、乌头桂枝汤、当归四逆汤、当归四逆加吴茱萸生姜汤、桂枝加归芍汤、桂枝去芍药加麻黄细辛附子汤，等等。

如发汗解表之麻黄汤子方有麻黄汤、麻杏石甘汤、大青龙汤、小青龙汤、麻黄附子细辛汤、麻黄附子甘草汤、麻黄连翘赤小豆汤、麻杏薏甘汤、麻黄加术汤、桂枝麻黄各半汤、桂枝二越婢一汤、小青龙加石膏汤、射干麻黄汤、厚朴麻黄汤，等等。

如白虎汤善清气分邪热，投方即似秋风之乍起，炎暑主消，正如吴塘言"白虎乃秋金之气，所以退烦暑"。《温病条辨》中把辛凉剂分为辛凉平剂、辛凉轻剂、辛凉重剂，白虎汤即属辛凉重剂。白虎汤子方：白虎加人参汤、白虎加桂枝汤、苍术白虎汤、化斑汤等。

如回阳救逆之四逆汤子方：四逆加人参汤、茯苓四逆汤、干姜附子汤、通脉四逆汤、通脉四逆加猪胆汁汤、真武汤、白通汤、白通加猪胆汁汤、附子汤，等等，具有回阳救逆、固脱生津、益阴安神、益阴和阳、温阳利水、散寒去湿等功效，主要用于少阴病亡阳为主要病机的一类病证。

如五苓散类方是指主治证为水饮内停之方，子方有猪苓汤、桂枝去桂加茯苓甘草汤、茯苓甘草汤、苓桂术甘汤、苓桂枣甘汤、白术汤、真武汤、文蛤散等方剂。

如主治寒热错杂的泻心汤类方包括半夏泻心汤、生姜泻心汤、甘草泻心汤、大黄黄连泻心汤、附子泻心汤，以及黄连汤、旋覆代赭汤、厚朴生姜半夏甘草人参汤等。

如温中健脾的理中汤子方，有附子理中汤、理阴煎、连理汤、四君子汤、治中汤等。清代江南名医曹仁伯于《增评柳选四家医案》说："理中是足太阴极妙之方，……设脾家当用理中，而胃家有火，则古人早定连理一方矣。设气机奎滞，古人早定治中一方矣。设脾家当用理中，而其人真阴亏者，景岳早有理阴煎矣。其肾中真阳衰者，加附子固然矣；其衰之甚者，古人又有启喉汤一方矣。此外，加木瓜则名和中，必兼肝气；加枳实、茯苓，治胃虚挟实。古人成方，苟能方方如此用法，何患不成名医哉。"

如调和阴阳的小柴胡汤子方，有大柴胡汤、柴胡桂枝汤、柴胡加芒硝汤、柴胡桂枝干姜汤、柴胡加龙骨牡蛎汤、四逆散，等等。

如陷胸汤子方，有大陷胸丸、大陷胸汤、小陷胸汤、文蛤散、三物白散、十枣汤等，功专祛心下、胸胁之邪气，病性有寒、热、痰、水之别，在治疗上有轻重之分，在病位上亦有或上或下之别，然解决热与痰水凝结则一。

如承气汤子方，有大承气汤、小承气汤、调胃承气汤、脾约丸、导赤承气汤、增液承气汤、桃仁承气汤，等等。

还有十二神方及五脏补泻大小汤之间相互加减之方技，如乌梅丸与麻黄升麻汤，等等。

而张仲景《伤寒论》113方的主干，就是从上述几个主方衍化加减而成，这一现象在唐孙思邈就已发现，他在《千金翼方》中将《伤寒论》所有条文，分别用方证比附归类，其云："以方证同条，比类相附，须有检讨。仓促易知。夫寻方之大意，不过三种，一则桂枝，二则麻黄，三则青龙，此之三方，凡疗伤寒不出之也。"例如：他将太阳病用桂枝汤五十七证归为一类，桂枝汤及加减方从其后方；将太阳病用麻黄汤十六证归为一类，麻黄汤及加减方从其后；将太阳病用青龙汤四证归一类，方附于后。孙思邈以方类证研究《伤寒论》的方法，开伤寒类方之先河，颇为后来柯韵伯、徐大椿等赞赏，发展为以方类证。如徐大椿将113方分为桂枝汤、麻黄汤、葛根汤、柴胡汤、栀子汤、承气汤、泻心汤、白虎汤、五苓散、四逆汤、理中汤、杂方十二类，除杂方外，前十一方，都为各类主方。可以看出，二旦六神方多为《伤寒论》中桂枝汤类、黄芩黄连汤类、柴胡汤类、麻黄汤类、白虎汤类、四逆汤类、泻心汤类、承气汤类中之主方。这些确凿地证明《辅行诀》与《伤寒杂病论》医方同源于《汤液经法》。

后世医家又以仲景经方为母，繁衍无穷。

如《金匮要略》半夏厚朴汤母子方系中具有代表性的有13首，其衍变史大概如下：宋代《易简方》中的"四七汤"、《三因极一病证方论》中的"七气汤""大七气汤"、《仁斋直指方论》中的"加减七气汤""秘传半夏朴汤"、元代《世医得效方》中的"加味四七汤"（两个）、明代《古今医鉴》中的"加味四七汤""四七调气汤"、《景岳全书》中的"解肝煎"、《症因脉治》中的"二陈四七汤"（另附有四七汤）；清代《沈氏尊生书》中的"桂枝四七汤"（另附有四七汤）、《医醇賸义》中的"桂枝半夏汤"（另附有四七汤），等等。半夏厚朴汤母子方系主治病证都是从痰气郁结发展而来，其母子方系对于梳理痰气郁结病证的病机发展规律具有临床意义。但仲景母方又源于《汤液经法》归脏法之经方系统，而汤液经法图与五运六气体系框架之下的四性五味又是源流关系。整个方技系统由经方的方术逐渐演变退化到头痛医头脚痛医脚的时方系统，这就是目前方技的现状与大概。

《辅行诀》在理论上尊奉《内经》之旨。

如其对五脏病虚实总纲、病理及苦欲补泻治则的论述，主要依据《内经》之《素问·藏气法时论篇第二十二》《灵枢·本神第八》以及《灵枢·五邪第二十》等。

以五脏病虚实总纲为例，《辅行诀》五脏病虚实总纲："肝虚则恐，实则怒。""心虚则悲不已，实则笑不休。""脾实则腹满，飧泻；虚则四肢不用，五脏不安。""肺虚则鼻息不利，实则喘咳，凭胸仰息。""肾气虚则厥逆；实则腹满，面色正黑，泾溲不利。"《灵枢·本神第八》有关五脏病虚实的条文："肝气虚则恐，实则怒。""心气虚则悲不已，实则笑不休。""脾气虚则四肢不用，五脏不安，实则腹胀泾溲不利。""肺气虚则鼻息不利，少气，实则喘喝胸盈仰息。""肾气虚则厥，实则胀，五脏不安。"文中部分词语稍有出入，但《辅行诀》主要思想与《内经》是高度一致的。

仲景方为祖方，开创后世方剂学史的主线。而仲景方又源于《辅行诀》，《辅行诀》又是《汤液经法》的精华本，《汤液经法》的归脏法核心与运气九篇，尤其是《至真要大论》相同，君臣佐使、大小缓急奇偶复的配伍规律本质上也是归脏法的大小补泄之法，运气九篇又是《黄帝外经》，《黄帝外经》中的运气九篇及《天元玉册》又是古中医的数术核心。

从根上说，整个中医方剂史是不是中医学术数术史的重要一部分？

《难经》

天只阴阳一气，星分虚张房昴，七曜九星镜悬，医理必无二歧。就史书记载而言，古中医家们几乎没有不以阴阳五行理论作为诊疗原则、依据的。四时五行、主运主气及其与藏象经络的天人感应是扁鹊学派的主要内容，是《扁鹊外经》《扁鹊内经》的主要内容。而在《黄帝外经》（运气九篇）中却是详于客运客气，略于主运主气。如《史记·扁鹊仓公列传》中记载扁鹊过虢国为太子治病，在宫门前滔滔不绝地大谈阴阳之变、五行之机，使中庶子"目眩然而不瞚，舌挢然而不下"。淳于意答孝文帝诏问，述自己如何受黄帝、扁鹊脉书及五色诊法，如何在从医中运用阴阳五行理论为患者治疗。

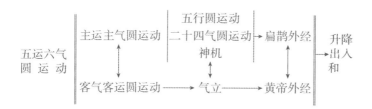

《难经》实为问难《扁鹊外经》《扁鹊内经》而作，《扁鹊外经》《扁鹊内经》是扁鹊学派的基本医学经典，与黄帝学派互相补充，圆融了五运六气体系主运主气与客运客气两套基本齿轮系统。

《难经》有两种圆运动模式，一是四时五行的"五行圆运动"，一是三阴三阳圆运动。

四时五行的五行圆运动模式与黄帝学派的五行圆运动模式基本相同，其五行圆运动有三种圆运动方式：相生模式、五行互藏模式和相克模式。三阴三阳圆运动模式是《黄帝外经》中五运六气主运主气圆运动的另一种模式，与仲景"六经欲解时"在天文原理上相同。黄元御"一气周流"的"二十四气圆运动"模式是《黄帝外经》五运六气模式主运主气部分的发挥，吴达传承了黄元御关于圆运动的衣钵，而彭子益的"圆运动"不过是黄元御"一气周流"的科普读物，但却被现代人吹捧到天上，如火神派的下场一样，烟花散尽，最后只会徒留一地残冷。

《难经》的十难、十三难、十七难、十八难、三十四难、四十难、四十九难、五十难、五十三难、五十四难、五十六难、六十四难、六十九难、七十三难、七十五难、七十七难、七十九难、八十一难等十八篇，主要用五行互藏说明五脏的色、臭、音、液；用五行母子乘侮论脏腑病机；而脉象变化又寓五行生克；还论及五输五行和运用五行理论确立治则治法等主圆系统的运气天人常数。

《难经》五行圆运动中蕴含五行互藏模式。所谓五行互藏，即五行之中复有五行。《难经》运用五行互藏之理说明复杂的病理关系，如五行互藏释五脏的色臭音液。五行互藏就人体生理而言，指任何一脏及功能均渗透到其他四脏之中，调控着其他四脏之中与己相关的功能。这一认识体现在三十四难、四十难、四十九难中。

论肝肺浮沉，阐释五脏相互为用、相互克制，蕴含五行交合互藏之理，此乃《难经》对于五行学说运用发挥的杰出之作。如《难经·三十三难》言："肝者，非为纯木也，乙角也，庚之柔。大言阴与阳，小言夫与妇。释其微阳，而吸其微阴之气，其意乐金，又行阴道多，故令肝得水而沉也。肺者，非为纯金也，辛商也，丙之柔。大言阴与阳，小言夫与妇。"此以肝肺的浮沉现象为切入点，但并未承接脏器浮沉的物理特性进行阐述，故而言在此所论之肝，非为纯木，意为五行之中比类于木，但并非纯粹的木，因其木虽属阳，但阳中又有阴阳，则肝为阴木，而且与阴金为配而吸其阴气。如乙角代表肝，乙木庚金相配，乙阴庚阳，阳刚阴柔，从五行相克规律阐发，阴木配阳金，阴金配阳火，示人阴阳相配，刚柔相合之理。再如以天干分阴阳，配五行再合五音，亦为同理。此言乙庚相配，寓刚柔相合，阴阳互根，从大处而言，如同阴阳之道，从小而比喻，则犹如夫妇之理。

《难经》以五行生克定病邪特性，阐发五脏之间邪气传变关系，论述疾病依次相传的方式。如《难经·五十难》"从后来者为虚邪，从前来者为实邪，从所不胜来者为贼邪，从所胜来者为微邪，自病者为正邪。何以言知？假令心病，中风得之为虚邪，伤暑得之为正邪，饮食劳倦得之为实邪，伤寒得之为微邪，中湿得之为贼邪。"在此《难经》提出虚邪、实邪、贼邪、微邪、正邪的区分，以及邪气致病特点和病证性质，亦阐发五脏之间邪气传变的关系。其说明了邪气在五行系统传变方向，亦基于五行圆运动的生克原理。

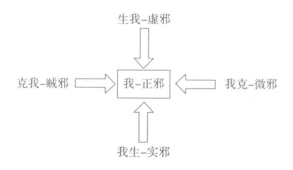

以发病藏象为受病脏器，本脏病为正邪，以生我者为虚邪，我生者为实邪，克我者为贼邪，我克者为微邪。这里的五邪已经不是致病因素，而是在五行理论指导下的发病机制，如此，则五脏各有五种发病类型，共二十五种发病模式，均以上述因机证治一线相贯的形式形成了一套五行圆运动辨机论治模式。这里的虚邪与《九宫八风篇》所说的虚邪、五运六气中刚柔失守及不迁不退所形成的"三虚"之邪又不同，这也是《扁鹊外经》与《黄帝外经》的理论体系之间的区别。

李杲的"五邪相干论"则继承了《难经·五十难》的这种五行推演模式。这一五行生克邪气理论形成后，在明代楼英的《医学纲目》中有详细收录，从王纶、薛己等明代医家的著作中，可以深刻感受到他们对脏腑之间生克关系的强调，鲜明地体现着东垣脾胃学说对其的影响。至清代高鼓峰《四明心法》中列出"二十五方总图"，完全继承了"五邪相干论"的思想，并将其中五行生克的原理表述得更加直白，并有所发展。这说明这些医家没有机械地继承这一理论，而是结合自己的实践灵活地变通，最终他们开宗立派，为中医理论的进一步传承发展做出了贡献。而这一理论就是《扁鹊外经》的主要医算内容之一。

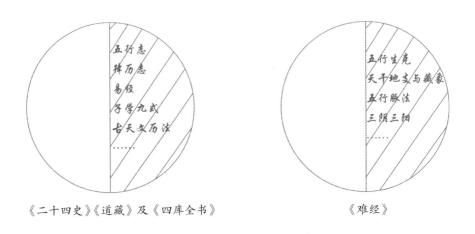

《二十四史》《道藏》及《四库全书》　　　　　　《难经》

《伤寒杂病论》

　　关于仲景的《伤寒杂病论》，1800 多年以来，尤其宋代以来，仲景伤寒三阴三阳方应用于临床效如桴鼓，伤寒研究成果也是不计其数，众说纷纭，但万变不离其宗，归根结底，仲景《伤寒杂病论》主要有五大关键问题：一是版本流布问题，二是伤寒例斗历运气问题，三是仲景伤寒三阴三阳与五运六气关系问题，四是日干支与六经欲解时问题，五是仲景经方与《汤液经法》源流问题。

　　仲景《伤寒杂病论》中有许多解释不清的学术问题困扰着中医界，除了上述五大关键问题，又如六气病、六气之为病、六气合病并病、正阳阳明、太阳阳明、少阳阳明、传经、过经、温病，等等。如何在古中医学术高度上冰释群疑，而不是人云亦云、陈陈相因，这是一个难题。

关于《伤寒杂病论》全本与残本问题

　　据统计，自晋王叔和以降，因尊仲景法、用伤寒方而成为医学大家的不下 2000 家。研究仲景学说的专著接近 3500 部，其中宋代之前 139 部，金元 80 部，明代 253 部，清代 861 部，民国 227 部，中华人民共和国成立以来 1000 余部，日本 800 余部，欧美俄等国外图书馆、博物馆收藏的仲景遗书 800 余部。各级各类专业论文接近 20000 篇。

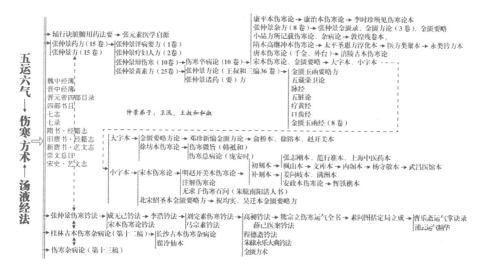

张仲景《伤寒杂病论》大致流布图示

《伤寒论》有各种版本，但是不论它有多少种版本，它只有两个版本，就是残本和全本。

中医院校现在用的就是明赵开美本，实为宋本。宋本与脉经本、诸病本、敦煌古本、医心方本、东医宝鉴本、圣济总录本、李时珍本、康平本、康治本等，基本上是在一个传本体系里。还有就是唐本、千金本、外台本、涪陵古本，这是一个传本体系，金匮玉函经本独自成系，桂林古本、注解伤寒论本、湘古本是一个传本体系。这里哪个是残本，哪个是全本呢？

我个人认为宋本、唐本、金匮玉函经本这些都是残本。只有桂本、湘本、成本这个体系是全本体系。为什么这样说？在宋本体系里有很多是显而易见的前后矛盾的，错字、错简，填字加字现象比比皆是，还有条文前后的错误排序，因为研究《伤寒论》的人太多了，每个人都有自己所发现的矛盾之处。说宋本或赵本是残本，没有人会反对。

如果把桂林古本拿出来同宋本一对比，会发现很多东西不一样。桂林古本从1920年发现一直到现在，很多人认为是假的，是伪书。实际上判断假不假，一个要从内容和理论上看，还有就是从学术版本流传来看。《辅行诀》也是1910年以后出现的，怎么没有人认为它是假的呢？

首先，这个版本有一个明确的传承体系。

如果看桂林古本的话，序里写是仲景的46世孙张绍祖传给了桂林左盛德，左盛德传给了罗哲初（1878—1943），罗哲初传给他的儿子罗继寿，同时另外一条线传给了黄竹斋，这中间传的人没有一个是外行，而且每个人在中医学术领域里，都是深耕多年，而且以书中之方用之临床疗效非常好，如翟冷仙用大青龙汤加附子治疗乙脑等等。而且据仲景46世孙说，这本书是从岭南传回来的，而孙思邈在《千金方》里说过，南北朝时期，仲景的《伤寒杂病论》在南方医师手里藏着，但是大家都不外传。这本书是仲景后人从岭南迁回光州时传回来的，而且通过上述的传承路径直至现在，来路清晰可鉴。

而且据张绍祖说，当年仲景书有十三稿，叔和得到的是第七稿，张绍祖得到的是第十二稿，第十三稿是什么样，大家都不知道。但从成无己《注解伤寒论》，以及《伤寒钤法》等古籍的传世来看，这些内容也是桂林古本中所没有的内容，但二者共同的核心联系又都有五运六气，只不过一个是五运六气常法，一个是五运六气变法。尤其《伤寒钤法》，虽然中工、下工们都说是伪书伪术，但**《伤寒钤法》是五运六气史上第一部论述"间气为病"的方术体系**，没有任何数术古籍可以借鉴，这一点是《伤寒钤法》的创新。而且《伤寒钤法》也有自己的传承体系和版本体系。清代著名医家陆澹辰谈及运气南北政的看法，他认为"甲己土为南政，余四行为北政"的说法源于《伤寒钤法》，看来陆澹辰必有所本，他一定知道唐·王冰的说法，也就是说，《伤寒钤法》要比唐·王冰的说法还要早，这就说明《伤寒钤法》的历史要在唐以前了。而仲景《伤寒杂病论》三阴三阳体系本身就是五运六气的基本概念。所以，第十三稿很有可能是在桂林古本的基础上又加上成无己所得到的运气内容以及钤法部分。只有等待着仲景十三稿的出土吧。

其次，从理论与文章结构上看，圆融无碍。

关于这方面的研究，周岐隐、蔡德元、魏雪舫、黄竹斋等学者研究得是比较深入和全面的，也是独树一帜的。黄竹斋的《伤寒杂病论会通》是综合"宋、桂、湘、涪"四种版本合为一书，又搜辑历代诸注之精华，集各家学说以彰经义，而成此煌煌巨著，泽被医林，功不可没。

尤其蔡德元先生首重仲景之书，参注各家，细心以求，读桂林古本《伤寒杂病论》后，自觉历代纷争定论，诸本疑文冰解。他在《桂林古本伤寒杂病论校评》中说："古本《伤寒杂病论》浅见认为是圣师原著保存较好的版本，非单因自序是圣师裔孙所珍藏，且卷符十六者，主要是内容全面，章节合理，句无语病，载方无佚。始为按著书规律所应述的辨证基础，即四诊辨证法、伤寒杂病例、运气之主客。其六浮分中脏腑之证治，奇经八脉之隶属，实为本书独见。脏结证治分别五脏，两感之邪各有治法，更是别书未载。阳旦证之治法，诸佚方之存焉，皆切中病机，其优点实不胜举……众多疑问，读罢古本，皆瓦解冰释矣。"

此书特色甚多，不及枚举，略志通行本及长沙古本订误数条，如在管中窥豹可见一斑矣。

第一，"伤寒脉浮滑，此以表有热，里有寒，白虎汤主之"一条（176），长沙本作"此以表有热，里无寒"已足正通行本之误。若桂林古本作"此以里有热，表无寒"尤足正长沙本之误也。

第二，"太阳病，发热恶寒，热多寒少。脉微弱者，此无阳也，不可发汗。宜桂枝二越婢一汤"一条（27），注家对于无阳不可发汗用越婢桂枝之义向无的解，此书则于"不可发汗"下有"脉浮大者"四字。

第三，"伤寒三日，阳明脉大"（186）之下有"此为不传也"一句，均有画龙点睛之妙。

第四，《金匮》第一篇"五脏病各有十八，合为九十病。人又有六微，微有十八病，合为一百八病"，注家向无的解。及阅古本，方知下三句乃"六府病各有十八，合为一百八病"之误。

第五，"太阳中暍"一条，通行本无治方，长沙古本于"则淋甚"之下有"宜当归四逆汤"一句，殊觉不类。此书则为"白虎加桂枝人参芍药汤主之"，便切合矣。

第六，"太阳病服桂枝汤后，大汗出，脉洪大者"一条（25），通行本误作"与桂枝汤如前法"，长沙桂林两古本皆作"与白虎汤"。

余如"太阴篇"之理中加黄芪汤、厚朴枳实白术甘草汤；"厥阴篇"之当归四逆加人参附子汤、人参附子汤、柏叶阿胶汤；"霍乱篇"之"四逆加吴茱萸黄连汤"；疟病之鳖甲煎丸，方用鳖甲、柴胡、黄芩、大黄、牡丹皮、䗪虫、阿胶七味，与通行不同；"虚劳篇"，"桂枝加龙骨牡蛎汤主之"之下有"天雄散亦主之"一句；金疮"王不留行散"之下有"有脓者，排脓散主之，排脓汤亦主之"十四字。佚文佚方皆为一般医籍所未经见者，限于篇幅不及备录也，等等圆融无碍之处比比皆是，俯首即拾。

纵览全书，你会发现桂林古本全书圆融无碍，无前后矛盾之处。全书326张方子，比残本多出90多张方子，没有千金、外台36方。用的药都是在南北朝以前，基本上是汉代时期。

桂林古本与宋残本方名相同而药味不同的方子共有24方，桂林古本较宋残本方名不同而药味相同的方剂共有18方。宋本中有方无药的禹余粮丸、黄连粉及胶姜汤，桂林古本亦补充完善了药物组成，而且桂林古本明确了伤寒例、杂病例、六气主气病、温病、五运六气客气等内容。

从各个方面来看，桂林古本是全本。

最后，桂林古本不是孤本。

为什么说桂林古本不是假的，因为还有另外一个版本能侧面印证桂林古本不是孤本，而是一条传承线上的体系，这个本就是湘古本，也叫长沙古本。

桂林古本与长沙古本皆分十六卷，然长沙古本无《金匮》条文，仅将可汗不可汗，可下不可下各篇凑合成数。桂林古本则将《金匮》中黄疸、宿食、下利、呕吐哕、寒疝、消渴等症，列入阳明、厥阴篇中，深契以六经钤百病之旨。其余《金匮》各篇亦分别罗列。质量方面较之长沙古本多出三分之一，名为《伤寒杂病论》，确是名实相符。

但是湘古本在内容上与桂林古本相比有残缺。虽然湘古本中《金匮要略》这部分没有，变成了可和不可的内容，但是他有六气温病部分，这部分是桂林古本中独有的章节，宋本等通行本以及其他一些版本中都没有这部分内容。虽然六经六气条文里没有"风"和"寒"的条文，但是暑湿燥火四气和温病的具体方药条文跟桂林古本一样，这一点从侧面证明了桂林古本不是孤本。虽然湘古本中也没有五运六气部分，但这并不影响湘古本与桂林古本是同一传承体系的事实。

关于主气客气加临图的问题

我为什么说《伤寒杂病论》跟运气有关系呢？

光凭桂林古本有运气这部分，也不一定说服得了大家。我在这里把成无己的《注解伤寒论》这个版本也放进去了，虽然整个条文内容与章节结构跟桂林古本、湘古本不太一样，是属于宋本体系，但成无己于 1144 年开始注解《伤寒论》这本书的时候，他拿到治平二年（1065）版的《伤寒论》书前是有一系列的五运六气图的，同刘温舒《素问运气论奥》里的图差不多，但刘温舒是宋哲宗元符二年（1099）才著的《素问运气论奥》，所以运气图很可能是刘温舒引用他书或者直接引用《伤寒论》的。

而且治平二年（1065）版的《伤寒论》前面还有一部分是《伤寒铃法》的汗瘥棺墓图，还有就是主气客气加临图。成无己注解的时候，可能也没有弄明白这一套图解运气铃是什么意思，但为了保证《伤寒论》版本的完整性，于是就列图于前，但在内文中并没有具体解释原因，我们现在能看到的最早的元刻本的《注解伤寒论》前面就有这一套运气铃图。

历代以来，研究伤寒的学者们，几乎没有一个人去看看这个运气图里的内容是什么东西，因为他们基本上也不知道《伤寒论》前面还有五运六气铃图。在林亿、高保衡这些人校书的时候，治平本《伤寒论》里是有图解运气图的，这些人因为不懂，就把运气图给去除了，所以我们现在看到的宋本就没有这些东西了，这都是林亿、高保衡、孙奇等人惹的祸。但是后来人在《注解伤寒论》的再版中，也基本上都去除了运气铃图，所以知道《伤寒论》书前有运气图的人就更少了。

我们先看看仲景《伤寒杂病论》中三阴三阳的属性问题。

		三阴三阳		
生机	体质说：见《通天论篇》		象法	八纲说：许叔微《伤寒百证歌》、方隅《医林绳墨》
	气血说：见《血气形志篇》			经络说：朱肱活人书《传足不传手》
	经络说：见《顺逆肥瘦篇》《经脉篇》			地面说：《经界说》柯琴来苏集 尤在泾贯珠集
	开阖枢说：见《阴阳离合论篇》			形层说：《经界说》柯琴来苏集 尤在泾贯珠集
	脏腑说：《六节藏象论》			三部六病说：刘绍武、重推三阴三阳
	五运六气说：见九篇大论			脏腑经络说：李时珍纲目、高学山尚论
				五阶段说：祝味菊质难
				六病说：赵锡武
				症候群说：陆渊雷
病机	热病说：见《热病论篇》			三焦说：柯雪帆
	脉诊说：见《四时气》《六节藏象论》《四时逆刺论》《腹中论》	百家有百家之伤寒而非仲景之伤寒	数法	辨证说：现代中医教材
				三胚层说、系统说……
				五运六气说：刘完素、成无己
				气化说：标本中气、张志聪、张绍令、唐容川、陈修园、郑钦安、陈伯坛、刘渡舟
				卦爻说：《伤寒水火辨》
				伤寒钤法：刘完素、马宗素、李浩、程德斋、薛己、朱棣、张太素、熊宗立、曹乐斋
				金匮方术：苏生子
				桂本《伤寒杂病论》

马王堆汉墓出土的《阴阳脉死候》说："凡三阳，天气也……凡三阴，地气也。"《足臂十一脉灸经》和《阴阳十一脉灸经》中的记载，有以"太阳""阳明""少阳""太阴""少阴""厥阴"命名的经脉名称。这是目前中医典籍中能见到最早的记载三阴三阳的文献。《伤寒论》中"太阳""阳明""少阳""太阴""少阴""厥阴"被后世称为三阴三阳，它的主要贡献之一在于其创立了三阴三阳辨病辨证体系。

《素问·至真要大论》载："帝曰：愿闻阴阳之三何谓也？岐伯曰：气有多少异用也……鬼臾区曰：阴阳之气各有多少，故曰三阴三阳也。"所以三阴三阳的划分是以阴阳气的多少来划分的。在中医基础理论体系中，尤其是《内经》中，三阴三阳的学术来源有两种途径，一种是生机，一种是病机。

生机说中主要见于六种：

体质说：《通天论篇》曰，太阳之人、少阳之人、太阴之人、少阴之人、阴阳平和之人。

气血说：《血气形志篇》曰，天之常数，太阳多血少气，少阳少血多气，阳明多血多气，少阴少血多气，厥阴多血少气，太阴多气少血。

经络说：《顺逆肥瘦篇》《经脉篇》中，主要是经络走行。

开阖枢说：《阴阳离合论篇》曰，太阳为开，阳明为阖，少阳为枢；太阴为开，厥阴为阖，少阴为枢。《内经》中这部分实际上指的是经络的开阖枢，并没有涉及到天地的开阖枢，与后人解读的不同。

脏腑说：《六节藏象论篇》曰，心为阳中之阳，肺为阳中太阴，肾为阴中少阴，肝为阳中少阳，脾、胃、大小肠、膀胱、三焦为至阴。

运气说：运气九篇大论。

病机说主要有三种：

运气说：运气九篇大论。

热病说：《热论》曰：伤寒一日，传太阳；伤寒二日，传阳明；伤寒三日，传少阳；伤寒四日，传太阴；伤寒五日，传少阴；伤寒六日，传厥阴。典型的伤寒日传经规律。

脉诊说：《四时气篇》曰：气口候阴，人迎候阳。

《素问·六节藏象论》曰："人迎一盛，病在少阳；二盛，病在太阳；三盛，病在阳明；四盛以上为格阳。寸口一盛，病在厥阴；二盛，病在少阴；三盛，病在太阴；四盛以上为关阴。"

可以看到，三阴三阳源于空间和时间、经络三种概念。空间主要是指形体的肥瘦虚实，如体质说和脏腑说。时间主要是指五运六气，如运气九篇。经络说主要是指其余的气血、热病、经络、开阖枢、脉诊，等等。归根结底，按照运气九篇的理论体系，无论脏腑还是经络，皆源于五运六气的天地合气。而且在生机和病机中，共同都有的一个因素，就是运气说，所以三阴三阳主要是五运六气的基本概念。

而三阴三阳被后人解读，也主要有两种分类。

一种是象法，一种是数法。

象法主要有形层、地面、八纲、证候、六病、三部六病、三胚层等等，基本上都是按照西医的逻辑来划分，互相矛盾之处甚多。数法主要是指五运六气的基本概念，还有伤寒钤法中的概念，另外在《伤寒水火辨》中，还有一种三阴三阳与八卦的对应法。如巽为厥阴，艮为少阴，坤为太阴，震为少阳，兑为阳明，乾为太阳等。

综其所述，三阴三阳的本质是五运六气的基本概念，而且这一学术体系不但有理论源泉，还有临证应用，形成一条完整的学术链。这样看来，仲景《伤寒杂病论》又是汉代作品，其三阴三阳的基本逻辑就是五运六气体系。这也与我们前面的分析不谋而合。而且，从篇章结构和内容上也是如此形神合一。

我们再回过头来，看看成无己保存下来的主气客气加临图的真实意义所在。

仲景在《伤寒论·序》中说："夫天布五行，以运万类，人禀五常，以有五藏，经络府俞，阴阳会通，玄冥幽微。"可以看出，仲景很重视天道对人体的影响。仲景在桂本《伤寒杂病论·六气主客第三》中明确记载了关于五运六气主客胜复的相关经文。如："问曰：六气主客何以别之？师曰：厥阴生少阴，少阴生少阳，少阳生太阴，太阴生阳明，阳明生太阳，太阳复生厥阴，周而复始，久久不变，年复一年，此名主气；厥阴生少阴，少阴生太阴，太阴生少阳，少阳生阳明，阳明生太阳，复生厥阴，周而复始，此名客气。问曰：其始终奈何？师曰：初气始于大寒，二气始于春分，三气始于小满，四气始于大暑，五气始于秋分，终气始于小雪，仍终于大寒，主客相同，其差各三十度也。"此处论述了主气客气的顺序与时位，与运气九篇基本一致。

仲景的"天布五行"体现在"问曰：司天在泉奈何？师曰：此客气也，假如子午之年，少阴司天，阳明则为在泉，太阳为初气，厥阴为二气，司天为三气，太阴为四气，少阳为五气，在泉为终气；卯酉之年，阳明司天，少阴在泉，则初气太阴，二气少阳，三气阳明，四气太阳，五气厥阴，终气少阴；戌辰之年，太阳司天，太阴在泉；丑未之年，太阴司天，太阳在泉；寅申之年，少阳司天，厥阴在泉；巳亥之年，厥阴司天，少阳在泉；其余各气，以例推之"。

仲景的"以运万类"则体现在"问曰：其为病也何如？师曰：亦有主客之分也，假如厥阴司天，主胜，则胸胁痛，舌难以言。客胜，则耳鸣，掉眩，甚则咳逆。……厥阴在泉，主胜，则筋骨摇并，腰腹时痛；客胜，则关节不利，内为痉强，外为不便。……问曰：其胜复何如？师曰：有胜必有复，无胜则无复也；厥阴之胜，则病耳鸣，头眩，愦愦欲吐，胃膈如寒，肤胁气并，化而为热，小便黄赤，胃脘当心而痛上及两胁，肠鸣，飧泄，少腹痛，注下赤白，甚则呕吐，膈不通。其复也，则少腹坚满，里急暴痛，厥心痛，汗发，呕吐，饮食不入，入而复出，筋骨掉眩清厥，甚则入脾，食痹而吐……"六气主客司天在泉胜复引起的各种疾病症状皆然。

仲景不但描述了六气主客司天在泉胜复"以运万类"的基本规律，还明确提到中运与六气司天之间的生克关系，以及引起司天的太过不及、不迁正、不退位的机制。如"师曰：子知六气，不知五运，未尽其道，今为子言，假如太阳司天，而运当甲己，夫甲己土运也，太阳寒水也，土能克水，太阳不能正其位也；又如厥阴司天，而逢乙庚金运，少阴少阳司天，而逢丙辛水运；太阴司天，而逢丁壬木运，阳明司天，而逢戊癸火运，其例同也。问曰：其治法奈何？师曰：风寒暑湿燥热各随其气，有假者反之，甚者从之，微者逆之，采取方法，慎毋乱也"。这一点在伤寒杂病的发病中非常重要，充分体现了五运六气至与不至的常数与变数之间的辩证关系。

在《伤寒论·伤寒例第四》中，仲景首先描述的就是四时八节二十四气七十二候决病法。并且引用了《阴阳大论》中的条文阐述了四时正气对人体的影响。总体来讲，仲景的病因论在《伤寒论》中所体现的是四时正气为病、时行客气为病（也就是非其时之邪）和伏气疫气为病三大类。仲景借助五运六气之天道对人体的影响以及人体自身阴阳盛衰的禀赋气质特点，将两者进行了合理安排，形成了独特的《伤寒论》观点，**即某某客气病某某主气证的伤寒五运六气模式。**

在《伤寒论》的条文中就可以清晰地看出这三个病因在具体临床上的应用。例如，《伤寒论》中所描述的六经病提纲"某某之为病"，作为某一客气的纲领病证，及对应某经"本气"之为病，也就是客气之为病。以太阳病篇为例："太阳之为病，脉浮，头项强痛而恶寒。"这里所指的太阳，并不是生理上的太阳，而是指五运六气之客气上的太阳之气。《素问》云："太阳之上，寒水主之。"这就是所谓的运气伤寒。为什么这么说呢？因为加临图中有上下之分，上为客气，下为主气。

按照《黄帝外经》的运气学说绘出客气太阳寒水加临主气六气的图示来看：

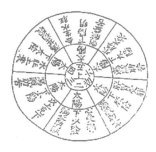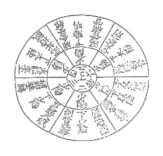

太阳上下阵临补泻病症之图　　少阳上下加临补泻病症之图

上客气：太阳　太阳　太阳　太阳　太阳　太阳
下主气：厥阴　少阴　少阳　太阴　阳明　太阳
　　　　初气　二气　三气　四气　五气　终气

"初之气，地气迁，燥将去，寒乃始，蛰复藏，水乃冰，霜复降，风乃至，阳气郁，民反周密，关节禁锢，腰椎痛，炎暑将起，中外疮疡。"

"二之气，寒不去，华雪水冰，杀气施化，霜乃降，名草上焦，寒雨数至，阳复化，民病热于中。"

"三之气，天政布，寒气行，雨乃降。民病寒，反热中，痈疽注下，心热瞀闷，不治者死。"

"四之气，寒雨降。病暴仆，振慄谵妄，少气嗌干引饮，及为心痛痈肿疮疡疟寒之疾，骨痿血便。"

"五之气，阳乃去，寒乃来，雨乃降，气门乃闭，刚木早雕，民避寒邪，君子周密。"

"终之气，寒大举，湿大化，霜乃积，阴乃凝，水坚冰，阳光不治。感于寒，则病人关节禁锢，腰椎痛，寒湿持于气交而为病。"

从上可以清楚地看到"太阳之为病"是指**客气伤寒**，是指人体脏腑在主气六步的不同阶段受客气太阳寒邪所伤的临床表现。**即太阳病太阳证、太阳病阳明证、太阳病少阳证、太阳病太阴证、太阳病少阴证、太阳病厥阴证，**其余五气也是如此，如仲景直说的太阳阳明（即阳明病太阳证）、正阳阳明（阳明病阳明证，承气汤证）、少阳阳明（阳明病少阳证，大柴胡汤证）等等，共三十六天罡三十六证。

从上述引文中可以概括"太阳之为病"主要有如下病候：寒疫证、寒湿证、阳虚证、火郁证、蓄水、蓄血证等。在其余阳明、少阳、太阴、少阴、厥阴等客气之为病的篇章中，都会发现，每一病都有六气证。如麻黄汤、桂枝汤、承气汤、小柴胡汤等，不只出现在三阳篇，也会出现在三阴篇。其实不只六气之为病，五运之为病也是如此，这就是仲景杂病的《杂病例》五行生克逻辑。这些都是建立在一个人体生理模型之上的，也就是说按照禀赋出生运气格局，在不同的流年运气格局之下，决定了一个人可能患某些疾病的可能性大，患某些疾病的可能性较小，这一点在《伤寒钤法》中也有体现。

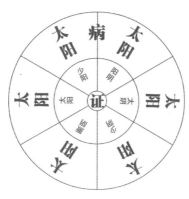

太阳客气之为病的加临图

而四时的太过不及的不正之气对人体的伤害，在《伤寒论》中则往往以而"某某病"的方式呈现，指的是**主气伤寒**。例如在太阳病篇中所称的"太阳病"，一般就是指不时之气对于太阳的伤害，仲景按照它所患病的状况基本分成六类，其中在太阳病篇中有其中主要的三大类，即伤寒、中风、温病。在《痉湿暍病脉证并治》中又有太阳刚痉、柔痉、湿痹、风湿、中暍等。

按照《黄帝外经》的运气学说绘出客气六气加临主气太阳图来看：
上客气： 太阳 阳明 少阳 太阴 少阴 厥阴
下主气： 太阳 太阳 太阳 太阳 太阳 太阳
　　　　 终气 终气 终气 终气 终气 终气

"终之气，寒大举，湿大化，霜乃积，阴乃凝，水坚冰，阳光不治。感于寒，则病人关节禁锢，腰椎痛，寒湿持于气交而为病。"

"终之气，燥令行，余火内格，肿于上，咳喘，甚则血溢。寒气数举，则霜雾翳，病生皮腠，内舍于胁，下连少腹而作寒中，地将易也。"

"终之气，畏火司令，阳乃大化，蛰虫初见，流水不冰，地气大发，草乃生，人乃舒，其病温厉。"

"终之气，地气正，湿令行，阴凝太虚，埃昏郊野。民乃惨凄，寒风以至，反者孕乃死。"

"终之气，阳气布，候反温，蛰虫来见，流水不冰，民乃康平，其病温。"

"终之气，地气正，风乃正，万物反生，霜雾以行。其病关闭不禁，心痛，阳气不藏而咳。"

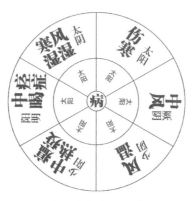

太阳主气病加临图

从上可知，"太阳之为病"所讲的是六经伤于寒，这就是"客气伤寒"。而在这里六气皆伤太阳，此"太阳病"就是我们说的"主气伤寒"。客气太阳寒邪下临太阳即病伤寒；客气厥阴风邪下临太阳即病中风，若经过误治，可能会成为风温；少阴热邪下临太阳则病温病；少阳火邪下临太阳则病温疠；太阴湿邪下临太阳则病寒湿、风湿；阳明燥邪下临太阳则病痉。所以《伤寒论》开篇即分太阳伤寒、太阳中风、太阳温病三大提纲，若只论寒邪，即客气伤寒。伤寒以阳为主，寒邪最伤人阳气。又心为盛阳之脏，伤于寒者，必伤于心，故伤寒最多心病。《素问·六元正纪大论篇第七十一》有"民病大作""温病大作"之说，这是温病名称的最早记载，张仲景在《伤寒论》中指出"太阳病发热而渴，不恶寒者，为温病"，等等。

关于太阳病篇是否都是太阳病，历来有两种意见，一种是简单化，认为掌握了太阳病提纲证及中风、伤寒等证治，就学会了太阳病篇，结果挂一漏万，丢掉了大部分极有价值的内容。一种是复杂化，把太阳病篇的所有内容都当成太阳病，结果纠缠不清，越学越胡涂。王肯堂曾据编写体例加以说明，指出"由太阳为三阳之首，凡阳明、少阳之病皆自太阳传来，故诸阳证不称名者皆入其篇。……后人不悟是理，遂皆谓太阳篇诸证不称名者亦属太阳，而乱太阳病之真"。王氏所析对弄清太阳病与太阳病篇的关系颇有帮助。然而太阳病篇也有寒证、阴证，第七条就是"发于阳"与"发于阴"并提，而且虚寒证的比例不小，可见王说还不够全面。

徐灵胎认为："此书非仲景依经立方之书，乃救误之书也。……盖因误治之后，变证错杂，必无循经现证之理，当时著书亦不过随证立方，本无一定之次序也。余始亦疑其有错乱，乃探求三十年，而后悟其所以然之故。"（《伤寒论类方·序言》）又说："观《伤寒论》所述，乃为庸医误治而设，所以正治之法，一经不过三四条，余皆救误之法，故其文亦变动不居。"（《医学源流论》）太阳病篇叙述误治的条文最多，徐说用于太阳病篇尤为贴切。然而误治仅是导致变证的条件，同一误治而变证各各不同，既可变为阳明证，又可出现三阴证，既可变为虚证，又可变为实证，既可变为寒证，又可变为热证。

总之，太阳病篇并非都是太阳病，太阳病本身证治只是其中一部分，另一部分是太阳病兼证，大部分是误治变证，还有一部分是类似证，如瓜蒂散证、十枣汤证、风湿证等。总之，是各说各理，但都不能互相说服彼此，所谓变证、兼证、类似证等都是无稽之谈，都是不懂三阴三阳之实而导致的各种误解。

桂林古本在《伤风脉证并治第十一》中说"风病，面目浮肿，脊痛不能正立，隐曲不利，甚则骨痿，脉沉而弦，此风邪乘肾也，柴胡桂枝汤主之"，该方即小柴胡汤合桂枝汤。小柴胡汤有疏通上焦的功能，仲景曾说"上焦得通，津液得下，胃气因和，身热涣然汗出而解"，为**太阳虚病少阳证**，缺治肾之品，但临床应用却有良效，确出人意外。《素问·评热论》曰："病肾风者，面胕庞然肿，害于言……，口干苦渴，小便黄，目下肿，腹中鸣，身重难以行。"《素问·风论》亦曰："肾风之状，多汗恶风，面庞然浮肿，脊痛不能正立，其色始，隐曲不利。"由此可知仲景继承了《内经》之观点。风邪用桂枝汤以祛之，小柴胡汤如何与肾相联系呢？按小柴胡汤乃少阳经之药，少阳之经乃三焦与胆，故少阳经表现有三焦病症状：胸满或胸中烦是上焦病；不欲食、喜呕是中焦病；或腹中痛，或小便不利是下焦病。《灵枢·本输》曰："三焦者，中渎之府也，水道出焉，属膀胱。"膀胱乃肾之属，三焦自应承之属肾。《灵枢·本脏》也曰："肾合三焦膀胱，三焦膀胱者，腠理毫毛其应。"《灵枢·经脉》中说"少阳主骨"，更说明此种关系。而肾中风，或肾风者，即是西医的慢性肾小球肾炎，柴胡桂枝汤主之，用之多良效。

宋本 151 条"脉浮而紧，而反下之，紧反入里，则作痞，按之自濡，但气痞耳"，古本以"小青龙汤主之"，其效豁然。用药出人意料之处，古本存在颇多，如寒邪干肾用桂枝加葛根汤，肘臂痛用甘草泻心汤，风温用桂枝去桂加黄芩牡丹汤而无菊花连翘之属，燥邪乘肝用黄芩牡丹皮栝楼半夏枳实汤，而不用当归地黄之类，等等。乍观不合古今用药之法，但临床应用效如桴鼓，其理实为三阴三阳互藏为病证的方术算法所推所治，说明仲景师超人之见甚多，后人斥之以非，弃而不用，实未深究方术算法之故。当然也与宋本《伤寒论》《金匮要略》残缺，后人依己意而增减有关。桂林古本之所以能完整地保存下来，是仲景后人世代秘藏，非正不传，因而免受战火之劫和非人篡改之弊。

又如麻、桂二汤，为太阳营卫设，而阳明之病在营卫者亦用之。真武汤为少阴水气设，而太阳之汗后亡阳者亦用之。四逆汤为太阴下利清谷设，太阳之脉反沉者宜之。五苓散为太阳消渴水逆设，阳明之饮水多者亦宜之。猪苓汤为少阴不利设，阳明病小便不利者亦宜之。抵当汤为太阳瘀血在里设，阳明之蓄血亦用之。瓜蒂散为阳明胸中痞硬设，少阴之温温欲吐者亦用之。如桂枝汤不但见于太阳篇，亦见于阳明、厥阴、太阴等篇，柯琴说"*桂枝汤为治伤寒、中风、杂症解外之总方。凡脉浮弱、汗自出而表不解者，咸得而主之，即阳明病脉迟、汗出多者宜之，太阴病脉浮者亦宜之，则知诸经外证之虚者，咸得同太阳未解之治法，又可见桂枝汤不专为太阳用矣*"。

总之，太阳病篇的内容非常丰富，涉及的问题非常广泛，三阴三阳病中都可见，确实是《伤寒论》中关键性的一篇，必须全面认识，深入理解，勿为成见所拘。此外，太阳病篇痞证的内容比较完整，火逆证的原文较难理解，这些都不是兼证、变证、误治、类似证等所能概括的。

再如桂本《伤寒杂病论》的第 318 条："*太阴病，吐逆，腹中冷痛，雷鸣下利，脉沉紧者，小柴胡加茯苓白术汤主之。*"按照太阴病提纲，本条似乎应用理中四逆辈，但此条却是少阳小柴胡汤加减，其中奥妙何在，按照历代伤寒家们的伤寒逻辑，是完全解释不通的。如果按照伤寒医算的逻辑，就很好理解本条处方的初衷，即太阴病少阳证。

桂本《伤寒杂病论》的第 346 条："*少阴病，脉微而弱，身痛如掣者，此荣卫不和也，当归四逆汤主之。*"本条与厥阴病的当归四逆汤证方剂相同，本条实为少阴寒病太阳虚证，而厥阴篇则是厥阴病太阳虚证。可见，三阴病的太阳虚证都可以当归四逆汤主之。第 349 条："少阴病，下利便脓血者，可刺足阳明。"何故也？少阴寒病阳明实证也，与少阴三急下有轻重之分。

白虎汤为辛凉重剂，能够清热保津、达热外出，是治疗阳明胃热津伤的主方。一般以"四大"为审证依据，似乎简单扼要，便于掌握，实际比较机械，临床不会如此典型，所以并无多大价值。白虎证的条文仅有 8 条，分别为太阳病篇 5 条、阳明病篇 2 条、厥阴病篇 1 条。如 168 条太阳虚病阳明实证，先提出病程已经"七八日"，次提出病机为热结在里，表里俱热，然后列举临床症状，"时时恶风，大渴，舌上干燥而烦，欲饮水数升"，尤其易与阳虚证相混的 169 条"无大热，背微恶寒"，都是白虎汤大清里热。又如 176条太阳虚病阳明实证，举出"脉浮滑"为白虎汤证的辨证依据，所说的"表有热"，是太阳病表证。脉象浮滑，浮为表热于外，滑是热盛于里，标志着表里俱热，但与单纯的表证脉浮，痰热结胸证的脉浮滑，如何区别？又如出于厥阴病篇第 350 条的厥阴病阳明实证"脉滑而厥"；又如阳明病篇第 219 条阳明实病阳明实证的"三阳合病"等等也是用白虎汤清里热。可见，即使没有大热、大汗、脉洪大，也应使用白虎汤和白虎加人参汤。由此可证，阳明白虎证必须具有"四大"的说法是比较机械的。

少阴三急下证也是如此逻辑。历来对少阴急下三证的争议较多，约而言之，不外三种：第一种主张是"真实假虚"，理论根据是"大实有羸状"，三条原文皆冠以"少阴病"，乃貌似少阴，为假虚之象，阳明大实证，才是该证的本质。既然是大实证，自然当用攻下，但不一定需要急下。第二种看法是"阴证转阳""脏邪传腑"。按照传变的一般规律，阴证转阳，脏邪传腑，乃病势向好的方面发展，因势利导，酌用一些下剂即可解决问题，并无急下的必要。第三种认识是"真实真虚"，既有阳明燥结之实，又有少阴真阴之虚，若不急下阳明之实，就不能救少阴之虚。下缓则燎原莫制，旋即阴竭而死，所以必须急用攻下以救将竭之阴。少阴急下三证，是从不同角度阐述急下的标志，又是众说纷纭，实际上就是**少阴热病阳明实证**。所以，三阴三阳病的提纲只是充分条件，并不是必要条件。三阴三阳病是算出来，而不是辨出来的。

仲景《伤寒杂病论》第十三稿的三阴三阳体系：

太阳病太阳证、太阳病阳明证、太阳病少阳证、太阳病太阴证、太阳病少阴证、太阳病厥阴证。

阳明病太阳证、阳明病阳明证、阳明病少阳证、阳明病太阴证、阳明病少阴证、阳明病厥阴证。

少阳病太阳证、少阳病阳明证、少阳病少阳证、少阳病太阴证、少阳病少阴证、少阳病厥阴证。

太阴病太阳证、太阴病阳明证、太阴病少阳证、太阴病太阴证、太阴病少阴证、太阴病厥阴证。

少阴病太阳证、少阴病阳明证、少阴病少阳证、少阴病太阴证、少阴病少阴证、少阴病厥阴证。

厥阴病太阳证、厥阴病阳明证、厥阴病少阳证、厥阴病太阴证、厥阴病少阴证、厥阴病厥阴证。

病为病位，证为病性。三阳为传经化热化水化血，逐经逐腑递进；三阴为伏气变温变寒，逐层逐脏递进。三阳有虚实之分，三阴有寒热之化。当然，还有地气九宫的主客之气及与天气的生克之化。

如此看来，成无己在《注解伤寒论》前面所附的图解运气钤法，就很好理解了，这就是仲景整部《伤寒杂病论》的三阴三阳的核心逻辑所在。如此看仲景素尚的"方术"，完全契合五运六气的医算法则，又合情合理，没有半点矫糅造作之感，没有一丝牵强附会之意。确实，得其书，得其术，可以"思过半矣"。

《黄帝外经》里的五运六气只是年月时间尺度上的运气法，而仲景的伤寒却是在日时时间尺度上的传变，如仲景所说的"六经欲解时"、传经、过经、七日、六日，等等。这里面还有一个五运六气的年月法与日时法的转换法则规律。而且，我前面说了，《伤寒钤法》是第一部论述五运六气日时法中"间气为病"的数术体系，中医医算史上从未见过，只此一部。几乎所有关于五运六气法的运用都是年月法，都是关于司天法、司地法、中运法的运用，就是没有关于间气法的运用。详见《古中医医算史·伤寒方术·前传》。

关于《伤寒例》斗历运气问题

凡是中医，必谈春夏秋冬，必谈四时五行，必谈二十四节气。实践也证明春夏秋冬、四时五行、二十四节气是正确无疑的，但很多人却没有进一步深入地去想一下，春夏秋冬、四时五行、二十四节气背后的子学逻辑是什么？背后的天文机制是什么？背后的天象基础是什么？

它是古中国文明的一个自洽的逻辑体系的一部分，其所有概念及思维逻辑，如阴阳五行、五运六气、河图洛书、天干地支、子学九式等等是一个圆融的自组织系统，一切都是圆融无碍的，而春夏秋冬、四时五行、二十四节气只不过是这个文明肌体的几件外套而已，脱掉所有的外套，最后就剩下《古中医天文学·无极之镜》中的天象天机了。

透过现象看本质是现代哲学和科学一贯标榜的方法论，但是在古中国科学、古中医、子学九式面前，它们却不会透过现象看本质了，只迷信现代科学是它们唯一的工具，这恰恰是不能正确认识中医乃至古中国科学的关键所在。

知识体系、技术本身不是障碍，古人懂的我们也一定能搞懂，最大的障碍就是那颗迷信现代科学的心。

天下之物，没有迷信之事，只有迷信之人，无知的心可以毁掉一切。中医即是明证。

《伤寒论·伤寒例》说："夫欲知四时正气为病及时行疫气之法，皆当按斗历占之。"《伤寒论》中的"伤寒例"开篇便列出伤寒斗历，即四时五行、八节、二十四节气。不明白这些伤寒时间结构，就难以读通《伤寒论》，而二十四节气是五运六气的主要精髓之一，可见《伤寒论》与五运六气关系密切。

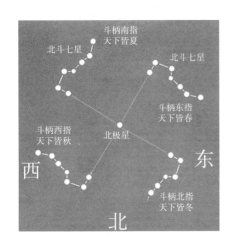

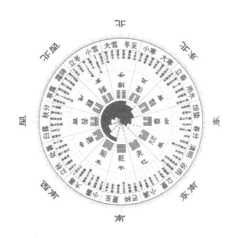

　　《伤寒杂病论》有关时间医学的论述以《黄帝内经》的理论为基础，如《伤寒例》"四时八节二十四气七十二候决病法"，先引《阴阳大论》之说"春气温和，夏气暑热，秋气清凉，冬气冰冽，此则四时正气之序也"。这里指出四时正气之序被打乱，如春时应暖而反大寒，夏时应热而反大凉，秋时应凉而反热，冬时应寒而反大温。此非其时而有其气，此时易得时行之气；并以《内经》理论为基础阐释"春夏养阳，秋冬养阴"及"春伤于风，夏必飧泄；夏伤于暑，秋必痎疟；秋伤于湿，冬必咳嗽；冬伤于寒，春必病温"的道理。脉象上遵循"春弦秋浮，冬沉夏洪"的四季变化。

　　《伤寒杂病论》在实践基础上总结疾病变化、传经时间、转危、自愈等的时间性，其内容相当丰富。如《辨可下病脉证并治》云："下利差，至其年月日时复发者，以病不尽故也"；如云"发于阳，七日愈；发于阴，六日愈"，以及六经欲解时，等等。

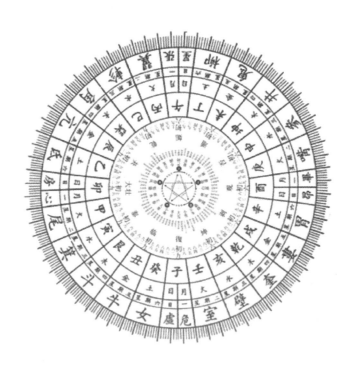

　　《内经》要求上工要"先立其年，以明其气"，只有如此才能明明白白地看病、治病。《素问·六元正纪大论》说："先立其年，以明其气……寒暑燥湿风火，临御之化，则天道可见，民气可调，阴阳卷舒，近而无惑。"《素问·五运行大论》说："先立其年，以知其气，左右应见，然后乃可以言死生之逆顺也。"《素问·六节脏象论》说："不知年之所加，气之盛衰，虚实之所起，不可以为工矣。"《素问·五常政大论》说："不知年之所加，气之同异，不足以生化。"

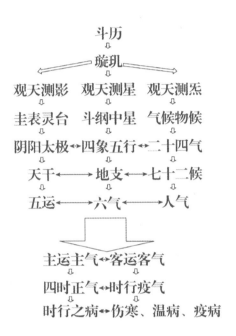

仲景将这个"先立其年，以明其气"的道理浓缩在《伤寒例》里，以"四时正气"代表五运六气的"主气"，以"时行之气"代表五运六气的"客气"，夏天暴寒成"寒疫"，冬天遇热成"冬温"，并宗《素问·热论》举例外感寒邪说明外感病的传变规律。

可见，斗历就是五运六气的另一种表述方式而已。

关于日干支与六经欲解时问题

对于人的个体来说，最基本的时间周期就是日周期。人最基本的寤寐周期要随着日出日落而行，人的经络营卫之气运行周期以五十营为一周期，正好是一个昼夜。人的生活节律都以日周期来算，其次才是月周期和年周期。

人体阳气一日之内存在规律性变化，"平旦人气生，日中而阳气隆，日西而阳气已虚，气门乃闭"（《素问·生气通天论》）。平旦时，人体阳气初生，至日中时人体阳气隆盛，至日落时阳气虚，由阳气所主开放的气门也随之关闭。卫气的运行亦按昼夜节律进行，"卫气之行，一日夜五十周于身，昼日行于阳二十五周，夜行于阴二十五周"（《灵枢·卫气行》）。日之明阴，天之温寒影响卫气营血的运行，"天温日明，则人血淖液而卫气浮，故血易泻，气易行；天寒日阴，则人血凝泣而卫气沉"（《素问·八正神明论》）。《灵枢·顺气一日分为四时》云：一日之内病情变化存在"旦慧昼安、夕加夜甚"的规律。

《素问·脏气法时论》将脏腑与五行生克制化相关联，总结五脏疾病一日内病情变化的规律。如"肝病者，平旦慧，下晡甚，夜半静"；"心病者，日中慧，夜半甚，平旦静"；"脾病者，日昳慧，日出甚，下晡静"；"肺病者，下晡慧，日中甚，夜半静"；"肾病者，夜半慧，四季甚，下晡静"。

《素问·脏气法时论》用五行生克预测疾病变化转归的时间规律，"至其所生而愈，至其所不胜而甚，至于所生而持，自得其位而起"，如"病在肝，愈于夏"，"愈在丙丁"，"甚于秋"，"加于庚辛"，"持于冬"，"持于壬癸"，"起于春"，"起于甲乙"等。伤寒传变日数不同，治疗方法不同，《素问·热论》指出"其未满三日者，可汗而已；其满三日者，可泄而已"。

《素问·玉机真脏论》"一日一夜五分之，此所以占死生之早暮也"；《素问·标本病传论》根据疾病所患日数不同判断死生，并指明各脏疾病死亡的时间规律，"心病……三日不已死，冬夜半，夏日中。肺病……十日不已死，冬日入，夏日出；肾病……三日不已死，冬大晨，夏晏晡；胃病……六日不已死，冬夜半后，夏日昳；膀胱病……二日不已死，冬鸡鸣，夏下晡"。

《内经》中以日周期来论述中医人体运行周期的经文，比比皆是。关于伤寒的日周期医算，有《伤寒钤法》医算法、六经欲解时、汗瘥棺墓法，等等。

在《伤寒杂病论》中，六经的排列是按照太阳、阳明、少阳、太阴、少阴、厥阴的顺序来排的，对这一顺序，很多人认为是因为张仲景秉承了《素问·热论》"伤寒一日，巨阳受之，二日阳明受之，三日少阳受之，四日太阴受之，五日少阴受之，六日厥阴受之"的这一观点。但是为什么是这一顺序，很多注释家则有不同的观点。如果不回到五运六气的天象上去，则一切解释都是徒劳与无意义的。

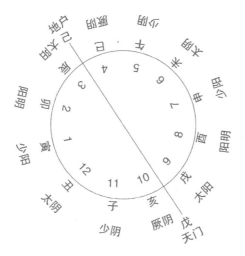

三阴三阳应天门地户图

遵循《素问·六元正纪大论》所论述的六气布政的顺序，按照天门地户的划分，从地户（立夏）到天门（立冬）是阳气旺盛，从天门到地户是阴气旺盛。四时五行是空间概念上的阴阳五行，五运六气是时间概念上的阴阳五行，根据阴阳四象原理和地支六气原理，六经欲解时的五运六气本质就不言自明了。从七衡六间图上也可以清晰地解读六经欲解时的天象原理。冬至点（地户）辰为天气的开始，辰为太阳之纪，故论六气布政始于太阳之政。天气右旋，所以其后的顺序就是卯阳明、寅少阳、丑太阴、子少阴、亥厥阴。地气左旋，与天气错后三十度，所以地气的顺序就是巳厥阴、午少阴、未太阴、申少阳、酉阳明、戌太阳。这也是五运六气客气的排列顺序的原理。

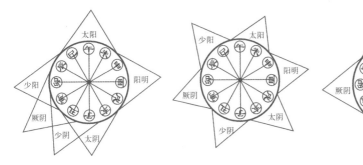

夏至时伤寒六经欲解时　　　　春分秋分伤寒六经欲解时　　　　冬至伤寒六经欲解时

按照真太阳时的日地规律，夏至日、二分日、冬至日之间，三阴三阳是动态变化的。而仲景的六经欲解时则是夏至日的三阴三阳日干支分布图，冬至日的三阴三阳六经欲解时的日干支分布图则正好相反，少阳为巳午未、太阳为午未申、阳明为未申酉，而太阴则为申酉戌、少阴为亥子丑、厥阴为寅卯辰。二分日的三阴三阳日干支六经欲解时则正好均分十二地支，少阴为子丑、厥阴为寅卯、少阳为辰巳、太阳为午未、阳明为申酉、太阴为戌亥。

这是由于日地之间在近日点与远日点之间来回运动造成的地球日干支阴阳的变化，也就是太阳在南回归线和北回归线之间运动造成的日干支三阴三阳的变化。由于天气与地气之间有一个延迟效应，所以在二至时三阴三阳的极小量会有一个推位，造成三阴三阳不能完全对称。或者说，上述三幅六经欲解时图是地气卫气图，所以六经欲解时是要按照四时五行的阴阳变量来定性定位的。同时由于真太阳时的变化，三阴三阳之间的长短缩长也是时时变化的，所以夏至时三阴互相重叠，冬至时三阳互相重叠，春分秋分之时是互等的。

实际上按照分至启闭的日地运行规律，十二地支的长短也是相应变化的，这是真太阳时的基本规律，但是由于变化的地支时辰会给临床使用带来不便，所以固定十二地支时辰的长短，而用三阴三阳的变化来代替十二地支时辰的变化，这样更方便、更实用，所以就出现了分至启闭六经欲解时，而这只是阴阳节点上的三阴三阳变化，其实在每一刻、每一时三阴三阳的时间量都是在变化的。六经欲解时是人体卫气之道，浮于外，循天而行。而子午流注的气血流注是人体营气之道，沉于里，循藏象经络而行，营卫之道是完全不同的两条路径，所以二者的循行时间规律也不同。

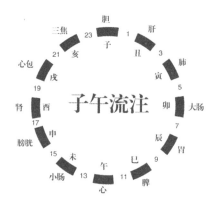

而且，最关键的一点，六经欲解时的三阴三阳，指的是三阴三阳的空间属性，并不是三阴三阳的时间属性，所以三阴三阳与时间藏象的对应是不同的。如五行的空间属性与五运的时间属性是不同的五行一样。二者有空间与时间之分，所谓正五行与化合五行，正三阴三阳与化合三阴三阳。

运气的太过不及是造成气候变化的主要原因之一，《素问·六元正纪大论》说："运有余，其先至；运不及，其后至。"气候的先至与后至，都会影响人体的正常生理功能而发病。这一点，张仲景是十分强调的。在《脏腑经络先后病脉证第一》第八条上说："问曰：有未至而至，有至而不至，有至而不去，有至而太过，何谓也？师曰：冬至之后，甲子夜半少阳起，少阳之时阳始生，天得温和。以未得甲子，天因温和，此为未至而至也；以得甲子而天未温和，为至而不至也；以得甲子而天大寒不解，此为至而不去也；以得甲子而天温如盛夏五、六月时，此为至而太过也。"这里的甲子就是日干支。这种日干支表述在《难经·七难》当中则为："冬至之后，得甲子少阳王，复得甲子阳明王，复得甲子太阳王，复得甲子太阴王，复得甲子少阴王，复得甲子厥阴王。王各六十日，六六三百六十日，以成一岁，此三阳三阴王时大要也。"可见日干支在仲景的临证中非常重要。

关于仲景经方与《汤液经法》源流问题

仲景伤寒方源于《汤液经法》，基本上已经成为中医圈共识。《辅行诀》中记云："张机撰《伤寒论》避道家之称，故其方皆非正名也，但以某药名之，以推主为识耳。"

以药名代方名已流行，马王堆汉墓出土医书《五十二病方》，是现存最早的方书，其中医方尚无方名，到《内经》时已记有"铁落饮""左角发酒""泽泻饮"等方，出现以药名命方名。西汉初年，医家淳于意二十五例"诊籍"中已记有"苦参汤""半夏丸"等方名。这说明西汉前后，方剂多命有名称，而多以方中某药命方名。张仲景随其时尚，改《汤液经法》旧有方名，以方中主要药物代替旧有道家医方名称，如改小青龙汤为麻黄汤，改小朱鸟汤为黄连阿胶汤，

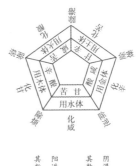

407

等等。

《汤液经法》与《伤寒论》经方比较

《汤液经法》方名	《伤寒论》方名	方药异同	主治异同
小阳旦汤	桂枝汤	同	桂枝汤有恶寒，余同
小阴旦汤	黄芩汤	黄芩汤中无生姜	黄芩汤证中无腹痛，余同
小青龙汤	麻黄汤	同	同
小白虎汤	白虎汤	同	发热汗出证二方同，口舌干燥，大渴引饮，脉洪大。《伤寒论》列入白虎加人参汤证
小朱鸟汤	黄连阿胶汤	同	黄连阿胶汤主治无下血证
小玄武汤	真武汤	同	同
大阳旦汤	小建中汤	小建中汤无黄芪，与《金匮要略》黄芪建中汤相同	小建中汤证少汗出不止
大阴旦汤	小柴胡汤	小柴胡汤无芍药	同
大青龙汤	小青龙汤	同	同
大白虎汤	竹叶石膏汤	竹叶石膏汤较大白虎汤少生姜多人参	大白虎汤证为外邪久不解之证，竹叶石膏汤为病解后燥渴证
大朱鸟汤	缺		《伤寒论》中有证无方
大玄武汤	缺		与《伤寒论》逆证有关

在仲景《伤寒论》中，除了按照五运六气之"年之所加"配方的《汤液经法》《辅行诀》通行奇经八脉的十二神方以外，其余的加减方也是按照汤液经法图的基本规则配伍的。

如辛甘化苦法：桂枝去芍药汤、桂枝甘草汤、甘草干姜汤、四逆汤、茯苓桂枝甘草大枣汤、茯苓桂枝白术甘草汤、茯苓四逆汤、五苓散、干姜附子汤、厚朴生姜半夏甘草人参汤等均为治疗伤寒救误用方，茯苓甘草汤、吴茱萸汤、桂枝去桂加术汤、半夏散、甘草附子汤、桃花汤、附子汤、通脉四逆汤、通脉四逆加猪胆汁汤等，其中大部分方证与脾胃症状有关，包括湿证、水饮等。

辛酸化甘法：桂枝汤、桂枝加芍药汤与肝苦急有关，桂枝加桂汤、苦酒汤等均为救误。

咸苦化酸法：茵陈栀子大黄汤、大黄黄连泻心汤、栀子厚朴汤等均与心火有关，均为救误。

甘苦化咸法：栀子柏皮汤、麻黄杏子甘草石膏汤、葛根芩连汤、黄芩汤、白虎汤、白虎加人参汤等均为救逆方，麻黄甘草附子汤、桔梗汤、栀子甘草豉汤等与肾有关。

辛苦除痞法：栀子干姜汤、麻黄附子细辛汤、三物白散、干姜黄连黄芩人参汤、麻黄汤、白通加猪胆汁汤、小陷胸汤、十枣汤、桂枝人参汤、附子泻心汤、栀子生姜豉汤等，与痞证和救误有关。

咸辛除滞法：小承气汤、大承气汤、桂枝加大黄汤、桃核承气汤等均与除滞、救误有关。

甘酸除逆法：芍药甘草汤、四逆散、芍药甘草附子汤均与除逆救误有关。

甘咸除燥法：调胃承气汤、大陷胸汤、抵当汤、抵当丸、桂枝加龙骨牡蛎汤、猪苓汤等均与燥证及救误有关。

酸苦除烦法：黄连阿胶汤、瓜蒂散均与除烦有关。

而《汤液经法》本是遵循五行互藏、五味互藏的五味归脏法，来配伍君臣佐使、大小缓急奇偶复的方剂配伍规律，这种归脏法又是源于《黄帝外经》运气法的五味归脏法。

可见，无论是从《伤寒杂病论》的版本上、运气图解上、条文病证内容上、斗历上、日干支与六经欲解时上，《伤寒钤法》上，还是从仲景方的来源上，都与五运六气的数术之法脱离不了关系，其内在联系紧密直接、同一核心。这一系列证据都说明了仲景的《伤寒杂病论》就是五运六气法的综合运用，仲景的方术就是五运六气的方术。

中工、下工们不加任何研究和思索，一味凭着自己的常识认为桂林古本是伪书，但是我觉得，如果有一个人能造假造到这个程度，我觉得他就是张仲景以下伤寒第一人，其他所有伤寒大家们，同桂林古本相比，都是过眼云烟，都是微风浮云。

仲景数术之方开辟后世之群方

现代中医有一个方族的概念，就是指一首基本方和由这首方剂衍生出的若干方剂形成的一个方剂群。

古人云："**仲景方为医方之祖**。"这句话的意思有二。其一，仲景方是医方之始，医方之初。祖者，始也。其二，仲景方是医方之母，仲景以后的方由仲景方派生而出；也就是说，仲景方是"**母方**"，而后世方为"**子方**"。

仲景而后，《伤寒论》方的绝大多数都是临床上的常用方剂，它们不仅为后世医家树立了制方原则，起到示范作用，同时也给了后世医家们以用方灵巧。在临床上，后世医家们或直接应用《伤寒论》方剂，或者对《伤寒论》方剂进行加减，灵活化裁，或虽不用《伤寒论》方，但师其法，巧妙变通。正是在长期的临床应用中，他们在《伤寒论》方的基础上，创造了大量新方。

根据方族的观念，《伤寒论》方为"**母方**"，在母方基础上发展衍生出来的方剂就可以称为"**子方**"。母方与子方形成一个一个的方族。据不完全统计，《伤寒论》子方不下千首。子方有新的结构，新的功效，新的适应证，它们对《伤寒论》方是重要的发展和补充。

几乎所有方剂法不出仲景。

仲景方是方剂的根源，是方剂之母，蕴育了后世无数子方，形成了一个一个的方族。研究《伤寒杂病论》方族，使人能从源到流，执简驭繁，曲尽变化，为无穷之用。使用者根据中医的基本原则，对母方进行加减化裁，那么仲景方则数之可十，推之可百；数之可千，推之可万；万之大不可胜数。如此一来，经方的适应证得到更大的扩展。

后世虽有北宋陈无择著作《三因极一病证方论》与《三因司天方》提出六气与五运之方剂。清嘉庆王动著作《三元普济方》提出六十甲子司天春日初病之用方。其实皆仲景方之变化。例如六甲年之附子山茱萸方，缪问认为附子之用山茱萸，即真武汤意。六戊年之麦门冬汤，即仲景治火逆上气之麦门冬汤加减。故缪问云姜体乾先生据此治病神效。实际即立基于仲景之六经治方以神明变化。

如刘河间之三一承气汤即仲师阳明篇之大承气汤加甘草。其治风热之防风通圣散，即仲师少阴篇治咽痛之桔梗汤加阳明篇之调胃承气汤与厥阴篇之麻黄升麻汤的加减，以治阳明司天、少阴在泉之燥热证。吴又可治崇祯辛巳之燥湿疫所用之白虎汤、瓜蒂散、三承气、桃仁承气、抵当、茵陈蒿汤，哪一种不是阳明篇之方剂？

余师愚所用以治乾隆戊子之疫的清瘟败毒散即是白虎汤加黄芩汤加减而成，用治三阳合病的疫病。虽有医家，所用方剂并非全用仲师，然其步履行迹，仍是仲师之血脉与胎骨。

如：李东垣用治泰和二年（1201 年）辛酉之大头瘟——普济消毒饮，由于正值阳明燥金司天，少阴君火在泉，辛年金不足火来克，酉乃阳明之正化。第三之气阳明客气，少阳主气。除用升麻、柴胡除少阳、阳明之郁火外，还用黄芩、黄连、元参（玄参），即黄连阿胶汤用玄参代芍药、鸡子黄、阿胶之滋阴降火；又用桔梗汤之桔梗、甘草治少阴之咽痛；连翘、黍粘子（牛蒡子）、薄荷、板蓝根、马勃、白僵蚕，用佐桔梗之散肿消毒。另外，东垣于《东垣试效》中所创半夏白术天麻汤，即是理中汤之加减。

《伤寒杂病论》方剂对后世医学的影响是深远的。从方剂学的发展来看，汉以后方剂学又有很大的发展，《伤寒杂病论》载方不过 300 首，汉以后约 400 余年，唐代孙思邈撰《千金要方》，记载方剂约 6000 首，《千金翼方》载方 2000 多首。宋代王怀隐撰《太平圣惠方》，载方达到 16834 首。宋代《圣济总录》载方近 2 万首，明代朱橚编撰《普济方》，广搜博采，集以前的方剂之大成，收录方剂竟然达到 61139 首。"虽不免重复抵牾"，但"自古经方，无更赅备于是者"。

汉代以后，临床医学迅速发展，各类方剂层出不穷，拓宽了历代医家随症选方用药的范围和应病的能力。从数字上看，后世方剂确实远远超过了《伤寒杂病论》，但是在实质上，在汉以后方剂的发展过程中，仲景方剂一直有着特殊的影响，成为左右方剂学发展的重要因素。

早在南北朝时期，陶弘景就称仲景方"最为众方之祖"，确认了仲景方的祖方地位。因为仲景方剂首先确定了制方大法和方剂组成原则，示人以遣药组方的规矩。后世医学家在组方用药时，从方名的确立、组方立意到药物的配伍组成和加减变化，无不效法和借鉴仲景。

诚如清代名医徐大椿所说："惟仲景独祖经方而集其大成，惟此两书真所谓经方之祖。"喻嘉言说：《伤寒论》有小建中一法，《金匮》有黄芪建中汤一法，复有大建中汤一法。"后人推广其义，曰乐令建中汤，治虚劳发热，以之并建其中之荣血。曰十四味建中汤，治脏气素虚，以之两建其脾中肾中之阴阳。仲景为祖，后人为孙。一脉渊源，猗欤盛矣。"仲景方为祖，后人为孙；祖之与孙，遂成一族。

仲景方之方族的子方是散在的，在刘完素《伤寒标本心法类萃》、童养学《伤寒六书纂要辨疑》、黄元御《四圣心源》、吴鞠通《温病条辨》、何廉臣《重订通俗伤寒论》等论著中，载有不少作者创制的《伤寒论》子方，但是搜采缺乏整理。也有一些论著对散在于各书的子方进行了搜采整理。此外，《中医大词典》《中医方剂大词典》《中医类方词典》等辞书也收录有大量的《伤寒论》子方。据统计，现在已经有 400 多首《伤寒杂病论》方族方剂，其中子方的数量达到母方数量的近 4 倍。

子方的出现大大扩展了《伤寒论》方的应用范围，如茵陈五苓散、楝茴五苓散、辰砂五苓散、苍附五苓散、桂苓甘露饮，等等，它们扩大了五苓散的临床应用范围。又如附子理中汤、桂附理中汤、枳实理中汤、丁蔻理中汤、加味理中汤、连理汤、治中汤等，它们扩大了理中汤的临床应用范围。凡此皆能够更好地满足临床需要，真正是引例推类，可为无穷之用。

正如汪昂《医方集解·序》说："方之祖始于仲景，后人触类而扩充之，不可计殚。"例如，《伤寒六书》以仲景原方为基础，直接变化而来之方有 10 首，如由麻黄汤加减而来的升麻发表汤、由桂枝汤加减变化而来的疏邪实表汤。《伤寒大白》对仲景方加减后直接命名，如小柴胡汤加防风而成为"柴胡防风汤"、小柴胡加羌活而成为"柴胡加羌活汤"。理中汤加附子为附子理中汤，加枳实、茯苓为枳实理中汤（《太平惠民和剂局方》）；加肉桂、附子为桂附理中丸（《三因方》）；加黄连为连理汤（《脉因症治》），加半夏、茯苓为理中化痰丸（《明医杂著》）；加蜀椒、乌梅、茯苓为理中安蛔丸（《万病回春》），等等，不胜枚举。

从温病学发展而言，后世温病学的发展，大大丰富了中医的基础医学和临床医学。然温病学的发展，无不受到《伤寒论》的影响，温病学家也无一不精通仲景方药。如清代温病学家吴鞠通《温病条辨》许多方剂，都是直接引用《伤寒论》方，或者在《伤寒论》方的基础上加减化裁而成。其书收载《伤寒论》的方剂有桂枝汤、栀子豉汤、白虎汤及其类方、承气汤及其类方、小柴胡汤、小青龙汤等。以《伤寒论》方为基础加减化裁形成的方剂有增液承气汤、加减复脉汤、加减小柴胡汤、加减黄连阿胶汤等。叶天士临床应用的诸多方剂也有不少是《伤寒论》方或从《伤寒论》方而来。

王海藏云："余读医书几十载矣，所仰慕者，仲景一书为尤。"又曰："折中汤液万世不易之法，当以仲景为祖。"又曰："《金匮玉函要略》《伤寒论》，皆张仲景祖神农，法伊尹，体箕子而作也。唐宋以来，如孙思邈、葛稚川、朱奉议、王朝奉辈，其余名医虽多，皆不出仲景书。又汤液本草，于孙、葛、朱、王外，添王叔和、范汪、胡洽、钱仲阳、成无己、陈无择，云其议论方定，增减变易，千状万态，无有一毫不出于仲景者。洁古张元素、其子张璧、东垣李明之，皆祖张仲景汤液。惜乎世莫有能知者。仲景广汤液为大法，晋宋以来，号名医者，皆出于此。"（《金匮要略·序》）王海藏的这段话代表了很多医家的观点。日·丹波元简《伤寒论辑义》就说："古今方书，用仲景方立医案，及为之加减者，足以启发运用之机。"

有人对《伤寒九十论》《名医类案》《续名医类案》《宋元明清名医类案》《古今医案传》《临证指南医案》等医籍做了粗略统计，扩用经方医案约 340 例，其中属于宋、金、元时代的占 14%，明代的占 28%，清代及民国时期的占 77%，数字呈直线上升。

以现代中医药学高等院校的教材为例，五版《方剂学》共收录方剂 422 首，其中正方 236 首，附方 186 首。在 236 首正方中，仲景方 53 首，占 22.4%。在全部 422 首方剂中，仲景方有 95 首，占 22.5%，被选方剂的数量，其他医书远不能比。如宋代《太平惠民和剂局方》为中国历史上第一部由政府组织编撰的"药典"，五版《方剂学》共收录其方 35 首，仅占其方剂总数的 8.53%。五版《方剂学》的一些体现治疗大法的代表方，都是仲景方，如辛温发汗的麻黄、桂枝汤，寒下的承气、陷胸汤，和解的柴胡剂，清热的白虎汤、竹叶石膏汤，温中祛寒的理中丸，回阳救急的四逆汤等。其中寒下、调和肠胃、清气分热、温中散寒、温经散寒等类方剂，全部收录于仲景方。

这些资料足以反映仲景方对后世医家的巨大而深远的影响。

日本使用的汉方药以《伤寒论》《金匮要略》处方的制剂为主，很少加减化裁。1976 年日本汉方提取剂被日本厚生省药务局纳入医疗保险范畴，即使是一般的临床医生也经常使用汉方药，从而使被日本称为"汉方药"的产业得到了迅速发展。1976 年日本汉方药的生产产值不足 100 亿日元，此后逐年增长，1995 年日本汉方药产品的年产值为 1571.94 亿日元，占日本医药品总产值的 2.5%。目前适用于日本医疗保险制度的汉方制剂有 147 种，其中经方 72 种，占 49%；日本厚生省公布的一般用汉方处方有 210 种，其中经方82 种，占 39%。日本一些著名中药制药工厂如小太郎、内田、盛剂堂等制药公司出品的中成药浸出剂中，伤寒方一般也占 60% 以上，其中有些很明显是伤寒方的衍化方。可见《伤寒杂病论》在日本中医界有着深远的影响，

其实，组方岂源于仲景，乃源于汤液之法、运气之术耳。仲景书，刻舟之书；仲景法，定海之法；仲景方，数术之方，后世方之生发。哪逃得了运气之囿半点？

《圣济总录》

宋代在中国历史上，是一个神奇的时代，西方史学家称宋代为中国的"文艺复兴时期"，可见评价之高。中国几乎所有的文明与文化成熟与堕落的分水岭都在宋代。

《内经》在北宋朝着两个方面发展：一个方向是在王冰注的基础上，根据北宋时期内经学发展的实际需要，通过对社会上所流传的不同《内经》版本，加以繁复的比较和勘对，使其内在结构更加系统化；另一个方面是运气学说越来越趋于实用化和宏观化。

尤以《圣济总录》表现得最为突出。"五运六气"的内容被列为宋朝医学教育的基本考试科目，据《宋会要辑稿》载，宋徽宗崇宁二年（1103）九月诏令，医学三科（即方脉科、针科和疡科）各习七书中，以《素问》为首选，且考试三场之第二场，无论是方脉科，还是针科和疡科，都要考"运气大义二道"。若从大宋在整个中国古代历史上文明程度的宏观背景来看，就

知道以五运六气为中医之源的做法绝不是什么仅仅出于政治考虑那么简单幼稚。

北宋赵从古、刘温舒把运气部分从《素问》中抽取出来，从中医基础理论角度做了一个五运六气的普及，为金元医学的发展开辟了一条新路径，是一种五运六气教育传播方式上的创新。而《圣济总录》将运气学说构造为60年一循环"运历"的定量演算之中，寓人体的生理、病理于"五运六气"的亢害承制之中，从而使人们的研究视角发生了两个根本变化，是一种基础理论创新：一是在"**五运主时**""**六气主时**"的基础上，把运气主客推算方法、胜复郁发、亢害承制与临床病证结合起来；二是把《吕氏春秋》中的"**圆道**"观具体化为"**周期定量医学**"，并通过官方法律文件正式推广用于疾病防治与养生。

于是，在坚持继承传统思想精华的前提下，《圣济总录》不是囿于旧说，而是以天人合一观为指导，结合客观实际进行别树一帜的思维创造和理论创新，是中医基础理论学术史上的一座丰碑。

《圣济总录·运气》一书中翔实地论说了关于运气的推算问题。逐年分析运气，文图并见，对研究运气学说及临床应用，有较高参考价值。其对运气的论述，是将六十年气运盛衰、客主加临等情况依次用圆图表示：中央为值年大运及其盛衰、外列客气司天、司地、左右间气，更与主气六步对应起来，最外一圈为二十四节气，并以子、丑、寅、卯标记月份。在月份、节气与主气两圈之间，分六步注明各气位的气候特点和灾变，使人一览而知该年六步六气的大致情况，所不能尽明者，图下复以文字说明：凡气运的淫郁胜复，其后的反常或灾眚，相应的物候，疾病的病机、病候分析、证治要点、治则、药食宜忌等，一一详述。每年一图一文，六十图共成甲子一周。

《圣济总录》成书不久，虽已雕版却没及付印，即遭靖康之变，此书遂被携往金朝，致使南宋医家不能直接援用其益，遂成为南宋医学发展的一大缺憾。但金人则深受其所惠，尤其是运气学说为金代医学家实现其超迈前贤的历史跨越提供了非常坚实的技术保证和理论条件。

金大定年间（1161—1189），金代的印刷术已有了快速发展，如《金藏》即刊成于大定十三年（1173），而刘完素的多部医学论著，如《黄帝素问宣明论方》（1172），《素问玄机原病式》（1186），《内经运气要旨论》（1188）等，亦都刊印于此间，据清人王子接称："《圣济总录》录列《素问》病机六十二证，每证各载数方，河间选其可因者，尝录于《宣明方论》中。"又"（神效散）《圣济总录》治以麦冬饮子，河间因之。"既然《黄帝素问宣明论方》录有《圣济总录》中的内容，就证明《圣济总录》至少重刊于1172年前，而《素问玄机原病式》明显晚在《圣济总录》重刊之后，这说明刘完素的"火热论"与《圣济总录》重刊有着直接的因果关系。所以，刘完素才声称："不知运气而求医无失者鲜矣。"可见，《圣济总录》对他的临床实践和医学思想的形成起到了关键性作用。

在靖康之变中，除大量书籍被携往金地外，还有许多名医亦被迫携至金朝的都城，他们自然是传播运气学说的主要载体。

如成无己曾被"挈居临潢"府（今内蒙古自治区巴林左旗的林东镇），在这里，成无己不仅老死于此，而且还完成了对《伤寒论》的全面注解，遂为首开《伤寒论》注解先河之人。

据金刻本《注解伤寒论》著录严器之序云："昨天春间，西楼解后聊摄成公，议论赅博，术业精通而有家学，注成《伤寒论》十卷，出以示仆。"文中"天春"为金熙宗年号，自1138年至1140年；"西楼"即临潢府。与《圣济总录》相似，成无己在注《伤寒论》的卷首详列了《南北政脉应》《运气加临》《运气图解》《汗瘈棺墓图》《南政三阴》等图，表明运气学说在他心目中占有很重要的位置。

随着成无己注本在金朝的流行，将五运六气用来指导临床实践的医学思维新模式，开始逐步为金朝的医家所接受，因而《注解伤寒论》一书在客观上赋予了金代医家以一种全新的认识角度和思维方法，并使金代医学走到了南宋医学的前面，更迎来了中国古代医学发展的又一个黄金时期。

	黄帝内经	
先秦、汉唐中医→北宋·	伤寒论 →金元八大家→后世医家	
承上	金匮要略	启下
	圣济总录	

北宋还有赵从古的《六甲天元气运钤》、刘温舒的《素问运气论奥》、陈无择的《三因极一病证方论》，以及杨子健、沈括、李浩、史载等运气大家，在这样的一个历史高度上和历史背景下，我们再看看《圣济总录》这本书，就不简单了。这是第一本宋以前文明最发达的国度首次颁布的第一部国家中医指南。它系统权威地总结了宋以前的五运六气学术成果，上承《黄帝内经》《伤寒论》《金匮要略》，下启金元八大家，他们基本上都是从这些书中得到源源不断的营养。而且此书还进一步开创了后来医家的中医格局，在中医传承史上起到了承上启下的关键作用。

金元医家

最早提出金元四大家的是明初著名文学家和史学家宋濂（1310—1381）。

《宋濂医史》曰："金之以善医名凡三家，曰刘守真氏，曰张子和氏，曰李明之氏。虽其人年之有先后，术之有攻补，至于推阴阳五行升降生成之理，皆以《黄帝内经》为宗，而莫之异也。……丹溪先生此书，其有功于生民者甚大，宜与三家所著并传于世。"这是全然不顾张元素、成无己、罗天益、王好古等医家的事实。现代中医史学界遂按照中医圈外人士宋濂的说法陈陈相因，以讹传讹，后又经过纪晓岚在《四库全书·序》中再次提及，从此金元四大家的名号开始成为中医史学界的金科玉律，没有人敢破这个规矩，即使知道还有其他的中医大家，也是掩耳盗铃。

《注解伤寒论》，金·成无己（1063—1156）注解。成氏注本首卷附有论脉的"南政""北政"和运气"加临""转移""汗瘥棺墓"三十六图解等，与刘温舒《伤寒运气全书》、李浩《伤寒钤法》完全相同，而且与《伤寒类证》属于同一运气逻辑。在现存最早的元刻本中就有运气钤法图，这也说明早在成无己时期就已将仲景伤寒论与五运六气的内在逻辑联系起来。

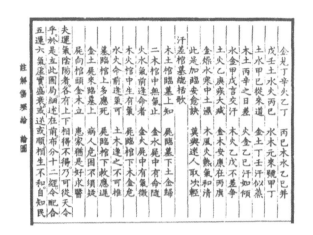

如《注解伤寒论·三阴三阳运气汗瘥例》曰："假如甲午日病，是手少阴经，甲为土运，午为火气。歌云：土火乙庚疾大减，乙日不愈，庚日大愈。乙未日病，是手太阴经，乙为金运，未为金气。歌云：金见丁辛，第三日小愈，第七日大愈。其余一例推之。又歌云：金见丁辛火乙丁，丙己木水乙巳并，戊壬土水火丙巳，水木元来号甲丁，土水甲巳从来道，金木丁壬汗似蒸，木土丙辛之日瘥，火金乙巳汗如倾。金水甲戊言交汗，木火乙戊不瘥争。土火乙庚疾大减，金木安康在丙庚。金燥水寒中土湿，木风火热气和清。此是加临安愈诀，莫与迷人取次轻。注云：寅申巳亥一四七，此是病人出汗日。子午卯酉二五八，定是病人战汗发。辰戌丑未三六九，血汗至时应血走。"

《注解伤寒论·棺墓歌》曰："土为墓兮木为棺，金为尸兮仔细看，水为命兮火为气，加临上下要精颛。假如甲午生人，丁丑日得病，丁壬化木运，木旺子卯，却将丁丑二字，从卯上顺行至病人命支上，午见庚辰，庚化金运，辰为水气。歌云：金水尸中有命随。又曰金水甲戊，言交汗出甲戊二日。假如戊戌生人，庚子日得病，庚化金，金旺于酉，却将庚子二字，顺行至戌命支上，见辛丑，辛化水运，丑化土，是命墓相形。其余仿此。"

这同《伤寒铃法》的汗瘥棺墓法完全一致，《伤寒铃法》是什么书？几乎大部分中工和下工都认为是伪书、伪术。实际上，铃法是日时时间尺度上的五运六气法，而且，**铃法是第一部论述五运六气的"间气法"治病的数术**。而我们目前所看到的"运气九篇"的五运六气法，几乎都是关于司天法、司地法、中运法治病的数术。

关于五运六气体系与人体的对应，如同九宫一样，九宫是履一戴九为心肾，二四为肩，六八为足，左三为肝，右七为肺，中五为脾胃。五运六气法有两种全息对应：一是，司天为上焦、头部、双上肢，司地为下焦、双下肢，间气为中焦、躯干，五运为脏腑。二是，司天对应天气，司地对应地气，间气对应人气。这一五运六气法的时间空间对应逻辑，目前还未看到有人传出过。而《伤寒钤法》所传就是五运六气法的第二种传法。

而且成本与1065年高保衡本同样都有"首卷"的运气钤法图解，但不见于其后其他医家的《伤寒论》的版本，但在刘完素、马宗素、李浩、窦默、薛己、程立斋、马蒔、高昶的书中又现运气日时钤法体系，以及其后的熊宗立所刻医书中也是大篇幅收录。

成无己在《伤寒明理论》中用五运六气理论和《汤液经法》的归脏法解释方剂原理，如解释桂枝汤中君臣佐使各药都考虑了运气学说，"桂味辛热，用以为君，必谓桂犹圭也。宣道诸药，为之先聘，是犹辛甘发散为阳之意。盖发散风邪必以辛为主，桂枝所以为君也。芍药味苦酸微寒，甘草味甘平，二物用以为臣、佐者，《至真要大论》所谓风淫所胜，平以辛，佐以苦，以甘缓之，以酸收之，是以芍药为臣而甘草为佐也。生姜味辛温，大枣味甘温，二物为使者，《六元正纪大论》所谓风淫于内，以甘缓之，以辛散之，是以姜枣为使者也"，等等。

成无己置于《伤寒论》之首的运气图解到底是什么内容？这是历代注解伤寒医家皆唯恐避之不及的内容，因为几乎就没有人能理解这部分内容，没有人能读懂这几幅图解，而这正是仲景《伤寒杂病论》三阴三阳五运六气机理的核心所在。

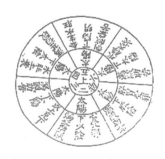 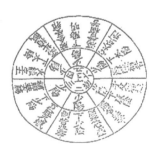

太阳上下阵临补泻病症之图　　少阳上下加临补泻病症之图

钤法图的核心就是五运六气图与伤寒钤法图。在这种宋金时期的运气医学大背景下，在理论与实践相映相成的情况下，成无己《注解伤寒论》的主要成就之一就是把《素问》七篇大论的十二支化气原理与十二经脉相联系，大大深化了人们对中医诊断和用药的理论认识。

成无己在《注解伤寒论》卷首绘制了 12 幅图，拟以此来直观地向世人展示和解读运气学说的主要内容，譬如，他在阐释自己"立此图局"的用意时说："夫运气阴阳者，各有上下相得不得，乃可从天令乎，于是立此图局，细述在前，布分十二经，令配合五运六气，虚实盛衰，或逆或顺，相生不和，自知民病吉凶各有所归，对六十首图，周而复始，各随气运中明解利安愈凶兆，并生数相假，定其征验也。"观其 12 图的布局，仅"三阴"与"三阳"图就占了 8 个，可见，探讨阴阳变化确实是成无己运气思想的重心所在。

罗天益（1220—1290）与元代文学巨擘、理学大家刘因（1249—1294）为同时代人，过往甚密，刘因曾为罗天益编著其师的《内经类编》作序，称张元素一门的师承传授学术为"易州张氏学"，这是"易水学派"最早的称谓，同时代的刘完素虽然大放异彩，仍没有掩盖住张元素的学术光辉，单凭这一点张元素位列金元医学大家就当之无愧。

与刘完素（1110—1200）同时代的张元素（1131—1234），对于五运六气与刘完素有不同的理解。张元素从五运主客与藏象经络的天人感应、天人法象层面上，对人体疾病进行了五运六气体系中另一个领域的衍伸，同时也对药物性味与五运法象进行了发挥，进一步完善了《汤液经法》关于性味成方的研究。

张元素主张以"五运"脏腑寒热虚实以言"五运病机"的学说，亦自成体系，遂为又一派（即易水派）医家之开山。易水派仍以《内经》七篇大论为其理论根基。张吉甫在《医学启源》序中说：张元素"暇日辑集《素问》五运六气、《内经》治要、《本草》药性，名曰《医学启源》"。《医学启源》是张元素医学思想的代表作，其开篇为《天地六位藏象图》，突出了他有别于刘完素运气思想的个性特征。

《医学启源》一书系张元素为教其门人而作。《医学启源》共 172 页，其中有 116 页与五运六气有关，可见张元素对五运六气的重视程度。该书分三卷，上卷论脏腑、经脉、病因、主治心法等；中卷 62 页全部在讨论五运六气，述《内经》主治备要及五运六气方治等；下卷54页将五运六气的理论引申到制方遣药方面，言方则分风、暑、湿、火、燥、寒，六气也；言药则分风升生、热浮长、湿化成、燥降收、寒沉藏，五运也；最后还从肝木、心火、脾土、肺金、肾水等方面假设五行制方生克法，并以当归拈痛汤、天麻半夏汤两个方例来说明。张元素对药性的认识和运用，一以《素问·阴阳应象大论》气味厚薄、寒热升降的理论为主要依据，并辅以《素问·至真要大论》酸、苦、甘、辛、咸五味于五脏苦欲之旨而发挥之，成为研究五运六气药性最系统性的专篇，其也不失《汤液经法》归脏法之仪轨。

将以五运六气为核心的古中医定义为**医教**的第一人，当推金元医家刘完素（1110—1200）。刘氏尊崇《内经》，而对其中五运六气学说大加提倡，指出"不知运气而求医无失者鲜矣"，认为"观夫医者，唯以别阴阳虚实最为枢要，识病之法，以其病气归于五运六气之化，明可见矣"（《素问玄机原病式·自序》）。刘完素在《素问病机气宜保命集·卷上·伤寒论第六》指出："余自制双解、通圣辛凉之剂，不遵仲景法桂枝、麻黄发表之药，非余自炫，理在其中矣；故此一时彼一时，奈五运六气有所更，世态居民有所变，天以常火，人以常动，动则属阳，静则属阴，内外皆扰，故不可峻用辛温大热之剂。"

其治伤寒的成就，则主要体现于《素问玄机原病式》《伤寒直格》《伤寒标本心法类萃》和《素问病机气宜保命集》《新刊图解素问要旨论》几本书中，书中将脏腑经络与运气互参，并以之阐述六经病变的发展演变，为后世六经气化学说发展奠定了坚实的基础。

刘氏在《素问玄机原病式·战栗》曰"夫一身之气，皆随四时五运六气兴衰，而无相反矣"，即已认识到人体一身之气会随着自然气候的改变而发生盛衰变化，而一身之气正是脏腑、经络、气血正常生理活动的基础。他在《伤寒直格》上，引出了"五运应五脏主病""六气为病"，而在《素问玄机原病式》中则更具体地论述了这两个理论。这些将五运六气、脏腑、经络、阴阳及脉象对应起来的思想对于六经气化学说的形成起到了重要的作用，也集中体现了"天人相应"的思想。

刘完素认为五运六气是中医根本，甚至直接将以五运六气为核心的古中医体系命名为**医教**。他说："易教体乎五行八卦，儒教存乎三纲五常，医教要乎五运六气。其门三，其道一，故相须以用而无相失，盖本教一而已矣。"

关于五运六气的这种至真、至要、至高、至大的学术定位，在古今中医界是从来没有过的。

私淑河间的金代医家张从正（子和）阐释标本中气重在"火"与"湿"。张子和曾说："病如不是当年气，看与何年运气同。便向某年求活法，方知都在至真中，庶乎得运气之意矣。"张子和以善于"攻邪"著称于世，他在解说"标本中气"时驭简于繁，紧紧抓住"火""湿"立论。

张子和对六气、五运、六淫为病的治法方面强调了汗下吐三法。如"初之气病，宜以瓜蒂散主之……五之气病，宜以大小柴胡汤，以解表治里之类……终之气病，宜破积发汗之类"；"诸风掉眩，皆属于肝木，主动，治法曰，达者，吐也……诸痛痒疮，皆属于心火，治法曰，热者汗之，令其疏散也……诸湿肿满，皆属于脾土，治法曰，夺者，泻也……诸气膹郁，皆属于肺金，治法曰，清者，清膈，利小便解表"。

因而，该书对于运气学说治法的研究有意义，并提出了灵活运用运气学说的原则。对于岁气、岁运与发病的关系，张氏反对"以年定气""以气定病"的做法，提出"病如不是当年气，看与何年气运同，便向某年求活法，方知都在至真中"的灵活运用原则。这种看法结合了望闻问切，完善为**望、闻、问、切、算**五法合一，使诊病不失绳墨、不偏天地，为学习、运用运气开了新局面。之后朱丹溪、刘纯、汪石山、张景岳等不少著名医家都曾引述并传播张氏的见解，对医学界正确应用运气理论有一定影响。

李杲的许多观点也源于运气学说，如其在"脾胃盛衰论"中以运气学说为指导，注重"主气"与"客气"的矛盾双方对机体病理改变的影响，倡"升阳"与"散火"的治疗法则，如"假如时在长夏，于长夏之令中立方，谓正当主气衰而客气旺之时也，后者之处方者，当从此法加时令药，名曰补脾胃泻阴火升阳汤"；在"仲景引《内经》所说脾胃"中大量引证了《气交变大论》《五常政大论》等有关运气学说的原文，借以说明岁气太过、不及与内在脏腑"所胜""所不胜"的关系；另外，在"阴阳寿夭论""气运衰旺说"及"亢则害承乃制论"中也有许多精辟论述。可见，李杲是精研运气学说和善用运气学说的典范。而且东垣的《活法机要》取法于《素问病机气宜保命集》之五运六气体系，也是东垣医算的一个方面。

王好古与李杲同学医于张元素，以年幼于李杲20岁，后复从学于李杲，尽得其传。特别是其师张元素的五运六气脏腑议病说及李杲的脾胃内伤论，对他的熏陶尤深，其著有《阴证略例》《医垒元戎》《此事难知》《斑论萃英》《汤液本草》等书。王好古于"神术汤六气加减例"中，以运气司天加减用药。如"太阳寒水司天加桂枝羌活；阳明燥气司天，加白芷、升麻；少阳相火司天，加黄芩、地黄……"实为运气学说用于伤寒之一斑。

罗天益是李东垣的入门弟子，独得师门真传。罗天益全面继承和发展了李东垣的学术思想，著有《卫生宝鉴》一书，其时间医学思想方面有独到发挥，对发展时间医学有重要意义，以"时不可违"作为重要的治疗原则。《卫生宝鉴》卷一开篇即说明春月奉生之道"必先岁气，无伐天和"，医病用药亦宜"应乎天道以使之平"，并述众多案例介绍"违时而治"之后果。在推断疾病预后方面，罗天益仍然十分重视参考季节、时间的重要性，将《内经》"主胜逆、客胜从，天之道也"的五运六气思想运用于临床实践中。

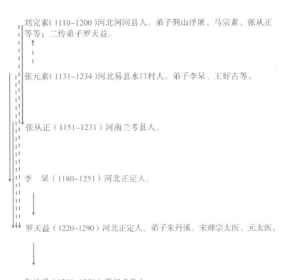

刘完素（1110-1200）河北河间县人。弟子荆山浮屠、马宗素、张从正等等；二传弟子罗天益。

张元素（1131-1234）河北易县水口村人。弟子李杲、王好古等。

张从正（1151-1231）河南兰考县人。

李 杲（1180-1251）河北正定人。

罗天益（1220-1290）河北正定人。弟子朱丹溪。宋理宗太医、元太医。

朱丹溪（1281-1358）浙江义乌人。

朱丹溪著有《格致余论》《局方发挥》，并传有《金匮钩玄》《伤寒辨疑》《本草衍义补遗》《外科精要发挥》《丹溪治痘要法》等，及流传的《丹溪心法》《丹溪心法附余》等书。

丹溪另外还有一部地理堪舆著作《风水问答》传世，元惠宗至正十四年甲午（1354）著成，胡翰（1307—1381）为序，胡翰于《忆丹溪先生哀辞》

谓丹溪"著山川地理论成",即指此书。全书九问,中心在于反对卜葬而主张卜居室。第五、第六问论居室形气于人"祸福之应如此其的",居室水势与局向,有吉凶祸福的直接关系。第七问则用一大段骈四骊六的文字,描写"形势之和顺翕合,与反逆分争"。第八问论居室山势水流与吉凶。最后论"人之居室,其要有七,形局、向首、门、路、水、砂、景",主张人之祸福,取决于行为善恶,受福必须有德主善之人。故《新安文献志》卷二十三引中曾记载朱熹对于传染病的看法,"染与不染,系乎人心之邪正"。

朱丹溪是滋阴派代表,其对运气学说的研究卓有成效。

运气学说对其"阳常有余,阴常不足"及"相火"理论的形成有一定影响。朱氏学医于罗知悌,系刘完素的再传弟子,但他不拘于刘氏一家之言,融贯刘、张、李各家之长,复参运气君相二火之说以及《易经》太极之理,从而创立"阳常有余,阴常不足"及"相火"理论。朱丹溪所言"君火""相火"源于运气概念,在《素问·天元纪大论》中有"君火以明,相火以位",《素问·六微旨大论》对运气学说中君、相二火所主时令亦有详细记述,表明"君火""相火"是运气学说中用以标记不同时令中天人感应之气候、物候、藏象证候特征的术语。朱丹溪用君火、相火解释人体生理功能,指出人身亦有二火,一为君火,即心火,一为相火,相火存在于肝、肾、胆、膀胱、心包、三焦之中,受制于心火。

丹溪同时强调五运六气是病机所在,阐述了六郁产生的机制,创制了治疗六郁的越鞠丸,如说:"盖治病之要,以穷其所属为先,先苟不知法之所归,未免于无差耳。故疾病之生不胜其众,要其所属,不出五运六气而已。诚能于此审查而得其要,然后为之治,又必使之各应于运气之宜,而不至有一毫差误之失,若然则治病求其属之道,庶乎其无愧矣。"但是,对于运气定局及推演,朱氏较少运用,其态度并非弃置不学,而是主张学医者应在掌握了病机、证治之后,再事钻研,望闻问切算一体,以防误入歧途。对于运气与疾病的联系,则主张需进行连续观察,细细体察发病规律,才能达到指导临床的目的。这也是贯彻了刘完素、张元素的望闻问切算的五法合一模式。

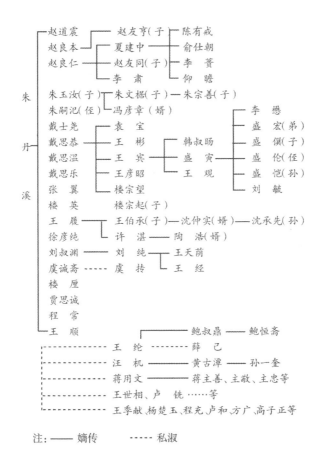

注：—— 嫡传　-----　私淑

丹溪南传弟子众多，开创了明清中医的天下，其学说起到了关键作用。

正如任应秋先生所说："经刘完素的提倡，无论河间、易水诸医家，言运气之学的，便日益众多，甚至可以说影响到当时整个医学界。"就金代所刊行的医学著作看，实际情况的确如此，比如，成无己《注解伤寒论》的运气铃法图；完素、元素的五运六气定局推演论；李杲的《医学发明》"医学之源"是专论运气与十二经脉关系的，其《脾胃论》卷中亦有"气运衰旺图说"；张从正的《儒门事亲》卷14以五运六气为原则来论述"病机""标本运气""辨十二经水火分治法"等；丹溪的运气病机论；马宗素著《伤寒铃法》和《伤寒医鉴》"盖传刘完素运气及伤寒以表里分阴阳之学"；浦云《运气精华》、元世祖侍医李浩的《伤寒铃法》；等等。也正如章巨膺先生所说，"没有五运六气，便没有金元四家"，也便没有了后世的万千医家。

明清医家

给朱元璋治好病的明·楼全善（1332—1401）对天文、地理、历法皆有深入研究，著《医学纲目》《内经运气类注》《周易参同契药物火候图说》等等，其中《医学纲目》是李时珍《本草纲目》的重要参考资料。楼全善认为，"凡言运气者，皆谓一岁之中长幼之病相似者，俗谓之天行时气是也"。

《乾坤生意》为明代朱权编著，约刊于明永乐四年（1406）。朱权（1378—1448），明太祖朱元璋第十七子，字臞仙，号涵虚子、丹丘先生，自号南极遐龄老人、臞仙、大明奇士，是明代著名的道教学者、戏曲理论家、剧作家。《乾坤生意》成化本重刊序中记载："乾坤生意集二卷、续集秘韫一卷，乃臞仙纂集古今名医已尝经验之方，而于五运六气，以穷大道之微，以定阴阳之候，悉于书焉，是修其为方书，可谓良且博矣。"《乾坤生意》全书分上、下二卷。上卷首列"用药大略"，从论述《神农本草经》上、中、下三品药物和君、臣、佐、使开始，揭示临床用药的简明法则；继则"五运六气"，简介"五运配十干之年""六气为司天之岁""南政北政"及"十二支年分运气"等运气理论。

明代名医熊宗立（1409—1482），字道宗，号道轩，又号勿听子，从刘剡学习校书、刻书、阴阳医卜之术。其《伤寒运气全书》除了以《素问入式运气论奥》与《伤寒钤法》的形式流传以外，还以《素问运气图括定局立成》《伤寒类证》《伤寒点点金》《伤寒活人指掌图》《太素脉诀》《运气掌诀录》《运气精华》《内经运气要旨论》《注解伤寒论》《薛氏医案》等书，或全部、或部分内容在流传。国内还有民国马世俊编撰的《运气真谛》二卷，其中包括《运气占候补遗》《运气辩》《重补伤寒必用运气全书》等书，《伤寒必用运气全书》在日本也有广泛流传。

明代吴绶，撰《伤寒蕴要全书》4 卷，成书于弘治十七年（1504）。该书为伤寒临床经验书，非为阐释《伤寒论》条文而作。卷一之首题署名为"伤寒蕴要全书五运六气大略卷之一 / 大医院判钱塘仁斋吴绶编辑"。卷一首为"或问"十一则，乃吴氏伤寒诊治答疑。运气起例诀、诊法及六经传变、药性、制方及煎服之法。

汪宦曾著《六气标本论》主要阐发了运气标本病治。汪石山著作《运气易览》（1533）深入阐述了运气周期的交接时刻、月建等，每一年仿照以此类推，并且在书中作有"逐年客运歌"。徐春圃的鸿篇巨著《古今医统大全》（1556）卷五为《运气易览》。李时珍（1518—1593）的《本草纲目·卷一·序例上》中分列了"采药分六气岁物""四时用药例"和"五运六淫用药式"等章节，转述了五运六气对于采药及用药方面的认识。

王肯堂（1552—1623）晚年在《医学穷源集》中发出"运气之说，为审证之捷法，疗病之秘钥"之感叹。《医学穷源集》中所记录的运气学说验案，其病案编写体例均首标年干支，下注司天、岁运、司地，气化类型，尺寸脉应；后标主客六气及主运五运。然后另行书写病例，记其姓氏、年龄、病证，在"案"字下示诊断，下列处方；处方之后加辑者按语，在"释"字下标明。《医学穷源集》对后世影响很大。大司天理论在《素问·天元纪大论》中有"凡六十岁而为一周"相关论述，王肯堂在《医学穷源集》又进一步发挥和细化。王肯堂在《医学穷源集》中记有"……六十年天道一小变，……天以无心而生物，人以无心而合天……"之说。其后在清代出现了六气大司天理论的流行，清·陆懋修曾说"古人用寒、用温，各随其所值大司天为治"等等。

张介宾著作有《景岳全书》《质疑录》《类经》《类经图翼》及《类经附翼》等。《类经图翼》十一卷，对运气、阴阳五行、经络经穴、针灸操作等作图解说，与《类经》一书互补。《类经附翼》将主张医易同源的医易义为首，对医易、律原等进行分类，是张介宾再次强调自己主张的书，也称《求正录》。

六经气化理论，始创者为卢子颐（1599—1664），继则是张志聪、张令韶，当二张《伤寒论集注》（1688）《伤寒论直解》（1712）先后问世，六经气化蔚然成为注解《伤寒论》的一个重要学派，一直传承发展，直至近现代著名伤寒学家冉雪峰、万有生等先生。溯顾伤寒六经气化学说产生发展四百余年历史，尊奉它的医家多不胜数。

眼科方面著作有《审视瑶函》《承机汇参》《目科正宗》《目经大成》五运之图、六气之图、五脏所司兼五行所属图；《眼科易秘》太极图、十二消息、二十四节气图;《银海指南》交六气时日图、逐年运气司天司地图;《光明眼科》八卦图;等等。

《秘本伤寒第一书》是清代一部以研究热性病为主的专著,由清代雍正年间(1678—1735)医家沈月光、龚藩臣传,车质中、胡骏宁补辑。本书以河图洛书为根本,以先天八卦和后天八卦为主线,同时将五行、天干地支融为一体,以推五运六气。本书作者以五运六气之反映自然界正常规律与异常规律变化,揭示天体运动与气候变化的内在联系、气候变化与脏腑的内在联系、五运六气异常变化导致人体发生疾病的内在联系,以说明运气都要合之于脏腑,才能推测民病,从而进一步阐发《伤寒论》的旨趣,以推行张仲景六经辨证学说。

马印麟在《瘟疫发源》中说:"汉长沙张仲景恤于民命多被伤寒瘟疫损害横夭,因而详考古经幽微之玄机,气运之主客之迁变,以著《伤寒杂病论》十六卷,使后之学者有可依据。"马印麟明确指出仲景的伤寒方术源于五运六气,甚至就是五运六气的临床应用。其实在桂本《伤寒杂病论》中已经有五运六气的纲目津梁、绳墨圭臬了。

《瘟疫发源》分为上下两册,对五运六气天时六病进行了讨论发挥,在运气病候方面论述精详,并且在运气与流行病关系方面列举了大量的历史资料。本书强调运气异常与瘟疫流行的关系密切。认为"按五运六气,刚柔失守,阴阳升降不前,不迁正不退位,各有年岁,大人感之而成疫疠,小儿受之,多患痘疮然。岁中客气的流行,即安危之关系,或疫气偏行,而一方皆病风温;或清寒伤脏,则一时皆犯泻痢;或痘疹盛行,而多凶多吉……经曰:天运有盛衰,人气有虚实。……医之道,运气而已"。

叶天士《临证指南医案》运用五运六气的一个典型案例:"某(妪),今年风木司天,春夏阳升之候,兼因平昔怒劳忧思,以致五志气火交并于上,肝胆内风鼓动盘旋,上盛则下虚,故足膝无力,肝木内风壮火,乘袭胃土,胃主肌肉,脉络应肢,绕出环口,故唇舌麻木,肢节如菱,固为中厥之萌。观河间内火召风之论,都以苦降辛泄,少佐微酸,最合经旨。折其上腾之威,使清空诸窍毋使浊痰壮火蒙蔽,乃暂药权衡也。"本案中,叶氏认为,患者的发病与五运六气有关。

黄元御(1705—1758),著《伤寒悬解》(1748)《四圣心源》(1753)等

书，以六气为特色，理法圆融，畅发五运六气之义以释伤寒，认为《伤寒论》六经病从六气立法，依此重新修订所有篇章及条文顺序，从六气学说逐条注释，按五运六气之太过不及造天魂、地魄、黄芽等方。其中"六气病"共编入条文 368 条，重订为太阳病上、中、下三篇，阳明病上、下两篇，少阳病两篇，三阴病各一篇。其著《四圣心源》中专设"六气解"，对从化、偏见，本气衰旺等六气变化规律予以详述。

杨璿 1784 年著《伤寒温疫条辩》一书。在《伤寒温疫条辩·庄序》（清康熙年间进士、礼部右侍郎庄存与）中说："夫医托于儒，自西汉始穷研经术，深知性天必因于五运岁时，以别六淫杂气，合内外、辩虚实，培元气于未衰，起沉疴于将毙。如《伤寒论》创于张仲景，当时兆民赖以生存，万世长存可也。"序中明确提出仲景以五运六气创作伤寒方术。杨璿在此书的开篇就直接写明"治病须知大运辩"，提出须知有逐岁之小运，有六十年而易之大运。

刘松峰参照马印麟的《瘟疫发源》和张景岳的《类经》，主张以《内经》运气学说对疫病进行论治，提出五郁六淫、春温夏疫、六经温病等观点。刘氏提出治疗温疫应重视五运六气，言"治疫者，必先明乎化水化火之微，客气主气之异，司天在泉之殊致，五运六气之分途"。对运气天时的影响，刘氏在其书中专设"五运五郁天时民病详解"篇，论述五运郁发的天时、民病和治法。

余霖（1723—1795）著《疫疹一得》，全书治疫疹大法条缕清晰，总结出疫疹因于运气、因于正气、因于毒火诸般致病因素，确立了大剂清热解毒之法，首创重用生石膏之清瘟败毒饮。开篇就是"参合六十年客气旁通图""运气之变成疫""论四时运气"等五运六气篇章。书中对运气理论进行了详细论述。

清陈修园（1753—1823）对张志聪的六经气化学说备加推崇，陈修园在赞同张志聪、张锡驹运气说的同时，提出运用气化说中阴阳六气标本中见的理论来阐述六经及六经诸证的病因病机。其于《伤寒论浅注·凡例》中言"惟张隐庵、张令韶二家俱从原文注解，虽间有矫枉过正处，而阐发五运六气、阴阳交会之理，恰与仲景自序撰用《素问》《九卷》《阴阳大论》之旨吻合，余最佩服"。《伤寒论浅注》篇首"读法"一节言明："六气之本标中见不明，不可以读《伤寒论》。"陈氏巧妙地运用了张介宾《类经》中的脏腑应天本标中气图，将气化学说落实到经络、脏腑来解释六经的生理功能和病理变化，将虚无的开阖枢理论印迹于脏腑，充实了伤寒研究的内核，扩大了经方临床应用的范畴。

吴瑭（字鞠通）在《温病条辨·自序》中说："缘瑭十九岁时……专事方术。"在《医医病书》中开篇即说："医虽小道，非真能格致诚正者不能。上而天时，五运六气之错综，三元更递之变幻；中而人事，得失好恶之难齐；下而万物，百谷草木金石鸟兽水火之异宜。"在此书之后，其分别以"气运论""医不明六气论""医必备四时五行六气论""三元气候不同医要随时变化论"四篇文章专门论述习医为医须明五运六气之重要性。在《温病条辨·解儿难》中吴氏更提出："顺天之时，测气之偏，适人之情，体物之理，名也，物也，象也，数也，无所不通，而受之以谦，而后可以言医。"可见，吴瑭所说的"专事方术"正是五运六气的大系统。

吴鞠通充分肯定与赞成五运六气学说，在《医医病书·气运论》就说："精通气运之理，有先知之妙。时时体验其气之已至未至，太过不及，何者为胜气，何者为中气，何者为复气，何者为化气，再用有者求之，无者求之，微者责之，盛者责之之功，临证自有准的。"而且吴鞠通还不止认为中医只用五运六气，还要涉及其他子学数术，如《医医病书·气运论》说："《内经》论气运诸篇，当与大《易》《月令》参看，与大《易》相为表里者也。统言之，天地阴阳，一气之流行也。分言之，则有两仪、四时、五行、六气、七政、八风，相为流行，对待制化，以化生万物者也。"可见吴鞠通对运气学说的理解不仅仅指五运六气，还有其他子学数术，如他在《温病条辨·杂说·风论》《医医病书·升阳散火论》和《医医病书·三元气候不同论》中的论述涉及九宫八风说、六十四卦说及三元运气说等子学的范畴，就是对以上观点最好的诠释。

其后还有许多传统医家，完全浸淫于五运六气体系之中，来悟道中医及仲景伤寒，各得其所，千人有千伤寒，有千中医，但是始终没有系统化，此憾事矣。

综上，可以看出，如果我们把整个中医重要典籍、重要医家跟数术有关的内容全部刨除掉，我们看看中医还有什么？

现在中医圈里《三因方》用得很火，《三因方》也是运气法，包括汪机、张介宾、赵献可、万密斋、秦昌遇、黄元御、马培之、雷少逸，包括《温病》里的余霖、马印麟、吴鞠通、杨璿、李天池、刘松峰、周俊扬，他们基本的处方都是在五运六气的基础上发展起来的。

中医诊断史、中医方剂史、中医学术史、中医病因病机史、中医治疗史、中医疫病史、中医中药史，等等，几乎都离不开《黄帝内经》研究史，都离不开仲景《伤寒杂病论》研究史，而《内经》和《伤寒杂病论》的研究史就是一部五运六气的研究史，就是一部《古中医医算史》。

数术诊断

中医的传统诊断方法包括"望、闻、问、切"，其中"望诊"首当其冲，《难经·六十一难》说："望而知之谓之神，闻而知之谓之圣，问而知之谓之工，切而知之谓之巧。"可见其在诊断中的重要地位，而目前临床视之为津梁的脉法，却是下工之巧而已。

望诊

在《列子·仲尼》中有一则带有神秘色彩的望诊故事："龙叔背明而立，文挚自后向明而望之"，竟看到了龙叔子之心，这实际上是为了说明文挚精于望诊，但也可以看出，以望诊的优劣来评判医生医疗技术高低，是当时一种很普遍的医算思想。

《史记·扁鹊仓公列传》中记载了很多扁鹊和淳于意（仓公）行医过程中的望诊内容。如扁鹊"视见垣一方人。以此视病，尽见五脏癥结，特以诊脉为名耳"。虢国太子的病例，扁鹊自称其"为方"可以不需要望色，从侧面说明了当时"望色"是一种既常用又重要的诊断技术；在"望齐侯之色"一例，则全凭望色分析病情发展过程，说明了扁鹊在望诊上的造诣。

西汉名医淳于意（仓公）得到公乘阳庆所传的"五色诊病"，则能"知人死生，决嫌疑，定可治"，在其诊籍的26例医案中，有2例运用了望诊，如"齐承相舍人奴从朝入宫，臣意……望其色有病气。告之曰：此伤脾气也，当至春晶塞不通，不能食饮，法至夏泄血死"，并对此进行了解释："脾气周乘五藏，伤部而交，故伤脾之色也，望之杀然黄，察之如死青之兹。……胃气黄，黄者土气也，土不胜木，故至春死。所以至夏死者，……内关之病，人不知其所痛，心急然无苦。若加以一病，死中春；一愈顺，及一时。……奴之病得之流汗数出，于火而以出见大风也"。另一例，"臣意望见王后弟宋建，告曰：君有病，往四五日，君要胁痛不可俯仰，又不得小溲。不亟治，病即入濡肾。……病方今客肾濡，此所谓肾痹也。所以知建病者，臣意见其色，太阳色乾，肾部上及界要以下者枯四分所，故以往四五日知其发也"。

马王堆古医书中的文字非常古朴，但从其中也可以看出当时望诊的一些五行生克诊查内容，如《阴阳十一脉灸经》中的"〔恶人与火，闻〕木音则惕然惊"。《内经》也有同样的记述。说明当时在临床上，望色诊病已经广泛运用了五色部理论及五行生克理论作为指导。

《内经》中有五色诊专篇。《灵枢·五色》《素问·刺热》提出了不同的分部望色法以候外感热病："肝热病者，左颊先赤；心热病者，颜先赤；脾热病者，鼻先赤；肺热病者，右颊先赤；肾热病者，颐先赤。"《素问·玉版论要》指出："色见上下左右，各在其要。……女子右为逆，左为从；男子左为逆，右为从。易，重阳死，重阴死"。《灵枢·五色》中以五行五色分属于五脏："青为肝，赤为心，白为肺，黄为脾，黑为肾"，运用了阴阳五行学说作为理论指导来判断顺逆。

阴阳五行学说对诊法理论的形成具有深远影响，五行学说的最大特点就是生克制化。而《灵枢·五色》就根据五行学说，强调观察面色时要分清"乘袭之色"与"克我之色"，"其色部乘袭者，虽病甚，不死矣"。此处的"乘袭"，张志聪解释为"子袭母气也。如心部见黄，肝部见赤，肺部见黑，肾部见青，此子之气色，乘袭于母部"。如果在其特定部位表现出"克我之色"，则表明病情危殆，如《灵枢·五色》云"肾乘心，心先病，肾为应，色皆如是"，即肾之黑色若出现于心部，是心先虚而肾水凌心，水来乘火之征，表明心肾有病，说明病情严重，预后不良。《灵枢·五色》的"赤色出两颧，大如拇指者，病虽小愈，必卒死""黑色出于庭……"与现代医学诊断之风心病二尖瓣面容和阿狄森氏病的前额色素沉着，在症状描述与预后认识上相一致。

《素问·刺热篇》又曰："肝热病者左颊先赤；心热病者颜先赤；脾热病者鼻先赤；肺热病者右颊先赤；肾热病者，颐先赤。病虽未发，见赤色者刺之名曰治未病。"此段原文提出五脏热病色诊和"治未病"的五行生克、五色贼微学术思想。进而又提出"热病从部所起者，至期而已；其刺之反者三周而已；重逆则死。诸当汗者，至其所胜日，汗大出也"，论述了热病的日干支五行汗瘥棺墓之法，无时无处不体现五行生克、阴阳互藏的古中医医算逻辑。

在《素问·异法方宜论》《灵枢·通天》《灵枢·寿天刚柔》《灵枢·阴阳二十五人》等篇中都提到从体型观察病人的体质类型有助于对疾病的诊断，尤其是在《灵枢·阴阳二十五人》中，对不同类型人的体型特点进行了五行互藏、五音互乘的详细描述。

在《灵枢·通天》中说"凡五人者，其态不同，其筋骨气血各不等"，"视人五态乃治之，盛者泻之，虚者补之"，指出对不同体质的人治疗要有所不同。除了根据体型辨体质之外，还列举了太阴、少阴、太阳、少阳、阴阳和平五种不同性格人的姿态来判断其气血特征，如"太阴之人，……念然下意，临临然长大，腘然未偻""少阴之人，……立而躁崄，行而似伏"，"太阳之人，其状轩轩储储，反身折腘"，"少阳之人，其状立则好仰，行则好摇，其两臂两肘则常出于背"，"阴阳和平之人，其状委委然，随随然，颙颙然，愉愉然，暶暶然，豆豆然"。《灵枢·阴阳二十五人》通过观察眉、髯、须之好差可大致判断六经气血概况，如"足阳明之上，血气盛则髯美长，血少气多则髯短，气少血多则髯少，血气皆少则无髯"。

《内经》中还详细观察了人体各部位的大小比例等形体状态的强弱，认为观察局部形体组织，有助于判断气血的盛衰，推测脏腑的大小、坚脆，了解疾病的预后。如"好肩背厚者，肺坚；肩背薄者，肺脆"（《灵枢·本脏》），"明堂广大，蕃蔽见外，方壁高基，引垂居外，……寿中百岁"（《灵枢·五阅五使》）等等面相术。

张仲景的望色诊病多是在《内经》五色主病理论的基础上有所发展，而"假令肝王色青，四时各随其色。肝色青而反色白，非其时色脉，皆当病"，则是将四时与脏腑色泽相联系，指出非其时见其色即为有病。从此条可以看出，张仲景举例时强调肝王之春季见青色为正常，如果见到白色为异常，而不提春季见到其他颜色的意义，仍然是受到了五行学说"金克木"思想的影响。

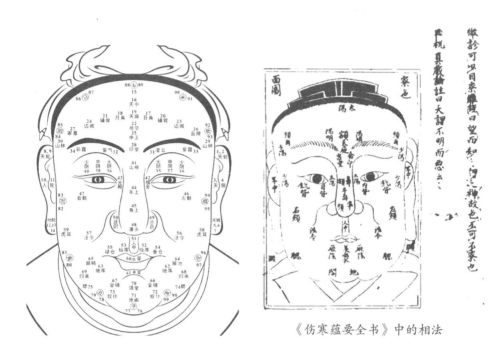

《伤寒蕴要全书》中的相法

　　仲景在《伤寒论·原序》中，盛赞扁鹊卓越的色诊技术："余每览越人入虢之诊，望齐侯之色，未尝不慨然叹其才秀也！"而对"明堂阙庭尽不见察"的庸医深恶痛绝，斥之为"所谓窥管而已。夫欲视死别生，实为难矣"。他自己也具有高超的色诊技术，通过"色候"，预知王仲宣20年后眉落，眉落半年而死。华佗《内照法》中有"面赤目白死，面青目黄死，面黄目黑死，面白目青死，面黑目赤死"这样的记载，华佗用眼睛、面目的五行生克颜色来判断病人的预后、生死。《丹溪心法》说："五色者，气之华，应五行，合四时，以彰于面。"可见面色望诊不但可以明辨近病，而且还能够预知远疾，故"望而知之者，上"。望诊成为衡量中医水平的重要标准。《千金翼方》云："上医察色，次医听声，下医脉候……望而知之者，望见其五色以知其病。"可见面部色诊在中医诊断中的重要性。

　　《脉经·扁鹊华佗察声色要诀第四》曰："肝病皮白，肺之日庚辛死。心病目黑，肾之日壬癸死。脾病唇青，肝之日甲乙死。肺病甲赤目肿，心之日丙丁死。肾病面肿唇黄，脾之日戊己死。"

992年，王怀隐编辑的《太平圣惠方》最早记载了望眼部的"五行五轮学说"。《太平圣惠方·眼论》曰："眼有五轮，风轮、血轮、气轮、水轮、肉轮。五轮应五脏。……肝生风，眼有风轮也。……与水轮相辅也。……心生血，眼有血轮也。血轮与肉轮相连。……脾生肉，眼有肉轮也，肉轮在外，……肺生气，眼有气轮也，气轮在肉轮之下。……今俗为白睛也。……肾生水，眼有水轮也，水轮在四轮之内，……今呼为瞳人也。……肝脏病者应于风轮。……心脏病者应于血轮。……脾脏病者应于肉轮。……肺脏病者应于气轮。……肾脏病者应于水轮。"

刘河间重视病机学说，亦重视望诊法。如其在《素问病机气宜保命集·察色论》中指出："青赤见于春，赤黄见于夏，黄白见于长夏，白黑见于秋，黑青见于冬，是谓五脏之生者，以五行之相继也。得肝脉色见青白，心脉色见赤黑，脾脉色见黄青，肺脉色见白赤，肾脉色见黑黄，是谓真脏之见者，以五行之相克也。若乃肺风而眉白，心风而口赤，肝风而目青，脾风而鼻黄，肾风而肌黑，以风善行数变故尔。"李东垣强调四诊合参，指出"视精明，察五色，听声音，问所苦，方始按尺寸，别浮沉，以此参伍，决死生之分矣。复观患者身形长短肥瘦，老少男妇，性情缓急，例各不同"，将观察神色五行变化作为察病之首要。

眼诊的五轮八廓学说，舌诊的五行学说等等，皆是数术望诊之法。

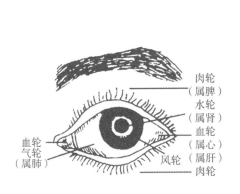

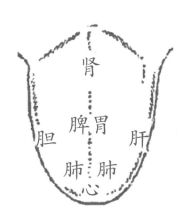

闻诊

《素问·阴阳应象大论》中最早提出了五音、五声应五脏的理论。指出肝"在音为角,在声为呼",心"在音为徵,在声为笑",脾"在音为宫,在声为歌",肺"在音为商,在声为哭",肾"在音为羽,在声为呻",并说"听音声而知所苦"。其中,五声应五脏的理论是后世闻声音辨病的重要理论依据。其次,以声音变化分析脏腑病变。《素问·宣明五气》说"五气所病,心为噫,肺为咳,肝为语,脾为吞,肾为欠、为嚏,胃为气逆、为哕",指出五脏之气,各有所病,出现不同的声音变化。

《灵枢·阴阳二十五人》将望诊与闻诊合二为一,"先立五行,金木水火土,别其五色,异其五形之人,而二十五人具矣",根据形体、行为、心理特征,五行之中各分五类,共二十五人,构成中医气质理论的先声。

二十五音表

五音	宫	商	角	徵	羽
二十五音	大宫、加宫、上宫、左宫、少宫	钛商、右商、上商、左商、少商	大角、钛角、上角、判角、少角	质徵、右徵、上徵、判徵、少徵	大羽、众羽、上羽、桎羽、少羽

"木形之人","其为人苍色,小头,长面,大肩背,直身,小手足,好有才,劳心,少力,多忧劳于事"。"足厥阴佗佗然";"大角之人","遗遗然";"左角之人","随随然";"钛角之人","推推然";"判角之人","栝栝然"。木形少角之人,右足少阳,少阳之下推推然;调左足少阳上;木形判角之人,左足少阳;少阳之下栝栝然;调右足少阳上;木形上角之人,足厥阴佗佗然;调右足少阳下;木形钛角之人,右足少阳,少阳之上随随然;调左足少阳下;木形大角之人,左足少阳,少阳之上遗遗然;调右足少阳下。此即言木形之人,属足厥阴肝经,性格柔美而稳重;因察木气之偏,大角之类人谦让而和蔼;左角之类人随和顺从;钛角之类人勇于上进;判角之人正直而不阿。

《素问·五脏生成》中"五脏相音,可以意识",《素问·玉机真脏论》提到"上气见血,下闻病音",等等,均表明闻五音以诊断疾病。《难经本义》中亦有五音闻诊的注解："肝声呼，音应角，调而直，音声相应则无病，角乱则并在肝。心声笑，音应徵，和而长，音声相应则无病，徵乱则病在心……肾声呻，音应羽，深而沉，音声相应则无病，羽乱则病在肾""闻五脏五声，以应五音之清浊，或互相胜负，或起音嘶嗄之类，别其病也"。此即闻其音声以别其病在何脏，角乱则病在肝，徵乱则病在心，等等，这些有利于临床上辨别疾病的病位。

《难经·六十一难》中说"闻而知之谓之圣"，"闻而知者，闻其五音，以别其病"，指出了闻诊闻声的重要意义。

宋代施发的《察病指南·听声验病诀》（1241 年）中也有听声辨病内容。如"肝应角，其声悲而和雅；心应徵，其声雄而清明；脾应宫，其声慢而缓大；肺应商，其声促而清冷；肾应羽，其声沉而细。声悲是肝病（一云声呼），声雄是心病（一云声笑），声慢是脾病（一云声歌），声促是肺病（一云声哭），声沉是肾病（一云声呻），已上脏病也。声清是胆病，声短小是小肠病，声速是胃病，声长是大肠病，声微是膀胱病，已上腑病也。声悲慢是肝脾相克病。声速微细是胃、膀胱相克病。声细长是实，声轻是虚，声沉粗是风，声短细是气，声粗是热，声短迟是泻，声长是病痢，声实是秘涩"。如此等等。

梦诊

《灵枢·淫邪发梦》云"愿闻淫邪泮衍奈何？正邪从外袭内，而未有定舍，反淫于脏，不得安处，与营卫俱行，而与魂魄飞扬，使人卧不得安而喜梦"，明确指出了梦与正邪侵入有关。《素问·脉要精微论》云："阴盛则梦涉大水恐惧，阳盛则梦大火燔灼，阴阳俱盛，则梦相杀毁伤。"热与火，寒与水，有相同的特性，都是阴阳外在表现的象征。

《灵枢·淫邪发梦》中指出五脏气盛的梦象以及梦象与脏腑之间的相关。《灵枢·淫邪发梦》曰："肝气盛，则梦怒，肺气盛，则梦恐惧、哭泣、飞扬；心气盛，则梦善笑恐畏；脾气盛，则梦歌乐、身体重不举；肾气盛，则梦腰脊两解不属。凡此十二盛者，至而泻之，立已。"

在《素问·方盛衰论》中则提出了五脏气虚梦象各不相同。文中云："是以肺气虚，则使人梦见白物，见人斩血借借。得其时则梦见兵战。肾气虚，则使人梦见舟船溺人，得其时则梦伏水中，若有畏恐。肝气虚，则梦见菌香生草，得其时则梦伏树下不敢起。心气虚，则梦救火阳物，得其时则梦燔灼。脾气虚，则梦饮食不足，得其时则梦筑垣盖屋。此皆五脏气虚，阳气有余，阴气不足，合之五诊，调之阴阳，以在《经脉》。"可见梦象的产生与脏腑功能失调紧密相关。

《素问·脉要精微论》云："短虫多则梦聚众，长虫多则梦相击毁伤。"短虫，相当于现代所说的蛲虫；长虫则相当于蛔虫。清代的高士宗也有关于虫梦的论述，曰："短虫多则相聚成群，故梦聚众；长虫多则彼此参商，故梦相击毁伤。"

中医的五脏六腑、六淫七情的背后都有数术的背景存在，梦则必然有数术的理法所生、所成。

实际上，在古代中国，占梦与天学有着密切关系，因为释梦需要天学知识。如《周礼》所载"占梦"之官的职掌为证："掌其岁时，观天地之会，辨阴阳之气，以日月星辰占六梦之吉凶。一曰正梦，二曰噩梦，三曰思梦，四曰寤梦，五曰喜梦，六曰惧梦。"显然，占梦之官既要通历法，又能观天，还要具备星占学理论知识。按古人之论，梦乃人之魂魄游离身体与天地阴阳之气交会而生，自然，梦中就存有大量的天对做梦者的有关信息。

我们举一个例子。

据宋·郑克著《折狱龟鉴》记载，前秦时期即有此一案例：

前秦符融，为司隶校尉。京兆人董丰，游学三年而返，过宿妻家。是夜，妻为贼所杀，妻兄疑丰杀之，送丰有司。丰不堪楚掠，诬引杀妻。融察而疑之，问曰："汝行往还，颇有怪异及卜筮否？"丰曰："初将发，夜梦乘马南渡水，返而北渡，复自北而南，马停水中，鞭之不去，俯而视之，见两日在于水中，马左白而湿，右黑燥。寤而心悸，窃以为不祥。还之夜，梦如初。问之筮者，云：'忧狱讼，远三枕，避三沐。'既至，妻为具沐，夜授丰枕。丰记筮者之言，皆不从之。妻乃自沐，枕枕而寝。"融曰："吾知之矣。周易坎为水，离为火，坎为北，离为南。梦乘马南渡，旋北而南者，从坎之离。三爻同变，变而成离。离为中女，坎为中男。两日，二夫之象。坎为执法吏，吏诘其夫，妇人被流血而死。坎二阴一阳，离二阳一阴。相承易位，离下坎上，既济。文王遇之囚羑里，有礼而生，无礼而死。马左而湿，湿，水也。左水右马，冯字也。两日，昌字也。其冯昌杀之乎？"于是推检，获昌而诘之。昌具首服，曰："本与其妻谋杀董丰，期以新沐、枕枕为验，是以误中妇人。"

这种案例于现代人而言真是神乎其神，也不会相信，但在古人视野中，这却正是显现了占梦问刑的无穷魅力。此处符融是运用周易坎卦、离卦及既济卦等数术知识进行了占梦。而众所周知，周易作为古人的占卜之书，其通篇几乎都贯穿着天文历法及内算。可见符融占梦也是应了前述《周礼》占梦术式之说。显然，董丰之梦乃天意托之，符融占梦也是凭周易内算托问天意。

如此有天意融于其中，符融之占梦问刑岂有不准乎？

脉诊

《黄帝内经》将脉诊分为三部九候诊法（阴阳脉法，又分为人迎寸口脉法、太溪脉法、跌阳脉法，等等）、寸口脉诊法（五行脉法）和五运六气脉法（运气脉法）。

《内经》诸多篇章多次提及"四时五脏脉"，如《素问·阴阳别论》云："鼓一阳曰钩，鼓一阴曰毛，鼓阳胜急曰弦，鼓阳至而绝曰石，阴阳相过曰溜。"《素问·平人气象论》云："春胃微弦曰平……夏胃微钩曰平……长夏胃微软弱曰平……秋胃微毛曰平……冬胃微石曰平。"《素问·玉机真脏论》云："春脉如弦……夏脉如钩……秋脉如浮……冬脉如营。"《素问·宣明五气论》云："肝脉弦，心脉钩，脾脉代，肺脉毛，肾脉石，是谓五藏之脉。"

运气脉法按照南北政分法来决定少阴脉的应与不应。

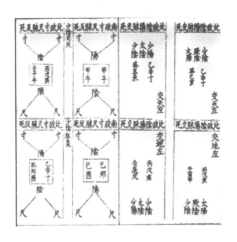

《难经》将五行生克乘侮之理引入脉象变化之中，用以解释寸口脉所主的脏腑相生，一脉十变和五邪病机。

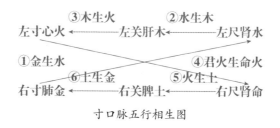

寸口脉五行相生图

王叔和在《脉经·分别三关境界脉候所主第三》中指出"寸主射上焦，出头及皮毛竟手；关主射中焦，腹及腰；尺主射下焦，少腹至足"，与《难经》的观点一致。在《脉经·两手六脉所主五脏六腑阴阳逆顺第七》中引《脉法攒》曰："肝心出左，脾肺出右，肾与命门俱出尺部"，"心部在左手关前寸口是也，……以小肠合为府。……肝部在左手关上是也，……以胆合为府。……肾部在左手关后尺中是也，……以膀胱合为府。……肺部在右手关前寸口是也，……以大肠合为府。……脾部在右手关上是也，……以胃合为府。……肾部在右手关后尺中是也，……以膀胱合为府。"以上就是对寸关尺三部配属脏腑方法最早的完整记载。

在此基础上，《脉经》第二卷还进一步提出了以左右两手寸口三部所主脏腑的脉象为依据，辨别阴阳、虚实和表里关系，判断十二经所主脏腑寒热虚实证候，诊断疾病的表里、寒热、虚实，从而提出药物治疗、针灸补泻以及饮食生活的宜忌。寸口三部主脏腑的理论，后世虽略有变化，但基本以此为圭臬。

王叔和在《脉经》中还记录了《太素脉法》的部分内容。如"王脉""相脉""囚脉"等脉象记载，以及"假令得王脉，当于县官家得之。假令得相脉，当于嫁娶家得之，或相庆贺家得之。假令得囚脉，当以囚徒家得之"（《脉经·平人得病所起脉第十四》）。宋代陈无择的《三因极一病证方论》，在"卷一"对脉诊进行了详细论述，其中也涉及《太素脉法》内容，尤其在"五脏传变病脉""六经中伤病脉""五用乖违病脉""七表病脉""八里病脉""九道病脉"各篇对二十四脉主病的内容多有充实。

纵观全书,《脉经》对中医脉诊学的发展起到了承前启后的作用,从《诸病源候论》《千金要方》《千金翼方》《外台秘要》等几部综合著作大量引述《脉经》内容的情况来看,《脉经》对隋唐脉学的影响广泛。《脉经》不仅对中医学的发展有深远的影响,而且还远传欧、亚、非洲的许多国家。早在公元 562 年,脉学就传到朝鲜,后又传到日本,尔后再传到阿拉伯。10 世纪,阿拉伯名医阿维森纳著有《医典》,书中所谈到的切脉部分,基本上是根据《脉经》的内容写成,到 17 世纪,《脉经》已被译成多种文字在欧洲流传。

运气脉学的医学价值,历来为古今名医所重。刘完素作为运气脉学理论体系的重要继承者,其医学贡献,厥功至伟。刘完素将人体寸口脉六部与主气的六气依次对应。地六气之步位与寸口六部脉位对应。刘完素以主气六气次序来阐释寸口六部脉位。这或许暗含寸口脉位法天地之道之意。后世亦有从五行相生之理阐释其妙。主气应脉,岁岁不变。应脉之时,以六气交司时刻为准。所应脉象,亦有固定规律。

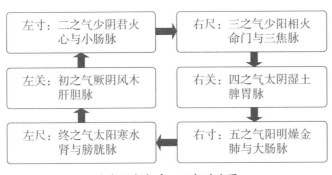

主气六气与寸口六部对应图

主气应脉时间、脉象表

主气六步	所应时间	寸口脉位	平脉脉象
初之气厥阴风木	大寒—春分	左关	大小长短不等
二之气少阴君火	春分—小满	左寸	浮大而短,虽旺而未至高茂
三之气少阳相火	小满—大暑	右尺	洪大而长

续表

主气六步	所应时间	寸口脉位	平脉脉象
四之气太阴湿土	大暑－秋分	右关	紧大而长，长盛而化速
五之气阳明燥金	秋分－小雪	右寸	紧细而微
六之气太阳寒水	小雪－大寒	左尺	沉细而敦

金元之后，刘完素主气应脉论影响益广，逐渐成为后世经典理论。后世医家如李中梓、王贤，均据刘完素主气应脉理论而发微，制六气分合六部时日诊候细则。虽越繁复其说，却始终奉刘完素之论为圭臬。

六气分合六部时日诊候表

右手寸			右手关			右手尺		
浮	中	沉	浮	中	沉	浮	中	沉
小雪 十五日 立冬 五日	立冬 十日 霜降 十日	霜降 五日 寒露 十五日	秋分 十五日 白露 五日	白露 十日 处暑 十日	处暑 五日 立秋 十五日	大暑 十五日 小暑 五日	小暑 十日 夏至 十日	夏至 五日 芒种 十五日
五之气阳明燥金			四之气太阴湿土			三之气少阳相火		
左手寸			左手关			左手尺		
浮	中	沉	浮	中	沉	浮	中	沉
小满 十五日 立夏 五日	立夏 十日 谷雨 十日	谷雨 五日 清明 十五日	春分 十五日 惊蛰 五日	惊蛰 十日 雨水 十日	雨水 五日 立春 十五日	大寒 十五日 小寒 五日	小寒 十日 冬至 十日	冬至 五日 大雪 十五日
二之气少阴君火			初之气厥阴风木			终之气太阳寒水		

客气应脉。"主气守位不移，客气居无常位"。如果说主气主一年正常气候变化规律，恒居不变，静而守位。那么，客气主一年异常气候变化规律，变化多端，其六步次序亦与主气不同。客气应脉，岁岁不同，且须考虑

南北政脉应之异。客气六气所应六脉，在《素问·至真要大论》中已有完整论述："厥阴之至其脉弦，少阴之至其脉钩，太阴之至其脉沉，少阳之至大而浮，阳明之至短而涩，太阳之至大而长。"刘完素的客气应脉理论基本承袭《黄帝内经》，少有改动。

客主加临，指将每年轮值客气加临在固定的主气六步之上，以分析该年可能出现的气候变化。客主加临，论主客气是否相同。若主客气同，便为相得。刘完素认为相得时，天地二脉亦大同小异，"主客气同则人脉亦同，是俱本位也"。如寅申之岁，客气少阳相火司天，主气三之气亦为少阳相火。"少阳之客，其脉大而浮，相火之主，其脉洪大而长，是大同而小异"。若主客气异，则又需体察二气之盛衰以辨人脉。实际气象近于客气，则客气胜，脉象以天脉为主；实际气象近于主气，则主气胜，脉象以地脉为主；实际气象介于二者之间，则主客气平，脉象亦介于二者之间。假令巳亥之岁少阳相火司地，主气终之气为太阳寒水。火居水位。天脉大而浮，地脉沉细而敦。"水位之主气盛，则天气大寒，脉当沉短以敦，反此者，病也。少阳之客气胜，则天气大煊，脉当稍大而浮……若主客气平，冬无胜衰，则天气不寒而微温，而脉可见其半，微沉微浮，大不胜大，短不胜短，中而以和，反此者病也"。

《脉诀指掌病式图说》（或称《脉诀指掌图》），作者原题朱震亨，实为李杲所撰，从胃气为本的观点出发，以指掌图说明脉象及其主病，内容包括三部九候、七表八里九道脉、五运六气、太素脉法、十二经脉、男女诸病及诊脉截法断病歌等。清代贺升平的《脉要图注详解》，包括脉学总论、各种脉法、运气、二十八脉、奇经八脉、骨度、经脉、络脉、经别、经筋，以及身形、脏腑、营卫、颜色、五音、五行等，博采众说，以图示脉。

明代名医李士材（1588—1655）的侄孙李延昰（1628—1697）于康熙二年（1662年）著《脉诀汇辨》十卷，汇集先秦至清初以前各医学名家脉学之精华，并以李氏脉学心要加以辨证发扬而成。内容包括脉论、二十八脉、运气、望诊、闻诊、问诊、医案、经络等。全书规模宏富，又切于临床实用，洋洋十万余言，为一部集大成式的脉学奇书，在中医脉学史上有着里程碑式的重要地位。其中有"脉位法天地五行论""运气论""太素脉论"等专论脉法医算篇章，而且第八章单论"运气"，详论五运六气、标本正对、主客生克顺逆、天符岁会、太乙岁同、南政北政、不应脉、排山掌法、南北政指掌图、南北政司天脉图、客气定局力化图、子午流注，等等。

其后附《五运六气医案》一卷。其对运气与脉象的关系进行了探讨。对运气七篇中所云"尺寸反者死，阴阳交者死""先立其年，以知其气，左右应见""南北政""尺寸不应""反其诊则见""少阴所在，其脉不应"等问题提出了明确的见解，解释了许多疑难问题。其中记载了一例运用运气之理推断疾病死期的病案。

病案如下："南都许轮所孙女，十八岁，患疾喘羸瘦，四月初诊之，手太阴脉搏指，足少阴脉如烂棉，水衰而火乘金也。余曰：金与火为仇，今不浮涩而洪大，贼脉见矣。肾水不能救，秋金可忧。至八月初五诊之，肺之洪变为细，肾之软者变为大。岁在戊午，君火司天，法当两尺不应。今尺当不应而反大，寸当浮大而反细，经曰：'尺寸反者死'，况肺脉如丝，悬悬欲绝？经曰：'脉至悬绝，十二日死'，予之短期，当在十六日。然安谷者逾期，不安谷者不及期，以食不断，故当逾期。况十六、十七日皆金，取其一线之气，安得遽绝？十八日交寒露节，又值火日，经曰'手太阴气绝，丙日笃，丁日死'。寅时乃气血注肺之时，不能注则绝，必死于十八日寅时矣。轮所闻之，潸然泪下。以为能食，犹不肯信，果至十八日未晓而终。"此案以气运、时令，结合病情判断预后，对于运气学说指导临床很有参考价值。

太素脉法是通过人体脉搏变化来预测人生贵贱、吉凶、祸福的古代方术，使用太素脉秘诀，不但可以给人诊病，还可预言人的命运；不但可以预测一个人一生的吉凶，甚至还可以透过父亲的脉象来预测子女父母家眷的命运前程。据日本中医目录学家丹波元胤考证，"是唐时已有此说""北宋之时，其说已行"（《中国医籍考》）。首见于隋朝杨上善氏《黄帝内经太素》。自杨上善创立太素脉法，其后以精研《太素脉》名于时，见于传记者，以宋之智缘僧为著，《医说》谓宋有张子充，善能诊脉，知人生死，及生平贵贱祸福、吉凶荣辱，克应如神，所谓善能诊脉云云，殆亦精于《太素脉》者。太素脉法不但有河图脉法，还有五运六气脉法，关于六气主客、南北政、不应脉，还有《天元玉册》中运气脉法六十首，等等，皆有详细论述。而且还有五运六气的日干支算法，等等。

华佗、仲景、董奉为建安三神医，皆为异人也，皆有异术，皆流传千古，皆为医中翘楚，其理何在？考太素脉诀，亦定数寓于其中，亦富贵吉凶生死皆可算定，如《黄帝内经》所云，某病某日笃、某日死、某日重、某日轻、某日愈是也。其理又何在？

治病

最后，说到治病的问题。中医不治病，那就不是中医。

中医源于道醫，而道醫之所以用中医治病，陶弘景在敦煌卷子《辅行诀脏腑用药法要》的开篇中即说过，"隐居曰：凡学道辈，欲求永年，先须祛疾。或有夙病，或患时恙，一依五脏补泻法例，服药数剂，必使藏气平和，乃可进修内视之道。不尔，五精不续，真一难守，不入真景也。服药祛疾，虽系微事，亦初学之要领也。"葛洪《抱朴子》云："是故古之初为道者，莫不兼修医术，以救近祸焉。"

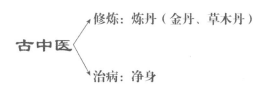

古中医
　　修炼：炼丹（金丹、草木丹）
　　治病：净身

《素问·上古天真论》的贤人、至人、圣人、真人、得道、日醒
陶弘景于《辅行诀》中曰："欲求永年，先须祛疾"
历史上著名大医都有道家背景：岐黄、仲景、陶弘景、王冰等等

可见，中医本是源于为道家修炼之前让身体达到修炼标准，百日筑基的一种方术，只有百日筑基后，才可以炼精化气、炼气化神、炼神还虚、炼虚合道。这也是老子说的"人法地，地法天，天法道，道法自然"的天人感应、天人合一的精密过程。所以它既然是百日筑基的一个基本步骤，必然要带有道家的学术特点和治身手段，如数术、方术、法术、祝由、移病、丹药，等等。我们现在中医外科用的那些重金属丹药，内科服用的草木丹丹药，中医的祝由术，《内经》的移精变气、神机气立、五运六气、日干支藏象、五脏神等，都是道家方术治病特点的体现。

中医既然是道家内证法、内丹术的百日筑基之第一步，就是祛病健身，也就是治病，那么必然就有层次和境界之分。

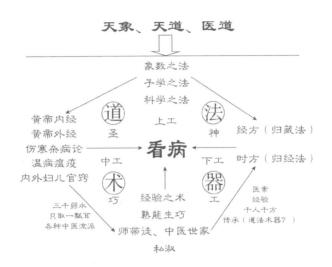

中医治病分为四个层次，分别为工、巧、神、圣，神、圣为上医、上工，巧为中医、中工，工为下医、下工，这是《内经》《难经》里的分法。

下工

我们先从下医开始分析。

下医轻视理论，只讲究经验传承，所以你看，现在的很多中医，所出之书多是经验集和医案。他们用方基本上都是源自经方的自组方，名之曰验方，实际上就是归经法指导下的时方。清热解毒、活血化瘀、健脾利湿、疏肝理气等诸如此类的验方，这就是下医的普遍现象。当然，也可以治好病，但是可重复性太小，师傅用是方治是病好使，弟子用是方治是病就不好使，这就是关键所在。他们治病也讲究疗程，多凭经验和运气，没有什么系统理论来指导，有也是自己总结出来的经验之谈。反正只要病治好了，怎么解释都是理，医者意也嘛。

所以中医就落到现在这个比较尴尬的地位，只能靠国家政策输血，真要和西医真刀真枪地拼，无论是从理论方面，还是疗效方面，还真不好说。有些大师们天天发高论，有些人还称什么"**方宗**"，那《汤液经法》放哪儿？

仲景又放哪儿？无论话说得多大，中医现状依旧是如雾里看花，水中捞月，依旧盲人骑瞎马，夜半临深池。

没有经典理论指导的中医，就是经验中医。

关于这一点，不管你承认也好，不承认也好，中医研究的现状、中医临证的现状、中医口碑的现状，等等，已经说明了问题的严重性和迫切性。

没有实践记录的中医也不一定不是中医。《天元玉册》《黄帝内经》《黄帝外经》《难经》《汤液经法》《神农本草经》等等哪一部不是中医的经典？谁敢否定这些东西？

无源之水终是臭水，无本之木就是朽木。

中工

我们再看中工。**下工的特点是轻理而重验，中工的特点是执于一隅，派系林立。**比较典型的中工就是那些自创各种中医流派的大师们。最著名的中医流派就是金元四大家，补土派、攻邪派、清热派、滋阴派，当然这是后人给分别出来的，当事人自己并没有这种分别心。后来又出现温补派、温病派、伤寒派，现在还有火神派之类。按照地域划分，如孟河派、岭南派、新安医派等，孟河派又分出费、马、巢、丁四大堂派。伤寒派又分出岭南派、绍派、吴门派、三部六病派、古方派、汇通派，等等。发展到近现代，俨然金庸笔下的武侠江湖。其中优秀者，也存济世救人之愿、大医精诚之心，护一方平安。但其中庸俗者，派系林立，拉帮结伙，学术打压，江湖气浓重，仿佛当年义和团，带着符箓，念着咒语，举着大刀，迎着英法联军的火枪子弹就冲上去，结果可想而知。很多人早已经没有当年研究经典的那些初心了。有的人或许会不服气，会说某某大师用什么方治好了某某大病重病，这个我们是承认的，但我们这里侧重说的是中医要规范化、系统化、科学化的问题，单独病例的疗效问题、实用性问题不具备普遍性。

中工们基本上都是清以前的名家们，他们都有著书立说的传统，内难伤寒的一句话，一个观点，就可以成就一个门派。抓住一点，解释全部，以点带面。实则其理论均源于内难伤寒，三千弱水，只取一瓢饮就够了。当然，他们都有自己的特点和长处。总之，上千年来，中医到如今还是靠"医者意也"活着，所有的规范化、系统化、科学化，基本上没有形成。所以其可重复性就很差，主要还是靠经验和运气，加上一点经典理论。

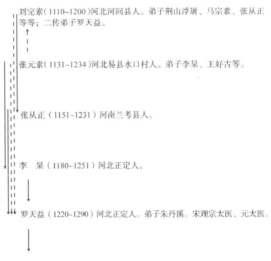

刘完素（1110-1200）河北河间县人。弟子荆山浮屠、马宗素、张从正等等；二传弟子罗天益。

张元素（1131-1234）河北易县水口村人。弟子李杲、王好古等。

张从正（1151-1231）河南兰考县人。

李　杲（1180-1251）河北正定人。

罗天益（1220-1290）河北正定人。弟子朱丹溪。宋理宗太医、元太医。

朱丹溪（1281-1358）浙江义乌人。

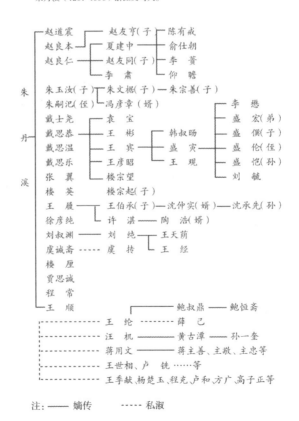

注：——— 嫡传　----- 私淑

上工

上工、上医治病，有没有？治病是什么样子的？我也不知道。只能到历史中去寻找。

最著名的例子，就是扁鹊。《史记·扁鹊仓公列传》载战国时期扁鹊"视见垣一方人，以此视病，尽见五脏癥结，特以诊脉为名耳"。垣，墙也，就是说扁鹊能隔着墙看到墙那边的人和物，可见人体五脏病变，是现代所谓的人体透视功能。扁鹊据此才能准确地指出齐恒侯的病状："君有疾在腠理，不治将深。"这也不难理解，现代医学的 X 光、B 超、CT、MRI、PET 等都在不同粒子物质角度上透视人体，起码说明这种透视技术是客观真实可行的，至于用什么方式，那是另外一个问题。

历代都有这种真正意义上的"医者意也"的上工。

《晋书》载："学道者，至足之余，能以气与人，谓之布气。虚能以此法疗人疾。"所谓"布气"，就是现代的气功外气的治疗方法。古代以"不药而愈者谓之神"，主要是指道竖的治疗。晋·葛洪编著的《神仙传》是一部专谈神异的书，记载了很多气功和人体特异功能现象，可以说是一部最早的有关人体科学的专著。所记载的"神仙"的事例，现在用气功和特异功能的观点看，大多是可以理解的。

如《神仙传》载："黄卢子姓葛名越，其能治病，千里寄姓名与治之皆愈，不必见病人身也。善气禁之道，年二百八十岁，一日与亲友别，遂不复归。"这是遥感诊病、治病的事例。《神仙传》载："王遥者，字伯辽，鄱阳人也，颇能治病，病无不愈者，亦不祭祀，亦不用符水丹药，其行治病，但以八尺布重敷坐于地，须史病愈，便起去。其有邪魅作祸者，遥画地作狱，因召呼之，皆见其形入在狱中，或狐狸、蛇之类，乃斩而燔烧之，病者即愈。"这里是说禅坐在地上行功，发放外气治病。至于"邪魅"，可能是阴邪之气的变化，要排除这些不良信息，才能转疾病为康复。《神仙传》载："沈建，丹阳人也，父为长史，建独好道，不肯仕宦，学导引服食之术，延年却老之法，又能治病。病无轻重，治之即愈，奉事者达数百家。"

《三国志·士燮传》中载有与仲景、华佗同时代的"建安三神医""仙人"董奉的事迹："燮尝病死三日，仙人董奉以丸药与服，以水含之，捧其颐摇消之，食顷，即开目动手，颜色渐复，半日能起坐，四日复能语，遂复常。奉字君异，候官人也。"董奉道兼医，《神仙传》也收有此事，说士燮为感谢董奉的救命之恩，特在庭院中盖了一座楼供董奉居住。"奉不食他物，唯啖脯枣，饮少酒"，说明董奉可能是在辟谷食气。又说："燮一日三度设之，奉每来饮食，或如飞鸟腾空来坐，食了飞去，人每不觉。"说明董奉可能有一些特殊能力。《三国志·士燮传》载董奉"后还豫章，庐山下居"。"有一人中有病疾垂死，载以诣奉，叩头求哀之。奉使病人坐一房中，以五重布门盖之，使勿动。病者云：'初闻一物来舐身，痛不可忍，无处不顺，重此舌广一尺许，气息如牛，不知何物也。'良久物去，奉仍使往池中以水浴之，遣去。告云：'不久当愈，勿当风！'十数日，病者身赤无皮，甚痛，得水浴痛即止。二十日皮生即愈，身如凝脂。"

《神仙传》说："董奉居山不种田，日为人治病，亦不取钱。重病愈者，使栽杏五株，轻者一株，如此数年，得杏十万余株，郁然成林……于林中作一草仓，示时人曰：'欲买杏者，不须报奉，但将谷一器置仓中，即自往取一器杏去。'……奉每年货杏得谷，旋以赈救贫乏，供给行旅不逮者，岁二万余人。"《南康府志》亦有类似记载："董奉字居异，候官人也，有道术，隐山中为人治病，不受谢，惟命种杏一株，数年成林，杏熟易谷，以济贫民。永嘉中仙去，今庐山杏林，乃其遗迹。"后世以行医济世喻为杏林或杏林春暖的典故由来于此。

陶弘景总结晋代以来医家时云："自晋世以来，有张苗、宫泰、刘德、史脱、靳邵、赵泉、李子豫等，一代良医。其贵胜阮德如、张茂先、裴逸民、皇甫士安，及江左葛稚川、蔡谟、殷渊源诸名人等，并亦精研药术。宋有羊欣、王微、胡洽、秦承祖，齐有尚书褚澄、徐文伯、嗣伯群从兄弟，治病亦十愈其九。"此时期医家群体究竟有何特点呢？我们可将医迹可考的医家一一列出：蔡谟、葛洪、支法存、于法开、于道邃、任敦、范汪、杜子恭、诸葛琳、殷浩、殷仲堪、王泯、王微、道弘、释慧义、杯度、徐熙、徐秋夫、徐道度、徐叔向、徐文伯、徐嗣伯、徐雄、徐类、徐滔、秦承祖、程天柞、羊欣、胡洽、孔熙先、刘宏、陈延之、祖翻、褚澄、邓郁之、顾欢、柳恽、深师、刘澄、刘聪、姚菩提、姚僧垣、陶弘景、许道幼、许景、许智藏、许爽等。

诸医家身份背景有别，学术修养也不相同，但总体说来还是有某些相似点：其一，大多数医家都不是专业的从医者，即便医学出身之人，也不一定以医术自矜；其二，多数医家出身世家大族或佛道法门。在那个所谓"迷信"的时代，上工辈出，历史中都是有迹可循，详见《古中医医算史·伤寒方术·前传》。

如《高僧传》记载杯度治病多行神咒，云"齐谐妻胡母氏病，众治不愈，后请僧设斋，斋坐有僧聪道人，劝迎杯度。度既至，一咒病者即愈"。诸葛琳，字茂伦，《道学传》本传云"救他人疾，及与自治，皆不服药饵，唯饮勅水（符水），莫不蒙差"。葛洪博学通儒，乃道家金丹一派之集大成者，其自称"穷览坟索，以著述余暇，兼综医术"。可见在魏晋时期，医算、数术、法术在上层社会及知识精英阶层中是以鸣人之术而流传的，陶弘景本人所述的《辅行诀脏腑用药法要》也是医算的一种。

如《辽史·本传》记载："迭里特，字海邻，有巨力，善驰射，马踶不仆，尤精于医，视人疾苦，隔纱见物，莫不悉见。太祖在潜，已加眷遇，及即位，拜迭刺部夷离堇。后帝患心痛，召迭视之，迭曰：'膏肓有瘀血如弹丸，然药不能及，必针而后愈。'帝从之，呕出淤血，痛止。"这是有关方术、法术透视和气功针刺的记载。

《古今医统》："僧智缘，徐州人，嘉祐（年号）中召致京师，诊父母脉能知子之吉凶。时王安石、王硅俱在翰林。（别人）疑古无此，安石曰：'昔医和诊晋侯而知其良臣将死，视父知子，又何足怪哉。'"《镇江府志》："何应壁，字继充，性悟。学医书千卷，任取一叩之，无不贯穿本末。……人未病，早决其生死。"《福建通志》："郭福顺，大田人，世名医。少贫贱，挟艺糊口汀邵间，应手皆愈。切脉多精太素，为人言数年后事，皆验，人皆异之。"以上两例是有方术预测治病的功能。这是关于太素脉法的具体应用和记载，依据太素脉脉象，可以推断病程和生死日期。

《九江通志》："皇甫坦，字履道，临溜人，避地入蜀，居峨眉山。……坦往灵泉访之，始知所遇者妙通真人朱桃椎也。其后夏与妙通会酒肆中，尽得坎离虚实之旨，内外二丹之秘。常冥坐不寐，其两足外踝皆平堰，顶有珠光。绍兴中，显仁太后有目疾，国医不能疗，临安守廉得以闻，诏入慈宁殿，坦为嘘呵布气，目即愈，脱瞳然矣。"《宋史》中也有皇甫坦为太后治目疾的记载，还说宋高宗亲自诏见了他，并问以治身之道。从记载看，他"嘘呵布气"，"顶有珠光"，法术功能很高。

《中国医学人名志》载："吕应明，明，吕读之子，字元声，太医院吏目，传禁方而变化之，能望气决人死生，或谈笑间疗人病疾。"《古今图书集成·医部全录》载："黄冠道人，姓名不传，熙宁间，曾见于楚丘枣垌村，黄冠青衣，以医名，一方有疾者往求，一与之语，不药而愈。"《中国医学人名志》："张恺，明，良医季民孙，善疗奇疾。凡疾非药石可疗者，恺不执方脉，以意治之，无不立愈。"以上三位用意念发功治病的道医，收编入正统的医学名人录中，当属可信。

当年我上大学的时候，曾见过成都中医学院的气功师严新给人治病，用一盆经过某种处理的水泡泡脚，就治愈了患者踝骨的粉碎性骨折，这也算是上医了。其事确真，其理难解，姑且记之。

关于经方，则源于《汤液经法》的归脏法，《汤液经法》又源于《黄帝外经》，此实为真正的祖方、宗方，岐黄鬼臾才是真正的方宗。归脏法造就了仲景的《伤寒杂病论》，仲景方又造就无数后学之类方。

所以，治病是有不同境界的。

用道心治病，皆为上工、上医；用人心治病皆为中工；用名利心治病皆为下医、下工。

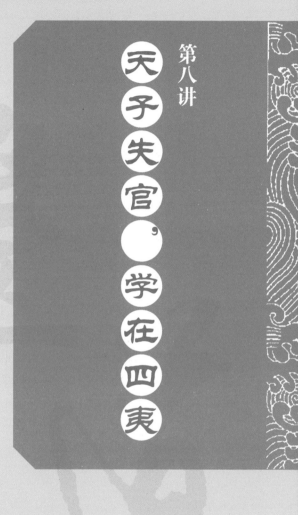

第八讲

天子失官，学在四夷

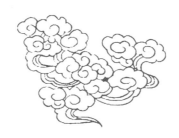

  中华上古文明曾有一个光芒万丈的巅峰期,中医也肇基于此。但月盈则缺,随后的战乱让文明蒙尘,衣冠四散,令人扼腕。不过,塞翁失马焉知非福,随风四散的"种子"增强了文明的生命力,很多珍贵的资料得以保存。一路行来,中西各族的历史中都摇曳着医算的影子……

"天子失官，学在四夷。"这是孔子的一个论断。

《春秋左传·昭公十七年》记载了这一论断的背景：少皞氏时代的官员，以鸟名为官名，当时的鲁昭公不知其所以然。东夷小国郯国来访的郯子轻松地解答了这一难题。郯子说："少皞氏是我们的祖先，我知道这件事的因与果。"郯子先从黄帝讲起，依次讲了炎帝、共工氏、太皞氏、少皞氏几个时期的官员设置，其依据均为天文历法。

古天文历法确定的是源于七曜九星二十八宿天象的时间单位与时间系统。官，因时而设。时间单位中，最基础的为"分至启闭"。分即春分秋分两分，至即冬至夏至两至；启闭即四立：启指立春立秋，闭指立夏立冬。四时八节，各有官员负责。这些史前常识，在属于华夏的鲁国中失传了，但是四夷之人还有清晰的记忆。因此，孔子虚心地提出了"学在四夷"。四夷者，东夷、西戎、南蛮、北狄也。

《尚书》所涉年代，上起唐、虞，下迄春秋前期，大约相当于公元前2000至前600多年，但书中所涉及内容，除周代文献之外，多为后人述古之作。保存了如此多古老的史料的书籍在世界上是不多见的。古巴比伦的《汉谟拉比法典》编于公元前1800年，古代以色列的《圣经》中最古老的部分编于公元前900年，希腊的《荷马史诗》编于公元前800年。古印度的《故事记》编于公元前600年至前400年。由此看来，《尚书》所涉及的内容，不仅时间最早，而且内容客观严肃，没有过多的神话色彩。因此，它在世界古老文献中的地位是显而易见的。

汉代所藏农学类文献9种，到近代原著皆亡佚，只有6种尚存辑本；天文类文献21种，20种已亡；历谱类文献18种，除其中2种数学文献外，其他16种皆亡；医经7种，6亡1残；方经11种，10亡1存。可谓十不存一。《汉书·艺文志》问世之后出现的许多科技文献，到编写《隋书·经籍志》时也只剩下"梁有……卷，亡"的记载了。《宋史·艺文志》著录的农学、医学、天文、历数类文献合计达920种，而《四库全书总目》著录的只有不到300种，这还主要是宋朝以后的元、明及清前期的文献，说明唐宋以前科技文献到清乾隆年间就已所剩无几。

又如东汉张衡的《灵宪》，是一部阐述天地日月星辰生成及其运动规律的浑天论的理论文献，它总结了当时的天文知识，提出了不少先进的科学思想和独到见解，记录了在中原洛阳观察到的恒星2500颗，与近代天文学家观察的结果相接近。在他的另一部天文著作《浑天仪图注》里，测定出地球绕太阳一周所需的时间是"周天三百六十五度又四分度之一"，也与近代天文学家所测量的数字十分接近。这两部著作在《新唐书·艺文志》中还有记载，在《宋史·艺文志》中就无记载并已散佚。

再如，祖冲之《缀术》将圆周率精确到8位有效数字，在世界上领先千余年，并从面积、体积问题引出含负系数的二次、三次方程，首次突破了开方式系数为正的限制。李淳风《九章算术注释》还记载了祖暅开立圆术，受此启发，彻底解决了球体积问题。此书在唐代流传很广，还被收入《算经十书》，成为唐代国子监天算学课本，但到《宋史·艺文志》也无记载并已散佚。这几部文献，代表了当时各自学科的发展水平，都很受重视，可是却都散佚，其他科技文献的命运也就可想而知了。

早在隋代，牛弘就提出"五厄"之说：秦始皇焚书、西汉末赤眉入关、董卓移都、刘石乱华、梁元帝焚书。明代胡应麟续上"五厄"：隋大业十四年（618）江都焚书、安禄山入关、黄巢入长安、靖康之难、南宋末伯颜南下，军入临安。明代以后，近人祝文白又续上"五厄"：李自成陷北京、钱氏绛云楼烈焰、清高宗焚书、咸丰朝内忧外患、民国中日战役。事实上还远不止这十五厄，我们还可以再补上五厄、十厄……而仅这"十五厄"中兵燹就占到十二次，只有秦始皇焚书、钱氏绛云楼烈焰、清高宗焚书与战争无关。战争给古代文献造成了极大损失，不是"宫室图书，并从焚烬"，就是"乾元旧籍，亡散殆尽"。

中国古代科技文献的散佚亡失情况由此可见一斑。

除了中国传统文化里的东西，科学一直有"术"和"象"两个重要的因素，但是在历史遗留里有没有？实际上是有的。"天子失官，学在四夷"就是这个意思，周天子到春秋战国时期，那时候很乱。我做了一个统计，春秋242年间有43名君主被臣子所杀，52个诸侯国被灭，大小战争480起，诸侯联盟450次。败者发配，就是到荒无人烟的地方，还有老百姓受不了就跑了，跑到没有战火的地方，就开始往南跑。甚至史前时期的三次大移民，形成了美洲印第安人和北极圈内爱斯基摩人，以及太平洋各个小岛上的土著，基本上都是史前时期从古中国大陆移民过去的。

那么，人口流动就必然带来一些生产资料和技术、学术的东西的流动。如美洲印第安文化、玛雅文化、阿兹特克文化、奥尔梅克文化、印加文化等，都与史前中华文化有密切联系。在我国南方、东方、西方、北方，现在所谓的少数民族就是上古时期一次次战乱和一次次发配以后，形成最后目前的少数民族现状。蚩尤、共工、刑天、炎帝等等遗民都向四周移民。蚩尤、炎帝向南方、东方，共工和刑天向北方、西方。今天东北的萨满教就是刑天氏的文化遗脉。南方少数民族更多，几乎都是炎帝、蚩尤的后代。

但是，虽然史前大战的云烟散尽，史前时期的文明与文化载体并没有消失，而是以一种文化化石的形式存在于东南西北各少数民族的历史中，甚至在美洲文明中也存在着。尤其与阴阳五行密切相关的医算体系，都可以在少数民族文化考古中发现。这也是"**天子失官，学在四夷**"历史考古学证据的最好注脚。

医算学即医学与天文历算的合称，是我国彝、藏、纳西、水、傣族等少数民族中医学的特征性理论体系，是民族医学与天文历算学的总称。

这些民族医算学实际上是中医医算体系的一个分支，如中医的阴阳五行、五运六气、汤液经法、子午流注、飞腾八法、灵龟八法、伤寒钤法、六经欲解时等等，自上古至明清，历代都有学术传承，将中医医算以原汁原味的古朴形式保存下来，如同文物一样不走样，避免了中医后人的改编。

少数民族医算学实在是古中医的非物质文化遗产，不过现代中医因为不懂中医的象数之法，只看到中医的象法，而忽视了数法，故导致了中医的继承缺失了一条腿，变成"404 医学"，继而导致现代中医的乱象蜂起，也给别有用心的人落下口实。这实在是中医人自己的不争气，与中医本身无关。

略举几例，以兹说明。

【彝族】

彝文典籍卷帙浩繁、内容丰富，其文字产生年代可追溯到甲骨文产生时期。曾有一个云南彝族世袭谱牒，到 2009 年，共有 216 代，如果每代平均 25 年计算，有 5400 年；可见，仅从一个家族的谱牒来看，有文字记载的彝族历史，已经有 5000 多年了。虽然许多流传下来的彝文医药典籍以明清时期历经辗转反复抄写的手抄本居多，但根据彝文典籍中的"父子连名制"和彝族谱媒进行逆向追溯，公元前 45 至前 39 世纪的乾阳上元天纪年时，彝族氏族已形成，在象形文字基础上创造了表意文字，发明了八卦数理；在公元前 39 至 33 世纪的乾阳中元地纪年时，君王制度完备，形成彝族太阳周天日历等天文历法。

彝族在认识自然、探索宇宙、发明创造的历史长河中，形成了宇宙空间化生一切事物的认识，获得了具有上古民族特色的思想观念和价值取向。五生十成、十生五成、宇宙八卦、天地五行等彝民族认识人与自然及人体生命活动规律的认识论和方法论在乾阳运年时期已经形成，这些理论在彝文典籍《乾阳运年纪》《乾父坤母》《突鲁历咪》等均有记载。

彝医传承人王正坤将分散于《西南彝志》《宇宙人文论》中关于医药知识的内容进行全面系统的研究，其著作《彝医揽要》将彝族医药理论分为天学层面、文化层面和医学层面等三个层面，并证实彝、白族古代医药理论和南诏大理国等医药学是同祖同源、一脉相承的理论，指出彝医药是研究人体与宇宙关系的理论。

《彝医揽要》中还叙述的彝族八卦等内容与《周易》等文化的同构性正是最有力的证据。二者文化起源是近似相同的，它们拥有一个共同的夏、商、周（包括氐羌）文化等的先秦文化大背景。这些先秦文化，既可认为是汉族文化前身的重要组成部分，也可认为是彝族文化的重要组成部分，它是中、彝医共同拥有的古文化背景。这正是《中国彝族通史》中记载的先秦和两汉时期彝、汉族文化交流把阴阳五行思想也传入彝区的重要原因。

彝族古代科学技术，特别是代表人类文明史标志的古天文历法是彝族医药理论形成的主要来源。天文历法、气象地理是彝族最古老而又长青的传统文化，彝医药源于彝族古代天文历法等古代科学技术。彝族先民在天讲日月的运行，在地讲日月运行万物所产生的化生过程，在人讲气浊的运动变化，从而形成天人感应、天人合一的医药理论和医疗实践。彝族以日月运行之理为纲纪，揭示万物在宇宙间消长进退和对立统一规律。

彝族先民运用"遮辞（天干）""尼能（地支）"标度日月星辰的运行，以此把握太阳对人体及万物的影响。气的变化千差万别，数不胜数，需要建立标准给予说明，万物的生化规律可以在这些标准中推考。日月星有象可识，故用天度以纪事，用天干、地支等符号以数推衍，在此基础上，所形成的规律和原理可用气浊、哎哺、天地五行、宇宙八卦、五生十成、十生五成、青线赤线和八方位年等表达，这些天人规律和感应原理成为彝族认识生命和疾病的方式方法，体现了彝族传统医药理论的子学医算内涵。

【藏族】

藏历采用时轮制的纪年法，把天体分为十二宫，即白羊、双鱼、金牛、摩羯、双子、狮子、巨蟹、宝瓶、人马、室女、天蝎、天秤。用十二属相配五行纪年。以十二年为一小循环，六十年为一大循环，称为一"绕炯"（即一时轮）。第一"绕炯"是从公元1027年丁卯年（丁属火，卯为兔，藏历又称火兔年）开始的，这与汉地农历的纪年法相似，属相也一致。一时轮相当于一甲子六十年。藏历不仅预报下一年度是否风调雨顺，是否有旱灾、雪灾或地震，而且连某日有雨，每一天的吉凶都一一标明，同汉地的黄历宜忌吉凶相似。那曲藏医院预报1986年间藏北的三次地震，大体时间和方位都很准确，主要是根据天象历法预报的。

有关藏文对汉文五行占术语的翻译比较表

八卦 spar-kha-brkyad		五行 khams-lnga		九宫 sme-ba-dgu		十二支 （生肖）		十二建除 bdag-sogs-sgyes-smis		十天干	
汉	藏	汉	藏	汉	藏	汉	藏	汉	藏	汉	藏
乾天	khen-gnam	金	lcags	一白	gcig-dkar	子鼠	byi-ba	建	dbang-byed	甲	阳木
坤地	khon-sa	木	shing	二黑	gnyis-nag	丑牛	glang	除	scl-byed	乙	阴木
兑金	dwa-lcags	水	chu	三碧	gsum-mthing	寅虎	stag	满	vgeng-byed	丙	阳火
坎水	khen-chu	火	me	四绿	bzhi-ijang	卯兔	yos	平	snyom-byed	丁	阴火

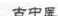

续表

八卦 spar-kha-brkyad		五行 khams-lnga		九宫 sme-ba-dgu		十二支（生肖）		十二建除 bdag-sogs-sgyes-smis		十天干	
汉	藏	汉	藏	汉	藏	汉	藏	汉	藏	汉	藏
离火	li-me	土	sa	五黄	lnga-ser	辰龙	vbrug	定	gnas-byed	戊	阳土
艮山	gen-ri			六白	drug-dkar	巳蛇	sbrul	执	srung-byed	己	阴土
震木	zen-shing			七赤	bdun-dmar	午马	rta	破	bshigs-byed	庚	阳金
巽风	zon-rlung			八白	brgyad-dkar	未羊	lug	危	rdzogs-byed	辛	阴金
				九紫	Dgu-dmar	申猴	sprcl	成	sgrub-byed	壬	阳水
						酉鸡	Bya	收	Sdud-byed	癸	阴水
						戌狗	khyi	开	vbyed-byed		
						亥猪	phag	闭	dgag-byed		

公元 6 世纪，从汉地传入藏区医学和天文历算。7 世纪，文成公主入藏，带来了"四百零四种病方，五种诊断法，六种医疗器械"，以及 4 种医学论著，如《门介钦莫》（即《医学大全》）等。在公元 7 世纪，宇妥·宁玛云丹贡布编写了藏医经典名著《四部医典》《历算山尘论》等诸多著作和天文历算著作，在藏医经典著作《四部医典》中，记载有四季脉象与五行生克的关系，认为"有算必有医""医算不分家"，医学与天文历算学是有因果关系的。

在其丰富的内容中，许多地方贯穿有天文历算的原理，培养了无数藏医后续传承人才，同时藏医九圣和历算七圣也分别在藏医和历算方面颇有建树。

公元 8 世纪，金城公主入藏时又带去了许多医药人员和医学论著，并把其中一些著作译成了藏文，如《索玛拉扎》（即《月王药珍》）等。在公元 11 世纪初，内外结合的时轮法（《时轮经》分内、外、密三部，外时轮主要讲述宇宙的结构、行星运转、星座的位置、五行生克等天文学内容，内时轮主要讲述人体的构造、脉络、气息的运行等医学内容，密时轮又称别时轮，主要讲述通过内外结合而达到修佛、成佛的密宗仪轨。尤其是内时轮讲人体的生理形成、胚胎发育、病理病因、诊断治疗以及人体内脉息运行的规律。可以说，时轮金刚密法正是将较为先进的天文历法和医学知识相结合，才在藏传佛教中拥有了至高无上的地位，这种分类法也是《黄帝内经》《黄帝外经》的分类法）在青藏高原广为传播，使藏医和历算的关系更为密切，随着藏医和历算的进一步深入研究，藏医形成了强苏二派，历算也分为粗普两派，就不同学派学者的身份而言，多数是佛学家，有的既是藏医学家，又是历算学家。约在 1696 年左右，由著名藏医星算学家第司·桑吉嘉措创建了药王山琉璃光奇妙利众寺，该寺僧徒同样也是主修藏医、天文历算两大课程。编著了《蓝琉璃》《秘诀补遗》《历算论白琉璃》《历算答疑》等经典著作，对后世产生很大的影响力。

སྐར་མའི་མིང༌།	宿	གཟའ་མིང༌།	མཚོན་ དཔེ།	སྐར་ཚད་ངོ་སྤྲོད་ལ།
	角宿			
	亢宿			
	氐宿			
	房宿			
	心宿			
	尾宿			
	箕宿			
	斗宿			
	牛宿			

སྐར་མའི་ མིང་།	宿 名称	གདངས་ མིང་།	མཚོན་ བརྗོད།	སྐར་མའི་དབྱིབས།
	女宿			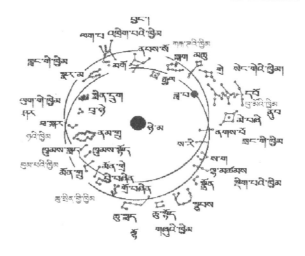
	虚宿			
	危宿			
	室宿			
	壁宿			
	奎宿			
	娄宿			
	胃宿			

སྐར་མའི་ མིང་།	宿 名称	གདངས་ མིང་།	མཚོན་ བརྗོད།	སྐར་མའི་དབྱིབས།
	昴宿			
	毕宿			
	觜宿			
	参宿			
	井宿			
	鬼宿			
	柳宿			
	星宿			
	张宿			
	翼宿			
	轸宿			

1959 年民主改革后，与 13 世达赖喇嘛 1916 年亲自下令建立的门孜康合并（现属西藏自治区医院的前身）。由藏医历算大师、13 世达赖喇嘛之御医、著名教育学家钦绕若布出任院长。学院的重要任务还包括培养和指导医算人员为群众防病治病，成为当时培养藏医、天文历算学人才的重要基地。钦绕若布院长所编著众多藏医历算经典，均由藏医学和天文历算学两部分内容组成，其中著名的《医书汇编》和 7 部《医算书》，迄今作为西藏藏医学院和其他藏医学校教材，沿用至今。

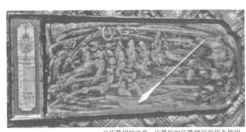 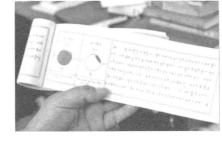

◎历算用的沙盘。历算所的历算师目前仍在使用。

【水族】

水族自称"濉"，在中国历史上也曾被统称为"百越""僚""苗""蛮"等，清代中叶改称为"水家苗""水家"，1956 年确定族称为"水族"。

水族发祥于中原濉水流域及"豕韦"之地，处在夏商周文化圈中。殷商亡国之后，水家先民举族南迁和越人的一支组合成为骆越的一支，在百越之地近千年的生息，留下了百越文化的特征。清咸丰十年（1860）晚清西南大儒莫友芝最早在《郘亭诗钞·红崖古刻歌》中就提出"水书来自夏商周三代"，"初本皆从竹简过录"，"核其篆前最简文"。

秦代发兵岭南，水家先民又大规模地溯流迁到龙江、都柳江上游一带生息。秦始皇统一六国，百越地区被纳入统一的秦汉帝国，百越地区作为帝国的一部分，其医药的经验很自然纳入中医药的系统之中，从水族《水书》与汉族《易经》的某些承传性和相似性，透射出水族文化与华夏文化的渊源，可以看出水族医药朴素的病因理论与中医药学的同源性与同构性。

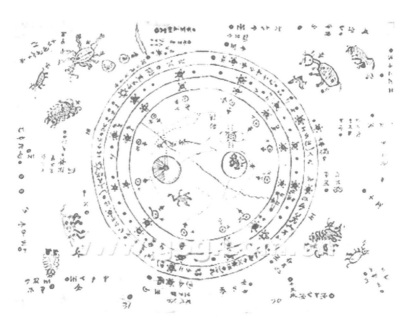

水族流传下来的古盖天图

汉义	水音	汉中古音	汉上古音		汉义	水音	汉中古音	汉上古音
甲	la:p'	kap	keap		丑	su'	thieu	thieu
乙	ʔjⁿ'	iet	iet		寅	ji'/jin'	jien	ʔien
丙	pjeŋ'	pieŋ	pian		卯	ma:u'	mau	meau
丁	tjeŋ'	tieŋ	tieŋ		辰	san'	zien	zien
戊	mu'	mau	meau		巳	ɕi'	zia	zia
己	ki'	kia	kia		午	ŋo'	ŋu	ŋu
庚	geŋ'	keŋ	keaŋ		未	mi'	miwei	miai
辛	ɕin'	sien	sien		申	san'	ɕien	ɕien
壬	ŋum'	nziem	ŋian		酉	ju'	jiəu	jiau
癸	tui'	kiwi	kiwei		戌	hat'	siuet	siwet
子	ɕi'	tsia	tsia		亥	wa:i'	ɣɒi	ɣe

方位:	东	东南	西	西北	南	西南	北	东北
八卦	震	巽	兑	乾	离	坤	坎	艮
地支	卯	辰巳	酉	戌亥	午	未申	子	丑寅
读音	tsaŋ'	hun'	toi'	ten'	li'	fan'	qha:i'	gan'

水族关于天干地支、八卦的发音与汉中古音相似

水书是水族古老宗教文化典籍，是水族先民在占卜过程中形成的经典著作，同时也是古人类周易数术文化的唯一遗存。它不仅收录了水族古老的语言文字资料，而且还存录了珍贵的天象、气象、历法、医算及水族人民生产、生活资料以及原始宗教资料。

主要文献有《正七卷》《壬辰卷》《春寅卷》《婚嫁卷》《营造卷》《起造卷》《分割卷》《丧葬卷》《祭祖卷》《时辰卷》《星宿卷》《贪巨卷》（贪狼巨门）《巫术卷》《金用卷》《九星八卦卷》《盈亏卷》《九宫飞星卷》《五宫飞星卷》《麒麟正七卷》《正五卷》《九神煞》《日历卷》《甲乙卷》《丙戌卷》《秘籍卷》《渌滩金堂卷》《渌滩寿寅卷》《渌金·纪日卷》《金银》《九星诵读》《庚甲》《挡》《大旺》《万事指明》《通书八贪》《题解书旨》《子午卯酉年探》等，以及《太平卷》中的《子卷》《丑卷》《寅卷》，等等。目前健在的水书先生共有 200 多位，而深知水书的只有 20 多位，且大多到了耄耋之年，他们是目前解读水书的唯一群体。

【纳西族】

纳西族原有四种文字，即东巴文、哥巴文、阮可文和玛萨文。其中东巴文和哥巴文在保存民族历史文化方面起到不可取代的作用。东巴文意为"木石上的痕迹"，是古老的象形表意文字，这种文字产生的年代具体无考证。它是采用图画的方法逐步形成的一种文字，约有 1300 多个字形，是世界上唯一保存完整的活着的象形文字，与甲骨文的前身骨刻文、苏美尔楔形文字有同源性。

指导东巴医学的理论工具，就是"东色"学说（即相当于中医学的阴阳学说），"精微五行"说（即木、水、铁、火、土五行），"金蛙八卦"（它是以青蛙形体为基本构架构画而成的原始九宫八卦）。关于"东色"，如《冲包记》经书中记述："天与地中间住着东与色，东是人之父，色是人之母，是他俩使孩子诞生，使谷物生长成熟。""东"和"色"分别类似中医学的"父为阳""母属阴"和"阳"与"阴"概念。"精微五行"观念的起源，与先秦早期纳西族自然崇拜和原始战事，以及原始的公母观念有关，木、水、铁、火、土是自然界对人有用的几种客观自然物质材料，是纳西族古代哲学认识的重要部分，成为东巴经师们的主要思想支柱。

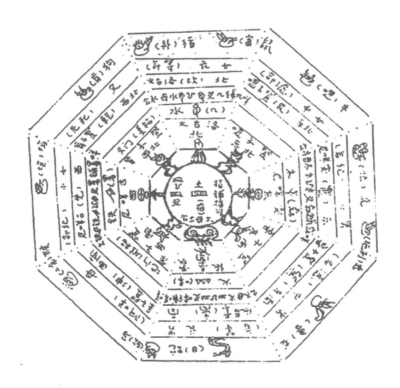

纳西东巴经书的种类很多，从内容和实际用途划分如下：

祭祀经书：东巴经书中的大类，是东巴在举行各种祭祀仪式时形成和使用的经卷，如祭风经、祭天经、祭祖经、祭神经。

丧葬经书（或叫超荐经书）：这是纳西东巴为死者举办丧事、进行超度时所使用的一种经书。丧葬经书的使用，按死者身份、地位的不同而各有差异，主要有开丧经（开路）、什罗超荐经（限于东巴死后用之）等。

禳解经书：纳西族常举行宗教仪式，抵御和禳解妨碍人畜生存和发展、影响农作物和其他植物正常生长的病害和灾难，如除秽经、抵天灾经、退口舌是非经、祭瘟神经等。

占卜经书：这类经书约有四五十种，主要有巴格卜课（用于推算阴阳五行、四方四隅、八卦、干支等）、算六十甲子书、看左拉卜书、占灸胛卜书、占贝卜书、占人卜书等几种类型。在天文历法方面，东巴经中有关于二十八宿和占星术的记载，东巴用它纪日，预报月亮的方位。月亮（沿自己的轨道）从某个星座开始，绕行一周所需的时间被称为恒星月，东巴在推算时，逢单月减去一天，恒星月为 27.5 日，纳西古代出现过"二十八宿历"或"月亮历"是可以肯定的。

舞蹈、画册及音乐类经书：东巴教的舞蹈是一种传统古典宗教舞蹈。在《舞蹈教程》《舞谱的来历》等经书中，用图、文兼有的东巴文记下了纳西古乐舞蹈的类别及跳法。

【傣族】

傣文医药古籍是由天师巫觋传下来的。

天师巫觋对傣医的影响是深刻的，直至今天傣医在行医时仍然留存着巫觋信仰的习俗。比如，在行医看病时，会先由巫师卜卦医算，会巫者也可自行为病者卜卦，之后再按照医算结果辨证用药。另外，又有一种通过咒语附加草药治病的方法，俗称"口功"。傣族认为无口功者不成医，凡医生都有自己秘传的口功，药物之所以有特效便是仰仗口功之力量，口功还能单独起效。

巫觋天师的影响完全是建立在傣民族承传上古中原的文明基础之上，根植于民众之中，很多已经成为民风民俗保留下来，而且重要的是有显著疗效。例如傣医口功，有学者曾亲眼见到老傣医多次单用口功止血、止痛、消疮立验，对这些数术（卜卦医算）法术（口功）是不可以轻易否定的。

由于相信万物有灵，在西双版纳，傣医采药时要带上一对蜡条、两朵鲜花、两节棉线向所要采撷的药物祈祷，并附加"*一定能治好病*"的意念，以使植物有药性，等等。这同藏医给藏药连续七天七夜诵经符咒加持的做法是一样的。结合《水知道答案》的试验结果，大家就会知道，这种专业的加持方法有没有效果了。

【蒙古族】

蒙医药发端于公元7世纪以前。以阴阳五元学说哲学思想为指导的整体观和对六基症的辨证施治是蒙医药的显著特点。蒙医学的理论基础是三根学说（类似于中医的精气神），该学说认为自然界是由"*土、水、火、气、空*"五大元素所构成的。作为大宇宙缩影的人体则以三根：即赫易（具有阴阳两重性，气，指生理功能）、希日（属阳、火之性，指体温、热能、精神活动，神）、巴达干（具有阴、寒、水、土之性，指营养物质、体液、精）所构成。三根之间具有阴阳依存和五行生克的关系。蒙医学还因袭中医学五行之说，取五行与五元相汇通的方式论述五脏六腑的功能。其五脏六腑与自然界五

467

行、五色、五位、五季（包括四季之末 18 天）的比配与中医学是一致的。

【侗族】

侗医有望、划、号、触、问五诊。都以独特的诊法有别于中医。其中划诊号诊又别具一格。其诊法为九宫诊，术者在病者胸前画一"井"字，即九宫格。借以观察病人证候。画后均可显出"南蛇症""飞蛾症""蜘蛛症""老鼠症"等痕迹。其中"飞蛾症""蜘蛛症"之形状显九宫正中；"南蛇症"中的"南挂膀""南蛇抱柱"，均显示于九宫之外或显现病变所在之肢体上。同时，还要观毫毛、摸五指、望四弓、击腹部以求确诊。

【玛雅】

玛雅人有与我们相似的太极图、中医理论、修炼体系、文字体系、历法起源。

如玛雅人的"明暗两极图"与中国的太极图表达的意思都是以日地关系为主的周期运动；玛雅人的"日光地气图"表现得与中国的二十四节气图基本相同，都在强调阴阳的升降出入；玛雅人的"20 日相齿轮对应图"与中医的五运六气图有逻辑上的相似性，都在强调两套时空系统的相互作用及其对天地人万物的基本作用；玛雅人的"中央宇宙树图"与中医五运六气中的司天、司地、中运思想，以及气候、物候、证候思想都有逻辑上的相似性，而且在修炼的体系上也与道家修炼体系相似，如八个光系统实际上就是中医人体的奇经八脉系统与藏密三脉七轮概念，等等。

关于玛雅人，我们最熟悉的就是关于 2012 年 12 月 21 日的"世界末日"的预言，但是玛雅人解释说这只是玛雅历法的一个周期的结束，并不是世界末日。

先不提什么"世界末日"，我们来看看 2012 年都有什么特殊天象。

2012 年 5 月 21 日清晨，天宇上演一次"金环日食"罕见天象，一个黄中带红的"金钩"在东方天空渐渐升起。日食在月球运行至太阳与地球之间并在一条直线上时发生，这时对地球上的部分地区来说，月球位于太阳正前方，来自太阳的部分或全部光线被挡住，因此看起来好像是太阳的一部分或全部消失了。本次日环食的独特之处在于，在我国所有能见到环食的地方都是在黎明时刻，太阳带食而出，即日出时，太阳已缺了一个角。当日环食发生到高潮，即食甚阶段，太阳成了一个弯弯的"月牙状"。在黎明时分，一个黄中带红的"金钩"在东方天空中渐渐升起，这是难得的日地月三星一线的天象。这次环食带是从我国大陆东南部擦过。当天清晨，广西壮族自治区将最先看到环食，随后是广东、江西、福建、台湾北部以及浙江的最南端，之后环食带进入我国东海。

2012年最罕见的另一天象"金星凌日"在6月6日精彩上演。凌日时间长达6小时，我国大部分地区处于最佳观测地区。金星轨道在地球轨道内侧，某些特殊时刻，地球、金星、太阳会在一条直线上，这时从地球上可以看到金星就像一个小黑点一样在太阳表面缓慢移动，天文学称之为"金星凌日"。"金星凌日"持续时间通常是几个小时，本身不具有太高观赏性，不过是最为罕见天象，它以两次为一组，两次之间间隔8年发生凌日，而每组之间的间隔却可长达100多年。本次"金星凌日"，我国是全世界范围内的最佳观测点之一，大部分地区都能观测到从"凌始"到"凌终"全过程。

2012年全年共有七场较大规模流星雨。5月5日天空上演的宝瓶座厄塔流星雨是由著名的哈雷彗星带来，一般发生在每年4月底、5月初，以流星速度快、尾迹长见称。但这次流星的"流量"最大时，每小时的流星数理论值可达60至70之间，而从往年的情况看，该流星雨的最大"流量"通常只有50左右。2012年全年夜空中还上演象限仪、天琴座、宝瓶座、英仙座、猎户座、狮子座和双子座七场较大流星雨，其中象限仪流星雨和天琴座流星雨分别在1月和4月发生过，8月份英仙座流星雨，极大时每小时流星数量达到100颗左右，猎户座流星雨在10月18日—23日发生，狮子座流星雨在11月18日前后发生，双子座流星雨在年底上演，从12月7日持续到17日。12月14日凌晨，双子座流星群还出现了爆发。

2012年火星、土星、海王星、天王星和木星轮番上演"冲日"大戏。所谓行星冲日，是指该行星和太阳正好分处地球两侧，三者几乎成一条直线，此时该行星与地球距离最近，亮度也最高，是观测的最佳时机。2012年3月4日，在我国古时被称为"荧惑"的火星率先上演冲日天象。在火星冲日前后一个月间，太阳一落山，这颗红色星球就会与狮子座一同从东方地平线上升起，用小型天文望远镜甚至可观测到火星表面的颜色变化和两极的白色极冠。以美丽光环而著称的土星也在2012年4月16日冲日，当日土星的亮度达到最高，此后的3个月时间里，都可在夜空中看到这颗行星，借助于口径在 10 厘米以上的小型天文望远镜甚至可看到其美丽的光环。海王星在 2012 年 6 月 29 日冲日，借助望远镜可以观测到这颗淡蓝色神秘星球的表面。2012 年 9 月 29 日天王星冲日，用肉眼即可见其"芳容"。2012 年最后上演冲日好戏的大行星是太阳系中最大的行星——木星，于 12 月 3 日冲日，通过肉眼便可在夜空中清晰看到位于金牛座的木星。

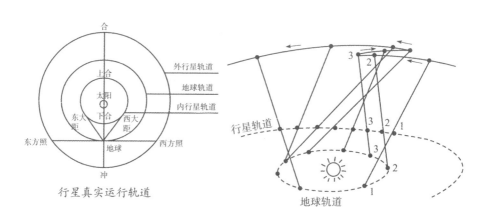

行星真实运行轨道

2012 年不仅天宇陆续上演天象好戏，这一年，还出现了公历和农历同是闰年和一年两头春的天文现象。像 2012 年这样罕见天象集中在一年的并不多见，日月九星在一年内先后成一条直线，这是由罕见的几种不同天象的运动周期恰好在 2012 年重合所致，充分显示出了古代玛雅人高超精密复杂的天文历法运算能力。而且，远在美洲的印第安的玛雅人，在 1 万年前就计算出了相距半个地球距离的中国在 1 万年以后的"日月合璧、五星连珠、七曜齐元"的罕见天象，这是一个什么概率？

"日月合璧、五星连珠、七曜齐元"的罕见天象在古中医历法中代表"历元"的天象格局，是中国古代历法周期的起点和终点。这正是后人所误解的玛雅历法所谓"世界末日"的不解之处。

中国古历法中有一个最基本的天文数据，即历元。一部历法，需要规定一个起算时间，我国古代历算家把这个起点叫作"历元"或"上元"，并且把从历元到编历年所累积的时间叫作"上元积年"，例如古四分历的章蔀纪元、太极上元、太乙积年、《皇极经世书》的元会运世，等等。如西汉刘歆的《三统历》以 19 年为 1 章，81 章为 1 统，3 统为 1 元。经过 1 统即 1539 年，朔旦、冬至又在同一天的夜半，但未回复到甲子日。经 3 统即 4617 年才能回到原来的甲子日，这时年的干支仍不能复原。《三统历》又以 135 个朔望月（见月）为交食周期，称为"**朔望之会**"。1 统正好有 141 个朔望之会。所以交食也以 1 统为循环的大周期。这些都是以太初元年十一月甲子朔旦夜半为起点的。刘歆为了求得日月合璧、五星联珠、七曜齐元的条件，又设 5120 个元、23639040 年的大周期，这个大周期的起点称作"**太极上元**"，此时有置闰、交食、五星和干支的周期都会重新会合，太极上元到太初元年为 143127年。在刘歆之后，随着交点月、近点月等周期的发现，历法家又把这些因素也加入到理想的上元中去。

日、月、五星各有各的运动周期，并且有各自理想的起点，例如，太阳运动的冬至点，月球运动的朔望、近地点、黄白交点，等等。从某一时刻测得的日、月、五星的位置离各自的起点都有一个差数。以各种周期和各相应的差数来推算上元积年，是一个整数论上的一次同余式问题。随着观测越来越精密，一次同余式的解也越来越困难，数学运算（外算）工作相当繁重，所得上元积年的数字也非常庞大。这些天文循环周期都是数字巨大的天文概念，与农业农时根本无关，完全是另外一回事，而这些数据周期与"**观象授时**""**敬授人时**"的关系却是十分密切，因为人类的历史不只是我们现在所理解的那么局限，还有史前的历史。由于根本就不懂历法缀术只是内算的手段，元代郭守敬在创制《授时历》中废除了上元积年，导致后来的历法家效仿，反而将历元的天文数据删除了，这才是历史的倒退呢！

中国古人制历，以气温寒极欲升的那一天作为一年的开始，这一天在天气为冬至，在地气为立春。天气寒至为天气一年开始，地气寒至为地气一年的开始，古人制历以天气为准。古人制定历法，历法开始的第一天，一定是子时的中点恰为冬至点的前一天，从这天开始的年就是第一年，用干支之首配对叫作甲子年；第一月叫作甲子月；第一日叫作甲子日；第一时叫作甲子时；以后所有的年、月、日、时皆从此递推，这是建正于子的干支计时，不同于建正于丑、寅的干支排序。那么这一天是哪一天呢？符合这个条件的年并不多，几万年才有一个。我们现在沿用的这一套干支万年历就是从那一年起开始累推下来的。推到了 2019 年，就只能是个己亥年而不是其他的年。古人制定历法时并没有现代那样精妙的科学仪器，只凭一些古朴的装置就能准确确定干支第一天，是需要下多大的功夫，多缜密的计算，多一丝不苟的精神方能做到，其科学精神足以令现代人胆寒，而不是汗颜！

在中国的子学之式法中，太乙是以上古"日月合璧，五星连珠，七曜齐元"为计算起点，即甲子年甲子月甲子日甲子时夜半朔旦冬至点为历元，并以此来推以后的太乙积年，说白了就是为当时的日月五星天体推八字，再把星象和地上人事对应起来，内算出一些规定，如关、迫、掩、囚、三才数、阴阳数，等等，演出盘式以后，就看星象所代表的人事年份落宫好坏来推人间吉凶。

有人认为，即使按照太乙积年的起算时间算来，太阳系的宇宙天体世界到今年（2019年）也不过才10155936年，可是按照现代天文学观测表明，太阳系之太古原始宇宙至今已45亿年，而整个人类能理解的宇宙也有200亿年之久，似乎与太乙积年的时间差距太大。

实际上，所谓的"太乙积年"不过是历法计算天体运行状态的一个天文概念，并不是说这就是宇宙起源的时间表了。因为我们知道，宇宙天体的运行是有周期的，而这个"太乙积年"只不过是一个调谐周期内的时间表而已，但是整个宇宙天体运行的过程却不是一个周期。正如同我们在论述地支三合的天文机制时所说到的"古四分历"周期一样，四年一个周期。

日月、五星、地球都有自己的运行周期，我们不能说这些天体旋转完一个周期后就毁灭了，一个周期的完结不是宇宙末日，而是下一个周期的开始，这也是玛雅历法所谓"世界末日"的正解。按照玛雅人的历法，一个太阳纪就是1872000天，约合5125年，目前人类正处的第五太阳纪，开始于公元前3113年8月11日，过了1872000天后，这个太阳纪的最后一天就是2012年12月21日，所谓的世界末日之说就是从这儿来的。这与刘歆为了求得"日月合璧、五星联珠、七曜齐元"的条件而设的5120个元、23639040年的大周期的起点称作"太极上元"也有调谐周期的共性。至于本太阳纪的最后一天是不是地球毁灭之日，已经不重要了。实际上这就是下一个新的太阳纪的开端，就像每年的元旦或者新世纪的第一天一样，2012年12月22日，完全可以被理解成一个宇宙天体辞旧迎新的时刻、太阳系新纪元开始的时刻。

在太乙古籍中有一个计算式法的概念，叫作截法，就是截取不同时间点来计算太乙之式，而实际上就是不同周期的相同天体状态而已。在现代中医学者考据《天元玉册》的过程中，就因为截法时间为"**大唐麟德元年**"，即公元 664 年的甲子年，就武断地认为《天元玉册》是唐以后的作品。其实"**截法**"一篇是作为《天元玉册》的再版序言或再版说明而由王冰写成，因为太乙积年的数字越大，计算起来就越麻烦，所以王冰就将这个太乙积年的数值截取到最小，仅作了一个说明和替代而已，就变成否定《天元玉册》成书年代的"罪证"了。

还有白族、拉祜族、苦聪族、普米族、土家族等这些民族的医药也都是古中医文明医算体系的遗留，"**天子失官，学在四夷**"，皆可归纳为"**羌藏彝土家医药文化圈**"。阴阳五行、干支河洛是"**羌藏彝土家医药文化圈**"共同的理论核心，阐释不清阴阳五行的理论来源和学术内涵，就无法理解上古先人如何将天文学知识应用于医药体系的构建，就无法说明这些民族医药乃至古中医的科学性和先进性。各民族有共同的渊源，通过彝文，藏文，水族、纳西古籍与汉文史籍的研究，说明四夷之民族与中原文明核心区自古就是文明一体，同源异流，也进一步证明费孝通"**中华民族多元一体**"的格局理论。

书中的道理在书外，人文的道理在天文。

忘记书外的天文，就无法理解中华大地上的人文。

太阳五行历是中华大地上最根本的历，忘记了天上的七曜九星，就无法理解书中的阴阳五行。

古中医谱

第九讲

关于古中医医算研究与探索

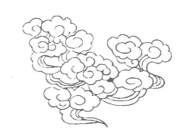

　　关于古中医的著作已经有好几本了。《中医难·现代中医学术史现状调查》《古中医天文学·无极之镜》《古中医医算史·伤寒方术·前传》都已陆续出版，各有侧重，羽翼真旨，这一讲简单介绍一下这几本书，望大家各凭志趣，入宝山满载而归。

近二十年以来，我在观察现代中医研究的时候，发现了一些南辕北辙的现象，不吐不快，于是写了一些批判的文章，在网络上与现代中医的粉丝们进行了若干轮车轮大战。结果发现，这样的方法没有系统性和连续性，容易让对手牵着走，容易被断章取义，容易被偷换概念，没有说服性，于是就萌生了将这些思考，系统地写出来，让人可以连续看一下。

于是，系列文章及书籍开始面市……

《中医难·现代中医学术史现状调查》

本书的缘起，是因为先写了《古中医医学史·天瞽之门》，该书的最后一章专门谈及现代中医的种种不堪，名之曰《中医乱》，十八乱，乱乱惊心，降龙十八掌，掌掌致命。于是先行打印出来，私下送一些人看，大家反映很好，认为这本书刮骨疗伤式揭露了现代中医的许多根本问题和方向性问题，简直就是针对现代中医基础教材来写的，逐一批判，而且不留什么情面，建议出版公开发行，于是2017年由世界图书出版公司公开发行。

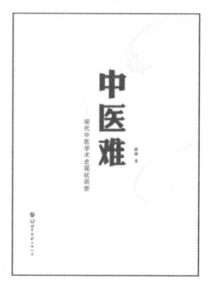

整体观念是方法论，不是理论。

现代中医理论有一个让人不齿的特点，就是理论、方法论不分。在现代中医界，很多中医人认为，同病异治、异病同治、辨证论治、整体观念、中西医结合、中医现代化等概念是理论，实际上这些概念只能称之为方法论。而且现代中医鄙视西医时总喜欢说一句"头痛医头脚痛医脚"之类的话，仿佛现代中医不是"头痛医头脚痛医脚",其实这也是方法论的问题,中西医皆然,何来泾渭之分?

西医不但有分析还原论,也有整体系统论;中医不但有整体系统论,也有分析还原论。也就是说,方法论没有中西医之分,本体论才是中西医的分别。

那么我们看看,西医有没有"整体观念"呢?

西医所研究的人身是一个有机整体:现代医学理论注重于对人身的系统、器官、细胞水平、超微结构的系统研究,这就是西医的系统整体观,西医人身是由八大器官系统、四大组织、蛋白(组)、基因(组)等综合而成的有机整体,是共性系统的整体,比现代中医的人身研究不知要精细、系统多少倍。基因组学研究与过去的基因研究重要区别:它不是仅仅对单个基因的研究,而是从整个基因组的层次上来阐明所有基因在染色体组上的位置、结构、基因产物的功能以及基因与基因之间的关系,充分体现了基因组研究的整体性。基因组学研究在过去对单个基因研究工作基础上,充分认识到基因之间相互联系的复杂性。特别是从结构研究向功能研究方式的转变,对基因之间的相互联系、相互作用日趋重视。

由以上可知,基因组研究的整体性特点及基因致病特点比现代中医标榜的整体观要复杂和精细得多。在微观水平的基因调控与修饰,反映着生命机体的整体功能状态,基因组的多样性高度强调了每个人的基因组的特异性。而一种疾病可能由于多个基因的改变所致,而同一个基因的不同表达状态又可能造成多种疾病,这又体现了西医的"异病同治"和"同病异治"的观念方法论。

西医也不都是"头痛医头、脚痛医脚",西医也有"头痛医脚、脚痛医头"的逻辑。如,西医的脑卒中疾病,表现出了患侧肢体肌力与肌张力的病理变化,当患侧肢体废痿不用,西医在治疗脑卒中疾病的时候,并不是去针对患病的肢体来治疗,而是直接定位患侧对侧的大脑功能相关区域,进行相关的一系列处理,若是梗死就用溶栓抗凝扩血管,若是脑出血就用手术或降压止血的方法,同时进行必要的脑保护治疗,这就是西医"脚痛医头"的逻辑。再如,西医的尿毒症脑病或肝性脑病,虽然出现了脑部神经系统的病理变化,但是疾病的病因却是在肾脏与肝脏的代谢出现了问题,西医这时就会去有针对性地处理肾脏与肝脏的问题，而不是只单单处理神经系统那么简单了，这就是西医的"头痛医脚"逻辑。可以看到，用"头痛医头、脚痛医脚"来说事的中医专家们，完全是外行说内行，其逻辑并不严谨。

至于现代科学的整体观念，系统论、控制论、信息论等学科的出现就是其代表。从 20 世纪 40 年代发展起来的现代系统论，与以往重视还原分析的科学有着显著不同，它不是研究某特定领域的对象及其规律，而是研究各种不同领域的对象的共同特征及其规律，它不是把自己研究的对象看作是一个孤立的事物，而是看作一个系统整体，要求做到整体综合性的研究和把握。它的产生和广泛应用引起了人们的思维方式的变革，如 1977 年 Basedousky 提出了著名的"神经—内分泌—免疫网络"学说，证明了原以为彼此独立的神经、内分泌、免疫三个解剖单元，虽各有其职，但又是相互联系、相互调节的，通过它们之间的交互作用，构成了一个机体变化及调控网络。这一学说的提出不仅证明了西医学已经认识到了还原论的局限，而且逐步走上了系统论（即现代中医自我标榜的整体观念）的道路。现代系统论的思维模式比还原分析的思维模式更接近真实的世界，因此，系统论的思维模式将是现代医学思维模式发展的必经之路。

现代医学的系统论把自己研究的对象看作是一个系统整体，要求在整体中把握部分，把部分放在整体中来研究，尤其现代医学近年来的基因组学、蛋白组学、分子生物学等等高度复杂的整体观念，更是现代中医无法企及的整体高度。西医的这种"系统中心论"较现代中医的"整体观念"更详细、更具体。实际上系统、控制、信息都是整体方法论的不同侧面。而且现代医学的整体方法已经是在高度分析基础上的科学整体论了，非现代中医的整体观念可比，但思维方式和思维方法的变革无疑有利于现代中医去模仿、抄袭和削足适履式的现代中医研究。

把西医归结和理解为局部论、分析还原论是一种无知和偏见。

从古希腊西医就坚持整体观，到近代拉美特里，写了一本《人是机器》，那也是机器整体观。而现代医学则把生命推进到了既高度分化、又高度综合的整体网络化认识水平。面对如此事实，怎能说西医是僵死的形而下学呢？实际上，西医一直是在结构整体观指导下发展的，它并不缺少整体观，而且现代医学的整体观念已经达到了一种物质层面上的极致，已经超越现代中医的整体观念不知道几条街了。

现代中医在炫耀自身所谓的"整体观念"的特色之时，却完全不按照"整体观念"的套路去出牌。

我们知道，中医的整体观念包括人身是统一整体、天人合一两个概念。按照中医理论，人身是统一整体的主要理论基础就是阴阳五行、五脏六腑经络系统，即五脏之间的生理与病理是遵循五行生克乘侮规律的，如仲景说的"知肝之病，当先实脾……"，《难经》所说的"泄南补北""培土生金"，等等。但是在现实的中医临床中，很难看到这种五行相生相克的生理病理逻辑的运用，完全是肾虚补肾、脾虚补脾、心虚补心等等中医专家们自己都瞧不上眼的"头痛医头、脚痛医脚"法，到最后直接演变为活血化瘀、清热解毒、化痰散结三个大招，以不变应万变，貌似很高深，其实很无知。

中医整体观念的第二个意义是天人合一，即五运六气、干支河洛与中医人体的契合对应，关于这方面的运用就更不能说了，谁敢用谁就是唯心主义，谁就是迷信，谁就是机械论，谁就是糟粕论，谁就是大逆不道。理论研究可以，海阔天空一顿神侃，什么哲学论，什么上下寒热表里男女动静等等，甚至《易经》都搬出来论证，可对《易经》却什么也不懂。反正应用就不可以，认为那是机械论，是无稽之谈。

中医界普遍认为阴阳五行是哲学概念，即所谓的方法论，恰恰相反的是，阴阳五行才是真正的中医理论系统，阴阳五行有其真实的物质基础与物理运动规律（详见《古中医天文学·无极之镜》）。现代中医界完全颠倒黑白，正反不分，还有所谓的黑箱白箱论、结构功能论等等，现代中医认为自己看不见，那么古人也一定看不见，而古人看身体内部是通透明镜，谁才是黑箱呢？这些年中医环境更是糟糕，中医内部不求上进，外部取消中医的呼声此起彼伏，无非就是中医的阴阳五行、五运六气、藏象经络是伪科学，是迷信，不是科学等等一些陈词滥调。可见即使按照整体观念去对照现代的中医，也是南辕北辙，在七版《中医基础理论》中，关于中医真正的整体观念的思维逻辑，根本就没有丝毫介绍，完全是中医式的头痛医头、脚痛医脚。

中国古代科学也有还原分析论，叫格物致知，叫薄物征知。

儒家文明是道家文明的入世显学，是中华文明发展成熟的标志。儒家文明认识自然事物及其规律，先秦儒家提出具有经验论性质的"薄物征知"说和"格物致知"说。

"薄物征知"说是荀子提出的。"心有征知，征知则缘耳而知声可也，缘目而知形可也，然而征明必将待天官之薄（薄）其类然后可也。""薄"即接触、接近。"薄物征知"即耳目等感官通过接触外界事物而感知其声音、颜色、形状、大小，然后心再加以综合、判断，从而达到对事物及其规律的认识。

"格物致知"说是《大学》首先提出的，"致知在格物"。对于"格物致知"，郑玄、二程、朱熹、王阳明、颜元、王夫之等人的解释都有所不同。其中朱熹将其解作穷理，与《大学》本义最为相近。虽然朱熹主要是从道德论角度来解释"格物致知"，即让人通过格一草一木来穷尽人间伦理，但其中包含了就自然事物而求其规律的科学认识论因素。

事实上后来很多从事自然科学研究的儒家学者正是在后一意义上使用"格致"二字的，如朱熹五传弟子朱震亨将其医学著作称之为《格致余论》；明·熊明遇以《格致草》名其介绍西学的著作；清·陈元龙以《格致镜源》名其自然科学著作。到清末洋务运动时"格致学"更成为自然科学通称，而"格物致知"也成为自然科学的认识论。而且中国古代在自然科技方面：天文、力学、光学、电磁学、数学、农学、水利学、地理学、化学、冶金、机械制造等方面都是有很大建树，以至于李约瑟对古中国的科学事实赞叹不已。

中医的还原分析论从《黄帝内经》时代就已经开始了。

如《黄帝内经》《难经》中关于人体解剖学的内容，如骨度、脉度、脏腑大小坚脆高下、人体表面解剖学，等等。在脏腑解剖方面当时也是领先世界，如《欧西范五脏图》《存真图》《二景图》《医林改错》，等等。在中医免疫学方面的人痘天花免疫，传染病方面如肺结核杆菌的发现等等都是领先于当时世界。在中医外科手术方面、麻醉方面、无菌概念方面、手术器械方面也都是领先当时的世界水平。这些事实都有力地说明，中医在格物致知方面要早于西医上千年。

受到推崇的"整体观念"，暗含着对"局部观念"的轻视。认为"局部观念"是西医的治疗方法，即所谓的"头痛医头、脚痛医脚"，似乎中医就是头痛医脚，脚痛医头了。

我们以中西医治疗学而论，中医的局部治疗方法也很多。许多疾病至今仍然主要靠局部治疗来解决。比如老年性白内障，局部手术方法至少已使用了近两千年。中医的经络定位，经筋的走形分布，五官九窍疾病的局部疗法，外科疾病的局部治疗；中医古籍中以器官命名的疾病，如肺胀、胃脘痛、胸痹、心悸、脾瘅、肾着、肝着，等等，处处体现着中医局部辨病分析。中草药特性的经络穴位功能定位实际上也是一直具有中医特色的局部定位理论。所有的这些中医理论及方法都证明了中医不仅存在所谓的整体观念，同时也存在局部分析的理论与方法。

当然现代中医所谓的微观辨证，即按照西医生化指标的量化关系去判定阴阳五行、藏象经络的变化的辨证，纯粹是中医的伪科学化。

又如，辨证论治也是方法论，不是理论。

"辨证论治"一词提法最早始见于清代（1829年）章楠所著《医门棒喝》。现代中医理论家们最初说不清什么是辨证论治。最早撰文介绍的秦伯未说："辨证论治"是中医普遍应用的一个诊疗规律，从认识证候到给予适当的治疗，包含着完整的极其丰富的知识和经验。任应秋则说："中医的辨证论治，是注意于生体病变的全身证候，务使生体的生活机能恢复其正常状态，也就是说要把病体整个病理机转一变而为生理机转。"

针对当时的现代中医界有一种将"辨证论治"当成"中医最高理论"的错误倾向，秦伯未当时还有一句话很重要，即"辨证论治不是中医的最高理论"。其实辨证论治不但不是中医的最高理论，也不是一般的理论，它不是理论，只是方法论而已。直至现在，现代中医还坚持说"辨证论治是中医理论的精华"，这是错误理解。

辨证论治本身不是理论，它只是对理论的运用，是方法论。

秦伯未还有一句话，可以说明中医界那时很担心人们的"误会"，他说："中医辨证是不是光靠症状？这是一般所想提出的问题。"看来，最初现代中医们定义的"辨证论治"实质上就是西医的"对症治疗"，但为了突出现代中医所谓的特色，又竭力故弄玄虚地将现代中医的"对症治疗"穿上一些花哨的不知所云的东西，最后美之名曰"辨证论治"。

总之，一开始西医由于不了解中医进而不了解"辨证论治"，中医又不愿意用"对症治疗"来说明"辨证论治"，因为那样就显得中医没有特色了，于是就在某些西学中的专家们的忽悠下，决定"辨证论治是中医最高理论"了。

中医学术史历代以来，不是进步，而是退步了。

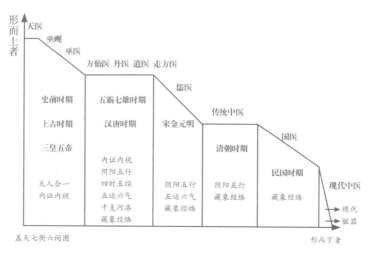

古中医（甲子中医）学术之退化史

中华文明源远流长，震烁古今。三皇五帝，轴心时代；五霸七雄，儒道传诵；秦汉兵马，世间风云；唐宋风骨，文明高峰；元明疆土，欧亚称雄；康乾盛世，天下大同。5000 年以来，中华民族从来不知道什么叫作自卑！但鸦片战争后，随着列强文化强势涌入，在汹涌的西方文化浪潮面前，某些知识精英对于中国固有文化的信心轰然崩塌。李鸿章称之为"三千年未有之大变局"，在"师夷长技以制夷"的急于应对中，中国人逐渐患上了民族文化自卑症……

19 世纪末 20 世纪初，正是西方文化如日中天的时代，西方人依靠着他们的"国力"和"国威"，对世界经济和政治市场进行着大规模的侵略、霸占和组织化。同时，在宗教信仰、礼仪习惯、语言等方面，也朝着形成一个巨大的"西方式世界图景"的方向前进。面临这般突如其来的欧风美雨的袭击，东方世界一方面遭遇着"三千年未有之变局"，惶惶不安，无所适从；随之，一方面又不得不追随着西方的脚步，被动或主动地进行近代性启蒙和文明替代。在此过程中，悠久的东方文化特别是中国文化，经历了文化心理上的巨大落差，从"天朝上国"一下子跌落到对民族固有文化自卑、自责甚至自暴自弃的低谷。钱穆先生对这种现象就有过犀利的批评："近五十年来的中国人，无论在政治、学术、军事、工业，一切人生的各方面与各部门，实在够不上说有雄心、有热情……他们似乎用的自我批评的理智的成分太多了，而自我尊重的情感的成分则太嫌稀薄了。他们并不想做第一等的人与第一等的事。至少在世界的场围里面，他们是谦谦不遑的。救亡与谋生，是这一时代最高的想望。模仿与抄袭，是这一时代最高的理论。"

主张铲除中国本位文化，代表人物就是胡适。胡适在美国留了几年学，回国后就以西方文化代表自居。他直言不讳地说，如果把中国文化比作是一棵树，那么他要做的就是把这棵树连根刨掉。他在《介绍我自己的思想》中说："我们如果还想把这个国家整顿起来，如果还希望这个民族在世界上占一个地位，只有一条生路，就是我们自己要认错。我们必须承认我们自己百事不如人，不但物质机械上不如人，不但政治制度不如人，并且道德不如人，知识不如人，文学不如人，音乐不如人，艺术不如人，身体不如人。"在《信心与反省》一文中，胡适更是对中国文化做了全面抨击，把中国文化说得漆黑一团，一无是处。胡适说的最经典的一句话就是"月亮都是美国的圆"。当时，崇洋媚外成了潮流，有些名流给教育部写信，要求取消汉字教育，所有学校不许写汉字，不许看汉字书，一律改用英文或者法文。语言文字是民族文化的核心，取消汉字，无异于斩断中国文化的血脉。其后的所谓新文化运动急先锋们，甚至包括当时的一些所谓的"国学大师"们，都在极力鼓吹着取缔中华文明的鸹噪。

王阳明说过，"抛却自家无尽藏，沿门持钵效贫儿"，把自己家里无尽的宝藏给扔了，却效法那些讨饭的孩子，这不挺可怜吗？一个民族如果没有了自己的文化，这个民族是名存实亡的。据了解，从近代到1949年的100多年间，基督教在中国传了70万信徒，一些早期来华传教士，信徒寥寥，本人反倒钻研和翻译儒释道经典，成为很有造诣的汉学家。如著名的德国传教士卫礼贤，甚至成了虔诚的孔教徒。

形而上者渐行渐远，形而下者越来越实。西学东进的一百多年里，中国人在"中体西用"与"西体中用"的空洞争论中，在未能厘清科学、哲学、国学等概念内涵的前提之下，对东西方文化与科学在当代中国的组合与重构这一历史性重大课题，至今没有交出一份满意的答卷。而且在此期间，中国人普遍患上了民族文化自卑症，尤其在近代哲学贫困与迷信近代科学主义思潮困扰下，对自己的优秀传统文化进行了长达百年的自残与自虐。这场文明交锋的结果，大家有目共睹，从洋务运动、戊戌变法、辛亥革命、五四运动等等历史进程，从打倒一切孔家店、改白话文、取消中医等等一系列数典忘祖的行为中，泱泱中华的5000年古文明逐渐消失殆尽。直至现代中国还都是"西方的月亮圆"的世界观、价值观，这是中国人的不自信，这是中国人的自卑。

由民族文化自卑派生的哲学误读与对科学的迷信，是近代中医学术发展的两大障碍。近一百多年来，国人固执地相信用西医的方法可以发掘和提高中医，这样做的结果，使中医受到的是教条式的轻视和文化摧残。许多中国人表现出不可理喻的民族虚无主义，中医界人士也是如此，不承认自己民族医学的科学性，不认真评价并确定中医的价值，一味追求时髦，用西医的标准和术语改造中医，扼杀中医。可悲的是，当前这种状况还在继续恶性循环。我们长期以近代物理学、化学的观念与方法，作为评价中医学术是非的至上信条和唯一标准。在中医事业发展上，游谈无根的口号天天在喊，中医西化的路子天天在走。辩论中医是否科学的调调，就是中医西化背景下哲学误读与对科学的迷信的一种变调。这种言论必将使混乱的思维更混乱，不堪的中医更不堪。从根本上说，西医学还只是一种典型的生物医学或动物医学，还远没有发展到真正意义上的人类医学。它将针对老鼠的实验结果应用于人类。须知，人类与老鼠毕竟有天壤之别。西医说的人是形而下之机器人，中医说的人是形而上之天人，两者有云泥之分、霄壤之别，不可同日而语。

须知，科学是科学，但科学不是唯一的科学。

世界各民族的传说中都有自己的医学之神，寄托着人类对守护生命健康的永恒向往、对苍生大医的虔诚礼赞。中医的医神有岐黄、神农、孙思邈等等，西医的医神是最为著名的希腊神话中的太阳神阿波罗之子阿斯克勒庇俄斯：半人半马，蓄着胡须，手持蛇杖（后来成为西方医学的标志），善治伤残痼疾，且能起死回生。然而西医医神的这柄蛇杖最后竟然成为很多中医学院的校徽标志。西医的医神护佑着中医的理论与实践，不知道这是误读，还是现代中医对自己的不够自信？

半个多世纪以来，中医被西化的歧途，将中医逼到了即将消亡的边沿。与此同时，学术造假，不讲真话的现象，已经到了空前绝后的地步。明明是在中医西化的误区里造成了中医基础科学与临床技术体系的不断扭曲与解体，偏偏把扭曲与解体美化为中医科学化、现代化、标准化、规范化的"**重要途径**"。明明知道中西医结合名义下的中医西化是一条走不通的路，偏偏要将它说成是硕果累累，而且至今仍在误导后人向中医西化的无底洞里不断地交着学费。中医在原生态文化氛围里按照自身内在的科学原理自主发展，至今依然是中医界学子梦寐难求的一种奢望。

中国传统文化与西方文化、中医与西医不能简单地、机械地用"**先进**"与"**落后**"来定位……譬如，能说太极拳比广播体操落后吗？能说京剧比西洋歌剧落后吗？能说国画比西洋油画落后吗？能说二胡比小提琴落后吗？2014年，全国人大内务司法律委员会副主任李慎明在《中国中医药报》撰文指出，中医思维弱化，中医评价西化，中医学术异化，中医技术退化，中医特色优势淡化，是我国中医学术领域普遍存在的问题。我宁可相信一个局外人的旁观者清，也不相信一个现代中医人的当局者迷。为什么国家长期以来投入了大量的人力、物力、财力扶持、促进中医的发展，反而出现了如此尴尬的局面呢？

因为文化的自卑。

中华民族如果在21世纪仍处在文化自卑中，我们就永远找不到自己的核心价值。纵观世界历史，没有看见任何一个国家把别人的语言变成自己考大学、考研究生、考博士的硬标准，而我们中国做到了。没有看到任何一个国家的著名学者提出"打倒古希腊""打倒古罗马""打倒苏格拉底""打倒柏拉图"，但是我们曾有过"打倒孔家店"。

2012年国家新闻出版总署有一个统计数字，在20世纪1900年到2000年，中华民族究竟翻译了多少外文资料？100680多册。而西方诸国，20世纪翻译了中华民族多少著作？仅仅800多册。文化赤字差了100倍，什么原因？中国和西方思想文化没有平等对话，西方对中华民族有隔膜，目前这种状况还在持续。等等诸如此类的做法，这些都是文化以及中医极度自卑的体现。

百年来，传统文化与传统学术所承受的打压和破坏，不仅是源于西学的冲击，而且更源于文化自卑的心理基因与急功近利的历史短见，那种过于自卑、谦卑的作法不仅全面打破了中医学术自身发展的规律，而且人为地毁掉了一种千年铸就的学术风格及学术方法。之所以今天人们难以企及传统的文化，恐怕不仅仅是文化背景的转换，通往文化深层的文明核心的门径如果因为开启的钥匙出了差错，那么门外说禅的事情是常有的，怕就怕在那些"野狐禅"居然被历史虚无主义者、中华文化自卑者当作是文明修行的不二法门。

当然，极度的文化自卑就会出现自负，物极必反。近现代的中国学术界，到处都充斥着各种"大师"，国学大师、史学大师、中医大师、儒学大师、养生大师等等。或问，何谓大师？大者，传道也；师者，授业解惑也，此为大师矣。传道者，传天人之道，传释儒道之道，传古浑盖宣之道，此为天人终极之道，古中医道为天人道之一端耳。授业解惑者，道之流衍也，世间各种分业的理术之流，医术为百业之一技耳。通天人之道，晓百业之术，悟人天之感应，此方为大师矣。反观世间，动辄以各种"大师"相称，这些"大师"们，有多少人才德可配称此名？

2017 年 6 月 30 日，朱江老师看到《中医难》这本书，连夜写了篇评论，辗转通过朋友传递给我，读罢，掩卷感慨……

桃李春风一杯酒，江湖夜雨十年灯，知我者，此人也。

下面转载此文：

读《中医难》有感

中医，博大精深、源远流长，在悠久的岁月中一直默默守护着中华民族的健康，挽救了无数生灵。

但因中医本身的深奥幽微，历朝历代，能深得其妙者，总是凤毛麟角，虽薪火不断，但传承的深广究竟有限。加之一些历史原因，在近代，中医开始没落。

万物腐坏，必自根起。

中医的衰败正源于对自身核心思想的遗弃，而之所以遗弃，是因为对本源规律的蒙昧，转而迷失、满足于对疾病表象的研究和积累，但事物的表象犹如万花筒，森罗万象，岂可穷尽？所以，后世医书虽然汗牛充栋，但几千年来，中医的经典还是那几部。

经典虽在，大医已渺。

所以，学习中医的法门开始跑偏，加之西方崭新的"逻辑解析"思维方式崛起，对古老的"抽象概括"思维方式产生了巨大冲击，导致了中医界很大程度的本源思想混乱。

一切乱象，由此而起。近代中医，渐渐迷失，师徒相继，以盲引盲，自然越偏越远。

最严重的后果就是，正规中医学院毕业的学生，临床能力越来越差，在医院的地位也越来越低，很多想在医院谋职的中医学生，不得不转学西医。反倒是民间一些有一技之长的中医执业者，搞得风生水起。

这种异常现象很值得人们深思。而路辉先生正是对此现象思考得非常深入的一人，其对中医精髓深沉的爱和对中医乱象深切的痛，都在《中医难》一书中展现得淋漓尽致。

路先生学识渊深、见闻广博、临床积淀深厚，在《中医难》一书中，反复强调通过对中医基本规律的领悟，以达到纲举目张、触类旁通的学习效果；反对只通过简单经验的积累而达到一定临床效果的学习方式（有很多中医都是这样的）；尤其反对只把人当作机器，通过一系列固定程序治病的机械医疗方式；对打着"中医现代化"的大旗，却不断删减、篡改中医精华的一些机构和学者的做法极度反对。

从中可以看出，路先生对中医、西医皆有长期深入的观察和思考，所提出的问题一针见血，对一些历史人事、行业秘辛的阐述，不是业内资深人士，是不会了解得如此详尽深刻的。

中医难，中药亦难。

目前中药药效的下降也是中医临床效果下降的重要原因之一。对此，路先生专门列出一章进行详细讲解，这对现在很多连中药都认不全的中医学生而言，有极大的引导价值。

总的来说，这是一本为中医学习法门正本清源的好书，作者对中医本源、古代哲学、各家学术理论、各时期医史、中药境况、医政医教、民间医技、中医科研等都有涉猎，且非泛泛而谈，多能一语中的，引人共鸣。

如果你是一位对中医非常热爱，但在中医求学路上感到无比迷茫、无从下手的人，强烈建议你阅读此书，必有拨云见月之效。凡是认可中医疗效，但对中医的特点难以把握，对其如何管理颇感棘手的大人们，也可阅读此书，可以增进了解，避免盲目之举。

瑜不掩瑕，书中也有一些略微激越之语，可能涉及一些颇有争议的人事，但也可从中看出路先生的一片赤诚，唯爱之深，方恨之切。诸位读者，但取泥中之莲，不可执于枝节之争。

小编朱江

2016 年，习近平主席提出了"文化自信"这一历史性课题，我们对此也应该有一个新的认识高度和境界了！

博学之，审问之，慎思之，明辨之，笃行之。

《古中医天文学·无极之镜》

本书从酝酿、构思、搜集资料到开悟完成，将近 30 年，几乎从我的高中时代就已开始。经历了一些奇怪的事情，见过一些奇异的人，逐渐深入，阅书无数，内证虚白，终不见真理闪现，一位贤者的开示，瞬间，醍醐灌顶，一切冰释，汩汩源流。逐一验证，言之凿凿不虚。遂以《古中医天文学·无极之镜》之名于 2014 年献世，上市后引起阅者无限兴趣，现已出至第三版。

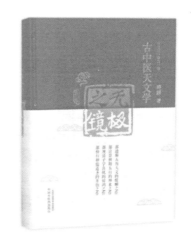

无极者，天地初开，寂然混沌，其中有精，其中有信，吾不知其名，强名之曰道。

镜者，幻象也，一切皆空，唯道者不空。

道者，璇玑也，因果也。空者，劫数一过，世间万品，皆归于无极。

无极之道，风火地水四大之属。风者，宇宙粒子射线磁场也；火者，天体冲撞、白矮中子黑洞之塌陷爆炸也；地者，一切有形之天体也；水者，宇宙高能粒子之汤也。

无极而太极，寂然已破，风火相击，地水势流，其大无外，其小无内，三千大千，天地绚烂。觉者翩翩而来，开天辟地；授印者俩俩而降，传道授业解惑也。层层天体，层层境界，层层世界，千亿劫数，文明累然。

太极生两仪，三界成，银河生，卍字为释印，先天太极图为道印，皆璇玑之图录矣。须弥山居中，自身生光，无影毫芒，布满虚空。太阳系十二星体，成就娑婆有情世界，绕须弥山银心周旋，物种兴衰，大四季时空使然。至于三式、四象、五行、六爻、七政、八卦、九宫、十干、十二支、五运六气、六十甲子、六十四卦之属，皆为太阳系七曜九星之气数。

自太极分而有阴阳，经曰：夫阴阳者，天地之道路，万物之纲纪，变化之父母，生杀之本始，神明之府也。故物生谓之化，物极谓之变，阴阳不测谓之神。然天地者，万物之上下也；左右者，阴阳之道路也；水火者，阴阳之征兆也；金木者，生成之始终也。

阴阳五行流行为十干之化运，寒暑燥湿风火之气周流于天地之间，而为万物之源。人则禀其精而圆于两间，所以五脏以应五运，六腑以应六气。凡人之顺逆灾疾，尽皆于天地之气运所为。非只一步，虽一时一刻之短，五行之气莫不存焉。非特一毛一茫之细，而五行之化莫不裁焉。上推于天，则有五星相倍之应；下察于地，则有万物生成之验。奈何今之医者，全不知运气为何物，反谓泥专执术之方以害人。

看通《无极之镜》，即打通任督二脉，开通混沌之九窍，运通大小之周天，直通无极之境！这是一本可以修炼之《古中医书》：肇始于《无极之镜》，参同契于《天地之机》，内照于《不朽之身》，济世于《伤寒之秘》，圆满于《众妙之门》，破执于《中医乱》，重生于《天瑿之门》！

出世间，云卷云舒，天地过隙。入世间，尘烟过眼，世道唏嘘。

大穹始终，四大沉浮，三千幻镜，卍轮回旋，九星周易，七曜轮替，圭影短长，春秋不重来。细推物理须行道，何用荣华绊此身？

蓦然回首，时过境迁，天地大罗，皆属笑谈。无极之镜，一时虚幻，色相无影，万品皆空。顿首折肱，悠忽一梦。

无极者，沧海一粟耳，天地一微尘矣。

下面转载朱江老师对《无极之镜》的书评：

吃瓜夜话《无极之镜》

万物运数，各有浮沉。华夏五千年，虽历经劫波，但衣冠不辍，唯近代百年沉沦，风华飘零，遭异族所轻，其间因缘交织，难以尽述，但追本溯源，无外一心之乱，此心正是华夏文明之核心，也是《无极之镜》之本心，岐黄心法，亦同此心。

所以，《无极之镜》才成为路辉先生古中医系列最重要的一本，为全系列奠基之作，只因此书立意于"心"，所述不离华夏文明之"核心"，所愿无非唤起中华之"雄心"，而心持万物，心明则国兴，心乱则国衰，心绝则国灭。

正如《内经》所言："心者，君主之官也，神明出焉……主不明则十二官危。"人如此，国如此，文明亦如此。故此书并非仅为中医所写，而是为了整个中华文明"拾回我家无尽藏，不羡他国万两金"。

至于何为我家无尽藏，作者一针见血地指出：

"子学文明体系的 DNA 就是中国古天文、古历法，基因就是阴阳五行、干支河洛，蛋白质就是子学九式。"

"内算系统是中国古文明的 DNA，相当于现代科学的物理、化学的基础学科地位，主要包括阴阳五行、太乙、六壬、遁甲、八卦六爻、河图、洛书、五运六气、古中医、斗数、四柱、七政、堪舆飞星、择日等内容。"

这两段话是全书核心，所有论述皆绕其展开。简单来说，中华文明有一套独特的推衍万事万物的数学体系，古称数术，迥异于当今西方数学，中医之神奇正是立足于此，华夏之绵延亦是肇基于此。

全书分为四章，分别为"阴阳万象——古日地学""五行璇玑——古行星学""干支时空——古相对论""数术法象——古内算学"。第一章是重点，天文历法、阴阳太极、河洛八卦等数术之源都在这章；第二章主要介绍五星与五行的关系，亦为重点；第三章讲干支甲子，是内算的逻辑语言，也是所有应用式法的基石；第四章谈太乙、遁甲、四柱、六壬、五运六气等内算具体应用式法，与中医密切相关的数术应用基本在这章。

全书结构条理清晰，逐层铺展，阅毕基本对于中华文明的核心思想"数术之道"能有大致了解，知道我们的家底所在，对于思维层次的提升犹有裨益。当然，数术之道艰深莫测，自古精通者稀，就像目前最前沿的高等数学，同样不是大众的游戏，但一窍不通和略知梗概还是有天渊之别，万物从无到有最难，一旦拥"有"，一切皆有可能……

在人类文明的马拉松道路上，东西方都曾领先过，虽然兴衰各有数，但究其本，还是思想的深度和广度，也就是心法。

西方科技的心法是"从局部分析到整体还原"，也就是把较大的研究整体分拆为较小的局部，搞清楚局部细节规律后再拼凑出整体，所以高度重视对微观世界的研究。自工业革命以来，成果卓著。

随着科技的发展，研究对象也越来越复杂，数据量越来越大，研究对象局部与整体之间的联系也不再那么泾渭分明。为此，人类发明了计算机，解决处理大量数据的能力，开发了新的数学工具，使算法更加契合模糊多变的研究对象，但在一些关键领域，仍然难以获取突破性的进展，虽应用技术仍在进步，但基础理论停滞已久，尤其在医学和量子物理这种比较特殊的领域。

在量子世界里，每个量子的具体状态是不可测的，但其组成的宏观物体的状态是可测的，由于西方科技的心法一向是"从局部分析到整体还原"，如果局部没有弄清楚，面对整体也就手足无措了，故而在量子领域，止步已久，反倒是中国后来居上，率先研发出成熟的量子通信技术。

在医疗领域，虽然现代医学研究越来越细，但对内伤杂病的治疗很多时候还不如中医。2020 年新冠之难，全球同灾，而中国能独善其身，中医功不可没。至此，一些人才认识到，西学中学各有短长，偏执一方皆不可取。

但在目前，西方的主流思维趋势仍是继续深化、细化对微观世界的研究。其实，这里面有一个隐晦的认识误区——所有的问题一定可以精确计算吗？

人类在面对一个数理问题时，第一个念头往往是如何去解决它，但很少有人会想到先去判断这个问题能否解决，或者说在一定的条件下能否解决。如果苦苦钻研根本不能解决的问题，只会空耗心血，这道理看似简单，可越聪明的人往往越容易栽在这个陷阱里，尤其在面对一些"看似简单的问题"或"看似公认的道理"时。

几何学上有一个著名的尺规三等分任意角的问题，千百年来难倒无数数学大家，直到法国天才数学家伽罗瓦问世，证明了在仅用尺规作图的条件下，无法三等分任意角，消息一出，举世喟叹！

2019年高考数学单选第4题，求维纳斯的身高，坑死了一大批数学高手。其实这题不难，难的是脑筋急转弯，因为题设虽然给出了很多数据，但通过题设，维纳斯的身高其实根本算不出来，只能算出一个区间，再在备选答案里挑选属于此区间的数值即可，而一大批自诩数学高手咬紧牙关不放松，结果只能来年再成功。

"从局部分析到整体还原"这种研究心法被很多科学家在下意识里奉为金科玉律，但凡遇到问题总认为自己分析得还不够彻底，解析得还不够微观。但是，有些东西是不能精确计算的，有些局部之和不等于整体，有些整体也不能截然分割为局部，站在地平面上更是永远看不出地球是个球形。如果始终执着于如何解决"尺规三等分任意角"，就只能永远陷于鬼打墙的推磨之中。

就复杂、多变、模糊、开放、多维的"巨系统"而言，细节无穷，变化无尽，全息互藏，多维交织，对其必须采取全新的研究方法，而生命正是这样的"巨系统"。不明此理，拥有再多先进仪器，再多实验数据，也如一心计算维纳斯身高的考生一样，终是南辕北辙。

"巨系统"之说首见于钱学森先生，先生学问如森林，以毕生心血铸神剑守护华夏，以洞见未来之眼开辟了一些关键领域，今虽仙去，音容犹在，特以数语祭之。

窗户纸一点就透，但不点透之时，很多高大上的研究不过是白龙马推磨，何时能到西天？

在这方面，中华文明就比较智慧。以伏羲大圣为首的先贤们在创立华夏文明核心时，走的不是"分析归纳，局部还原整体"的路子，而是"直指核心，衍化万物"。

说白了，就是先认识到宇宙核心规律，再按照数术法则推算万物细节。这样的理论模型与自然界是完全一体的，没有局限性，但限于时代的技术条件和数据积累，各专业细节技术会差些，但大方向不会差，在此理论指导下的中医才能纵横古今中外。

注意，并不是说对微观细节的研究不重要，但随着人类研究的深入，微观与宏观之间的"全息互藏"特性将越来越明显，1+1将不再等于2，数据量也将激增至无穷大，没有核心算法的指引，必将陷于无尽的细节之中难以自拔。在医学领域，这个趋势特别明显。

在未来，用"分析归纳，局部还原整体"的思路将越来越捉襟见肘，而在核心算法指引下精研细节的思路会越来越被重视。宇宙就像一个巨大的平面迷宫，一个人靠着记忆和运气乱转，另一个人靠着高处的观察员指引方向，结果能一样吗？

或有人说，那么伟大的理论怎么没让国人造出先进的火器抵挡八国联军？原因很简单，心法犹如计算机底层逻辑架构，最重要，但不能直接解决所有问题，具体各领域细节问题的解决需要相对应的应用软件和数据，指望通过一个简单的核心程序和少量数据解决所有问题是不现实的，至少在算力不够强大之时。这就像化学的元素周期表，谁敢说它不重要？但只学元素周期表就能包打天下啦？

其实从理论上来说还真有可能。只要我们掌握各元素深层次的数理规律，且拥有"足够算力、算法、数据"，就可以通过计算得出各种元素的化合方式，未必一定要通过实验来研究化学，现在的"物理化学"研究的就是这个问题。而把元素改为中药，反应方程式改为伤寒各方，其实就是研究经方的数术规律，天下道理都是相通的。

现在大数据很时髦，其实数据也分层，表层数据不过是底层数据运算的结果。从某种意义上来说，如果算力足够强，算法足够高，只需要极简单的最底层原始数据就可推算出天地万物，因为万物本身不过是各种数据集合，组成万物的各种能量和物质不过是数据指导下的"砖块"，此即《道德经》

所言"一生二,二生三,三生万物"。

但是呢,算力算法往往是不足的,这时就需要各层的数据多一些以调校计算结果,所以在目前的现实世界中只学元素周期表并不行。对中医而言,这种用于调校的数据就是临床经验,算力越强,算法越高,临床所需经验就越少。非仅中医如此,世事皆然。

其实这种调校正是西方科技最擅长的"分析归纳,从局部还原整体",并非不想"直指核心,衍化万物",而是因为他们还没有创造出宇宙的"核心算法"。爱因斯坦到死仍念念不忘的"大统一理论"就是西方科技的"核心算法",严格来说,只是目前物理界以为的"核心算法",但具体能核心多久,仍未可知。

如果算法、算力、数据皆不足,还妄想"推八卦,衍万物,半部论语治天下",那就是痴人说梦,清谈误国。古今中外,空谈大道理而不务实干的人都成不了大事,清朝八股腐儒们就是其中"翘楚"。

当然,很多人会不以为然,科技如此先进的西方都没有发现宇宙的"核心算法",在茹毛饮血的远古,原始人怎么可能发现?

很简单,最高水平与平均水平无关。

发现"核心算法"的并不是"茹毛饮血、集思广益的大众",而是智慧超绝的圣贤们。至于这个超智群体的兴衰那是另一个话题,我们只能从历史的残篇中看到他们留给华夏的遗产丰厚无比,而中医只是其中一个分支。

原始的中医并非今人所谓的"经验医学",而是有完整的数术推算体系,诊疗确切,否则后人不会一直研究内难伤寒等经典,因为经验总是后人多于前人,但从临床效果来看,伤寒经方仍是目前中医界公认有效率最高的体系,且可治疗范畴还在不断拓展,可见当时仲景组方并非简单的经验,必有"核心算法"。

对这一点,一向现实无比的日本人也是感同身受,自明治维新以后,他们也是经历了弃中学西、重拾经方、中西并存的过程,个中甘苦,唯人自知。

西方的先进,在于通过长期分析归纳而创造的各领域技术,在细节上往

往完胜我们。而我们只要找回"核心算法",却能开创新的领域,完成降维打击。这有点像俄罗斯的"波塞冬核鱼雷",任你航母千万,我只海啸滔天。

在《无极之镜》中,作者认为这个"核心算法"就是"古天文、古历法、阴阳五行、干支河洛",而由此展开的各种应用软件就是"子学九式,主要包括太乙、六壬、遁甲、八卦六爻、五运六气、古中医、斗数、四柱、七政、堪舆飞星、择日等内容"。

由于历史的局限,这些应用软件主要解决的是当时经世济民的迫切需求,如天象、农事、战争、医疗等方面的预测分析问题,并没有创造出如当今科技的各种造物,但不能因此就说这些软件落后于当今科技,只是大家专注的领域不同,各时代所积累的数据量也不同。

在古时候,精通《易经》的读书人之间经常以占卜风雨为消遣。我们现在虽也能预测风雨,但那是在超算和大量观测仪器的辅助下,由此可见,现在的算法未必在古代之上,但算力和数据确实远超过去。

而能做到这一点,是因为我们的"核心算法"是"直指万物本源",非"局部经验之总结",所以才能见微知著,掌万物之变,而这个"核心算法"提炼于古天文。

近代西方科技的进展很大程度上取决于对微观世界认识的突破,所以他们的研究方向基本是越来越微观,包括对宏观天体的研究,很大程度上也是采取微观的视角。而中国古天文主要研究的是太阳系内日月地及五大行星之间的关系,且以地球为中心,重点研究这八大宏观天体的互动对地球的影响,说到底,主要还是为了人服务。

宇宙间有一个共性,无论宏观天体还是微观粒子,基本都遵循围绕某个中心周期性旋转的规则。而宏观天体和微观粒子都有各自的能量场,如果把这些能量场比作不同形状的空间涟漪,那么,在周期性旋转中,他们就会形成各种周期性的干涉波,某个时空点的波形始终在变化,难以精确测量,但某段时空的波形却呈现出明显的周期性。共性可测,但个性难测,这道理有点类似于人脸各不同,但都有眼耳鼻口舌。

最司空见惯的例子就是地球绕太阳公转形成四季变化。每个地方、每天的具体温度很难准确预测,但以一年来看,春夏秋冬的划分却很容易。这个最简单的例子里面其实隐藏着最关键的思想突破——在面对复杂巨系统时，我们应该关注什么？忽略什么？

四季以及更精细的二十四节气不过是阳光对地球辐射的周期性变化在地球生态圈的反映，也是阴阳太极图的天文机制，具体的精细测算需要用到日晷。正如《素问·八正神明论》所说："因天之序，盛虚之时，移光定位，正立而待之。"

可宇宙中的能量场并不只有阳光，还有很多是人类感官所无法感知的，甚至现代仪器也无法测量的，但它们一定会对外界产生各种影响，且呈现某种数学规律，将其高度提炼后就是中华文明的各种内算式法。这就是为什么中国古代并没有发达的现代数学、物理、化学基础，但却创造了很多令人匪夷所思的科技成就。

四季及二十四节气缘于地球公转，但地球公转只是太阳系八大天体互动体系其中之一。我们的古天文体系还同时关注日月、五星的运动，但核心思想是假定地球为原点，把日月地及五星的所有相对运动转化为在地球上看起来的视运动，只关注各种周期性能量场变化对地球的影响。这，就是执简御繁，执中驭周。

诸天繁星，只是我们的坐标参照点，主要是二十八宿和北斗七星。当然，这些星座的位置也不是固定不变，但变化时间很长，我们完全可以从容调整参照点。

《素问·五运行大论》："臣览太始天元册文，丹天之气，经于牛女戊分；黅天之气，经于心尾己分；苍天之气，经于危室柳鬼；素天之气，经于亢氐昴毕；玄天之气，经于张翼娄胃；所谓戊己分者，奎壁角轸，则天地之门户也。夫候之所始，道之所生，不可不通也。"

这里的"丹天、黅天、苍天、素天、玄天"其实就是火土木金水五大行星之炁场，在以地球为中心、二十八宿为球面参照点的天球面上徐徐移动，就会对地球造成周期性的影响，此即五行之天文机制，正所谓"五行者，五星之精也"。

对于五大行星之炁场，很多人觉得玄乎，因为人类往往对于阳光这种看得见的能量场确信不疑，但对看不见的"无形能量场"深感困惑。对此，我只能说人类的感官就是人类的监狱，正如《道德经》所言："吾所以有大患者，为吾有身。"我们的眼睛其实只能看到极其狭窄的光谱，所谓"眼见为实"，只是市井经验，在宇宙尺度而言，不过井底之蛙。

在宇宙中，我们看不见也测不出的能量场才是大多数，目前的人类科技基本在明物质领域，对于暗物质的认识，才刚刚起步，但宇宙中暗物质的比例远远超过明物质。不管我们能否感知，是否愿意，这些无形的能量场都在影响着我们，中华先贤将其概称为"炁"，正所谓"通天下一炁耳"。

正是通过"炁"，天地人才能连为一体。大家都知道中医讲究"天人合一"，可天人怎么能合一呢？其实，主要在于"天人同时、天人同构、天人同炁、天人同振、天人同化五大方面"。简单来说，就是天人的时空结构全息互藏，物质和能量基础同源，能够互相振动感应、转化。

说白了，同样的本质，不同的外表，这就是天人，所以可以互相感应、转化。正是因为天人之间可以互相感应，所以五运六气等数术才有立足的基础，通过观天测人才存在可能，而这个感应的媒介就是"炁"，或曰"无形能量场"。

这种感应不是随意的，而是遵循一定的规律，中华文明很多文化现象都是立足于对这种规律的遵循，如此，方能生生不息。古代的音律就是其中代表。

《史记·律书》开篇云："六律为万事根本焉。其于兵械尤重，故云：'望敌知吉凶，闻声效胜负'，百王不易之道也。"这里，把音律的重要性提到了极致。看似过誉，其实不然。

古有音乐大家师旷劝阻晋平公欣赏"靡靡之音"，因其是商纣亡国之乐。可见，古人对于音乐对人类的影响已经有了一定的认识。不同音乐对人类精神、情绪、生理、心理会产生不同影响，这也是现代共识。大家想想，音乐是什么？归根结底不就是不同形式的空气振动吗？空气振动可以影响人，那么其他能量场的振动呢？

其实，能量场的振动不仅可以影响人，还可以影响地球。

古人在寻找音律之本的过程中发明了"葭莩候气法"：先置不同尺寸之

律管十二支，在空室内依一定方位竖直埋置于地下，管之上端与地面持平，管腔内添充葭莩（苇子腔内的薄膜）灰，并用薄膜封口。至冬至日交节时分，其中长九寸之律管必有葭灰逸出，届时即为冬至时刻，该管即为黄钟律管，管长即为黄钟尺。

民国时期，上海大同乐会会长郑觐文于 1926 年仲冬，依古人之法做了一次实验，证明确有此事。

此事道理很简单，在冬至，地球发生了某种频率的振动，因不同长度的管子振动频率不同，所以只有与地球振动频率最接近的管子才会发生共振，其中的葭莩灰才会逸出。

至于地球在冬至为什么会发生振动，那是另一个问题，但至少可以证明，地球确实处于某种周期性能量场影响之下。其实拓展一下思路，地震无非是规模较大的地壳振动，但对地震的预测很难，我们一直以来都是通过研究地下的问题预测地震，可影响地壳振动的因素一定来自于地下吗？中医的五运六气研究的是天地之炁对人的综合影响，那么天炁对地球呢？正所谓"不识庐山真面目，只缘身在此山中"。

不管怎么说，在太阳系内，日月成阴阳，五星化五行，既然地球处于这个阴阳五行之炁周期性变化的能量场之内，那么其状态必然受其影响发生周期性变化，只要把握了这个周期变化，我们不用搞清楚每一个物理细节也能预测整个体系的状态变化。这就是古中医运用干支诊病的"天机"。

说到干支，听起来就像算命一样玄乎，其实一点不玄，这是我们的"核心算法"与"应用软件"的描述语言，就像英文 26 个字母一样，只是一种描述方式。不同的是，英文字母本身没有意义，但干支作为汉字，都有自己的意义。

干支是天干和地支的合称，天干有十：甲乙丙丁戊己庚辛壬癸；地支十二：子丑寅卯辰巳午未申酉戌亥。

天干源自古十月历，地支源自古十二朔望月历，天地之炁有周期变化，天干记录天炁变化，地支记录地炁变化。10 和 12 的最小公倍数是 60，所以 60 年后日月地就会基本回到上一个周期的相对位置（太阳系内），就会对地球形成类似的影响。为什么民间俗语"庚子多灾"，部分原因正在于此。

为什么说部分原因，因为五星也会对地球产生影响，60年的周期，五星位置并不能精确回归。要想精确回归，只能找更大的周期。古人制历的关键正是找到各种天文周期的共同回归点，以此为历法的起点，这叫作历元，是一种很罕见的天象，就是日月和五星排列成一条直线，此时即甲子年甲子月甲子日夜半朔旦冬至点，古书将其称之为"日月合璧，五星连珠，七曜齐元"，几万年才有一次。正因如此，2020年只能是庚子年而不会是其他年份，这比用人事作为历法起点高明太多了。

因为直接和这种罕见的天象锚定，所以中国的历法丝毫不错，完全不受地上人事变化的影响，一旦确定了干支纪年，中华文明就有"规矩"了，凭借干支推算各种事物的应用软件才有立足之基，于是"太乙、六壬、遁甲、八卦六爻、五运六气、古中医、斗数、四柱、七政、堪舆飞星、择日"等蜂拥而现，而中医界最神秘的五运六气只是这些优秀应用软件中的常规操作。

在古代，运用这些软件计算各种事物叫作"内算"，是中华文明宝库中最璀璨的明珠，很多内算成就即使运用现代超算也未必能成功，只能说，当时的算法太高明了。历史上比较著名的例子就是三国时诸葛亮的"草船借箭"和"借东风"。

众所周知，诸葛一生唯谨慎，草船借箭之时，他之所以敢那么大胆，不是靠赌徒心理，而是他精通遁甲之术，早已算出当天江面必有大雾，且曹操多疑，不会派兵迎战；借东风需祭祀49天更是"装神弄鬼"，真实原因是他早已算出当时虽处冬季，但在当地某段时间会有几天短暂的东风，而曹操只知道按照常理冬天只会刮西北风，之所以祭祀49天是因为时间计算总会有误差，需保万无一失。

内算之术，自古隐传，诸葛亮所学据说源于其岳父，曹操和周瑜这些当世人杰虽聪明绝顶，但不得真传，终输一等。周瑜惊叹诸葛亮"有神鬼莫测之机"，说到底，还是因为"知识就是力量"。

应用软件再多，必立足于底层核心算法，那就是根据古天文历法提炼出来的"阴阳五行、河洛八卦"。

阴阳源自阳光对地球照射的周期变化，结晶就是太极图，但其理适用于整个宇宙。

五行源于金木水火土五星运行，精髓是五行互藏图。

河图是日月五星之星炁图，描述日地之间的阴阳五行关系，而洛书描述的是日地月之间的阴阳五行关系。

八卦是日月五星阴阳五行之力作用于地球的能量量化符号，以地球为中心，按观察角度不同分为先后天，先天八卦为黄道八卦，即以地球绕太阳公转为视角，后天八卦为赤道八卦，即以太阳绕地球视运动为视角。

这其中，最核心的还是阴阳五行，其源头则是日月五星之炁，因为这是太阳系的领导能量场，决定着太阳系各成员的日常状态，就像风过山岗，众草皆伏。而河洛八卦是对阴阳五行的进一步推算，使其更契合于对万事万物的计算，由八卦又可衍生出六十四卦，其结晶就是能让孔子韦编三绝的旷世巨著——《周易》，又称《易经》，号称万经之首，乃中华文明之根。

任何时代，研究《易经》的人都很多，但大成者寥寥，这有点像中医界研究《内经》的情景。但大成者毕竟存在，一个大成者就可影响一个时代，就像仲景之于中医界。所以这本书流传下来了，无人可挡。不过，《易经》确实深奥莫测，且注解超级混乱，真心于中医数术之道者，若非才华绝顶，还是当以各种式法为先，比如六壬。

正如孙思邈所言"周易六壬，并须精熟，如此乃得为大医"，但大医有几？求学之道当稳步渐进，不可盲目躁进，对于大多数人而言，初学之时，还是以精熟方证对应为妥，但切不可以为中医仅止于此。

1956 年 8 月，北京乙脑肆虐，诸医以往年经验，施以清热养阴之药，以白虎汤为主，非但无效，反生弊端，后请蒲辅周先生出手。先生只一句话即点破关隘——"必先岁气，毋伐天和"。因当年北京降雨较多，天气湿热，湿气郁阳而化热，故当通阳利湿以去热，若滥用清热养阴之药，反助郁热之势，遂以杏仁滑石汤、三仁汤等加减，立竿见影。

这个故事很多人都知道，但很多人并没细想。按理说，前面接诊的大夫们也非泛泛之辈，面对那么多患者，湿热证的舌脉难道就没有一个人看出来？未必！我不在现场，不敢妄言，只能说有一种可能性，在《内经》里面其实也就是一句话——"天地之变，无以脉诊"。意思就是说运气变异导致的疾病从患者的脉象不能较好地反映，此时若你没有运气这个思路，就只能束手无策。

另一个引人深思的现象，2019年底2020年初新冠肆虐之时，第一批中医专家看到的患者舌象多是黄腻苔，而第二批看到的则多是黑灰滑苔。短短时间，为何如此巨变？诸君细思之。

这就是我们为什么要研究五运六气等数术。

但在重视数术研究的同时，也要注意避免另一个极端，那就是轻视方证对应。事实上，这是中医入门之捷径，且很多人终其一生也没有很好地理解。仲景著伤寒，必有其核心算法，但此算法并不是谁都能轻易理解，仲景也没有将其和盘托出，所以历代注解无数。

近代伤寒大家胡希恕先生，并不注重伤寒条文的各种理论解释，其学术精髓在于临床"方证对应"，知犯何逆，随证治之，临床效果卓著，就连刘渡舟先生也敬佩不已。现今的大师们敢拍胸口说达到胡希恕先生临床水平的并没几个。

不知大家发现没有，现在的中医临床著作越来越喜欢分证型论治，就像西医书一样，看起来是越来越规范，疗效嘛……

至于药物著作，功效也是越来越多，且多以八纲标准划分，什么清热解毒、活血化瘀……

但大家看看《伤寒论》和《神农本草经》，用语却非常简练，重在"同"而非"异"。如果说仲景和神农落后了，那我们还研究他们干什么？如果他们没落后，那是不是我们应该学学他们共同的思考方式？

在我看来，他们的用语，讲的都是一个字——机。

什么是机？就是事物变化的关键枢纽。尤其是面对不好用语言解释的复杂巨系统时，握机即可驭繁，但这样写书的缺点是看起来缺乏理论解释，所以大家都很喜欢注解伤寒。

我们对伤寒的注释，很多都是在解释"为什么会这样"，可如果仲景只是想告诉我们"你只要这样就会导致那样"呢？

再说白点吧，如果仲景写的主要就是一本"人体操作手册"，我们怎么能仅凭此注解出一本完善的"人体设计图"呢？这个时候，胡希恕的思路反倒简捷有效得多。

当然，"人体设计图"肯定有，但未必全在《伤寒论》里，至少不全在通行本《伤寒论》里，至少《辅行诀》里面有一部分。但初学伤寒者，不宜以研究"人体设计图"的角度入手，而应先学会"人体操作手册"，这和电脑盲学电脑应该先学"开关机"而不是"芯片设计"一个道理。不要以为这个道理简单，坑的往往都是聪明人。

不过，方证对应虽是捷径，但路比较短，走到尽头也离仲景甚远，金元四大家都有自己的思想体系，不是仅仅靠方证对应扬名，叶天士更不可能靠方证对应建立温病一派。而且，我们学电脑也不能总停留在操作 Windows 的层面，唯有明了学习的阶梯，稳步前行，望闻问切算五诊合参，临证之际根据自身目前最有把握的方式入手，才是学用中医的正路。

其实，仲景所述，虽为机要，但只能是常，不知常，焉能达变？不知变，执常何用？我们现在很多著述以及临证都是只关注变，却不知变中之常，更遑论常外之变，所以方子越来越大，争执越来越多。彻底解决的办法还是要靠数术普及，但非朝夕之功，且数术也不可能被所有人理解，故而这种状态还会一直持续，很久很久……

古人研究数术，虽然思维很高，但毕竟限于物质条件，工具还是比较落后，再高明的算法也需要最基础的计算量才能完成，而人脑的运算速度还是太慢，所以古人发明了式盘，这是一种类似算盘的工具，只不过仅用于内算。现今有了超算，如何将古人高明的算法和现代计算机技术结合起来，是一个亟待研究的课题。

我们研究古代文化，不是仅仅为了考古，而是为了吸收其中优秀的部分，为今人服务。对于数术的态度，当今学术界仍然是毁誉参半，这就需要设计更多客观的试金石，也就是验之于各种实践，以检验数术研究成果，如此，才能渐渐普及数术之学，避免徒做口舌之争，而这需要更多人参与进来。

好了，这篇介绍《无极之镜》的书评拟附于《古中医道》文末出版，在所附的几篇书评里写作时间最晚。因为写于炎炎夏夜，故而以吃瓜夜话名之；因为写作最晚，感想最多，没有严格按照《无极之镜》行文顺序介绍，所以显得散乱，但形散而神不散。中华数术之道，浩若烟海，但其源皆是古天文历法，以此为中，衍化万法，合于万事，推算万物，此道毕矣。

书名《无极之镜》，只因宇宙万物，不论存世长短，终归幻灭，与镜像究竟无异，而镜虽小，却可冰鉴万物，镜内镜外，其实难分，万物来自无极，终归于无极。

我虽镜中之尘，难免呓语几分，概述此书脉络，但精细之处还得开卷细品，路辉先生半生心血，尽在此中，今昔天雨四散，先圣绝学必不孤矣……

小编朱江

2020 年 7 月 31 日于京城巽位

《古中医医算史·伤寒方术·前传》

本书是《伤寒方术》的开篇序言，原本计划写 5000 字收笔，但是总觉未说透彻，终是不爽，为加深阅者对仲景及仲景方术的深刻理解，遂将仲景方术的学术背景一一道来。此项工作，迄今为止，在中医界，还没有人来做。有一些类书出版，但都是原文照搬，而且所选之书甚少，基本就是句读，没有穷尽，没有学术史研究。为此，我在各位学者专题研究的基础之上，汇总类目，按照古中医医算史的脉络，加以自悟，逐一开列。这本医算史，不是中医流水账，不是中医编年史，不是中医各家学说，而是按照医算史的源流，以医算逻辑为主线，以各个历史时期的医算实例与古籍为副线，圆融穿线，前后照应，尽力将古中医医算史本来的面目，以接近真相的角度还原出来。许多地方，不说多余的苍白臆测，只用翔实大量的实例堆砌，用最原始的例举法来轰炸证明。许多历史时期医算资料，还不是很全，有些就在图书馆里，却得不到，需要介绍信，需要上百上千的银子，需要开会讨论……我没有。

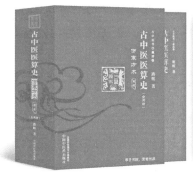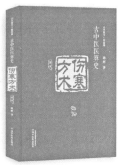

因为这本书目前已经正式出版上市，我就不再详细介绍了，只要有心，自可结缘。这里仅将这本书的编辑朱江老师的一些感想敬列于此。因为，朱江老师是第一个一字一句读完这本书的人，而且还提出了许多宝贵的意见，让我也是获益匪浅。朱老师这篇评论非常精准地把握了这本书的精髓，纲举目张，提挈有序，深入浅出，面面俱到，不失原趣，不忤古意，比拟恰当，逻辑清晰，文趣横生。诚旁观者之上乘，迷局者之捷径，涉海者之问津。虽炼山成铜，不若此鼎；虽煮海为盐，不若此肴。画龙点睛，实在必要；编前略引，终是范文。

关于正本《伤寒方术》，分为《伤寒外经》《伤寒内经》《伤寒中经》三部纂述，侣山堂虽有气化论以解仲景方术，竟终止于标本中气，已登堂，不入室，实属可惜。本书，真实地还原仲景方术的五运六气本来面目，一家之说，不喜勿喷。

真假不知，虚实勿说，我已尽力。

下面转载朱江老师的书评：

品读《古中医医算史·伤寒方术·前传》有感

我是路辉先生古中医系列大作之《古中医医算史·伤寒方术·前传》的责任编辑朱江，成中医出身，学术浅薄，岁月虚度，觍颜混迹于中医药出版社，工作数年，阅稿如山，但此书为目前职业生涯之仅见，掩卷沉思，唯叹相见恨晚。

此书洋洋洒洒百万字，直指中医源头，历数当下时弊，秉承先贤心法，启悟杏林后学；尤其可贵的是资料翔实，官方民间，搜罗博极，言不虚发，论不妄立，再穷多年心血，方有今日之书。

简单来说，此书回答了三个根本问题：

中医从何而来？缘何而立？向何而行？

下笔百万，不离此旨。

此书有一定难度，没有一定的基础难以理解。但是，求其上者得其中，求其中者得其下，眼界和格局决定人最终能达到的高度，人如此，学问亦如此。即使一时难解，但把这本书当成"推窗见月之手""深入宝山之路"，倒也不无裨益。

此书既名"前传"，那就还有"正片"在后，严格来说，这是一本"从源流开始教你学中医"的书，看似拖沓，其实不然。

因为，欲明前途，须知来路；不谋万世，难谋一时。

如果你只想在中医这座大楼里做一个普通的泥瓦匠，处理一下常见病，那么不必读这本书，跟师抄方几年足够，但如果你想深入杏林，学会如何设计、建造这座大楼，那么这本书绝对值得一读，这个书评或也值得一看，其后的"正片"——《伤寒方术》更值得期待。

这本书之所以洋洋百万言，是因为需要大量典籍作为支撑，为中医的来去之路拨云见月，令中医学子不再彷徨，更由于每个人领悟的契机不同，加之中医界成见已深，所以只能地毯式轰炸，正本清源，务必巨细无遗。

此书目录仅分卷篇两级，以八卦五行、北斗干支分列，乾坤两卷开路，述中医源流；《坎卷》厚重，其中分篇皆以干支命名，为全书数术之重心；《离卷》及以后部分列述少数民族及外国医算，异曲同工，权作参考。

书名中的"医算""方术""前传"，是此书之关键。此书最大的价值，就在于其强调中医"数术"，而非其他学术书籍所关注的"老中医经验"。

无算法，难合万变，凭经验，难传后世，故而"医算、方术"正是中医传扬兴衰之命脉。只不过，此道久衰，故而世人多以为伪，但在中医的历史上，数术的光芒从未隐没，所以作者搜集了海量古籍，只为证明此点。

信心立而前路明，不读"前传"，不知来路，信心不坚，辗转徘徊，怎行千里？

由于作者著此书，批阅数载，搜集广泛，对历史上重要的中医典籍、人物、理论，已经筛选了一次，分门别类，剖析互校，中医之根本，基本都在书里了。所以，读这本书，先不要陷于细节，可以先看看我的书评，泛读此书，明其脉络，在此基础上，循机而行，找准最适合自己学习的路径，然后再节选精读此书，或者循此而精读其他与自己最投缘的典籍，如此，必收事半功倍之效，他日成就当可期矣。

大凡成事，必要把握机缘，佛祖说法，相机而行，法无定法，弟子成就无数，悟道方式却各有不同。慧能大师目不识丁，却能闻金刚经而开悟，作者本人领悟古中医学，也是幸会了几本触机投缘的书，所以，要在这本书中去寻找你的"契机"，而不是死记硬背。只要明路前行，持之以恒，必有所成。

此书之所以重要，是因为普通中医治的是人，而作者，治的是中医。别看当今中医表面风光，学子众多，但大师渐泯，杂说纷纭，文献残缺，敝帚自珍。

开元盛世，隐孕安史之劫。

虽然，在当下中国，以习主席为代表的国家高层明确表态支持中医药事业发展，但是，反对中医药的声音一直就没有停息，而反对中医者，最大的质疑是中医的"科学性"。

平心而论，在下早年也曾怀疑过中医的科学性。根本原因在于：

第一，缺乏基础数学公式，临床经验为主，老人掌权。

第二，疗效逐代倒退，与现代科学正好相反。

第三，缺乏反复可验证性，流派林立，各执一词。

除此以外，中医还有很多"缺点"——但"最大的问题"在于，他能治病，而且有时能"立起沉疴，效如桴鼓"。仅此一条，就可作为中医是否"伪科学"的争论焦点，否则，早就盖棺定论了，夫复何言？

其实，正是由于中医起源一些核心元素的丢失，才造成今日中医界凭主观经验主导之局面，所以世人皆尊"老中医"，而现代著名科学家大多数是中青年人。这是因为现代科学有明确的起源史、方法论、公式、实验数据、公开文献，后来者知道为何而学？从何而学？如何而学？而初学中医者，要么一头雾水，要么痛斥"伪科"，徘徊数年甚至数十年，未得其门而入者，多如牛毛。

有鉴于此，在本书开篇《乾卷·神传》里，作者对中医起源做了提纲挈领的描述，明确指出中医的发展（退化）轨迹：

天毉→巫毉→方仙毉→丹毉→道毉→走方毉→儒醫→传统中医→国医→现代中医。

退化轨迹触目惊心，但是反过来看，升值潜力也非常大。

易曰：无平不陂，无往不复。退化之路反道而行就是升华之路。

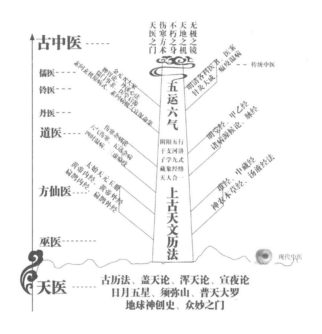

岐黄之术起源很简单，并非源自"群众智慧"，而是创自远古一些智慧超群的人，他们创建了一个文化高峰（后来衰落，原因不明），虽然仅局限于一小部分人，这些人留下的"财富"还有很多，甚至到春秋战国，诸子蜂起与其亦有渊源，而中医，不过建木一枝。

就如现代物理，看似纷繁，其实真正奠基者也就寥寥数人而已。

不同的是，物理的核心算法公开流传下来了，历代总有一些天才能够继往开来，所以后世的物理学越来越发达。

但中医的数术精华属于隐传状态，且先贤立法太高，后世粗知者多，精通者少，所以世面广泛流传的多是易学易用的临床经验，故而后世方药越来越多，医书也越写越多（对《伤寒论》的注解不下千家），而疗效嘛，就越来越"随机"。

其实，任何一门现代科学发展到一定程度，都会结晶出一些核心算法，这是纯粹客观的规律，万年不变，否则，就不能成其为一门"科学"。

学过物理的人都知道，伟大的科学家法拉第积累了数十年的实验数据和经验公式，却被麦克斯韦仅用四个电磁方程就完全概括，这才使人类跨入电气时代，也才有了后来互联网的硬件基础。否则，人类还沉迷在爱迪生忽闪忽闪的灯泡下，摆弄着他的各种小电器发明，但要想迈入信息时代，纯属痴人说梦。

这就是现代科技史上"经验"和"算法"天壤之别最好的证明。其实，所谓经验，不过是算法不明之前不得已而为之。虽不可弃，亦不可泥。

星移斗转，去圣已远，现代中医给人的感觉更像是一种哲学或艺术，十医十方，个性无比，药杂而效缓，论多而理昧。经方治病之"效如桴鼓"，渐能令人"欣喜若狂"，不知以后会否成为"传说"，甚至"伪科"。但在以前，并不是这样。

讲到过去的中医，就不能不讲《伤寒论》的各家注解，而讲注解，就不能绕开成无己这座高山。这个学术界公推的注解伤寒大家，其学术精髓是什么呢？在本书《戊子篇·注解伤寒论》中作者给出了详细的解释。

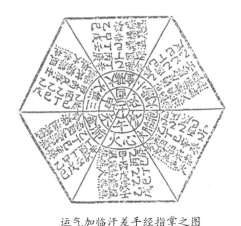

运气加临汗差手经指掌之图

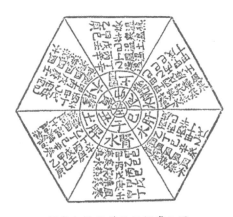

运气加临汗差足经指掌之图

509

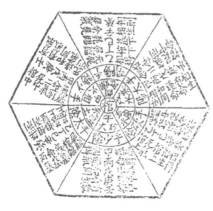

运气加临棺墓手经指掌之图

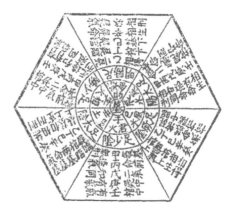

运气加临棺墓足经指掌之图

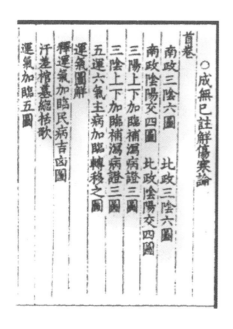

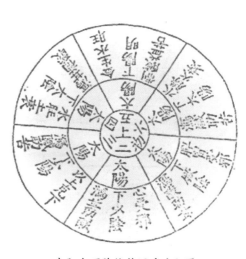

太阳上下阵临补泻病症之图

上面这几幅图在成氏注解伤寒论中被视之为精华，放在全书开头，而在现代中医学教材里却被弃之如糟粕，直接删掉。这是因为他们忘了仲景在《伤寒论·序》里所说的"夫天布五行，以运万类，人禀五常，以有五藏，经络府俞，阴阳会通，玄冥幽微，变化难极"；甚至连《平脉法》这种脉诊总纲也没了，视斗历运气更是荒唐之言；一上来就是"太阳之为病，脉浮，头项强痛而恶寒"这种对具体症状的着重描述，名曰"主证"，而临床则讲究方证对应。

诚然，这种学法可以速成，在入门之时，也很重要，其可在较短的时间内让人掌握一些常见病的治疗方法，帮助初学者建立对中医的信心，并可避免诸家注解之混乱，是一种方便法门，但凭此虽可尽快"登堂"，却难以"入室"。因为"三尺之基，难立百丈高楼"，理论功底不深厚，追求速成，流于表象，很快就会碰到学术天花板，后期积年累月也难以寸进。从整个中医发展史看来，千年已过，我们进步了多少？

人如此，国亦如此。没有建国初期艰苦奋斗打下的工业基础，哪有中国近年的飞速发展？而某邻国，整日叫嚣追这个赶那个，却造船船沉，建桥桥跨，连最基本的工业和公共卫生设施都没普及，虽有软件业一枝独秀，但随着时间的流逝，和我们的差距只会越来越大。

仲景之所以被尊为医圣，无他，立六经辨证，越千年而疗效非凡，而六经的本质自古扑朔迷离，这也就是后世注解伤寒者不下千家的原因。而那些汗牛充栋的"老中医经验集"，记得的人们还有多少呢？

智者察同，愚者察异。虽然中医流派林立，各执一词，但在没有电子传媒和职称文凭的古代、人口流动也很小的熟人社会，医者全靠疗效口碑安身立命，流传悠久的各派都不是纯靠吹出来的。

他们的理论各异，但疗效皆真，这就是关键所在。换句话说，在不同的时空，适宜的理论是不一样的。也就是说，天地之间有一种变化——导致杏林诸子，应运而生。而这，就是本书要点——五运六气，散见全书各篇，为医算之根本脉络。

拟之于今，最通俗易懂的比喻就是"手机操作系统和应用 APP 的关系"。天地之间的"操作系统"在周期性变换，所以中医治病的"APP"也得随之而变，仲景懂了，金元四大家懂了，温病诸家也懂了，所以法异而效同。不明此理，泥古不化，就如书中辛未、癸未、庚申、子甲诸篇中所载"圣散子方"，时而救人无数，时而杀人如麻。

联系"天地操作系统"和"中医治病 APP"之间的纽带就是数术。

在《内经》中，开篇即讲"法于阴阳，和于术数"，只不过，上心的有几人？本书关键词一为"医算"，一为"伤寒方术"，其实从中已可窥出六经本质有一定数术规律，而谈数术，则不离五运六气。

经者，径路也，经纬也，经典也。人生天地之间，不离天地气化，天地有五运六气之数，正常则为六气，失常则为六淫，六淫害人如敌国入侵，七情扰人如内奸引路，必循路径（六经），必夺关隘（穴位）。故而才有《伤寒论》"太阳之为病，脉浮，头项强痛而恶寒"，《温热论》"温邪上受，首先犯肺，逆传心包"。

入侵循六经，御寇亦循六经。故而把握六经阴阳之变，即可经纬人身这个小天地，从而应变于无穷（此为针对外感内伤杂病而言，接骨续筋、美容整形等外科技术不在此列），所以《伤寒论》才成为经典，此不为经典，何为经典？

六经为纲，纲举而目张，但症状表象往往凌乱纷繁，难以把握。现代医学确诊的疾病不下数万种，而且还在不断增长，药物亦然，长此以往，人类医学必将走进死胡同。

这就如波浪无序，但潮信有时；风云变幻，而四季不移。正如《内经》所言"知其要者，一言而终，不知其要，流散无穷"。

外有五运六气之变，内有六经阴阳之变，明其象数，了然于心，再明药性，所开方药即可推算而得，不用完全依赖临床经验（当然也并非完全排斥经验），真能如此，中医未必老人掌权。不过，象数之争，由来已久，因为数术难传，象术难定，中医界的思想也一度混乱，虽然凭借经验，做到方证对应，临床疗效总有一些（方证对应，虽非究竟，也非易事）。

中医之象，诸书著述甚多，故而此书不赘言，其重在于数术，而我在这里，之所以提到象数，是因为《内经》中除了"法于阴阳，和于术数"之外，还有一句话，"天地阴阳者，不以数推，以象之谓也"。看似相互矛盾的两句话，正是中医临证之精髓。

其义也不难，因为无论偏执象数两端，还是忽视理论或实践，皆不可取，只有法于阴阳之象，和于数术之算，象数合参，天地人互证，望闻问切算五术合参，才是古中医医算学的科学逻辑。（详见《辰戌篇·五运六气遗珠》）

佛家苦乐两边不执，儒家行于中庸之道，皆是此理。

展开来说——

五运六气，是中医医算的核心所在，简言之，是描述天地气机周期性变化的数术工具，在本书开始的《丁卯篇·天元玉册》《戊辰篇·五运六气》里，作者对天象运气之学作了介绍，而在《内经》中，花了整整九篇大论讨论这个问题，并且明确指出"不知年之所加，气之盛衰，虚实之所起，不可以为工矣"。

而要明"年之所加，气之盛衰，虚实之所起"，不能靠经验，只能靠数术。因为五运六气是一个博大精深的体系，涉及的时空远远超过普通人的生命范围，只能通过计算而得。

运气周期可大可小，追之无尽，推之无穷，普通使用的是年月尺度的周期，在数甲子以内推干支，也有研究逐日周期的著作（详见《己丑篇·伤寒铃法》），而在《辛未篇·三元九运》《壬申篇·六气大司天》里，作者在宇宙尺度向大家展示了基本单位包括"元、会、运、世、年、月、日、时"的巨大运气周期，而一元是 129600 年。试问若凭经验，谁有如此高寿？如此记忆？

经验不行，但数术可以。

自开天辟地以来，天地运行就遵循着一定的规律，此即天道，不以尧存，不为桀亡，以万物为刍狗，无情却有常。一旦洞悉天机，无论身在何时何地，都可以上下无穷追溯，前知并非不可能。正所谓"至诚之道，可以前知"。

在本书《辛未篇·三元九运》里有一个"《甲子会纪》中所载八十甲子运气流年表"，记述了从黄帝时期直到公元 2103 年的整个运气规律，整整 80 个甲子，跨越 4800 年。相比普通逐年运气规律而言，此为"元会运世"时间级别的运气大司天，以 60 年为一元，其中司天在泉各掌 30 年，华佗扁鹊、仲景叔和、金元八家、天士孟英，中医诸子悉入其中。通过此表，就可看出为何中医各派皆有兴衰，经方时方各有浮沉。

天地运气虽有周期性的数术规律，但是五运六气有常有变，有至而未至，有太过不及，有胜复之异，有升降失常、刚柔失守之变，运气学说难在其"变"。基于运气理论指导下的临床实践，不可机械推算，应综合气候、物候等多因子，动态分析。

通俗一点，运气规律主要说的是时间规律，是大规律，但"人间四月芳菲尽，山寺桃花始盛开"，在同样的时间、不同的空间，还有很多其他较小的因素影响着物候气机，而且我们的计算也总会有误差，只能无限逼近而永远达不到完全精确。不过，在明了运气大数的基础上，再通过仔细观察当地气候、物候，就能非常准确地得出运气变迁情况。

此即《内经》"夫阴阳者，数之可十，推之可百，数之可千，推之可万，天地阴阳者，不以数推，以象之谓也"。

但桃花年年盛开，不明数术，只观桃花，几人知道运气流年？

这就像洲际导弹的精确制导，没有精妙的算法，导弹无法越过万里抵达目标附近，但在最后阶段的制导，再好的算法也比不上一名士兵在目标附近运用激光指示仪。

所以，就如前文所说，要法于阴阳之象，和于数术之算，象数合参，天地人互证，望闻问切算五术合参。

书中《甲寅篇·伤寒温疫条辨》所载蒲辅周老先生利用运气之变治疗北京乙脑流行就是经典案例，龙砂流派学术继承人顾植山先生利用五运六气理论准确预测"非典"结束日期，为国家防疫工作做出了突出贡献，也是明证。

天道常变，唯易不易，所以对于泥古不化者，救人之方亦可为杀人之剑。正如书中所载，《世补斋医书》作者陆懋修之曾祖王朴庄，精于运气，他认为，历史上的圣散子方有时活人无数，有时杀人无数，是由于所值"大气"不同，并说："坡公圣散子方，盛称功效，庞安时著总病论，列入寒疫之下。王肯堂以活字板印二百部，而序中言后人用此者，杀人如麻，若有憾于安常者。"

在历史上，瘟疫学、温病学史上也是不断出现用药自成一家的名医，如庞安时以圣散子方治疫，李东垣以普济消毒饮治疫，吴又可之达原饮治疫，杨栗山之升降散治疫，叶天士之甘露消毒丹治疫，当其时均济人无数，而彼此之用药却相去甚远。并且，这些名家几乎都是在群医泥用前人之方而临床效果不好时，根据运气变异而创出新方，应该说，无论哪一位都是当之无愧之名医，运气之差异使然而已。（详见《子甲篇·时疫温病气运徵验论》）

西医对付瘟疫，无外研发新的药物，但是，病毒是活的，随时在变，大家争相研究杀毒新药，可曾想过为何在某些年份某些病毒会如此肆虐？难道其他时间这些病毒就不存在吗？

当然不是！就如一年四季，一日晨昏，人气皆有盛衰，在无尽的流年运气里，各种病毒、细菌，也是众生，也逃不脱这条天规，彼长我消至极之时，就是疫病之年。

气有正邪，就如人心有善恶，不可尽灭，但是人心如草，随风而偃，圣人治世，不执于杀尽恶人，只在移风易俗上做文章，则恶隐而善显，自然国泰民安。大医治病，亦如此。

对于诸家运气流年方药特色及对比，作者在《壬申篇·六气大司天》里有细述，感兴趣的读者可以先睹为快，不必严格按目录读书。

由此，也可看出仲景经方之高妙，其余诸家大多名于一时一地，而仲景之术却能历千年而不衰，古今中外，概莫能外。时空跨度如此之大，其窍何在？

这就要谈到仲景先师写作伤寒论的过程了。在《伤寒论·序》里，仲景自己说道："感往昔之沦丧，伤横夭之莫救，乃勤求古训，博采众方，撰用《素问》《九卷》《八十一难》《阴阳大论》《胎胪药录》，并《平脉辨证》，为《伤寒杂病论》合十六卷，虽未能尽愈诸病，庶可以见病知源，若能寻余所集，思过半矣。"

从中可以看出，《内经》是仲景撰著伤寒之首选参考书，其次为《难经》，毕竟先立法，再论病，次言方药，是著书正道。不过，《胎胪药录》为何书，已无从考证。所以，仲景之方是自创还是延用也难以确证。

不过，本书之《庚午篇·汤液经法》对此问题作了详述。《汤液经法》据传源自商汤圣相伊尹，原书已佚，但是通过陶弘景所著《辅行诀脏腑用药法要》可窥其部分原貌，因《法要》藏于敦煌藏经阁中，未经过流传，校正，因此较好地保存了其原貌。其中所载60首方剂有23首见于《伤寒杂病论》，而据传伊尹《汤液经法》载方共360首，以应本草之数。照此比例推算，《汤液经法》与《伤寒杂病论》之关系匪浅。

在《法要》里，有一幅图很重要，这幅图呈五边形，每个边代表五行之一行，都由"体"－"用"－"化"三味组成。体味，就像仓库、源泉，功用偏阴，阴者藏精起亟者也；用味，是外在变化，功用偏阳，阳在外，阴之使也；化味，为冲和之气，阴阳相交而变化生也。阳进为补，阴退为泻，疾病分别按照顺逆时针方向传变。其理论渊源是《素问·玉机真脏论》"五脏受气于其所生，传之于其所胜，气舍于其所生，死于其所不胜。"

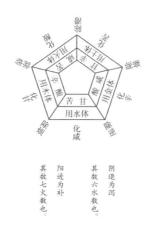

举例来说，肝阴虚，阴虚则火旺，形成"木火刑金"之局，传变至肺；柴胡伤肝阴，20世纪八九十年代轰动一时的日本小柴胡汤久服导致肺纤维化事件，也证实了这一规律。从汤液经图中，我们可以看出五行传变的基本规律，即：阳实传我生，阴实传生我，阳虚传我克，阴虚传克我。

此乃五行中复有五行，形成五行互含之局。陶弘景曰："在天成象，在地成形，天有五气，化生五味，五味之变，不可胜数。今者约列二十五种，以明五行互含之迹，以明五味变化之用。"再将几种具代表性的中药按五行属性分列，即成下图：

《辅行诀》所载中药五行属性

木（辛）					火（咸）					土（甘）					金（酸）					水（苦）				
木	火	土	金	水	木	火	土	金	水	木	火	土	金	水	木	火	土	金	水	木	火	土	金	水
桂枝	蜀椒	生姜	细辛	附子	大黄	旋覆花	泽泻	厚朴	芒硝	甘草	大枣	人参	麦冬	茯苓	枳实	豆豉	芍药	五味子	薯蓣	黄芩	黄连	白术	竹叶	地黄

先贤立法，后学当举一反三，以此推演，则360种本草，尽在数中矣，随病组方，可应万变。

值得一提的是乌梅丸，这个看起来一派杂糅，貌似时方但应用广泛的经方。事实上，厥阴病乌梅丸的五味主要热药，正是二十五味精华药之木辛味之金木水火土，即桂枝、川椒、干姜、细辛、附子，完全符合厥阴肝病之辛补、乌梅之酸泻、佐以甘苦之连参归的经方法则。

想对伤寒方药数术规律源流有快速了解的读者，可以首先关注《庚午篇·汤液经法》和《戊寅篇·伤寒杂病论》，以及《戊子篇·注解伤寒论》。

欲学伤寒论，首要在于选取善本。世传仲景著伤寒，数易其稿，凡十三次，除了成无己注本被公认为善本之外，近代问世的《桂林古本伤寒论》也值得一提，因其极有可能是仲景第十二稿。虽然，历经千年，其真实性难以考证，但此书以五运六气为理论框架立论，整本书圆融无碍，方药暗合汤液之法，论理明合运气之道，发仲景以来所有后学未发之论，论仲景以来所有后学未尽之理，水平远远高于今人所著，退一万步讲，不管是否仲景所著，也值得精研。而且，我们关注的是中医，不是考古。

《巳己篇·导引吐纳》是比较特殊的一篇，其他部分是在传授医人之道，而这部分则重在讲述炼己之法。

中医创自先贤，艰深难明，故而逐代倒退，要想学好中医，除了明路知法以外，对自身的修炼也要加强。就像越高级的软件对硬件的要求也越高，内存不够、主频太低，长期开机勉力为之，不仅学业难以长进，反有烧机之虞，尤其是学习相对比较深奥的医算内容之时。当然，修炼这条路本身就是荆棘遍布，不遇名师莫强求。不过，简单的导引吐纳易学易用，只要持之以恒，自然阴阳调和，气血平顺，脑窍清灵，学习起来自然事半功倍，如八段锦、易筋经、五禽戏，皆历经千年验证，式简而效显。至于书中所述其他各门修炼之法，都来自经典古籍，皆是珍贵史料，可以留待日后权作参考。

《离卷》及以后部分涉及少数民族及外国医算，搜集资料极其不易，皆是作者多年心血。虽然各民族语言各异，所述繁杂，但有趣的是，其中关于医算的内容有许多异曲同工之处，令人感觉似乎在不同的时间、不同的地点、不同的人群，却说着本质同样的事情。比如关于大洪水的传说，汉族有，少数民族有，《圣经》也有，真的是所有人都在不约而同地编故事吗？人类远古文明之经历，未必简单。关于这点，不是本书重点，不做深入讨论。

自古学习，一门深入，融汇百家，可以大成，《离卷》及以后的内容对拓宽视野，日后进一步加深医算造诣有很大的帮助，虽为参考，亦不可轻之。

博极医源，永在半途。孙思邈在《备急千金要方·卷一·论大医习业第一》中对大医的要求是"凡欲为大医，必须谙《素问》《甲乙》《黄帝针经》、明堂流注、十二经脉、三部九候、五脏六腑、表里孔穴、本草药对，张仲景、王叔和、阮河南、范东阳、张苗、靳邵等诸部经方，又须妙解阴阳禄命，诸家相法，及灼龟五兆、《周易》六壬，并须精熟，如此乃得为大医……至于五行休王，七曜天文，并须探赜……"不知诸君读到此处，有否压力？

前文约略八九千字，概述此书大络，可为路引，但精微之处，难以具陈，只能留待诸君细品。医算内容，为中医至深之处，其实，天下万物，不出河图洛书、八卦五行，有数皆可算，医算不过数术分支而已。在古时，要想出将入相，须学子学九式，能通达之人方有经天纬地之才，绝非八股腐儒可比，而不为良相，则为良医，故而杏林自古藏龙卧虎，为守护华夏立不世之功。可叹去圣日远，人心轻浮，中华之渊源，难以追溯，先贤之风华不可再睹，唯以此文，聊以寄之……

小编朱江

2019 年 10 月 25 日亥时于京城巽位

郑重呼吁

　　鉴于目前中医学术的继承和挖掘已经基本全面，又有国家大政方针的指引，古中医的全面继承与定性定量研究，由量变到质变的机会已经基本成熟。

　　在这里呢，我也有四个郑重的呼吁：

　　一、郑重呼吁中医界，尤其伤寒界各位大师们，尽快明确仲景《伤寒杂病论》的版本，尽快完善桂林古本《伤寒杂病论》的权威考证和校正工作，尽快完成桂林古本的《伤寒杂病论》全本取代赵开美残本的中医院校教学工作。

　　二、郑重呼吁中医界，尽快加紧中医医算学的学术研究与学术定位工作，尽快完善由望、闻、问、切向望、闻、问、切、算的学术转变，教学转变与临证转变。

　　三、郑重呼吁中医界，尽快厘清、厘正古中医学的学术体系，不要再用西医的数去固定中医的象。从根子上，一步一步扎实地走，一个问题一个问题地逐步取得中医学术和管理的权威部门的学术共识，制定权威的古中医学术指南，让中医人有法可依，有术可用。再造一个新时代的《圣济总录》，以与我们不断上升的国家软实力匹配。

　　四、郑重呼吁中医界，不要再一盘散沙，各自为政，应着手制定新时期的新的古中医教材。现代的中医教材可以退休了。

跋：道心不微，
人心已危

寰顾中华文明历史，天学（历学）为渊薮，道学为根，经学为本，子学为干，玄学为支，儒学为花，理学为叶、心学为残枝、中国古代科学为果实、小学为枯藤败柳、国学（新儒学）为朽木。

芸芸众生，三教九流，惟一心耳。

《尚书·大禹谟》说："人心惟危，道心惟微，惟精惟一，允执厥中。"可见，心有三心：道心、人心、血肉心。道心为元神，为悟道证道圆道之心；人心为识神，为七情六欲、怨恨恼怒烦之心；血肉心为格物之实心。纵观释儒道，无不去人心，无不寻道心寻佛性，无不在心性上下功夫、论功夫、行功夫、修功夫、炼功夫，最后出功夫。正道家所谓"识神死，元神生"。

道家讲《道藏》之"真"，佛家讲《大藏》之"善"，儒家讲《儒藏》之"仁"，所以道家出真人，佛家出善人，儒家出圣人。道家佛家的内证道德功夫、儒家的经世仁学功夫，实为一体，所以历史上有"道家打天下，儒家坐天下"的说法。

庄子《天运篇》记录了老子与孔子谈求道、仁义、六经、三皇五帝治天下等问题。《天道篇》记录了老子与孔子谈《诗》《书》《易》《礼》问题。《田子方》记录了老子与孔子谈天道宇宙论问题。《知北游》记录了老子与孔子谈天地万物的自发性问题，等等。

细查《庄子》书中关于历史人物相互关系的记载，如孔子与其弟子颜渊、子路、冉求，孔子与叶公子高，孔子与楚狂接舆，惠子与庄子，公孙龙子与魏牟，管仲与齐恒公等等关系的记载，其中在时间上绝对可能与大概可能的问对或交往有 79 次之多，绝对不可能的只有两次，也就是说，《庄子》

书中关于孔子问礼于老子的记载，并非凭空杜撰，是真实可信的。

孔子问礼于老子，老子以道答之曰："正汝形，一汝视，天和将至；摄汝知，正汝度，神将来舍，德将为汝容，道将为汝居。瞳兮，若新生之犊，而无求其故。形若枯木，心若死灰，真其实知而不以曲故自持，恢恢无心可谋——明白四达，能无知乎？"老子将内政之术以求道心的方法，告诉了孔子，将已成道心后的境界和带来的表现也告诉了孔子。

道家讲道心，佛家讲佛性，儒家讲人心。

《老子·三十八章》说："失道而后德，失德而后仁，失仁而后义，失义而后礼。夫礼者，忠信之薄而乱之首。"故讲人心的先秦儒家在释儒道中的层次最低，儒家圣人只是道家的入门阶梯。只登堂，未入室。如天庭之弼马温，但属于道家一脉。千年以来，一直如此。可后人不明，混淆二心，随意转换，故理学飘渺，心学虚张，国学务实。不明之罪，何其多也。

为什么说儒家只讲人心？孟子说"仁，人心也"。

孟子著名的"四端"说即"恻隐之心仁之端也，羞恶之心义之端也，辞让之心礼之端也，是非之心智之端也，人之有是四端也，犹其有四体也"。恻隐、羞恶、辞让、是非四端之心，皆为人心无疑，此皆乃佛家欲去之执念，道家想消之业障。

先秦儒家按照人心境界，将人基本上分为"圣人""君子""小人"三个层次。"圣人"，是儒家仁学体系中的最高目标，陶冶一颗仁心。先秦儒家认为，"圣人"是至高、至大、至神的理想人格。

如《素问·上古天真论》按照道德境界将修道者分为真人、至人、圣人、贤人四种境界。上古真人，如三皇，提挈天地，把握阴阳，呼吸精气，独立守神，肌肉若一，寿敝天地，无有终时，此为道生。中古真人，为至人，如五帝时之古道家人物，淳德全道，和于阴阳，调于四时，去世离俗，积精全神，游行于天地之间，视听于八达之外，如《山海经》及上古神话中的人物。儒家圣人，如轴心时代之传奇人物，处天地之和，从八风之理，适嗜欲于世俗之间，无贪嗔痴慢疑、怨恨恼怒烦之心，行不欲离于世，被服章，举不欲观于俗，外不劳形于事，内无思想之患，以恬愉为务，以自得为功，形体不敝，精神不散，可百岁，孔丘欲达之境。贤人，法则天地，象似日月，辨列星辰，逆从阴阳，分别四时，如王诩、董奉辈。

《素问·四气调神大论》云："夫四时阴阳者，万物之根本也……阴阳四时者，万物之终始也，生死之本也，逆之则灾害生，从之则苛疾不起，是谓得道。"所谓"得道"，即人得天地之根本。

顺天者存，逆天者亡。天者，天之历数也。顺阴阳五行四时八风者存，逆此者亡。此正理耳。

而"君子"人格则比"圣人"又低一个境界，君子只需内省一颗人心即可，人心者，仁心也，良心也。先秦儒家说"君子坦荡荡，小人长戚戚"，所以有君子儒和小人儒之分。

中华文化，天学为根。

《论语·尧曰》记载："尧曰：'咨，尔舜，天之历数在尔躬，允执其中。四海困穷，天禄永终。'舜亦以命禹。"所以，一切人事，均以"天之历数"为准。历数者，历法之数，天道之数，天地之数。内证道心，外修人心，内外合德，天人合一，故《庄子·天下篇》里曰"圣有所生，王有所成，皆源于一（道）。是故内圣外王之道，暗而不明，郁而不发，天下之人各为其所欲焉以自为方。"

内圣外王者，内圣于道心，外王于人（仁）心。

道心，和于"天之历数"；仁心，法于四时阴阳，从于八风之理，顺天理，成人章。内圣外王，道心为圣，人心为王。只有道心不微，可以内圣；人心不危，可以外王。

"内圣外王"是庄子一贯推崇的道术，他把"和天下，泽及百姓"的人心外王之功与和于"天之历数"自然无为的逍遥道心相结合，强调"内圣外王"的实现是以自然无为的道心为前提。虽然"内圣外王"一词最早出现在道家代表人物庄子的著述里，但它却成为了儒家一贯奉行的人格理想和实现王道政治的经世方向。

在作为综合了先秦儒家各派思想的论著《大学》之中列出了格物、致知、诚意、正心、修身、齐家、治国、平天下八项内容，其中格、致、诚、正为"内圣"的功夫，修、齐、治、平则为"外王"之道。由此可以看出，虽然先秦儒家各派对"内圣"和"外王"侧重不同，但"内圣外王"是为先秦儒家广为认同的理想人格目标。

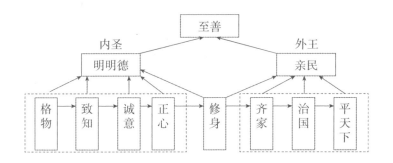

所以在荀子的著述中，他大量使用"圣王"一词，来代表其心目中的理想修养目标。应该说，荀子树立的"圣王"理想，继承发展了孔子的"圣人"理想，是"尽伦"与"尽制"的结合体。所谓"圣也者，尽伦者也；王也者，尽制者也；两尽者，足以为天下极矣，故学者以圣王为师"。

孔孟等原始儒家认为，人能够通过道德的实践以上达天德，使人德与天德相齐，表现天人合德的意境。孔子说："君子有三畏：畏天命，畏大人，畏圣人之言。"这是指人们应当敬畏"天之历数"的神圣正道。孔子天道观念事实上就是所谓的"天命""天之历数"，显于人心亦即他说的"仁"。

所谓"修己以敬"，所谓"慎独"，就是慎重地克己，求得人与道心的同一，儒家的内圣之学即是修己成德之学，就是慎独之学。为此，儒家一再强调官吏必须透过修养的功夫，诸如发挥人的自觉能力、存心、养性、反求诸己，使其能"仰无愧于天，俯不怍于地"。儒家经典的《论语》《大学》对此都有着精辟的阐述，如《论语》要求为官者必须"三省吾身"，要"己所不欲，勿施于人"；《大学》则标举了"诚意、正心、修身、格物、致知"五项以作为为官德行修养之纲目。

这些都是为了"明明德"的内圣，达到至善的境界。但是，这种目标在于"亲民"的外王，功利心极强，境界与道心惟一的真人境界，始终是有巨大差距的。这一点不但体现在先秦儒家的典籍中，也在后世的心性退化史中分为了两派，一派走了内圣的道家修真之路，隐于市井深山、笔墨纸砚、江湖大川；一派走了外王的经世治世之学，游走于官场市侩、书院帮派，如孔子就如丧家犬般游走于各国，其弟子也是就仕于各国，后来的理学、心学更是追求功名利禄，只是不明说罢了。

关洛濂闽新诸学派皆根源于《易经》和孔孟，在发展过程中互相吸收、融合又互有批评、创新，包括对佛学的批评和吸收，这是整个儒学史的一个共性特点。对儒家后世之学，概括最准确的莫过于横渠的四句：

为天地立心，为生民立命，为往圣继绝学，为万世开太平。

这四句话，如果放在道心上说，是一种境界；放在人心上说，是一种反慎独式的说教。后世之所以在玄学、子学之后又出现了理学、心学之流，就是因为他们一直站在人心的角度上去"知行合一"。于是忽悠了一代又一代的大儒、大师、大官们，究其根本，一句话，按先秦说，人学，诚心正意、格物致知也；按后人说，仕学，修身齐家、治国平天下也。后来派生出来的《厚黑学》《马屁经》等等已是末流之学，人心的阴暗面及狡黠性暴露无遗，造就了无数的伪君子和真小人。这也是千年熏染，国人的劣根性来源所在。

当然，开始的时候，大家都是很纯正的，到后来才开始臃腐不堪，尤其明清之际尤甚，才呼唤出王阳明的心学，呼唤良心所在，因为没有了。吴敬梓的《儒林外史》、李伯元的《官场现形记》就是真实写照。

宋儒濂、洛、关、闽四大家，周敦颐是湖南道州濂溪人，以地望称濂溪；程灏、程颐为河南洛阳人，故称洛学；张载为关，因生于陕西而以地望名；朱熹原籍徽州婺源，他本人生于福建龙溪县，学者因此以闽学"括概"。年辈周敦颐最长，张载次之，周比张大三岁，张比二程的明道大12岁，比伊川大13岁，张是二程子父尊程珦的表弟，是二程的表叔。

周敦颐（1017—1073）是一个落魄的官二代，依靠舅舅的帮助和自己的学识，一路做到广南东路的司法部长，患病后归隐庐山濂溪，57岁病死于瘴疠。

周敦颐一向被学术界认为是北宋理学中"程朱理学"一派的"开山祖师"，清代的黄百家在《宋元学案》中说："孔孟而后，汉儒止有传经之学，性道微言之绝久矣。元公（周敦颐）崛起，二程（程颢、程颐）嗣之，又复横渠（张载）诸大儒辈出，圣学大昌。故安定（胡瑗）、徂徕（石介）卓乎有儒者之矩范，然仅可谓有开之必先。若论阐发心性义理之精微，端数元公之破暗也。"（《宋元学案》卷十一《濂溪学案上》）

但从实际的理学历史发展过程来看，周敦颐在北宋理学崛起之时的影响很小，他之所以能获得如此地位，主要原因是"洛学"的创始人二程兄弟曾师事于他。关于濂洛间的师承关系，学术界历来有不同说法，争论很多，至今仍是疑案。二程少年时曾短暂问学于周敦颐，但二程的思想与周敦颐的关系并不很大。二程本人也不甚推崇其早年的老师，曾稍带贬意地说"**周茂叔穷禅客**"（《河南程氏遗书》卷六）。二程兄弟也不承认自己的思想与周敦颐有关，他们曾经这么说过："**吾学虽有所受，'天理'二字却是自家体贴出来。**"（《河南程氏外书》卷十二）而且，程颐以"**义理**"说《易》，迥异于周敦颐的《太极图说》。

由于周敦颐没有处在当时的政治和时代思潮的中心，"**濂学**"在当时没有形成很大的学派，所以也就很难产生大的社会影响。只是南宋时期朱熹、张载等的极力推崇，周敦颐才被视为"**理学开山**"的，加上朱熹的思想学说后来被定为官方学说，看在朱熹的面子上，这一点也就为大家所接受。

周敦颐的思想学说还是具有鲜明理学特征的，尤其是他的《易》学思想和"**诚**"的思想，对以后的理学发展有很大的影响。所提出的无极、太极、阴阳、五行、动静、主静、至诚、无欲、顺化等理学基本概念，为后世的理学家反复讨论和发挥，构成理学范畴体系中的重要内容。具体地说，周敦颐将宇宙本原道德化，并从中寻求封建伦理道德的永恒性依据，他的《太极图说》《通书》《爱莲说》等援道、佛入儒等，他所提出的太极、动静、性命、鬼神、死生、诚、几、中和等许多命题，以后也反复为理学家所讨论。

二程是官五代子弟。程颐（1033—1107），字正叔，洛阳伊川（今河南洛阳伊川县）人，世称伊川先生，北宋理学家和教育家。为程颢之胞弟。历官汝州团练推官、西京国子监教授。元祐元年（1086年）除秘书省校书郎，授崇政殿说书。

程颐与其胞兄程颢创"**洛学**"，为理学奠定了基础，世称"**二程**"。他的学说以"**穷理**"为主，认为"**天下之物皆能穷，只是一理**"，"**一物之理即万物之理**"，主张"**涵养须用敬，进学在致知**"的修养方法，目的在于"**去人欲，存天理**"，认为"**饿死事极小，失节事极大**"，宣扬"**气禀**"说。其著作有《周易程氏传》《遗书》《易传》《经说》，被后人辑录为《程颐文集》。明代后期与程颢合编为《二程全书》，有中华书局校点本《二程集》。

《老子·三十八章》说："失道而后德，失德而后仁，失仁而后义，失义而后礼。夫礼者，忠信之薄而乱之首。"失德而后仁，孔子大讲仁学；失义而后礼，二程大谈理学之敬。而礼敬者，忠信之薄而乱之首。可见一斑，对于道心来说，理学实为"乱之首"也。

张载是二程的表叔，张载也是官场中人。熙宁十年（1077），神宗召张载回京任职，此时张载正患肺病，但他不愿错过施行政治理想和主张的机会，便带病入京。宋神宗任用张载担任同知太常职务（礼部副职）。张载一生，两被召晋，三历外仕，著书立说，终身清贫，殁后贫无以殓。

张载认为生在世上，就要尊顺天意，立天、立地、立人，做到诚意、正心、格物、致知、明理、修身、齐家，治国平天下，努力达到圣贤境界。关学的主旨，集中地体现在被当代哲学家冯友兰概括的横渠四句中："为天地立心，为生民立命，为往圣继绝学，为万世开太平。"

张载的气本论，太虚即气与气化万物。张载认为，宇宙的本体，万物的始基是气，一切万物都是由气化而来的，形态万千的万物，都是气的不同表现形态。万物的生死，动静的改变，都是气的万殊变化的体现和变化的结果。太虚之气之所以能不断地运动变化，是因为太虚之气是阴阳之二气的合和体。太虚是阴阳未分的浑沌状态，也称之为无极。阴阳分化为太极，无极而太极，太极生两仪阴与阳。阴阳交互变化而生万物。阳气的特性是清、浮、升、动；阴气的特性是浊、沉、降、静。阴阳二气处同一个统一体中，既相互对立，相互斗争，相互激荡，又相互联系，相互依存，相互渗透，相互生发。所谓"独阳不生，孤阴不长"。阴阳二气的这种关系的运动变化，是万物运动变化的根本原因和动力。我们发现，张载的这些论点似曾相识，很熟悉，其实在《内经》中到处都是这种论点和描述。但是张载竟然只知道《易经》，不知道《内经》，后人还跟着盲目吹捧，实在不敏。

在认识论上，关学提出了"闻见之知"与"德性之知"两个概念。张载认为：人的知识是由耳目鼻舌身等感官接触外界事物而获得，即为"闻见之知"。但仅只闻见之知，并不能全面认识天下有形有象之事物，更不能穷尽无形的天下事物之理。要穷理尽性，必须有一种比闻见之知更广泛、更深刻的知识，就是"德性之知"。人的认识过程分为闻见之知与德性之知两个阶段，即所谓的感性认识与理性认识。张载进一步认为，只有德性之知才为真知，才能反映万物的本性本质，"诚明所知，乃天德良知，非见闻小知而已。"（《正蒙·诚明篇》）。可见，这种肤浅的认识论，与道家体悟实证的渐悟、开悟，《内经》中的"日醒"等等，根本无法相提并论。

朱熹（1130—1200），字元晦，又字仲晦，号晦庵，晚称晦翁，谥文，世称朱文公。祖籍江南东路徽州府婺源县（今江西省婺源），出生于南剑州尤溪（今属福建省尤溪县）。宋朝著名的理学家、思想家、哲学家、教育家、诗人，闽学派的代表人物，儒学集大成者，世尊称为朱子。朱熹是唯一非孔子亲传弟子而享祀孔庙，位列大成殿十二哲者中。朱熹是程颢、程颐的三传弟子李侗的学生，任江西南康、福建漳州知府、浙东巡抚，做官清正有为，振举书院建设。官拜焕章阁侍制兼侍讲，为宋宁宗皇帝讲学。

朱熹著述甚多，有《四书章句集注》《太极图说解》《通书解说》《周易读本》《楚辞集注》，后人辑有《朱子大全》《朱子集语象》等。其中《四书章句集注》成为钦定的官方教科书和科举考试的标准。

隆兴元年（1163）十月，朱熹应诏入对垂拱殿，向宋孝宗面奏三札：一札论正心诚意、格物致知之学，反对老、佛异端之学；二札论外攘夷狄之复仇大义，反对和议；三札论内修政事之道，反对宠信佞臣。这第一札我还是挺惊讶的，朱子反对佛学，还能理解，毕竟当时属于外道。但反对老子，其何来的勇气与自信呢？可能是关于道家的内证法、内丹术、子学九式等数术与法术吧。可以理解，这些东西从来就不能登上大雅之堂。这也反证了仕学终是宋儒修齐治平术的终极追求，对于个人的诚心正意也只是低层次上的人心善恶是非而已。

朱熹指出："老子之学大抵以虚静无为、冲退自守为事。故其为说常以懦弱谦下为表，以空虚不毁万物为实。"又言"老子之术谦冲俭啬，全不肯役精神。""老子之学只要退步柔伏不与你争，才有一毫主张计较思虑之心，这便气粗了。"本来朱熹能明白老子以"虚静无为"为特点，然而他又把这种处世存身之道，以小人之心度君子之腹，认为老子"只是欲得退步占奸，不要与事物接"，"不过是申韩权谋之术"。还说"老子是个占便宜、不肯担当做事的人，自守在里，看你外面天翻地覆都不管，此岂不是少恩"。朱熹为维护礼制无视老子精于礼学之事实，认为"先儒论老子多为之出脱，云老子乃矫时之说。以某观之不是矫时，只是不见实理，故不知礼乐刑政之所出而欲去之"。

其实"先儒"之论是切合实际的，而朱子之说乃是历史倒退。他甚至说："老子是出人理之外，不好声不好色又不做官，然害伦理。"甚至认为老子连乡原都不如，朱熹说"老子害伦理乡原，却只是个无见识底人"，这种说法是片面的，乃门户之见。老子之说有"出人理之外"之处，但老子对孝慈礼仪并不废弃，只是扬弃人心，守正道心。在老子看来相对于道治而言，礼治相对不足。

朱子自己也不得不承认"他（老子）曾为柱下史，故礼自是理会得，所以与孔子说得如此好。只是他又说这个物事不用得，亦可一似圣人用礼时反若多事，所以如此说。《礼运》中'谋用是作而兵由此起'等语便自有这个意思"。此种说法甚为公允。研究朱熹理学我们会发现理学体系的一些重要思想、观念的源头，大多可直接上溯自老庄或者说老庄，道家、道教是理学形成发展的重要一源。他批判"老子示人以道而薄于器"的同时，以道乃仁义礼乐之总名，因此道器本为一体。所以朱熹与老子并不在一个层面上论道器。老子为的是个体的道心自由，而朱熹为的是社会人心的规范。

孰高孰下，一目了然。略斥一二，不再多说。

淳熙九年（1182），朱熹52岁时，才将《大学章句》《中庸章句》《论语集注》《孟子集注》四书合刊，经学史上的"四书"之名才第一次出现。朱熹将《四书》定为封建仕子修身的准则，《四书》构成了朱熹的一个完整的理学思想体系。元朝迄至明清，《四书集注》遂长期为历代封建王朝所垂青，作为治国之本，也作为人们思想行为的规范，成为封建科举的标准教科书。在元朝、明朝、清朝三代，一直是封建统治阶级的官方哲学，标志着封建社会更趋完备的意识形态。元朝皇庆二年（1313）复科举，诏定以朱熹《四书章句集注》为标准取仕，朱学定为科场程式。明洪武二年（1369），科举以朱熹等"传注为宗"。朱学遂成为巩固封建社会统治秩序的精神支柱。

朱子的这些学说被定为千年做官指南，它强化了"三纲五常"，对后期封建社会的变革进化，起了一定的阻碍作用。辩证地看，在教化人们要知道礼义廉耻仁孝方面起到正面积极作用的时候，同时在人心方面也为祸千年，精神麻痹，扼杀自性，又不知有道心一说，此人心只是一块血肉心而已，培养了无数伪君子和真小人。陈世美之所以是历史流量和网红，也是人心深处没有道心约束的一种真实反映吧。

朱熹的哲学体系以程颢兄弟的理本论为基础，并吸取周敦颐太极说、张载的气本论的思想而形成。这一体系的核心范畴是"理"，或称"道""太极"。理是先于自然现象和社会现象的形而上者。他认为理比气更根本，逻辑上理先于气；同时，气有变化的能动性，理不能离开气。他认为万物各有其理，而万物之理终归一，这就是"太极"。

"太极只是一个理字"。太极既包括万物之理，万物便可分别体现整个太极。这便是人人有一太极，物物有一太极。每一个人和物都以抽象的理作为它存在的根据，每一个人和物都具有完整的理，即理一分殊。朱熹主张理依气而生物，并从气展开了一分为二、动静不息的生物运动，这便是一气分做二气，动的是阳，静的是阴，又分做五行（金、木、水、火、土），散为万物。朱熹讲"格物致知"是为了当圣人。认为若做不到"格物致知"，无论如何都是凡人，只有达到"物格知至"，方可进入圣贤之域。

在周、张、程、朱的眼里，儒学只有先秦，"不知有汉，无论魏晋"。因汉之儒学"杂以阴阳谶纬，已近妖氛"，而南北朝隋唐之世，"道教兴盛，佛法方炽"，真能阐扬承继孔孟先儒之道统者，"惟有宋儒"，故韩愈和宋儒惊呼"道断"。可见，齐对于子学数术的成见有多深，在那个时代，数术是社会文明进步的根本动力，竟然无知无视到这种地步，其所谓的理学又有多少理性可言？

关于《易经》，史学上有四派，分别为象、数、理、占。经学家和儒学家们研象，玄学家们就扫象究数，理学家和心学家们空谈天理，子学家们悄然玩占。当然，也互有穿插涉猎。朱熹撰《周易本义》列河洛、先天图于卷首，又与弟子蔡氏父子（蔡元定、蔡沉）编撰《易学启蒙》笃信和诠释河洛、先天之学，后世皆以此立言，阐发朱子的河洛先天思想，都是空谈。

可以看到，宋儒们基本上都是在《易经》的基础上，在孔孟的框架下，浸泡在官场厚黑学之中，春风得意之时马蹄飞疾，怅然失意之时写书吐槽，怎一个词"卖弄"了得？以一颗人心仰视着高高在上的道心，睁着高度近视眼、散光眼和老花眼，对看不清的不符合自己的观点就巧言以怼，对看得清的符合自己观点时就高呼圣王。在太虚－无极－太极－理－气－万殊之间流连反转、顺流逆流，意淫无数，终无关中流。最后失意怅然、抱病而去地演出一出怆然大戏，皇家一加戏，再加上一帮迂腐的后人吹捧，遂"千古流芳"。

世事如棋，都是皇家的棋子，还不自知，可悲！

这些宋儒们与道家内秘、子学家、天文学家们、数学家们相较，都是大方之耻谈！

为天地立心？道家的天地？天文学家的天地？子学家的天地？还是迂腐文人们的天地？立心？立道心？立人心？立血肉心？立名利心？

为生民立命？皇家的黔首？井田的白丁？卖官鬻爵的商贾？立道心之命？立人心之命？立血肉心之命？立名利心之命？

为往圣继绝学？往圣是谁？老庄？孔孟？绝学是什么？天学？经学？玄学？子学？天文学？数学？古中医学？

为万世开太平？睁眼看看，万世轮替，有几个太平的？

近年来，王阳明的心学洗脑了无数人，特别是"心"的概念，以及"心即理"的思想。

王守仁（1472—1529），字伯安，别号阳明。浙江绍兴府余姚县（今属宁波余姚）人，因曾筑室于会稽山阳明洞，自号阳明子，学者称之为阳明先生，亦称王阳明。明代著名的思想家、文学家、哲学家和军事家，陆王心学之集大成者。弘治十二年（1499）进士，历任刑部主事、贵州龙场驿丞、庐陵知县、右佥都御史、南赣巡抚、两广总督等职，晚年官至南京兵部尚书、都察院左都御史。因平定宸濠之乱军功而被封为新建伯，隆庆年间追赠新建侯。谥文成，故后人又称王文成公。弟子极众，世称姚江学派。

十八岁时，与夫人诸氏返回余姚，船过广信，王守仁拜谒娄谅。娄谅向他讲授"格物致知"之学，王守仁甚喜。之后他遍读朱熹的著作，思考宋儒所谓"物有表里精粗，一草一木皆具至理"的学说。为了实践朱熹的"格物致知"，有一次他下决心穷竹之理，"格"了三天三夜的竹子，什么都没有发现，人却因此病倒。从此，王守仁对"格物"学说产生了极大的怀疑，这就是中国儒学史上著名的"守仁格竹"。

阳明学，又称王学、心学，儒学的最后一门学派。根据王守仁一生中的经历，其受到道家的影响明显多于佛家，但其终究不离儒学本质，王守仁继承陆九渊强调"心即是理"之思想，反对程颐、朱熹通过事事物物追求"至理"的"格物致知"方法，因为事理无穷无尽，格之则未免烦累，故提倡"致良知"，从自己内心中去寻找"理"，"理"全在人心，"理"化生宇宙天地万物，人秉其秀气，故"人心"自秉其精要。在知与行的关系上，强调要知，更要行，知中有行，行中有知，所谓"知行合一"，知必然要表现为行，不行则不能算真知。用现在的话就是说，活在当下，想做就做，不要留遗憾。

陆九渊曾指出："四端者，即此心也；天之所以与我者，即此心也。人皆有是心，心皆具是理，心即理也"（陆九渊《与李宰》）。所谓"四端"就是孟子所说的"恻隐之心，羞恶之心，辞让之心，是非之心"，而这"四心"的本体之心乃是"良心"者也。孟子曾说："学问之道无他，求其放心而已矣"（《孟子·告子上》）。孟子之"求道放心论"放的是人心，求的是道心。

王阳明不明道心，只知人心，一良心以论之，故混沌不堪。

王阳明所谓的"知"就是"良知之知"，所谓的"行"就是"良知之行"。实际上王阳明自己也深深认识到，要做到"正人心，息邪说"及传习"圣人之学"也不能仅仅主张"知行合一"，就像不能仅仅知道一些道德的目的道理一样。关键在行动，且是正确的行动。

王阳明如张载一样，也有四句话：无善无恶心之体，有善有恶意之动。知善知恶是良知，为善去恶是格物。王阳明将心学的主旨定在了善恶之间，其与孟子四端差之甚远。孟子曰："以力假仁者霸""以德行仁者王""以力服人者，非心服也，力不赡也。以德服人者，中心悦而诚服也。"梁启超说他"在近代学术界中，极具伟大，军事上、政治上，多有很大的勋业"。杀人无数的王阳明在孟子这里，顶多算是一个"以力假仁者霸"，但与项羽、樊哙、韩信、白起相比，还差之甚远；"以力服人者，非心服也，力不赡也"，但却征服了一众后人，陈陈相因，不知所以，盲目相赞。

王阳明为什么那么反对朱熹的思想呢？尤其将知行分裂的原因径直推到朱熹的头上呢？朱熹也说过："知、行常相须，如目无足不行，足无目不见，论先后，知为先；论轻重，行为重"（《朱子语类》卷九）。有的学者认为，王阳明反对朱熹的原因就是反对他将知行分了先后。朱熹将人心放在相对客观的易"理"上，王阳明将人心放在主观的良心良知之上，层次又有一个差距，所以指摘也是可以理解的，五十步笑百步而已。

自古以来，君子有三不斗。不与君子斗名，不与小人斗利，不与天地斗巧。王阳明这三条都犯了。与朱熹斗名，与刘瑾斗利，与天地斗巧。

尤其后者，与天地斗巧，这不仅是王阳明一个人的自大，宋儒周程张朱等人皆是如此。圣人示明，天地君亲师，仁义礼智信，一定要分别出道心与人心之境界。格物致知没错，但是要格的是天人六合、七曜九星大象，王阳明蠢到格一根竹子，三天三夜，不病才怪。这五人都去格了人心善恶，知行是非，陷在孟子四端之心中，难越藩篱一步，如唐僧被孙悟空的如意金箍棒画地为牢，不敢越雷池半步。虽隐约看到易经的象数理占，但也仅仅是看到后，极度发挥主观能动性，没有进一步深入到卦象、天象的客观背后，还有天道数理内核呢。当然，道可道，非常道，名可名，非常名。

以这五位大师为代表的理学心学家们，炮制了连篇累牍的毒鸡汤和迷魂汤，麻醉了世人 800 多年，实则就是宋金明清学术版的官场现形记。

无论理学，还是心学，一定程度上说，与道家内证法、内丹术堪比，只是"空架子"学问，但是迷魂洗脑的功能很强大，盗梦能力甚大，让人入了心理迷宫，尤其得到历代皇帝加持后，厚古薄今势力又很盛，所以这些"空架子"家们都是在去后，由下一朝代的文人遗老们吹捧起来，造人间神，说厚黑事，这就是理心之仕学史。

于道心无一益处。于人心，修齐治平的外王之术一定要有格致诚正之内圣法，才会不偏不倚，皇帝也不例外。

正如，道在灵山莫远求，灵山只在汝心头。人人有个灵山塔，好向灵山塔下修。灵山不在别处，就在人心里的深处。但是这颗道心是时刻与三界天地发生映射的，怎么映射，还是取决于人心的 CPU 高低。可见，这五位大师们人心有余，道心不足。CPU 和硬盘容量的段位不够，品味不高，所以只能与君子斗名，自取其辱；与小人斗利，狼狈不堪；与天地斗巧，痴人说梦。

每个人的一生，都会做出许多糊涂与荒唐的事情。有些人，执拗向前，步步都是坑；有些人，幕然回头却发现，身后才是无限风景，海阔天空。

事实上，还有一个天道在。这就是天道之道心的数术格物。

天道永远站在客观一边。老子说："*天地不仁，以万物为刍狗；圣人不仁，以百姓为刍狗。*"古往今来，有几人不是刍狗？欺天之人都没有好下场。

《史记》记载，帝武乙"射天"，遭雷劈身亡；宋王偃"射天"，遭齐滔王与魏、楚伐宋，杀王偃，遂灭宋而三分其地；秦武王嬴荡强入周王城举鼎，绝膑而亡。种种逆天而行的例子不胜枚举。

诸生但取天学所陈之道数，与后学之泛论比而观之，则知碔砆不可以为玉，蝘蜓不可以为龙，其相去何啻霄壤也。

如是：

"为天地立心"，我们得一"道"字。

"为生民立命"，我们得一"教"字。

"为往圣继绝学"，我们得一"理"字。

"为万世开太平"，我们得一"明"字。

内圣外王，足矣。

人心非道心。

门外说禅，终是野狐禅。

道心不微，人心已危。

路 辉

2019 年 12 月 18 日

再跋：附子治疫病

——谈圣散子也治 2020 年庚子之疫

　　己亥庚子之交，一场天地戾气袭来，一片凄厉，让人始料未及。庚子之疫，犹如一面照妖镜，不但尽显东西方之抗疫优劣，也尽显中西医治病之巧拙。目前还未有全面停止，但已是强弩之末。

　　按照五运六气的说法，己亥年终之气少阳司地，确实也有一场火包寒之瘟疫发生。但是为什么进入庚子之年，仍是蔓延之势未减，因为庚子之年，一之气又是寒风凛冽，二之气虽转为风热加临，但各地之气仍是寒湿为主，三之气逐渐缓解。此因天气之外，地气又有加持。庚子年五之气，仍有燥火之疫加临，灾五宫、七宫之地。与己亥之疫又有不同，一寒湿一燥火，虽有疫苗也不好使，清燥救肺汤、白虎加人参汤、沙参麦冬汤、桑菊饮等开始上场。

　　庚子之岁，为什么五宫之地寒湿戾气偏盛?

　　一过己亥大寒，庚子之岁，五宫之地气，地盘湿土，天盘燥金，燥邪临湿。此疫发于天气之相火临寒水，传于天气之寒水临风木。上风寒，下燥湿，遂人皆感，三阳病之人发轻，三阴病之人发重，三阳证之人次轻，三阴证之人重危。本病不离寒燥湿，燥盛者大青龙加附子汤主之，湿盛者小青龙加附子汤主之，风寒盛者，麻黄附子细辛汤主之，五苓散亦主之。舌胖有齿痕者必用附子，脉沉无力或浮取数而沉取无力者必用附子。湿大盛者，舌苔厚腻者，无论黄白，大黄甘遂甘草汤主之。燥大盛无苔者，白虎汤加附子主之。病入少阴，心衰肺衰者，生附子配干姜甘草主之。休克及外周循环衰竭者，炮附子配生姜甘草主之。病入厥阴，DIC 者，重剂乌梅汤、人参附子汤、麻黄升麻汤等主之。必参天地之气，重辨人气之舌脉证，乃可随证加减。此与解毒清肺汤有异曲同工之妙。

附子治疫，几乎所有中医人都不相信吧？他们以为治疗瘟疫，无非清热解毒、滋阴添精、活血化瘀而已吧？

《素问·本病论》《刺法论》中提到的瘟疫，分为疫疠两种。司天失政为疫，司地失政为疠。五行五运感应五脏，每一脏都有疫疠之分。也就是说，金木水火土，温热寒凉燥湿都可以致疫。何况仲景家族亡于伤寒者十有七八。可见寒疫何其猖獗！

不但仲景书中的经方可以治疗寒疫，后世也有许多治疗寒疫之方。如圣散子方便是其一。所谓"圣散子方"，是北宋大文豪苏轼所传，并经他大力提倡，在宋明两代都很流行，还有刊本流传。

《东坡全集》卷三十四收有《圣散子方叙》和《圣散子方后叙》两篇文章。《圣散子方叙》说明了"圣散子方"来龙去脉："今仆所蓄圣散子……其方不知所从出，得之于眉山人巢君谷。谷多学好方，秘惜此方，不传其子，余苦求得之。谪居黄州，比年时疫，合此药散之，所活不可胜数。巢初授余，约不传人，指江水为盟，余窃隘之，乃以传薪水人庞君安时。安时以善医闻于世，又善著书，欲以传后，故以受之，欲使巢君之名与此方同不朽也。"《圣散子方后叙》则叙述了疫病流行时，使用此药的效果："圣散子主疾，功效非一。去年春，杭之民病，得此药全活者，不可胜数。"由此可知，苏轼从眉山巢谷处获得"圣散子方"，并将其传授给了好友、名医庞安时，希望借助庞的著作使该方传世。

两宋疫病流行的危害程度及发病频率和隋唐五代时期近似，据《三千年疫情》统计，北宋的疫病流行有 22 次，南宋有 29 次。庞安时（1042—1099），著有《伤寒总病论》，苏轼的《圣散子方序》及"圣散子方"均被收于其卷四"时行寒疫治法"条下。据黄庭坚撰《伤寒总病论序》，该书成于元符三年（1100），故可认定这是医方书中关于"圣散子方"的最早记录。

苏东坡在关于"圣散子方"的介绍文字里公开写道，"昔尝见《千金方》三建散，于病无所不治。孙思邈著论以谓此方用药节度不近人情。至于救急，其验特异。乃知神物效灵，不拘常制，至理开感，智不能知。今余所得圣散子，殆此意也欤。自主论病，惟伤寒至危急，表里虚实，日数证候，汗下之法，差之毫厘，辄至不救。而用圣散子者，不问阴阳二感，状至危笃者，连饮数剂则汗出气通，饮食渐进，更不用诸药连服取差。其轻者，心额微汗，正尔无恙，药性小热而阳毒发斑之类，入口即觉清凉，此不可以常理诘也。时疫流行，平旦辄煮一釜，不问老少，各饮一大盏，则时气不入其门。平居无病，空腹一服则百疾不生。真济世之宝也。其方不知所从出，而故人巢君谷，世宝之，以治此疾，百不失一，既得之。谪居黄州，连岁大疫，所全活者不可胜数。巢甚秘之，此方指松江水为誓盟，不得传人。予窃隘之，以传蕲水庞君安时。庞以医闻于世，又善著书，故以授之，且使巢君名与此方同不朽也。"

圣散子方：据宋刻本载，其方药有高良姜（麻油拌炒）、白术（去芦）、白芍（去皮）、藁本（去皮）、茯苓（去皮）、柴胡（去芦）、麻黄（去根节）、防风（去芦）、泽泻（去皮须）、猪苓（去皮）、藿香（去枝土）、细辛（去苗）、吴茱萸（汤洗七次）、独活（去芦）、苍术（去黑皮，米泔水浸）、枳壳（去皮，麸炒）、厚朴（去粗皮，姜汁制，炙）、半夏（汤洗七次，姜汁制）、附子（炒制，去皮及尖）、石菖蒲（忌犯铁器）以上各半两、甘草（炙，一两）、草豆蔻（十个，去皮）等22味，用以"治伤寒时一行疫病、风温、湿温，一切不问，阴阳两感，表里未辨，或外热内寒，或内热外寒，头项腰脊拘急疼痛，发热恶寒，肢节疼重，呕逆，喘咳，鼻塞声重及食饮生冷伤在胃，胸膈满闷，伤肋胁胀痛，心下结痞，手足逆冷，肠鸣泄泻，水谷不消，时自汗出，小便不利，并宜服之"。

1086年苏东坡结束第一次流放后复官，不久以龙图阁学士身份外放杭州。1089年（己巳，其运气格局同于己亥）春天到达杭州（又是五宫之地），恰逢南方大旱后疾疫流行。苏轼即以圣散子方为主药进行对治，其治疗效果一如他在第二年所写的《圣散子启》中所说，"全活不可胜数"。由于当时疫情特别严重，苏东坡还发动民间捐款支援抗灾，自己以身作则，捐出黄金五十两，加上集资，创办了一所病坊，名为"安乐坊"，收纳贫苦病人，这是我国历史上第一家传染病医院，是公私集资的传染病院。苏轼在这篇以个人兼杭州官方名义公布的启事中写道："圣散子主疾，功效非一。去年春，杭州民病，得此药，全活不可胜数。所用皆中下品药。略计每千钱即得千服，所济已及千人。……自立春后起，施至来年春夏之交。有入名者，径以施送本院。"这更加使圣散子之名天下皆知，甚至有人刻石为铭将其方记录下来。

凡事讲究天时、地利、人和，此一时，彼一时，无论从大司天、流年司天，及日司天上都是不同的效果。运气格局的不同，就会导致不同的治疗效果，甚至是负面效果。

最近比较流行的《三因司天方》，即是出于陈言，字无择，号鹤溪道人，浙江青田人，为南宋永嘉医派创始人。其著《三因极一病证方论》中，为诫后人慎之，将苏翁之序全文录下，并于"圣散子方"后特加评语："此药以治寒疫，因东坡作序，天下通行。辛未年（1151 年），永嘉瘟疫，被害者不可胜数，往往顷时。寒疫流行，其药偶中抑未知方土有所偏宜，未可考也。东坡便谓与三建散同类，一切不向问，似太不近人情。夫寒疫，亦能自发狂。盖阴能发躁，阳能发厥，物极则反，理之常然，不可不知。今录以备疗寒疫用者，宜审之。不可不究其寒温二疫也。"

陈无择首次提出了圣散子治疗寒疫的观点，并强调在疫病的诊治中"不可不究其寒、温二疫也"。《三因极一病证方论》成书于 1174 年，距离"辛未年"（1151）仅 20 余年，作者对当时"圣散子方"流行的情况应是相当了解的。

尽管南宋时已批评过滥用"圣散子方"之弊端，但到了明代又忘记了先前的教训，"圣散子方"再度流行，明·俞弁的《续医说》云："圣散子方，因东坡先生作序，由是天下神之。宋末辛未年，永嘉瘟疫，服此方被害者，不可胜计。""弘治癸丑年，吴中疫病大作。吴邑令孙磐，令医人修合圣散子，遍施街衢，并以其方刊行。病者服之，十无一生，率皆狂躁昏瞀而卒。隐孙公之意，本以活人，殊不知圣散子方有附子、良姜、吴茱萸、麻黄、藿香等剂，皆性味燥热，反助火邪，不死何待。若不辨阴阳二证，一概施治，杀人利于刀剑。有能广此说，以告人人，亦仁者之一端也。"

什么叫好心办坏事，什么叫后悔不迭，当时的孙磐是最清楚的了。这不是圣散子之误，不是麻黄、附子、细辛之误，乃应用圣散子不当之误，乃是应用麻黄、附子、细辛之误。以一方统治百病而"一切不问"，不察地气，不明天气，不辨人气，能不偾事者几希！

明·张凤逵在《增订叶评伤暑全书》一书，明确地指出："疫多病于金水不敛之年，圣散子寒疫挟湿之方而设，永嘉、宣和年间服此方陨命者，是因为以寒疫之方，误施于温疫而致。"清代伤寒医家尤怡也认识到因为运气环境不同，疫病有表、里、寒、温、热、湿之分，不可一概而论，并明确指出苏东坡圣散子之证，是属"寒湿"之疫，强调"法不可不备，惟用之者得其当耳"。温病学家吴鞠通，也指出了寒疫与温病的不同，并揭示出了寒疫与运气的关系，认为"六气寒水司天在泉，或五运寒水太过之岁，或六气加临之客气为寒水"，是寒疫发生的运气环境。

王朴庄运用大司天理论，对"圣散子方"在宋代治疗疫病前后迥异的效果做了分析，认为自黄帝甲子前三十年厥阴风木司天，后三十年少阳相火在泉开始，至苏东坡以圣散子治疫时，正值第六十三甲子太阴湿土在泉，而至辛未年时已交六十四甲子，相火已经开始用事。运气环境变了，而仍以温燥的"圣散子"治疫，难免会有贻误。陆懋修承其外曾祖王氏之学，对"六气大司天"做了进一步的发展，在其著作《文十六卷·卷六·附：瘟疫病选方》中，再一次重申了这一观点："公谪居黄州，尚在六十三甲子，湿土运中，方必大效。至五十岁后，又值六十四甲子，相火之运，故至辛未而即有被害者矣。"

此六人之言，可谓切中肯綮，发人深省。不是麻黄、附子、细辛不能治疗疫病，是不能治温疫，但是可以治疗寒疫。不识天地人之气，无异于盲人骑瞎马，夜半临深池。施治于药，也无非五苦六辛之烂。历历医事，明明在目，选择性失明者，竟然如过江之鲫多。不是故意为之，就是学识枉然。

而本次庚子之疫即为寒湿之疫，故圣散子当是切中肯綮之剂。从官方协定处方之清肺排毒汤的组成来看，二方有异曲同工之妙。清肺排毒汤是一个组合方，以经方为主，包括了麻杏石甘汤、五苓散、射干麻黄汤、小柴胡汤、苓桂术甘汤、麻黄汤、大青龙汤、橘枳姜汤、茯苓杏仁甘草汤等方。其中还内含时方二陈汤、柴胡枳桔汤等。在河南等地，有许多病例，应用了附子等热性药物，疗效奇佳。

清肺排毒汤

麻　黄 9g	炙甘草 6g	杏　仁 9g
生石膏 15-30g（先煎）		桂　枝 9g
泽　泻 9g	猪　苓 9g	白　术 9g
茯　苓 15g	柴　胡 16g	黄　芩 6g
姜半夏 9g	生　姜 9g	紫　菀 9g
款冬花 9g	射　干 9g	细　辛 6g
山　药 12g	枳　实 6g	陈　皮 6g
藿　香 9g		

传统中药饮片，水煎服

每天一剂，早晚两次（饭后四十分钟）

温服，三剂一个疗程

此方适用于轻型、普通型、重型患者，在危重型患者救治中可结合患者实际情况合理使用。

现在抗疫物资中，呼吸机和口罩是最抢手的。但西医的呼吸机有很多副作用，ECMO 更是昂贵，一般人用不起，用得起的人，带上两个月，也把你变成黑人，而且脱机也比较困难。其实中医也有"呼吸机"，中医的呼吸机就是麻杏石甘汤、青龙汤之类宣肺解表、温阳化水或清热化痰之剂。中医认为，肺主皮毛，肺的呼吸功能可以在皮毛玄府的开合上治疗，玄府又叫鬼门，道家修到胎息状态，就是口鼻闭住，皮肤呼吸。用麻杏石甘汤、青龙汤等就可以打开皮毛玄府，鬼门一开，呼吸自然顺畅。可惜的是，并没有多少人能认识到这一层道理。

附子治疗疫病，历来相传不断。

源元凯依《岭南卫生方》悟出天明戊申（1788）年之表热里寒证。天明戊申年，为西元 1788 年，而自 1744 年至 1803 年，大司天为太阴湿土司天，太阳寒水在泉。1788 年正属大司地之寒水之气。申年为少阳相火对化火不及之年，火不及则水克之，一片汪汪寒水之气。证同冷瘴，故用真武汤、茯苓四逆汤，或四逆、附子理中汤而治此疫证。甚至"邪传于胃，大热短气，心下硬急，其脉数疾如急湍。欲攻胃，则有害于肾；欲回下虚，反助上实"之证，也用真武汤，去术加甘草愈之，其为少阴太阳与太阴之证明矣。此病，时医尚依吴又可的《温疫论》投以柴胡辈，结果"延捱引日，遂至于危殆"。

539

源元凯最后因为读《岭南卫生方》而悟得此乃表热实寒之证。

若天地之间无有五运六气以化生三阴三阳之病一事，则吴又可的达原饮既可愈崇祯辛巳之疫气，则当可以此方治愈天明戊申之疫病，何以前后用药如此之悬殊？若气运有变，阴阳必异病，则不明五运六气，达原饮自不能尽愈今后所有的疫病，此理甚明。同理，可知源元凯所遇之疫，与《岭南卫生方》所治之病不相涉。《岭南卫生方》所治之冷瘴，自有其运气加临的关系，源元凯所治愈之戊申之疫，宜为寒湿司天在泉所感生的太阳少阴与太阴三感之证。此事足可破《伤寒论》方只能治伤寒，不能治温病之疑；也可破《伤寒论》不能治疫病之迷。人之不能用《伤寒论》方法治疫病者，实不明五运六气与《伤寒论》之关系之故，致无法登仲景之门，探其骥实而已。

清·邵登瀛于清嘉庆二十年乙亥（1815 年）所著之《温毒病论》一书而言：邵氏自述曾治乾隆丙子君相司令之际（1756 年、乾隆 21 年）的大疫。当时疫情："沿门阖境，死者以累万计。"对于此症，邵氏云："此疫邪直犯包络，入脏之症。清之、开之、攻之，终不免于死。""如胸背周身稠密如织，其毒必重，屡斑发无毫缝者，即勉投黑膏、紫雪、金汁，人中黄等，如水投石，热反炽，神渐蒙，口秽杂近，营卫不行而死矣。又有日夜烦躁，斑见陷处色青紫，而腰以上反远进，此毒陷三阴，必死之证。""予见病温之人，右脉搏大，愈按愈劲，不为指挠，狂烦大热如火，口秽喷人；欲得水饮，未尝不白虎清之，承气下之。然药自药，病自病，不减分毫而死，何也？"所以邵氏"勉以陶氏黄龙汤下之，十中亦救一、二"。

对于此证，医家见其大热神昏、烦躁、口渴，以为是燥证、火证，而不知阴证有格阳之热证，有烦躁之逆证，故虽见其毒陷三阴，仍不敢用热药。其实并非一见大热、神昏、烦躁、口渴，即可认定是火燥之证。犹之王海藏所治宝丰阿磨堆候君辅之学丞，虽见斑出、狂乱，由于身处寒水司天，故用姜附二十余两而愈。

此症发于 1756 年，而自 1744 年至 1804 年为太阴湿土司天，太阳寒水在泉。丙子年，丙为水运太过，子为少阴君火对化不足，寒水来克。可知天地一片寒湿。虽然子年君火与主客气相火生湿土，反见燥化，终究寒湿为重，所以清之、攻之、开之，终不免于死。若能有一医者，于大热烦渴之中，识破寒湿之真气，必可如源元凯一般，用附子、干姜愈此重疫。

近人以附子治疫也有传灯者。

翟冷仙（1900—1990），江苏省东台市人，平生勤勉好学，行医 60 载，学验俱丰，而于仲景之学造诣尤深，在临床和理论研究方面成绩显著。他运用大青龙汤加附子治疗"乙脑""流脑"及其后遗症的经验就是附子治疫病的一个很好的例子。

于某，男，10 岁。因发热、头痛，继而昏迷、抽搐 1 天，于 1974（甲寅）年 7 月 24 日初诊。体温 38.9℃，经脑脊液等检查诊断为"乙脑"。证见头痛项强，壮热无汗，口渴烦躁，两目上视，痉挛抽搐，神识昏迷，四末微厥，大便秘结，小溲自遗，口虽不噤但舌卷不能言，脉浮数。翟氏诊为"**太阳少阴两感于寒**"之温病，予大青龙汤加附子治之。药用：麻黄（去节，先煎去沫）、光杏仁、熟附片各 10g，桂枝、炙甘草各 6g，生石膏（碎）60g，红枣 6 枚，鲜生姜 3 片。每日 1 剂，水煎服，每隔 3 小时服 1 次。服 2 剂后已得汗出，体温降至 37.8℃，神志稍清，舌卷已伸，抽搐亦减，连服 6 剂，诸症消退。

"乙脑"为急性热病，属中医"暑温"范畴，临床一般以卫、气、营、血辨治，而翟氏从六经辨治获效。所谓"两感证"，即太阳与少阴俱病。《伤寒论》曰："若感于寒者，一日太阳受之，**即与少阴俱病，则头痛口干，烦满而渴。**"翟氏认为，1974 年处于第 78 甲子，太阳寒水大司天，太阴湿土大司地。病者头痛项强、壮热无汗、脉浮，为感天地之寒邪，伤及太阳之表，致玄府闭塞，卫气不得发越；烦躁、口渴、脉数，乃表邪化热内传；肢厥为寒伤少阴之象。概言之，乃太少合病，故治以大青龙汤解表清里，加附子温经散寒，俾汗出、热退、寒祛而病除。

20 世纪 50 年代，华北地区"乙脑"流行，石家庄地区采用了名医葛可民的处方，按"暑温"治疗，取得了满意的疗效。次年北京地区又流行"乙脑"，再采用此方却不灵验了，疫情难以控制。蒲辅周率领中医研究院专家组深入儿童医院等，采取了辨证施治的方法，力挽狂澜，扑灭了疫情。同样是"乙脑"，治法却不同。这在非医学专业的人看来是难以理解的，在西医也同样是难以理解的。这一点只能让西医与中医来接轨，不可能中医和西医接轨。

2019 年末，2020 年初，己庚之寒湿疫，蝙蝠、穿山甲等野生动物只是纳米级病毒的媒介，运气不到，任你上蹿下跳也不会发病。运气密码一对，潘多拉盒子就打开了。五宫之地，下燥湿、上风寒，一片寒湿之气弥漫，大小青龙汤加附子主之，五苓散亦主之，圣散子亦主之。后来的治疫协定处方清肺排毒汤也印证了这一预测。不仅官方，民间中医更是有用附子、麻黄、细辛等治愈新型冠状病毒肺炎的大量病案。

金元间，疫情出现，不少医家以伤寒之方治疗，百无疗效，但后来出现了寒凉学派。乾隆癸丑（1793）春夏间，京中多疫，以张景岳法治之，十死八九，以吴又可法治之，亦不甚验，后来出现了善用石膏的余霖。SRAS的流行已经为我们上了一课，三年化疫说也就此传开。如今新型冠状病毒又乘着天地之戾气汹涌而来，射人先射马，擒贼先擒王，我们为什么不射擒新型冠状病毒所乘的这匹马——寒湿之天地气呢？

若不识运气，读破万卷，亦无识真经理趣何在？抄尽方药又怎知何方可愈此病？则一部医学史也只不过是一本糊涂账而已。

哪有附子不能治疫的说法，都是外行话。

此事难知，此事便是天地之间事。
识得天地气，煮得人间味，皆是珍馐美馔。

路　辉

2020 年 2 月 8 日

编者的话

——品茗夜读《古中医道》

路辉先生研究古中医学术已有多年，焚膏继晷，呕心沥血，所图非他，只为正本清源，结束中医思想之千年乱世。此前，其古中医系列多部著作已经出版，响者云集，在下作为本书责编，品读之后，亦感受益匪浅，心中颖悟，不吐不快，虽有班门弄斧之嫌，或具抛砖引玉之功。

书名《古中医道》，其关键词，一为古，一为道。

古者，彻述中医起源，非为吃瓜群众之群体智慧，而是远古惊才绝艳之圣贤。

道者，探底中医本原，非徒执一病一方之经验，而具精准数术之规律。

除了前后一些附文，本书主体分为九讲，前三讲主要讲中医和现代科技的逻辑关系和历史人事。四五六讲主要论天地人系统的天文玄机和象数之法。七讲为历史著名医算著作、医家及数术诊法。八讲为各民族医算精华。九讲为医算研究与探索。

本书的核心在于厘清中医基本理论，而说到中医基本理论，离不开阴阳五行，此为公论，无须赘言，但何为阴阳，何为五行，却晦涩难明。攻击中医为"伪科"者也多从此入手，毕竟，看不见，摸不着，测不出，你不伪谁伪？

但问题是，这个"伪科"在临床上常常出人意表，令"真科"大跌眼镜。远的不说，说最近的，已亥末庚子初，中国遭遇新冠之难，数万白衣天使以命相搏，国家方转危为安。而截至本文完稿，最擅长"真科"的自由与民主的国度们还处在水深火热之中。

在这场灾难中，现代医学手段有所局限，而中医加入虽晚，但战绩卓著，结合上次非典之疫中的表现，中医在人民心目中的地位已经难以撼动。对此，国家高层在诸多场合也有所赞叹，法律层面的保障也日渐完善。可以说，中医发展的大环境是好的。

但是，这不等于中医自身就无可挑剔了，实际上，中医的问题很严重，尤其是基础理论层面，而这正是此书出版之缘起。

前文说了，中医基础理论不离阴阳五行，而作为行业公认经典之内难，通篇所讲，也不离这四个字。医圣仲景所著之伤寒，说到底，只是对阴阳五行的临床运用。本草诸药，不过阴阳五行之气在地上的有形化生之物。分叶寻根，一以贯之，方为医道。

可是，阴阳五行的本原究竟是什么呢？关键在于下图——七衡六间图。

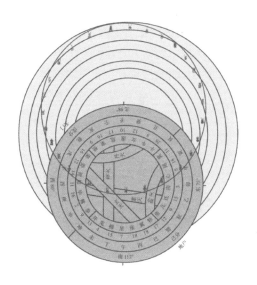

这是以地球为中心描绘的太阳视运行轨迹图，反映了太阳能量场对地球影响的周期变化，这就构成了阴阳，而金木水火土五大行星的能量场对地球影响的周期变化就形成了五行。能量场是现代物理术语，中国古人称其为"炁"，或曰炁场，异曲同工。今人对其费解，只因人类受感官和常识所限，对于无形之物、超距之力难以理解。

实际上，有形之物可变为无形之能量，这已为现代物理学所证实：在核反应中质能可以部分转化，而物质遇到反物质可全部转化为能量；我们自以为的实际触感也不过是分子间的隔空之力，只因太过近距，误为实触。从某种意义上讲，物质不过是蜷缩起来的空间，而空间只是展开的物质，虚实不二，咫尺天涯。佛经上讲的"色即是空，空即是色"就有点这个意思。

对此，作者在"第五讲 天人象"里说得很详细，有心的读者可细看。

但这个解释还是比较抽象，更接地气的是农民工回家盖房娶媳妇儿。

要盖房，先赚钱，钱够买料，料够请人设计，设计好开始施工，施工先打地基，再立柱梁，浇筑地板，砌筑墙壁，管线布置，室内装修，安放家具，最后一生二，二生三，三生万物。

好像没啥讲的，大家都看到一片喜庆忙碌，但我只看到六个字："物质、能量、信息。"

砖瓦水泥，这是物质；工人吃的饭菜，这是能量；设计图，这是信息。如果把上述三样换成粒子、炁场、数术——这就是宇宙。有神论者和无神论者所争，无非盖房子的是谁？但不管是谁，房子就在那里，我辈只需要搞清楚其设计图就行了。

阴阳五行，就是最底层的数术规则，照此"施工"，可以构建不同的能量和物质，再加以各种组合，就能建好宇宙这栋大房子。

现代科技，与此概念最接近的，就是计算机编码基础：0、1。所有软件说到底，不过是一串0、1码，而万物，也都可以编上代表自身的唯一0、1码。我记得有篇科幻文章里，主角有句戏言，"上帝就是个程序员"。撇开宗教因素不谈，此话确有深意。

概言之，万物本身就是一个个小宇宙，都包含"物质、能量、信息"这三大要素，而万物互联起来就是一个大宇宙，大宇宙再互联套叠，就是三千大千世界，无穷无尽。万物往内深挖，就是一层层的基本粒子，犹如无尽的俄罗斯套娃，其大无外，其小无内。万物终有坏，天地亦有尽，唯有数术，游行其间，在无尽的轮回中一次次"打印"出天地万物。

中华先圣伏羲，洞悉天机，将繁复的宇宙归纳为河图洛书之数，以此衍八卦，囊万物，为后世华夏文明之起源。而中医，不过是数术规律在医学领域的具体应用。随着后世数术渐泯，中医也就沦为了很多人口中的经验医学。又逢现代科技昌明，思潮纷乱，中医思维也就更加混沌，书越写越繁，理越辨越昧。

时间久了，大家都觉得数术只是传说，而传说嘛，大概率都是假的。幸好，数术还有些纯粹客观的试金石，其不仅用于中医，还用于很多领域。

大家都知道，地震预测是件很难的事情，全世界都没有什么好办法，各种高科技都用上了，多数时候还是只能顺其自然。但中国有位奇人，擅长用数术预测地震，他就是我国著名地球物理学家，中国科学院院士翁文波先生。

翁老在 1982～1992 年预测国内外 5 级以上地震 85 次，准确率高达 80%。他准确预测了 1966 年 3 月 8 日邢台地震，完成了周总理交给他和李四光的任务；还预测了美国洛杉矶、旧金山的 7.4 级地震，并提前通知了美国有关方面。美国在表示感谢的同时，对这位中国的科学院院士也感到吃惊。

严格来说，翁老的方法和传统数术还有区别，属于糅合了传统数术和现代数学的一种新方式，他称之为"可公度性"。但不管怎么说，翁老只凭借地震的历史数据，避开地震复杂的物理性质，只提取其中的数学规律，是一件了不起的创举，可惜的是，自翁老 1998 年仙逝之后，几乎未闻他人有此造诣。

不过，江山代有人才出，2006 年，陕西师范大学的研究生龙小霞再次运用可公度法，在《灾害学》国家级杂志上发表了《基于可公度法的川滇地区地震趋势研究》一文，指出川滇地区可能发生 ≥ 6.17 级地震的年份应该在 2008 年。而大家都知道，2008 年发生了举世震惊的汶川大地震。

翁老和小霞的预测都是真实事件，相关资料都可在各公开平台查阅而得。他们的预测准确还在其次，关键在于没有任何即时监测资料，只凭历史上的地震数据就可做出准确预测，对此现代科技还无法解释，当代高等数学也无能为力，而这就是中国数术的威力。对此，作者在"第二讲 算力为王"中有细述。

既然地可算，为何人不可算？当然可以！不过，人居天地之间，感应气交，所以，要算人，要连天地一起算，而这就是著名的五运六气了。《素问》运气九篇，讲的都是这个东西。天地皆有阴阳五行，其炁场各有固定的周期规律，即"天以六为节，地以五为制。周天气者，六期为一备；终地纪者，五岁为一周……五六相合而七百二十气，为一纪，凡三十岁；千四百四十气，凡六十岁，而为一周，不及太过，斯皆见矣"。

"凡六十岁，而为一周"，说的就是一个甲子 60 年，天地之气又回到开始的状态，是中医数术最常用到的一个周期，用以描述天地人的周期性规律，而翁老正是受此启发，创立了"可公度法"预测地震，成为一代奇人。

当然，所谓"天地之气又回到开始的状态"，并非完全一样，只是在时间的宏观尺度上如此，小误差总会有，否则，每个 60 年中相同干支的年份炁场变化岂不完全一样？如果那样的话，五运六气就只是一个死程序，其传承也不会如此式微了。实际上，《内经》中对运气之道，详述其常，例举其变，但变化不可穷尽，就需要医者自己领悟了，尤其《本病》《刺法》两篇，相当于模拟考试，对预测疫情非常重要。历代大医，基本对运气体会得都很深。在宋代《圣济总录》中，甚至将其列为中医必考科目，而现在，连选读都不是了。

五运六气源于天地阴阳五行产生的能量场周期变化，能量场就是炁场，以地球为中心，地炁主要说的是月球、地球本身及金木水火土五星共同叠加于地球的炁场，天炁指的是诸天繁星综合叠加于地球的炁场，但主要是太阳及金木水火土五星。因为一般的炁场会随着距离的指数而衰减，距离越远，影响越小，最终导致在太阳系这一亩三分地由"七大常委"说了算，即《素问·五运行大论》"天垂象，地成形，七曜纬虚，五行丽地"。

七曜者，日月金木水火土；纬虚者，经纬虚空也，即天上的事七曜说了算（太阳系内）；丽地者，地上万物皆由五行之气附而化生。

相比其他星系远在 n 光年之外的星球，七曜距离地球相当于脸贴脸了。以牛顿引力场公式为例，双星之间万有引力为 $F = Gm_1m_2/r^2$。可见，引力与距离的平方成反比。会数学的都知道，按照平方衰减，这是很吓人的，所以遥远星球的引力聊胜于无，同理，其他已知的各种能量场也是从一个源头发出，向远方扩散，公式或有不同，但只要按照指数衰减，对远方物体都是鞭长莫及。对能量场的扩散可以近似理解为水面涟漪的扩散，每圈涟漪的能量一样，但越外圈的涟漪周长越大，能量密度就越小。空间中的能量场扩散不过是三维的涟漪，电磁波就是最标准的类型。

需要注意的是，空间不止一个维度，从高维空间投射的能量场可以不受低维空间距离的制约。所以，七曜也不能总是一手遮天，而运气也总有各种变数。

关于高维空间，听起来比较玄，因为人类只能想象出三维空间，但现代最前沿的数学已经在研究高维空间的理论了，甚至已经达到了十几维，而数学是超越人类感官和常识的，未来的人类迟早会从物理角度感知高维空间的存在，但现在嘛，还是只能"眼见为实，耳听为虚"。

还是举个不太恰当的例子：在一块无限巨大的玻璃板上，生活着一群瞎子蚂蚁。他们的感官感知半径只有几米，自认为生活的世界就是一个无尽的黑暗平面。这时，有人拿着一个巨大的火把从玻璃板下面开始烧烤，于是就形成了一群"热锅上的蚂蚁"，其中聪明一些的，会四处寻找，看是哪里出了问题，但无论如何也找不到，因为他们根本不知道玻璃板下面还能存在其他东西。

这里的玻璃板和重力，就是空间之间的隔阂，将蚂蚁牢牢束缚在二维平面上，对蚂蚁而言，玻璃板坚不可摧又司空见惯，它们根本就意识不到其玻璃本质。火把在玻璃之下，垂直距离并不远，但在玻璃平面上却永远找不到。这就是著名科幻作家刘慈欣在《三体》里所说的"降维打击"。

但是呢，高维能量场的物理本质虽未破解，但在低维空间必有其"应"，就如玻璃之下的火把必有其光、热、影，所以并不影响我们计算其数术规律。堪舆各派的口诀心法同样只是用于测算各种炁场叠加后对人体最佳的地理坐标，金元四大家之一的朱丹溪就精于此道。翁老和小霞也没有彻底搞清地球物理细节，但并不影响他们推算地震周期。或许这也是当今科技无法解析中医理论模糊但疗效确实的原因之一。

从某种意义上说，宇宙中各种无形能量场和具体万物的关系，就像《素问·五运行大论》所言："天垂象，地成形……地者，所以载生成之形类也。虚者，所以列应天之精气也。形精之动，犹根本之与枝叶也，仰观其象，虽远可知也。"

由此可见，无形能量推动有形物质，在数术的指挥下，就可塑造万物，这与工厂用原材料和机器在加工软件的指挥下生产各种产品并无二致，只不过，一个看得见，一个看不见。

五行之炁虽然无形，但可以在金木水火土五星的运行情况中得以反映，即《素问·气交变大论》"夫子之言岁候，其不及太过，而上应五星"。

对于临床来讲，最重要的是找到病机与治法之间的准确映射，无论五行之炁是否仅仅由五星之炁场决定，以五星候五运都是确切无疑的事情，这已为历代天文观测资料所证明。但考虑到观天之术会者寥寥，故而对于普通医者比较现实的是观地之物候，五谷五虫，风雨晦明，皆有响应。

不过要注意，五星运行仅可候五运之常数，而不可候变数，即"应常不应卒"。而且，"天地之变，无以脉诊"，就是说运气突变，在脉象上体现不出来，或者说，短期内极其不明显，难以作为临床指南。道理也简单，谁家烧开水刚接上电源就开了？而只要长时间通电，再多水也能烧开。所以，脉之常象春弦秋浮夏洪冬沉，以应四季之炁，但不可应猝然之变，不识此点，临证即有疏漏，尤其是大疫之时。而这，正是医家研究运气之意义。

桂本《伤寒论》有"能合色脉，可以万全"之语，由此可见，仅凭脉不可万全。实际上，临证之际总有方证虽对应而疗效不显的情况，其中很多时候，都是因为运气变异而不现于脉，徒执脉症对应经方难以奏效。考虑到对色脉的把握难度较大，主观较强，一般医者仅合色脉也未必万全，还是加上"算"比较靠谱。在桂本《伤寒论》中，仲景考虑到了这个问题，在《六气主客》和《伤寒例》两篇，对此予以详述。也正因如此，桂本弥足珍贵。据仲景后人相传，此书为仲景第十二稿，而仲景著伤寒，共十三次，对于桂本的来龙去脉，作者在"第七讲　医算之光"中有详述，此不赘言。只要知道，此书水平相当之高，作者评之为"就算伪作，也是仲景之下伤寒第一人"。

当然，《伤寒论》本身也未必万全，仲景先师也只是说"虽未能尽愈诸病，庶可以见病思源，若能寻余所集，思过半矣"。医圣也是人，医道大成也非朝夕之功，认识逐渐完善并不奇怪。只是后人泥执经方，不明经旨，不知运气变迁，才有历史上几次大疫之时，伤寒诸家束手，导致生民横夭。好在万物相生相克，大疫之时多出大医，后世的叶天士、吴鞠通，虽为温病大家，其实功底皆得之于伤寒，他们与世医之异只在一个"变"字。

再进一步，运气源自天文，尤其是太阳系诸星之轮转，但我们的太阳系本身也在围绕银河系中心旋转，而银河系也在围绕总星系中心旋转，若干年后，必然到达完全不一样的天区，届时二十八宿和北斗七星都会改变，如果运气没有做出相应调整，还能否精确指导临床，就难说了。我们现在只是沾古人的光，照方抓药而已，还未能通达这门天人之学，而如何吃透运气关键，重建古中医体系，正是本书之目的。

要吃透运气，就要彻底吃透中国古代数术。在古代，主要将数术分为外算、缀术、内算三种。其中，外算相当于当今数学，我们几乎全面落后；缀术相当于天文测算，部分落后；内算则是阴阳五行、太乙、六壬、遁甲、八卦六爻、河图、洛书、五运六气等内容，绝对领先，也是中华文明宝库中最璀璨的明珠。关于这部分，作者在"第六讲　数术之法"中有详述，有心者可细品。

在"第七讲　医算之光"以及"第八讲　天子失官学在四夷"中，作者历数大医、典籍、诊法以及各民族医算精华，只为证明，数术为历代大医学问之精髓，而阴阳五行在医学上的应用古已有之，确凿无疑，只是古人用之精数，今人用之粗象。当然，掩耳盗铃之事也是古已有之，若有人一定认为这么多大医跨越时空、不约而同地忽悠大家玩儿，我也无话可说。

说到底，文明的层次不过是对宇宙规律的把握深度和运用广度。清朝也有火药，但他们不懂硝酸钾、硫黄、木炭的反应方程式，不明白冶金制造工艺的各种化学物理公式，就只能凭借经验造出粗浅的、手工作坊式的土制火器，怎能是现代兵器的对手？同理，如果我们不明白质能方程式 $E=mc^2$，无论坦克大炮造得多么先进，在对方的核武器面前也是一片浮云。

对规律的运用广度体现为各种造物之术，而深度则表现为高度凝练的基础理论。对现代化学来讲，就是元素周期表；对物理学而言，就是大统一场论；对中医而言，就是以阴阳五行为代表的数术。

深度和广度并不等同，但先有深度，才有广度。伏羲大圣开中华文明之源，但他造不出华为手机；仅凭爱因斯坦一个人造不出核武，但若没有他告诉世人 $E=mc^2$，则永远没有原子弹；特斯拉的论文很多现在还未解密，就是因为其中宝藏震古烁今。深度是一扇门，推开之后，各种广度才能蜂拥而出，但挖掘深度耗时悠久、花销巨大，且并不能给人们带来立竿见影的效益，所以易被世人忽略。不过，深度一旦突破，对于竞争对手就是压倒性的优势，或称降维打击。

用时髦的话语概言之，大家拼的无非是"算具、算法、数据"。只要反复试验，普通数据相对好搜集，在算具层面，我们的超算已经领先，现在缺的就是高明的各层次、各专业算法。

　　在可以预见的未来，对中医、生物科技、人工智能、人体特异现象的交叉研究必将诞生全新的领域，其意义不亚于核武对大刀，谁先拔得头筹，就可决胜千里。价值 n 个精锐师的已故"冲天炮"大师为我们迈出了第一步，但未来的路要靠我们自己。随着交通、信息技术的进步，地球正在"越变越小"，游击战的空间也越来越小，对于大国之间，首战即决战，一步即永恒。随着人类对资源的加速开采，环境恶化必会加速，当生存资源越加短缺时，自由民主和鞠躬及腰必会让步于生存和人性，我们切不可好了伤疤忘了疼。新冠之时，浮世百态即是明证。

　　泱泱中华，自古多难，非为其他，只因江山如此多娇，引无数饿狼竞垂涎。但"欲戴王冠，必承其重"，我们不能落后，也落后不起，而恢复古中医的辉煌，就是万里长征第一步。此书为古中医溯源之作，阅罢本书，虽不能让你立即妙手回春，但对很多面临学术瓶颈的朋友，必有"山重水复疑无路，柳暗花明又一村"之感。

　　斗转星移，岁月如梭，我辈终会归于尘土，但未来的仲景们将从此书中汲取丰富的营养，薪火相传，岐黄不灭……

小编朱江

2020 年 5 月 6 日于京城巽位

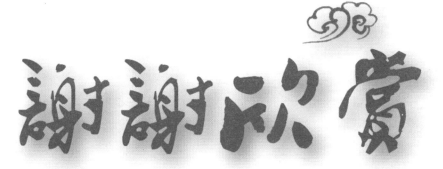

情不知所起，一往而情深，怎奈何，如花美眷，终不敌，似水流年。